图解

《黄帝内经》养生智慧

常学辉 编著

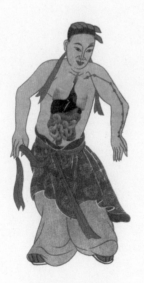

天津出版传媒集团

天津科学技术出版社

图书在版编目（CIP）数据

图解《黄帝内经》养生智慧 / 常学辉编著 . — 天津：
天津科学技术出版社，2017.11
ISBN 978-7-5576-3797-2

Ⅰ . ①图… Ⅱ . ①常… Ⅲ . ①《内经》– 养生（中医）
– 图解 Ⅳ . ① R221-64

中国版本图书馆 CIP 数据核字（2017）第 224361 号

责任编辑：张　跃
责任印制：兰　毅

天津出版传媒集团　　出版
天津科学技术出版社

出版人：蔡　颢
天津市西康路 35 号　　邮编 300051
电话（022）23332490
网址：www.tjkjcbs.com.cn
新华书店经销
北京市松源印刷有限公司印刷

开本 720×1 020　1/16　印张 29　字数 610 000
2017 年 11 月第 1 版第 1 次印刷
定价：39.80 元

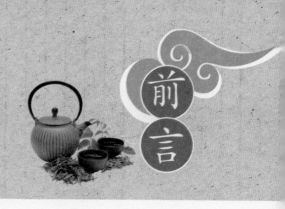

中国人历来重视养生，重视养生学研究和著述，早在唐尧时代，人们就开始用舞蹈来预防关节疾病。在先秦诸子百家的著作中，如《老子》《庄子》等，便记载有许多关于养生的理论和方法。大约成书于战国时期的医典《黄帝内经》，构建了系统的、完整的养生学术思想和理论体系，后世医学家和养生家在此基础上对养生学有更多的继承和发展，涌现了更多的养生著作，如《养生延命录》《孙真人养生铭》《遵生八笺》《寿养丛书》等，也创造了形形色色的养生方法，如气功、炼丹、导引、食养等，并吸纳了儒家、道家等百家之长。在数千年的养生学发展中，最终形成了博大精深的中华养生文化。

在林林总总的历代养生书籍中，价值最大、影响最深的当数《黄帝内经》，这部书有"医学之宗"的美誉，亦被后人奉为养生圭臬，但其内容却远不只一部养生书或医书，它包罗万象，涉及天文学、历算学、生物学、人类学、心理学、哲学等领域，凝聚着中国古代文化的精髓。之所以在中华养生文化中占据无可替代的至高地位，是因为它所包含的养生之道、养生原则和方法蕴藏着深刻的大智慧，而且，无论时光如何变迁，它永不过时，常用常新。

《黄帝内经》是中国人的长命真经，是世世代代的炎黄子孙寻求健康养生祛病之道的宝藏。我们应该珍视这座养生智慧的宝藏，读懂老祖宗留给我们关于养生的启示，并将之运用到现代日常养生中去。

遵照"天人相应"的思想进行养生：《黄帝内经》中的养生智慧极富哲学意味，因而有人认为这也是一部蕴含中国生命哲学之宗的思想著作，其思想的核心便在于"天人相应"，书中认为 "人以天地之气生，四时之法成"。这是说人和宇宙万物一样，是禀受天地之气而生、按照四时的法则而生长的。人只有"顺四时而适寒暑"，才能"尽终其天年，度百岁乃去"。当今社会，我们中的许多人通常难享天年，难享无疾而终，守着最好的医生，用最好的药物，身体疾病仍是此起彼伏，归根结底在于，现代人的生活方式出了问题！冬天在暖气房里吃冷饮，夏天守着空调冻得发抖，熬夜……致使我们阳气不足，脾胃虚弱，抵抗力低下，时常感冒，患上各式各样的慢性病。《黄帝内经》

中有一条至关重要的养生原则是"法于阴阳，和于术数"。所谓"法于阴阳"，就是按照自然界的变化规律而起居生活。所谓"和于术数"，就是根据正确的养生保健方法进行调养锻炼。这八字养生箴言，高度凝练地概括了整部《黄帝内经》的养生精要，对于当今人们的养生也有十分重要的价值。

根据不同体质进行养生：《黄帝内经》中提出了养生应"因人施养"，并将人体体质分为平和体质、气虚体质、湿热体质、阴虚体质、阳虚体质、痰湿体质、血瘀体质、气郁体质、特禀体质九种，人与人有体质的不同，不同体质有各自的特点，易患不同的疾病，因而应根据不同的体质特点采用相应的养生方法和措施，这样才能达到防病延年的目的。

运用情志养生法：情志，即指喜、怒、忧、思、悲、惊、恐七种情绪。七情属人体正常生理现象，会有益于身心健康，也会导致疾病。《黄帝内经》指出，"喜怒不节则伤脏"，说明情志不加节制会损伤脏腑功能。在各类精神疾病高发的现代，认识到七情对身心健康的影响，掌握古人调摄情志的方法，非常重要。

食养之道，起居之道：《黄帝内经》中提出"居处依天道""饮食遵地道"，这也反映着"天人相应"的养生思想，人的起居应该顺应天地运转的自然规律，天亮就起床，让人体自身的阳气与天地的阳气一起生发。天黑了就应该睡觉，这样才能使阳气潜藏起来，以阴养阳。平时吃东西要遵照节气规律去吃，尽量吃应季食品，"不时不食"，不合时令的食物不吃，这才是正确的饮食观念。而现代人的暴食暴饮、吃反季果蔬、熬夜等生活方式也常常成为疾病的根源，要避免各类疾病，不妨按照《黄帝内经》中的食养之道、起居之道去调整自己的生活方式。

祛病保身秘法：《黄帝内经》并不主张求医问药，而是教给人们通过"内求"的智慧来调理脏腑、养足气血、畅通经络，这样便不需求医问药。在书中，预防疾病被放在最重要的位置，并提出了"上医治未病"的思想——于疾病未发之前，即能防患于未然，为人铲除病源。对于这一思想，书中有一个既形象又深刻的比喻："斗而铸兵，渴而掘井，不亦晚乎"。此外，本书还阐述了人如何才能不得病，即"正气存内，邪不可干"。当人体处于平和状态的时候，是可以和所有的细菌、病毒和平共处的。而如果身体状况变差，那么细菌、病毒这些邪气就有了可乘之机，会压过身体里的正气，正气不如邪气，那人就会得病了。现代人生活在一个压力大、环境污染严重的时代，更应该内养正气，外避邪气。

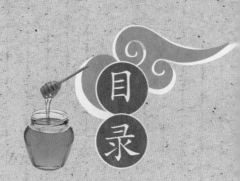

目录

第四节　阳虚的年代寒湿在作祟—— 祛除寒邪阳自隆

第五节　阴平阳秘，精神乃治——阴阳平衡才健康

第三章　认清自己是什么体质，把养生养到实处

第一节　《黄帝内经》中秘藏体质养生的智慧

第二节　平和体质：养生要采取"中庸之道"

第四章 | 因天之序，顺时养生
——《黄帝内经》十二时辰养生法

第五章 一年之中如何养生 ——《黄帝内经》四季健康顺养法则

第三节　秋季养"收"，人应处处收敛不外泄

第四节　冬天养"藏"，正是补养身体的好时节

第六章 | 五脏和谐，人体长青
——《黄帝内经》藏象养生智慧

第七章　世间最好的灵丹妙药都在我们自己身上

第八章 有问题找厨房，食物是最好的药
——安身之本在于食

第二节　以食为补——如何用食物来补精气神

第三节　药食同源治百病——最常用的食疗方

第四节　饮食不当，会致病减寿——《黄帝内经》论食忌

第九章 | 以内养外，美不胜收 ——《黄帝内经》中的女人养颜经

第四节　驻颜有奇术——历代传承的美容经方

第十章　自愈有道，曙光在前
——《黄帝内经》自然疗法大揭秘

第一节　中国的"元老医术"——推拿

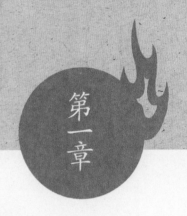

第一章

流传千年的养生大道

——走进《黄帝内经》的神妙世界

● 《黄帝内经》作为我国最早的养生宝典，可以说是中华民族抵御和治疗疾病、追求健康长寿的中国医学奠基性经典。本书将原文的深奥理论用通俗的语言和简洁的图表进行阐释，使抽象概念形象化，深奥理论通俗化，复杂问题具体化，并提炼出一套实用的养生方法，它们可以使您轻松应用，并由此得以强壮身心。

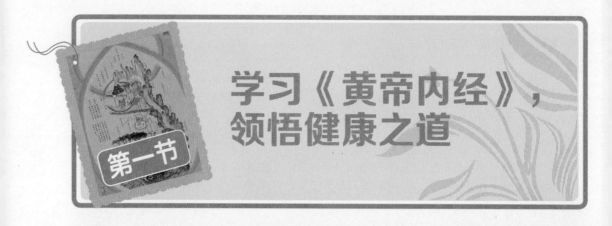

学习《黄帝内经》，领悟健康之道

第一节

中国三大奇书之一：《黄帝内经》

当代著名中医学家张其成教授曾经在自己的作品中说过这样一段话："作为一个大学图书馆馆长，我可以负责任地说，现代很多书没有必要读，但古代的经典一定要读。我认为只要读透五部经典，就可以掌握博大精深的国学精髓了。第一部《易经》，第二部《道德经》，第三部《黄帝内经》，并称为三大奇书，再加上《论语》和《六祖坛经》，共五部经典，我把它称为'国学五经'。这五经当中，《易经》代表易家，《道德经》代表道家，《黄帝内经》代表医家，《论语》代表儒家，《六祖坛经》代表中国的佛家。各家的主要思想都集中在这五部经典里面。"

在张教授看来，《黄帝内经》不仅是中国三大奇书之一，同时也是"国学五经"之一。那么，这部在我国传统文化中占据如此重要地位的《黄帝内经》究竟是怎样一部书呢？下面，我们就先来笼统地了解一下。

《黄帝内经》在国学经典中的地位非常独特，不仅是唯一一部以圣王命名的书，也是我国医学宝库中现存成书最早

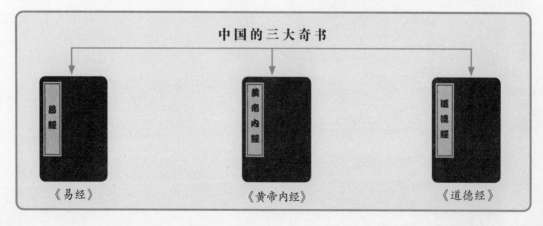

中国的三大奇书

《易经》　　　　　　　《黄帝内经》　　　　　　　《道德经》

的一部医学典籍。它以生命为中心，记载了天文学、历算学、生物学、地理学、人类学、心理学等方面的知识，并运用朴素的唯物论和辩证法思想，对人体的解剖、生理、病理以及疾病的诊断、治疗与预防，做了比较全面的阐述，确立了中医学独特的理论体系，成为中国医药学发展的理论基础，为人类健康做出了巨大的贡献。

《黄帝内经》又分为《素问》和《灵枢》两部分。"素"就是素质，一个人本来的体质，在这里就是生命的本质。"灵"是神灵，"枢"是枢纽，是关键。灵枢的意思就是神灵的关键，生命的枢纽。《黄帝内经》分为162篇，《素问》《灵枢》各占81篇。古代以阳数为王，而九为阳数之最，"九九八十一"，81表示最大的阳数，也是最大的"王"。

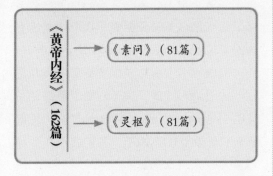

在中华文化里，很多经典之作都是以"经"命名的，比如《道德经》《易经》《神农本草经》等，还有《黄帝内经》。怎么理解呢？"经"在古代是指丝线，丝线的原始意象是脐带。我们知道脐带是连接先天和后天的根本，所以它也是人之根本。看过织布，或者是见过地球仪的人，

都会知道南北为经的概念。织布时先拉过来的那条线叫经，经线有个特性，就是只要一旦被拉过来，就不许再动，所以，经书都有亘古不变的特性。这也说明《黄帝内经》一书的地位之重要。

那为什么又叫"内经"，而不叫"外经"呢？有人说内经就是讲内科的，讲内在人体规律的，其实《黄帝内经》是一部讲"内求"的书，要使人健康长寿，它主张的不是求医问药，而是要往里求、内炼，通过调整气血、经络、脏腑来达到健康，达到长寿。

另外，在世界古代的经典著作中，有一个很有趣的现象，就是它们大部分都是采用对话体的。比如古希腊苏格拉底与柏拉图对话集，还有中国孔夫子和弟子们的对话集——《论语》等。《黄帝内经》也不例外，它基本上就是采用对话的形式，记录黄帝与岐伯、伯高、雷公等大臣的对话，以与岐伯的对话为主，基本上采取黄帝问、岐伯答的形式。后来，人们后来就用岐伯和黄帝这两个名字的开头"岐黄"表示《黄帝内经》，所以《黄帝内经》又叫"岐黄之书"。同时，因为它是中医的开创性著作，所以又把中医称为"岐黄之术"，把我们的医道称为"岐黄之道"。

总之，《黄帝内经》是一本非常了不起的书，作为祖国传统医学的理论思想基础及精髓，在中华民族近两千年繁衍生息的漫漫历史长河中，它的医学主导作用及贡献功不可没。另外，它还奠定了我国养生学的理论基础。

从前，有一个叫黄帝的人

《黄帝内经》究竟是不是黄帝写的？每一个读《黄帝内经》的人都会涉及这个问题。要想了解这一点，我们还得从黄帝这个人说起。

司马迁在《史记·五帝本纪》中记录的第一个帝就是黄帝。《史记·五帝本纪》说黄帝"姓公孙，名曰轩辕"，其国号为"有熊"。可以说，黄帝是中国古史传说时期最早的宗祖神。上古时期约在姬水一带形成的较为先进的黄帝族，即因这位杰出的始祖而得名。黄帝族和住在姜水一带的姜姓炎帝族世代互通婚姻。后来，在黄帝族后裔中的一支进入今山西南部，创造了夏文化，遂称夏族。于是，黄帝也就成了华夏民族的始祖。

在《黄帝内经》中，对黄帝是这样描述的："昔在黄帝，生而神灵，弱而能言，幼而徇齐，长而敦敏，成而登天。"意思是说，黄帝一生下来就神灵，就跟一般人不一样，很神灵很神奇。在他刚生下来的时候就能够说话，在他幼小的时候做事情就非常迅速、果断；长大成人了，二十几岁，非常厚道而且绝对地聪明；等到他活到100岁，"成而登天"，变成神仙骑上一条龙就飞上天了。当然，有人对这句还有另外一番解释，认为是将黄帝的一生分成了五个阶段，分别对应人生的各个阶段。但无论如何，让我们对这位远古的祖先有了一个笼统的认识，尽管这种认识可能带有夸张的成分。

事实上，黄帝不只是中国人的祖先，也是东方黄色民族的共同祖先。中国一切的文化，科学的、宗教的、哲学的，都是从这里开始。《周易·系辞》《世本·作篇》等各种文献都盛称黄帝时期有许多发明创造。属于生产技术方面的，有穿井、作杵臼、作弓矢、服牛乘马、作驾、作舟等；属于物质生活方面的，有制衣裳、旃冕等；精神文化方面则有作甲子、占日月、算数、造律吕、笙竽、医药、文字等。当然，其中有不少是黄帝以后的发明创造，但也反映了黄帝族获得的辉煌成就。可能也正是由于这个原因，后人才把《黄帝内经》冠以黄帝之名。不过，如果说《黄帝内经》与黄帝一点儿关系也没有，显然也是不准确的。我们只能说这本书是后人把从黄帝开始的一代一代流传下来的有关生命的思想汇集起来所形成的。

根据一些专家考证，《黄帝内经》是在战国时期形成的。这个时期正是世界文化的轴心期（公元前500年左右），是世界各民族文化的高峰期，各民族不朽的经典大多是这时期形成的。另外一些人则认为，《黄帝内经》大部分篇章形成于战国时期，但最后汇编成书则是在西汉，有的篇章甚至还要更迟一些。当然，我们且不管这些考证如何，我们要学习的是《黄帝内经》中的养生智慧，这些智慧经过几千年的洗练，早已被各代医家所验证，对我们的生命健康确有极大的帮助。

黄帝的人物生平

黄帝是中国古史传说时期最早的宗祖神，是华夏族的祖先，相传他的寿命达到了120岁，是人类自然寿命的高峰。他带领中国华夏民族从野蛮走向文明，中华文明在他的统治下得到长久的发展和进步，出现了很多文明和创作，如文字、音乐、历数、宫室、指南车，等等。可能也正是由于这个原因，后人才把《黄帝内经》冠以黄帝之名，以传承中华民族的养生大道。

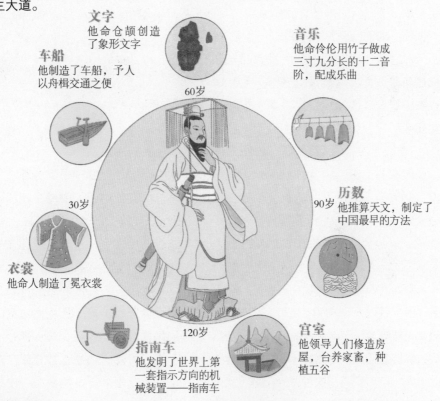

文字
他命仓颉创造了象形文字

音乐
他命伶伦用竹子做成三寸九分长的十二音阶，配成乐曲

车船
他制造了车船，予人以舟楫交通之便

60岁

90岁

历数
他推算天文，制定了中国最早的方法

30岁

衣裳
他命人制造了冕衣裳

120岁

指南车
他发明了世界上第一套指示方向的机械装置——指南车

宫室
他领导人们修造房屋，台养家畜，种植五谷

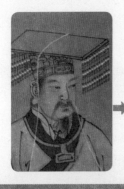

黄帝
黄帝是上古帝王轩辕氏的称号，为中华民族始祖。《史记·五帝本记》记载："黄帝者，少典之子，姓公孙，名轩辕，黄帝居于轩辕之丘"。

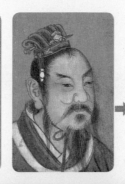

岐伯（医祖）
《帝王世纪》中载："（黄帝）又使岐伯尝味百草。典医疗疾，今经方、本草之书咸出焉"。因此，他被后人称为中华医学的鼻祖。

《黄帝内经》对后世中医影响深远

《黄帝内经》荟萃先秦诸子百家养生之道，建立了不少养生理论和方法。后来的无数名医，如华佗、孙思邈、皇甫谧、张仲景等，多是在钻研学习《黄帝内经》的基础上，发展创新并独树一帜的，可以说《黄帝内经》是后世名医的师傅、先辈。

首先，让我们看看扁鹊的"上医医国，中医医人，下医医病"。扁鹊弟兄三人均是名医，尤以扁鹊最负盛誉。某日扁鹊为魏王针灸，魏王问扁鹊："你们兄弟三人到底哪一位医术最高？"扁鹊不假思索道："长兄最高，我最差。"魏王诧异。扁鹊接着说道："我长兄治病于病发之前，一般人不知他是在为人铲除病源、防患于未然，所以他医术虽高，名气却不易传开；而我是治疗于病情发作和严重之后，人们能看到我为患者把脉开方、敷药刺穴、割肉疗伤，我也确实让不少病人化险为夷，大家就以为我的医术比长兄高明。"扁鹊认为能够及早消除疾病的隐患，将身体遭受疾病侵害的危险降到最小，这才称得上是"上医"。而扁鹊的这种思想正是《黄帝内经》所说的"治未病"。

然后，再看华佗的心理疗法。有一个郡守因为思虑过度，造成身体里有瘀血。华佗收了这个郡守很多礼，不但不给他治病还写了一封信骂他，说他不仁不义。太守一怒之下竟然吐出了几口黑血，说也神奇，郡守吐出瘀血后病居然好了。华佗巧医郡守用的就是《黄帝内经》中的"情

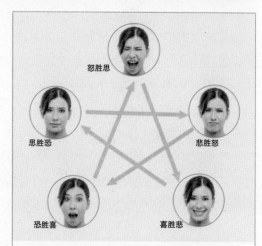

◎喜胜悲，悲胜怒，恐胜喜，怒胜思，思胜恐，针对情志病，中医基本上采用情志生克法。

志生克法"。郡守是因为思虑太多而得的病，《黄帝内经》中说，愤怒可以战胜思虑，所以华佗用"怒胜思"法把郡守激怒，怒则气上，这样就把郡守身体中的瘀血一下子全倒出来，病也就自然好了。

此外，还有张仲景的神奇医术，也多和《黄帝内经》一脉相承。有两个人来找张仲景看病，这两个病人都是大便不通、发热、头痛，结果张仲景给一个病人用的是泻下通便的药，给另外一个病人用的是发汗的药，两个病人吃完药后都好了。张仲景的治病思想正是《黄帝内经》中的辨证施治，因人而养的写照。

诸如此类的例子，举不胜举。不管是养生还是疗疾，都可以在《黄帝内经》中找到答案。如果不懂得《黄帝内经》的理论精髓，不遵循里面的养生之道，那么这个人的健康是令人担忧的。

健康人生，就在《黄帝内经》之"道"

《黄帝内经》是经典之作，是祖国医学的理论渊源。它以人为本，尊重生命，整本书中，它很少涉及什么病怎么治，而是在讲一个"道"，就是养生之道，如何让自己的人体更好地适应大自然，达到人体内部的和谐和人体与自然的和谐。《黄帝内经》将养生调摄方法归纳为"法于阴阳，和于术数，饮食有节，起居有常"。归纳概括起来，主要就是下面三点：

① 阴阳平衡

阴阳平衡的人就是最健康的人，养生的目标就是求得身心阴阳的平衡。身体会生病是因为阴阳失去平衡，造成阳过盛或阴过盛，阴虚或阳虚，只要设法使太过的一方减少，太少的一方增加，使阴阳再次恢复原来的平衡，疾病自然就会消失了。

② 天人合一

中医养生学极为重视顺应天地自然界的运动变化，强调人体必须与天地自然界保持高度的和谐、协调、统一，这样才有可能保持健康长寿。我们所说的"春捂秋冻"就是天人合一养生观的体现。

③ 身心合一

中医养生注重的是身心两方面，不但注重有形身体的锻炼保养，更注重心灵的修炼调养。你见过一个斤斤计较、心事重重、杂念丛生、心胸狭窄的人长寿吗？没有。身体会影响心理，心理也会影响身体，两者是一体的两面，缺一不可。

总之，《黄帝内经》是适合老百姓的养生宝典，是每个家庭的福音，是每个家庭成员的保健武器，不管你是男人还是女人，是老年人还是孩子，是妻子还是丈夫，掌握《黄帝内经》的养生之道，并真正运用到生活中去，那么你就能健康，就会少生病。

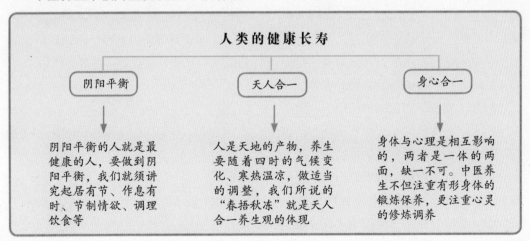

以人为本——《黄帝内经》的养生特色

我们去医院看病，经常会遇到这样的情况：你这边刚说哪儿哪儿不舒服，还没等你来得及描述病情时，那边医生大笔一挥，已经给你开出了药方，这在西医院和中医院都很常见。西医看的是病，注重的是数据、客观指标；但是中医讲究扶正祛邪、治病求本。

《黄帝内经》是经典之作，是祖国医学的理论渊源。它以人为本，尊重生命，从不草率"行事"。在《黄帝内经》看来，身体就是天下，就是国家，是从事一切生命活动的根本。中国人一直讲"修身、齐家、治国、平天下"，这恰恰在说明修身乃一切之本。《黄帝内经》认为生命是自自然然的一种活泼的存在，是自足的，人体本身就是一个和谐机制，它不需要人为的强制和主观意愿。也就是说，人体比头脑更聪明，头脑是有为，人体是无为。身体不适时，《黄帝内经》所主张的不是求医问药，而是固本强身，先把脏腑调理好，把气血养足，让经络畅通起来……它给予人体的是尊重。

《黄帝内经》认为，人体本身便是最完美、最和谐、最无为的，同时也具有最好的功能，套用一句佛家的话语："这个创造所赋予的本贵肉身，原本就是万法俱足。"人体原本就配备着最精密的功能，例如自我治疗甚至组织再生的功能。就像现代个人计算机即插即用的简单特性一样，如果按照使用手册使用个人计算机，计算机就不太容易出现故障。同样的，人体具备了许多功能，如果能依照人体所设定配备的条件来使用人体，让人体原先具备的各种能力都能发挥，就能确保人体随时都拥有足够的能量，许多疾病就都不会发生。就算生病了，人体的自我修复功能，也会像个人计算机的磁盘驱动器自我修复程序一样，有能力自行修复大多数的损伤。

但是，现代人都不好好使用身体，经常熬夜、经常烦躁、经常过食等，使得自己的身体不能正常运转，于是故障——疾病经常登门造访。这都是不尊重自己的表现。你不尊重身体，又怎么能让身体健健康康的呢？而这也是《黄帝内经》的一个宗旨：健康长寿就要自制，不靠人不靠药，完全靠自己。其实，我们的身体是最无为的，只要我们好好地、正确地使用它，就可以达到百病不侵的良好状态。

世界上最高的学问是研究人的学问，最聪明、最智慧的举动是对人的尊重，因为"身体才是革命的本钱"，是假借修真的载体，是我们要蓄之、养之的精品。

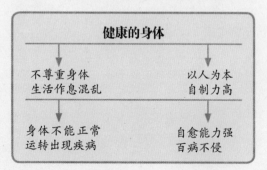

健康的身体

不尊重身体
生活作息混乱

以人为本
自制力高

身体不能正常
运转出现疾病

自愈能力强
百病不侵

养生的四种境界

在中国的传统文化中，寿命超出平常人水平的有四种人，分别是真人、至人、圣人和贤人，他们都是懂得养生之道的人。

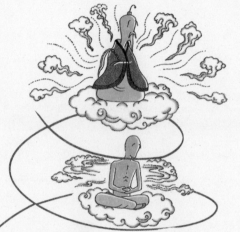

真人

掌握了养生之道，寿命同天地一样长久。只有极少数人能达到这种境界。

至人

懂得养生之道，可延长寿命，保持形体不衰。能达到这种境界的人也极少。传说颛顼的玄孙彭祖历经唐、虞、夏、商等朝代，活了八百多岁，为至人。

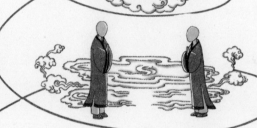

圣人

能够顺应自然，不为外界所劳累，没有过多的思虑，寿命可以达到一百多岁。只有少数人能真正遵循养生之道，所以达到这种境界的人也不多。

贤人

善于养生，可以根据阴阳变化调养身体，可以增益寿命，但却有一定的限度。只要遵循养生之道，许多人都可以达到这种境界。

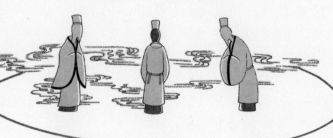

普通人

整日忙碌而不注重养生的人，他们的寿命一般都很短。

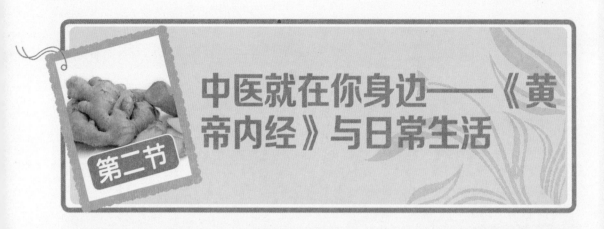

中医就在你身边——《黄帝内经》与日常生活

第二节

从常见的"东西""南北"谈起

《黄帝内经》里的很多内容都蕴藏在生活当中，很多人每天都在用但自己却体会不到，用古人的话说就是"日用而不知"。比如，它一开篇即讲到东南西北、春夏秋冬，力求让人们的身体顺应自然，把整个身体与大自然相联系，做到天人合一。这其中，就涉及了一个我们平常所说的"东西"与"南北"的问题。

中国骂人也是很讲究的，两个人在吵架骂人时，我们常常可以听到"你这个人真不是东西"。不过，大家是否想过，为什么说"这个人不是东西"，怎么不说"这个人真不是南北"呢？我们来看一下《黄帝内经》中的东西南北方位图就明白了。

南归属于火，北归属于水，骂人的时候，说你不是东西，那既然不是东西就只能是南北了，南为火，北为水，水火是无情的，说你不是东西，其实就是说你这个人无情无义。

再比如购物，我们不说"购物去"，而常常说"买东西去"，为何是"买东西"而不是"买南北"？

东归属于木，西归属于金。从某种意义上说，木和金都是可以用手拿得到的，而南为火，北为水，而火和水是用手拿不走的，所以中国人说"买东西"而不说是"买南北"。

诸如此类情况还有很多。由此可见，中国的有些东西是很有文化内涵的，而不是毫无意义的，学习《黄帝内经》恰恰能让人领悟到这种文化的内涵。

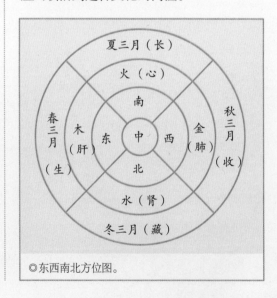

◎东西南北方位图。

为什么说"冬吃萝卜夏吃姜，不用医生开药方"

民间有句谚语"冬吃萝卜夏吃姜，不用医生开药方"，有很多人可能不理解，冬天很冷为什么还要吃凉的萝卜，夏天很热为什么还要吃很热的姜呢？其实，这就是《黄帝内经》所说的"阴阳平衡"理论的应用。阴阳平衡的人就是最健康的人，养生要符合四季的阴阳变化，随时随地调节身体的阴阳，使身体的阴阳保持平衡。这样，人便可避开病邪，延年益寿。

在《黄帝内经》看来，冬天的时候，人体气机慢慢地开始外散，到夏天的时候，所有的阳气已经外散到了末梢。由于夏天阳气到了末梢，人体内部就形成了一个寒的格局，就是我们的五脏六腑里是寒虚的，是阴的格局，所以夏天的时候要吃点儿热的东西。很多人在夏天觉得热，就会喝很多的冷饮，其实这是非常错误的。

喜欢喝冷饮实际上是胃里有胃寒，热出来攻这个寒，所以就形成一种燥热，而这个时候越喝冷饮就会越渴，反而喝一点儿温水更好。在古代，夏天不主张吃肉，即使吃也要剁得特别碎。冬天吃萝卜的道理跟夏天吃姜的道理正好相反，吃萝卜就是用这种比较清凉通气的东西，把内热的局面稍微通调一下，使之达到阴阳平衡，这是中医养生学的基本原则。

另外，古代特别讲究吃东西。春天的时候，一定要吃粮食。因为粮食就是种子，要想养春天的生发之机，一定要靠粮食种子的力量去养。《黄帝内经》就是告诉我们：只要吃好了，睡好了、不要违背自然，身体就好了。所以，冬天可以吃一些凉的东西，而夏天一定要喝温水才不会损害胃气。

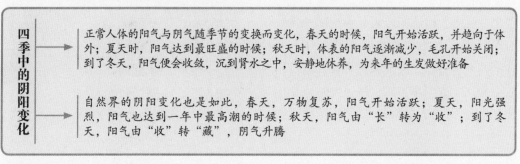

四季中的阴阳变化	正常人体的阳气与阴气随季节的变换而变化，春天的时候，阳气开始活跃，并趋向于体外；夏天时，阳气达到最旺盛的时候；秋天时，体表的阳气逐渐减少，毛孔开始关闭；到了冬天，阳气便会收敛，沉到肾水之中，安静地休养，为来年的生发做好准备
	自然界的阴阳变化也是如此，春天，万物复苏，阳气开始活跃；夏天，阳光强烈，阳气也达到一年中最高潮的时候；秋天，阳气由"长"转为"收"；到了冬天，阳气由"收"转"藏"，阴气升腾

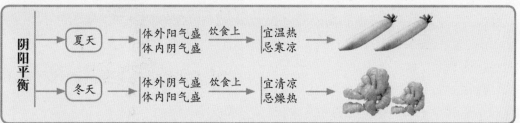

阴阳平衡

夏天 → 体外阳气盛 体内阴气盛 → 饮食上 → 宜温热 忌寒凉 →

冬天 → 体外阴气盛 体内阳气盛 → 饮食上 → 宜清凉 忌燥热 →

中国传统文化中的"男左女右"

在中国，男左女右，好像约定俗成地渗透到在生活的各个方面：公共厕所，男左女右；戴婚戒，男左女右；出席某些礼仪场合，男左女右；中医诊脉，男取脉于左手，女取脉于右手……

"男左女右"的习俗和古代人的哲学观关系非常紧密。我国古代哲学家认为，宇宙中通贯事物和人的两个对立面就是阴阳。自然界的事物有大小、长短、上下、左右，等等。古人将其归类分为大、长、上、左为阳，小、短、下、右为阴。阳者刚强，阴者柔弱。人的性格，男子性暴刚强属于阳于左，女子性温柔和属于阴于右。

传说，中华民族的始祖盘古氏化仙之后，他的身体器官化为日月星辰、四极五岳、江河湖泊及万物生灵。日神是伏羲，由盘古氏的左眼所化；月神是女娲，由盘古氏的右眼所化。这其实也是中国文化中"男左女右"习俗的由来。在我国封建社会中，许多事物都有尊卑高低之分，古代把南视为至尊，而北象征失败、臣服。宫殿和庙宇都面朝正南，帝王的座位都是坐北朝南，当上皇帝称"南面称尊"；打了败仗、臣服他人称"败北""北面称臣"。正因为正南这个方向如此尊荣，所以过去老百姓盖房子，谁也不敢取子午线的正南方向，都是偏东或偏西一些，以免犯忌讳而获罪。除了南尊北卑之外，在东、西方向上，古人还以东为首，以西为次。皇后和妃子们的住处分为东宫、西宫，而以东宫为大为正，西宫为次为从；供奉祖宗牌位的太庙，要建在皇宫的东侧。现代汉语中的"东家""房东"等也由此而来。

除了东西南北之外，表示方向的前后左右也有尊卑高低之分。古代皇帝是至尊，他面南背北而坐，其左侧是东方。因此就在崇尚东方的同时，"左"也随着高贵起来。三国时期的东吴占据江东，也称江左。文左武右的仪制，男左女右的观念等，都是尊左的反应，有些习俗甚至延续至今。

中国文化是博大精深的，既然"男左女右"是老祖宗留下来的，是约定俗成的习俗，那么它就有存在的道理，我们要尊重它，不要轻易打破。

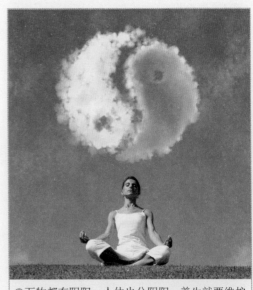

◎万物都有阴阳，人体也分阴阳，养生就要维护人体的阴阳平衡。

女人为什么比男人衰老得快

我们通常的观点和一些调查数据都显示，女人比男人衰老得更快，但是女人比男人更长寿，这是为什么呢？

《黄帝内经》中指出：女子代表阴，女子的生命节律以七为一个阶段；男子代表阳，其生命节律以八为一个阶段。

《内经》原文是："女子七岁，肾气盛，齿更发长；二七而天癸至，任脉通，太冲脉盛，月事以时下，故有子；三七肾气平均，故真牙生而长极；四七，筋骨坚，发长极，身体盛壮；五七，阳明脉衰，面始焦，发始堕；六七，三阳脉衰于上，面皆焦，发始白；七七，任脉虚，太冲脉衰少，天癸竭，地道不通，故形坏而无子也。"

"丈夫八岁，肾气实，发长齿更；二八，肾气盛，天癸至，阴阳和，故能有子；三八，肾气平均，筋骨劲强，故真牙生而长极；四八，筋骨隆盛，肌肉满壮；五八，肾气衰，发堕齿槁；六八，阳气衰竭于上，面焦，发鬓斑白；七八肝气衰，筋不能动，天癸竭，精少，肾藏衰，形体皆极；八八，则齿发去。"

"齿"，牙齿骨之余，是北方肾的表现，代表收藏。"发"是头发，是肝气的表现，代表生发之机。女性的生命戒律以七岁为一个周期，女孩约当七岁时开始换牙，乳齿脱落长出恒齿，头发也开始成长。约当十四岁时，任脉畅通，冲脉也变得充盛，于是有了月经，生理渐趋成熟，具备怀孕生子的能力。二十一岁时，女子的肾气已经长足了，生发之机也到了顶点。二十八岁时，筋骨发展到最坚固的阶段，女子的各方面身体要素都达到了一个顶点，所以古人提倡女子在20岁左右结婚，就是让她在28岁之前要生一胎，我们现在经常讲最佳生育年龄是在23到28岁之间，应该也是这个道理。到三十五岁时，开始由盛转衰，女人就开始长皱纹了。四十二岁的时候，三阳经脉经气也开始衰退，开始有白头发了。四十九岁时就闭经了，生育功能也丧失了。从这段论述我们可以看出，女人从35岁就开始衰老了。

而男人呢，他的生命节律以八岁为一个周期，从八岁才开始发育，到十六岁的时候青春期才开始，"能有子"。到三八二十四岁的时候，是男子弱冠的年龄，就是刚成年，这个时候身体还比较弱，不适合结婚行房。男子最适合结婚的年纪是在四八三十二岁的时候，这时他的身体达到一个顶点，才真正成熟，所以古人提倡男人三十而娶。五八四十岁时，男人的身体才开始走下坡路，到六八四十八岁时才开始真正衰老，到八八六十四岁的时候才真正进入老年。

通过这样的对比我们可以明显看出，男人的身体开始走下坡路比女人晚了5年，到正式进入老年时，男人和女人之间已经有了15年的差距，所以女人比男人老得快。

成长与衰老

  在《素问·上古天真论》中，详细地说明了人类由出生到死亡的生理过程，并观察到有"天癸"一类如激素物质的存在，并且指出"天癸"对生长、发育及衰老有直接关联。在《灵枢·天年》一篇中，更主张人类正常的寿命应该可以逾百岁，之后才逐渐衰老而逝。

  那么，是什么因素导致人类的提早衰老、罹患种种疾病而缩短生命呢？《内经》对此归纳了几个主要因素，即是：起居无常、饮食不当、劳逸无度及精神调摄不当。这些都是导致人们健康不佳，或生病、早衰亡的原因。现在，我们透过《黄帝内经》，来了解人类正常生理周期。

零岁		女子	男子
天		**7岁**	**8岁**
		更换牙齿 头发浓密	更换乳牙 头发长长
		14岁	**16岁**
		月经来潮，生理渐成熟。具备生育能力	肾气充足，精气盈满，具备生育能力
		21岁	**24岁**
六十岁		肾气稳增，长出智齿，筋骨强劲	智齿长出，筋骨强劲，发育成熟
下寿		**28岁**	**32岁**
		头发长极，筋骨最坚，毛发最旺，身体最强	筋骨发展至最强，肌肉丰满健壮，发育至极点
八十岁		**35岁**	**40岁**
寿		由盛转衰，经气衰退，面容憔悴，头发掉落	由盛转衰，肾气渐弱，头发脱落，牙齿枯槁
中寿		**42岁**	**48岁**
		面容憔悴，头发开始斑白	面容憔悴，头发开始斑白
一百岁		**49岁**	**56岁**
上寿		天癸枯竭，月经渐次停止，形体衰老，生育功能丧失	肝气衰退，筋变僵硬，动作缓慢
			64岁
			天癸枯竭，精力稀少，肾脏衰竭，身体老化

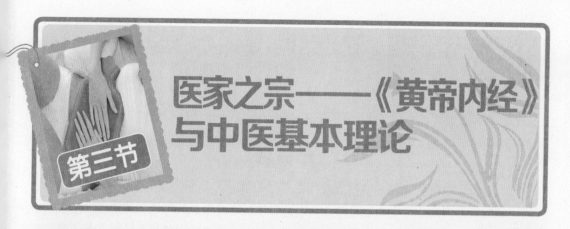

医家之宗——《黄帝内经》与中医基本理论

第三节

"头痛医头，脚痛医脚"与中医整体思维

中国人有句俗语"头痛医头，脚痛医脚"，通常来形容医术非常差的医生。当患者出现疾病的症状时，医术差的人会直接对患病部位进行治疗，使症状消除，结果只能治标不能治本。相反，医术高明的医生会仔细观察病人，利用医术和长期积累的经验，找出疾病的真正根源，从而进行根治。

例如，当我们喝温度低的冰水时，如果喝得很急，常常会造成脸部侧面的一条直到额头太阳穴的线状部位疼痛。从中医的观点来看，那条疼痛的线就是胃的经络，因此这种疼痛表明喝冰水太急时会伤到胃，也就是说这种额头上的疼痛实际上是胃的疾病。胃的经络分布的位置就是从头到脚左右对称的很长的两条线，如果在这条经络的头部出现疼痛，中医会认定是胃的疾病，因而可能在胃经脚部的穴位进行针灸。

另外，中医还强调身心互动，即人的身体和意识也是密切相关的。人患病是身体和心灵的双向选择，人祛病也是身体和心灵的双向选择，因为身心是互相影响的。

中医是讲生克的。如，木是肝，肝的神明是"魂"；火是心，心的神明是"神"。木生火，木如果强大的话，也就是肝气很旺的话，那么这个人头脑就很清楚，人就很有理智，所以一个人有没有理智跟他的肝好不好有关系。一个人有没有志向和智慧，要看他的肾好不好，现有有些人没有远大的志向，差不多就行了，实际上说明他的肾精不足。

总之，中医是讲究整体的，身体的某处发生病痛，不能简单地就事论事，只关注疼痛的部位，而要对其他部位也做相应的检查，因为此处的疾病可能是别的部位的病变引起的。一个人有没有魄力、有没有精神、有没有意志也与他的身体素质和身体状况有关，这些都是中医讲究整体的力证。

中医的整体思维——脏腑、经络与形体是相互联系的

　　整体性是中医思维的最突出特征，是中国传统养生保健文化重整体和谐的系统自然观在中医学中的体现，是中医学对人体疾病诊断、施治的出发点。中医学的整体性思维表现在：把人体的脏腑、经络与形体等看作是一个相互联系、制约、作用、影响并相互包含、相互映射的有机系统。

　　因此，当身体的某处发生病痛时，不能简单地就事论事，只关注疼痛的部位，而要对其他部位也做相应的检查，因为此处的疾病可能是别的部位的病变引起的。医术高明的医生会仔细观察病人，利用医术和长期积累的经验，找出疾病的真正根源，从而进行根治。

脏腑、经络与形体是相互关联而不可分离的

中医以脏腑总称人体内部的器官。五脏为心、肺、肝、脾、肾，六腑为胃、胆、三焦、膀胱、大肠、小肠。脏腑比较脆弱，需依靠外在的形体来保护，才能避免外邪的伤害。
同时，人体脏气的盛衰，会反映到形体最明显的部位。如：心，其华在面；肝，其华在爪；脾，其华在唇；肺，其华在皮毛；肾，其华在发。可见脏器和肌体的关系是密切的。

形体主要是指皮肤、肌肉、脉、筋、骨等。它们与五脏的关系是心主脉，肝主筋，脾主肌肉（及四肢），肺主皮毛，肾主骨。
形体必须依赖脏腑的精气濡养，才能维持其正常的生理活动。

经络是运行气血、联系脏腑和体表及全身各部的通道，是人体功能的调控系统。
外邪侵入形体后，循经络传脏腑；脏腑病变后，通过经络而外及形体。

同病异治，异病同治——中医治疗原则

中医的整体思维观念，运用到实际当中其实就是"辨证施治"的理念。在《黄帝内经》中，治病其实治的不是病，治的是证。从医学应用来说，反映辨证施治这一理念的主要包括同病异治与异病同治两种原则。

所谓"同病异治"，就是说患者患的是同一种病，表现出相同的症状，但由于产生的原因不同，采取的治疗原则和方法也不同。名医华佗有个很有名的故事：两个人都是头疼，症状也一模一样，但华佗却采取了不同的治疗方法，一个用泄法，一个用汗法，结果两人很快就康复了。为什么呢？

前面我们说了，中医治病讲的是"证"，所谓"证"，是指一种综合状态，是人的生理状况所出现的失衡的状态。不要小看这个字，阴阳表里，虚实内外都在里面了。华佗治病所依据的就是这两个人的"证"，一个是饮食所伤造成的，属内实，应该用泻下法以去除食积，而另一个是感受寒冷之邪所造成的，属外实，应发汗以驱散风寒。也正因为华佗能够按照中医的辨证施治理论，准确地使用不同的药物，所以二人的疾病很快消除了。

以现在人们常见的头痛为例，西医认为头痛就是头痛，谁来了都开同样的药，但中医不这样认为，在中医看来，头痛症状相同，但发病的原因不同，如果是两边痛，是胆经出了问题。里面的中空痛，是肝经出现问题；后脑勺痛就是膀胱经的问题。前额痛就是胃经出了问题；而左边偏头痛和右边偏头痛也是不同的，因为左主肝，右主肺；如果左边偏头痛，很有可能是肝血的问题，而右边头痛可能是肺气的问题。所以治疗时中医不会像西医那样，而是根据头痛的原因，采用不同的治疗方法。这就是中医思维的一个关键点："同病异治"。

中医思维的另一个关键点是"异病同治"，就是针对不同疾病表现出的相同病理结果，采取相同的治疗方法。汉末医学家张仲景，有个很典型的"异病同治"的案例。

两个病人，一个心慌心跳心烦，另外一个肚子痛，结果张仲景对这两个病人开的都是一个方子，都是小建中汤，用的治法都是温中补虚，这是怎么回事呢？这是因为他们病机相同，都是气血两虚。心脏失养，就出现心慌、心跳，心神失养就出现了心烦，气血两虚，腹部经脉失养。经脉拘挛，就出现了腹部剧烈疼痛，所以都用一个方子来治疗，这就叫作异病同治，这也是抓病机的体现。

可以说，"同病异治，异病同治"是中医辨证施治的体现，是治疗疾病的关键。之所以向普通读者讲解这些知识，是因为不仅医生治病需要坚持这一原则，我们平时保健也需要，养生就要根据自己的年龄、性别、所处环境、不同地域，因时、因地、因人而异，不可一成不变。

辨证施治原则

所谓"辨证施治"，就是先根据四诊（望、闻、问、切）所收集的资料，通过分析综合，再来确定病因，制定相应的治疗原则和治疗方法。从医学应用来说，反映辨证施治这一理念的主要包括同病异治与异病同治两种原则。

① 同病异治

同病异治，同一病症，因时、因地、因人不同，或由于病情进展程度、病机变化等差异，治疗上应相应采取不同治法。《素问·五常政要大论》："西北之气，散而寒之，东南之气，收而温之，所谓同病异治也。"例如同为头痛，但由于发病原因不同，华佗就采取了不同的治疗方法，这就是辨证施治的同病异治原则。

头痛 → 饮食 —内实→ 泻下法 —去除食积→ 头痛消失 → 疾病痊愈

头痛 → 寒邪 —外实→ 发汗法 —驱散风寒→ 头痛消失 → 疾病痊愈

② 异病同治

异病同治指不同的疾病，在其发展过程中，由于出现了相同的病机，因而采用同一方法治疗的法则。例如，两个病人，一个表现为心慌心烦，一个表现为肚子痛，但由于同为气血两虚引起，故张仲景采取同样的治疗方法，即用小建中汤以温中补虚，解决。

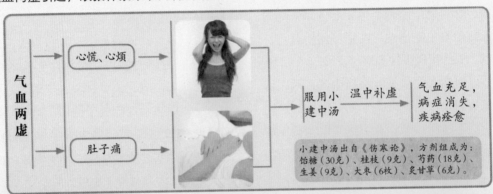

气血两虚 → 心慌、心烦

气血两虚 → 肚子痛

→ 服用小建中汤 —温中补虚→ 气血充足，病症消失，疾病痊愈

小建中汤出自《伤寒论》，方剂组成为：饴糖（30克）、桂枝（9克）、芍药（18克）、生姜（9克）、大枣（6枚）、炙甘草（6克）。

不治已病治未病——中医养生的精髓

中医认为，能够及早消除疾病的隐患，使身体免受疾病的侵害，这才称得上是"上医"。这种思想也就是中医所倡导的"治未病"。在《黄帝内经》中有一句："是故圣人不治已病治未病，不治已乱治未乱。""病已成而后药之，乱以成而后治之，譬犹渴而穿井，斗而铸锥，不亦晚乎？"疾病已经产生才去用药治疗，就像是口渴了才去掘井、战斗已经开始了才去铸造武器一样，不是太晚了吗？遗憾的是，现在大多数医生很多时候都是在做"渴而穿井，斗而铸锥"这样的事。

"不治已病治未病"是中医理论的精髓，就是不治已经生病的这个脏器，而是要治还没有生病的这个脏器。举个例子，如果得了肝病，就暂时把肝放在一边不治。首先我们要弄清楚，肝病是由什么造成的。中医认为水生木，水是肾，木是肝，肝病在很大程度上是由肾精不足造成的，所以我们要先把肾水固摄住，让肾精充足了，肝病自然就好了。还有一点就是木克土，如果患有肝病，可能还会伤及脾脏，因为脾是土。公司管理也是一样，这里出现问题了，就要查明到底是什么造成现在的糟糕状况，同时还得要能管得住下面的一个环节，不要让它去影响其他方面，这就是"不治已病治未病"的真正内涵。

"治未病"是采取预防或治疗手段，防止疾病发生、发展的方法。是中医治则学说的基本法则，是中医学的核心理念之一，也是中医预防保健的重要理论基础和准则。这样往往会在疾病的潜伏期及时发现，并扼杀它的滋长，使人体恢复真正的健康。而如今的医疗现状，无论财力物力都仅仅只够应付"已病"的人群！对疾病的治疗就像等洪水泛滥的时候再去堵窟窿一样，按下葫芦浮起瓢，根本没有更多精力谈及预防！很多人因此疾病缠身，疲于奔命，这样的人生还有何乐趣可言？因此，只有我们自己防微杜渐，防患于未然，把健康掌握在自己手中，我们的人生才会充满自信与快乐。

可以说，"治未病"就像消防办公室，工作人员的工作就是四处检查，防患于未然；而"治已病"就像消防队员，哪里失火就哪里忙，最后难免损失惨重。所以，我们要提倡治未病而不是治已病。

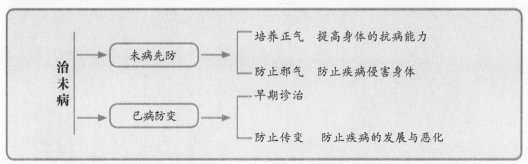

欲望使人的养生观念发生变化

欲望的变化影响了不同时期人们的养生观念，这不仅给医生带来了困难，也给自身健康造成了很大的伤害。

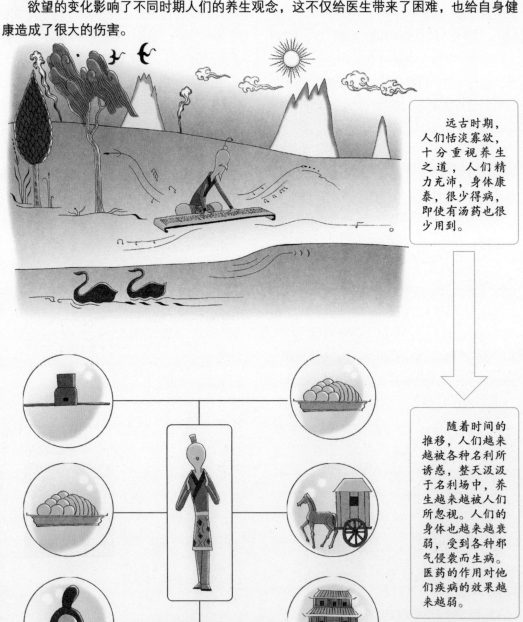

远古时期，人们恬淡寡欲，十分重视养生之道，人们精力充沛，身体康泰，很少得病，即使有汤药也很少用到。

随着时间的推移，人们越来越被各种名利所诱惑，整天汲汲于名利场中，养生越来越被人们所忽视。人们的身体也越来越衰弱，受到各种邪气侵袭而生病。医药的作用对他们疾病的效果越来越弱。

人体内部的"中庸之道" —— 中医的平衡观

中国是一个讲究中庸之道的国家，很多人理解中庸就是既不突出也不落后，既不说好也不说坏，有点儿像和事佬的角色，对其大肆批判。其实，中国的中庸之道是一种平衡，是一种美。自然界讲究生态平衡，为人处世方面讲究平衡，我们的人体内部也讲求一个平衡，这样才能和谐，才能长久。

《黄帝内经》中讲到"中央生湿，湿生土……其虫倮。""倮虫"，就是人，即没有毛的动物。人为倮虫，五行属土，而土生于中央，这个中央既非南北，也不是东西，虽然东西南北都有土，但是只有中央的土才是集合了东西南北土的特点，又把土散向东西南北，处于中间又无处不在，这就是土的本性。

《黄帝内经》又讲："中央黄色，入通于脾。"这里的中央黄色就是土的颜色，黄色居于七彩色带的中央。在中医的五行论中，肝属木，肺属金，心属火，肾属水，分主春、秋、夏、冬。而五行属土的脾脏没有季节可主，但脾又是哪个季节都主十八天，毫无偏向，也是"中庸之道"的体现。

也有一种说法讲脾主长夏。长夏就是夏季和秋季之间湿热最重的那一段时间，正好处在一年的中间。这同样反映了土既在中间又在四方，不偏不倚的特点。人就是五行属土的一种动物，所以人身上同样有这种特点，这就是我们传统文化中的"中庸"。

正因为人体内部有着深刻的"中庸之道"，相互约束，相互制衡，人类才得以千百年地生存下来，没有像任何一种动物或植物一样湮灭绝迹。中国几千年的文明之所以经久不衰，也是因为中国地处中央、奉行中庸之道，不欺人也不被人欺，一心一意地搞发展，才没有像其他文明古国一样，盛极一时后灰飞烟灭。

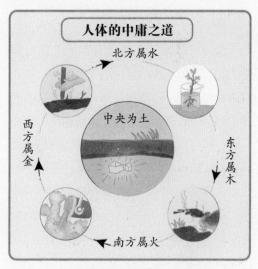

人体的中庸之道

北方属水

西方属金

中央为土

东方属木

南方属火

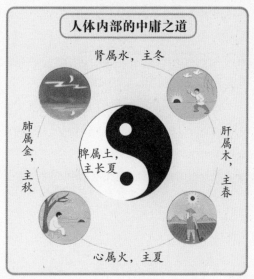

人体内部的中庸之道

肾属水，主冬

肺属金，主秋

脾属土，主长夏

肝属木，主春

心属火，主夏

求医问药之前先求自己——中医的自愈理念

俗话说："西医治病，中医治人。"怎么理解呢？人生病了，西医想的是如何把病毒给杀死，中医做的是如何把人的身体调养好，不给疾病生存的土壤。《黄帝内经》认为，人最重要的是它的根本。人得病了，病只是机体不正常的某一方面的反映，要治的是那个人，要先把身体养好，通过提高人体的自愈力来驱赶疾病，不行再求医问药。

事实也证明，人体是有很强大的自愈能力的，很多小病小痛不用打针吃药，靠人体的自愈力就可以解决。举一个最简单的例子，做菜的时候，不小心把手划破了一个小口，过段时间伤口就会自动愈合，这就是人体自愈功能的一个最直观的表现。

人体的自愈力也恰好体现了中医治病的一个指导思想：三分治、七分养。中医不主张过分地依赖药物，因为药物不过是依赖某一方面的偏性调动人体的元气，来帮助身体恢复健康。但是人体的元气是有限的，如果总是透支，总有一天会没有了。所以，生病了不用慌张，人体有自愈的能力，那我们就充分相信它，用自愈力把疾病打败。

但是，自愈功能的作用不是绝对的，我们不可能在任何情况下都能依赖人体自愈

力解决问题。自愈力和免疫力有关，当免疫细胞抵挡不住病毒时，就需要借助药物，不过最好的药物依然是食物为主。中医就是通过倡导顺时养生、补养气血、食疗等科学的养生方法来增强人体免疫力，在疾病尚未到来之时就筑起一道坚固的屏障，让疾病无孔可入。面对已经染病的情况，中医也是更多地求助于人体自身的大药——经络和穴位，通过疏通经络、刺激穴位等自然方法调动身体的自愈功能来对抗疾病。

但是，在现代医疗中，人们对于医药总是过于依赖。由于人体在自我修复过程中会出现一系列症状，如咳嗽、呕吐等，人们为了消除这些症状带来的不适感，就会用药物进行干涉，这样，人体的自愈能力就无法得到充分的发挥。人们反而因为症状的消失，认为是这些药物起到了良好的效果，于是在下一次疾病来袭的时候，他们还是第一时间求助于药物，在这种恶性循环中，身体的自愈力就会越来越懒惰，直到失去作用。

所以说，我们在平时不要动不动就吃药，更不能乱吃药，而是要通过合理饮食、按摩经络穴位、注意起居等方法来提高身体的自愈能力，从而消除疾病，保持健康。

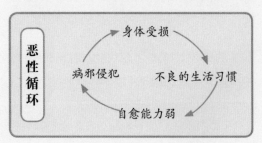

良性循环：自愈能力强 → 良好的生活习惯 → 身体恢复健康 → 病邪侵犯 →

恶性循环：身体受损 → 不良的生活习惯 → 自愈能力弱 → 病邪侵犯 →

《黄帝内经》如何认识"五劳"和"七伤"

在中医学里，有"五劳七伤"之说，用来形容人身体虚弱多病。那么，究竟什么是"五劳七伤"呢？

❶ 五劳

《黄帝内经·素问·宣明五气篇》中认为"五劳"是指久视伤血，久卧伤气，久坐伤肉，久立伤骨，久行伤筋。

"久视伤血"，是指如果一个人长时间用眼视物，不但会使其视力下降，还会导致人体"血"的损伤。

"久卧伤气"，是指人如果只躺卧不运动，人体内的气脉就运行不起来，就会伤及人的肺气。

"久坐伤肉"，其实伤的是脾。脾主身之肌肉，若老坐着的话，脾胃的运化功能受阻，必致肌肉瘦削，软弱无力。

"久立伤骨"，其实伤的是肾，因为肾主骨，如果老站着的话，就会伤及肾，腰部、腿部就会出现问题。

"久行伤筋"，其实伤的是肝，因为

肝主筋，过分劳累和运动就会伤及肝脏，肝脏就会出现问题。

❷ 七伤

"七伤"是忧愁思虑伤心，大怒气逆伤肝，寒冷伤肺，大饱伤脾，房劳过度、久坐湿地伤肾，恐惧不节伤志，风雨寒暑伤形。总的说来，这些均为诸虚百损之症。

"忧愁思虑伤心"，一个人如果过于忧愁思虑，就会伤心神。

"大怒气逆伤肝"，一个人在大怒的时候对肝脏损伤很大，所以最好不要生气。

"寒冷伤肺"，大量喝冷饮，对肺气的伤害是很大的，而且也伤胃。

"大饱伤脾"，一个人如果吃得过饱就容易伤脾，脾的运化功能不好了，就会伤及身体。

"房劳过度、久坐湿地伤肾"，如果房事频繁或者久坐湿地就会伤肾。肾藏精，房事过度就会伤害到肾脏。

"恐惧不节伤志"，如果一个人整天处于恐惧的状态下，就会伤及肾脏，从而影响一个人的志气。

"风雨寒暑伤形"，如果一个人不根据气候变化来改变穿衣，那么对他的形体的伤害是非常大的。

所以，每个人在日常的生活和工作中都要注意，不论是劳身还是劳心都要有节制，不可过度，要注意劳逸结合，调节神经和身心，这样才是正确的养生之道。

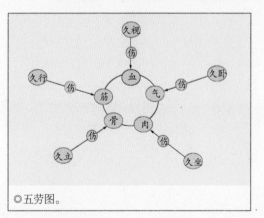

◎五劳图。

第四节

钻石之旅——《黄帝内经》中的养生精要

由工人伐木想到的：正气存内，邪不可干

《黄帝内经》中说："正气存内，邪不可干"。当人体处于平和状态的时候，是可以和所有的细菌、病毒和平共处的。而如果身体状况变差，那么细菌、病毒这些邪气就有了可乘之机，会压过身体里的正气，正气不如邪气，那人就会得病了。

《黄帝内经》中以工人伐木为例，解释了这个问题。工人用斧头去砍木材，由于木材的阴阳面有坚脆的差别，坚硬的不容易砍，脆弱的容易碎裂，而遇到树枝有节的部位，甚至还会损伤斧头。同一棵树木，每个部分都有坚脆的不同，不同的树木，彼此的差异就会更大。不同的树木受气候变化的影响，还会产生不同的损伤，更何况人呢？所以说，即使有些人患病的原因是相同的，但是患的病却有可能不同。

总而言之，我们要健康无疾，就要内养正气，外避邪气。那么养正气，究竟怎样养呢？其实很简单，《黄帝内经》告诉我们，只要注意以下三点就可以了。

第一，重视精神调养。人的精神情志活动与脏腑功能、气血运行等有着密切的关系。突然、强烈或持久的精神刺激，可导致脏腑气机紊乱而发生疾病。因此平时要重视精神调养，做到心情舒畅，精神安定，修德养性，保持良好的心理状态。

第二，注意饮食起居。保持身体健康，就要做到饮食有节、起居有常、劳逸适度等。在起居方面要顺应四时气候的变化来安排作息时间，培养有规律的起居习惯，如定时睡觉、定时锻炼身体等，提高对自然环境的适应能力。在劳逸方面，既要注意体力劳动与脑力劳动相交替，做到量力而行，劳逸适度。

第三，加强身体锻炼。运动是健康之本，经常锻炼身体，能够促使经脉通利，血液畅行，增强体质，从而防病祛病，延年益寿。

另外，规避邪气的措施也很多，如顺四时而适寒暑，避免六淫邪气的侵袭，等等。总之，通过采取内养和外防两方面的措施，人就可以达到预防疾病的目的。

正气与邪气

正气与发病
- 正气作用 → 抗御外邪，祛除病邪
- 正气强盛 → 抗御外邪 / 祛除病邪 → 不易得病
- 正气不足 → 邪气侵入身体，引发疾病
  - 正气虚弱 → 无气抗邪 / 无气驱邪 → 容易生病
  - 正气虚弱的部位与发病部位有关
  - 正气虚弱的程度与疾病轻重有关
  - 正气强弱与发病的症候性质有关

邪气与发病
- 邪气作用 → 侵入人体，损伤性质 → 使人生病
- 邪气侵入
  - 感邪性质与发病的性质有关
  - 感邪强弱与发病轻重有关
  - 感邪部位与发病部位有关
  - 在某些特殊的情况下，邪气对发病起着主导作用

养正气、避邪气的方法
- 重视精神调养，保持稳定愉快的心情
- 注意饮食起居
  - 饮食有节
  - 起居有常
  - 劳逸适度
- 加强身体锻炼

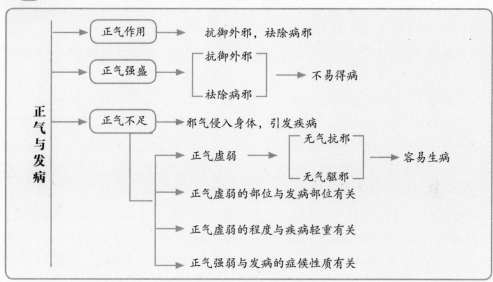
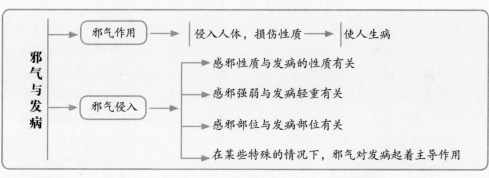
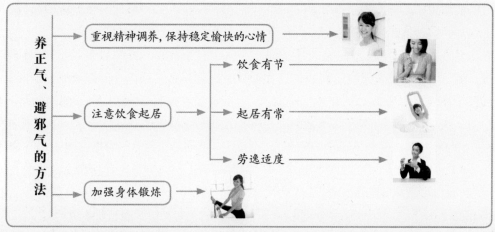

法于阴阳，和于术数——健康长寿的根本

在《黄帝内经》中，岐伯提出了中医养生方法的总原则，即"法于阴阳，和于术数"。所谓"法于阴阳"，就是按照自然界的变化规律而起居生活，如"日出而作，日落而息"、随四季的变化而适当增减衣被等。所谓"和于术数"，就是根据正确的养生保健方法进行调养锻炼，如心理平衡、生活规律、合理饮食、适量运动、戒烟限酒、不过度劳累等。

上面提到一个阴阳的概念，而且在生活中我们也经常会听到，那么到底什么是阴阳呢？阴阳其实是我国古代的哲学概念，是事物相互对立统一的两个方面，它是自然界的规律，世界万物的纲领，事物变化的根源，事物产生、消灭的根本。它认为阴阳是处处存在的，凡是明亮的、兴奋的、强壮的、热的、运动的、上面的、外面的事物，都是"阳"；而凡是属于阴暗的、沮丧的、衰弱的、冷的、静的、下面的、里面的事物则都是"阴"。

阴阳学说被广泛应用于中医学。中医学上认为"阴"代表储存的能源，具体到形上包括血、津液、骨、肉，性别中的雌性等；而"阳"则代表能源的消耗，是可以通过人体表面看到的生命活力，无形的气、卫、火，性别中的雄性等都属于阳。

"阳"的生命活力靠的是内在因素的推动，即"阴"的存储。

"阴阳"的收藏也相当于人体内部的新陈代谢，是吸收和释放的过程，阴的收藏是合成代谢，而阳却是分解代谢。合成代谢从能量角度看是一个吸能、储能过程。也可以说是从能量转变为有形物质，即"阴成形"的过程。分解代谢是分解消耗物质，释放能量的过程，主要表现为消耗体内的有形物质而释放能量的过程，也可以说是"阳化气"的过程。

人体只有注意养收、养藏，即养阴，才有更多的能量供给人体的生命活动，生命才能持久地运转。一位德国的传染病专家米勒曾说过："在从事体育活动或工作时，能量消耗的增加会缩短人的寿命。"例如，一只鹧鹕在一生中也就是2～4年中所消耗的能量相当于一只鹦鹉、乌龟一生50～100年中所消耗的能量。一个生物用完了它所有的能量就会死亡，米勒的话很有道理。有人曾将动物比作燃烧的蜡烛，燃烧越旺，它的寿命就越短。

所以，在人的生命中，要养阴惜阴，就要像仙鹤、乌龟一样好好地养护我们的身体，养护我们的"阴"，只有这样才能使生命更健康、更持久。

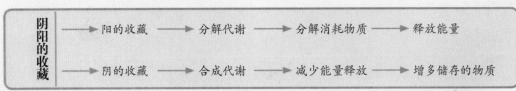

阴阳的收藏	阳的收藏 → 分解代谢 → 分解消耗物质 → 释放能量
	阴的收藏 → 合成代谢 → 减少能量释放 → 增多储存的物质

不拘一格，因人施养——《黄帝内经》养生原则

日常生活中，我们可能见过这样的事情：有时候，两个人吃了同样的东西，一个人没事，而另一个人可能就会出现问题。为什么呢？这是因为人与人之间的体质、年龄、性别等不同，所以对同一个事情会有不同的反应。而这就要求我们在养生的过程中，应当以辩证思想为指导，因人施养，这其实也是《黄帝内经》所主张的。

因人施养，主要就是按照人的年龄和体质进行护理、保健。

① 按照年龄施养保健

人之生命，本源于先天精气，它制约着机体脏腑、经脉、气血的盛衰变化，从而使人的生命活动表现出由幼稚到成熟、由盛壮到衰竭的生长壮老的过程。对此，《黄帝内经·灵枢·天年》中以百岁为期，以10岁为一阶段，详细论述了各段的表现及生理特点。原文是："人生10岁，五脏始定，血气已通，其气在下，故好走；20岁，血气始盛，肌肉方长，故好趋；30岁，五脏大定，肌肉坚固，血脉盛满，故好步；40岁，五脏六腑十二经脉，皆大盛以平定，腠理始疏，荣华颓落，发颇斑白，平盛不摇，故好坐；50岁，肝气始衰，肝叶始薄，胆汁始灭，目始不明；60岁，心气始衰，苦忧悲，血气懈惰，故好卧；70岁，脾气虚，皮肤枯；80岁，肺气衰，魂魄离散，故言善误；90岁，肾气焦，四脏经脉空虚；百岁，五脏皆虚，神气皆去，形骸独居而终矣。"

由此可见，生命过程的各个阶段均具有不同的生理、心理特点，养生要取得预期的效果，必须因龄施养，选择适宜各个年龄阶段的养生方法，才能达到益寿延年的目的。

儿童生长发育迅速，但同时脏腑娇嫩、形气未充，抗病能力低下。心理发育也未臻完善，易受惊吓致病，情志不稳，可塑性大，易于接受各方面的影响和教育。因此，这一时期养生的特点是养教并重，以保养元真，教子成才为目标。除了合理喂养，注意寒温调护，培养良好的生活习惯外，还要重视早期教育，促进孩子智力发展。

处在青春发育期的人，这时候机体精气充实，气血调和。随着生理方面的迅速发育，心理行为也出现了许多变化。此时

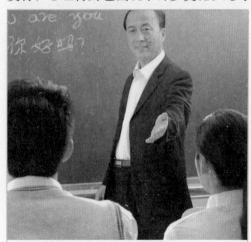

◎青少年心理行为变化大，应注意采取温和的方式，培养他们健康的心理。

期的养生保健工作一方面要提高身体素质，进行全面合理的饮食调摄，满足青少年生长发育迅速，代谢旺盛的生理需求。另一方面要培养他们健康的心理。家长和教师要以身作则，给青少年以良好影响，同时又要尊重他们独立意向的发展和自尊心，采用说服教育、积极诱导的方法，与他们交友谈心，关心他们的学习与生活。

中年是生命历程的转折点，生命活动开始由盛转衰，这时候的养生保健至关重要。如果调理得当，就可以保持旺盛的精力而防止早衰、预防老年病，可望延年益寿。中年是承上启下的关键，肩负社会、家庭的重担，加上现实生活中的诸多矛盾，易使思想情绪陷入抑郁、焦虑、紧张的状态，长此以往，必然耗伤精气，损害心神，引起早衰多病。此时就要求中年人静神少虑，精神畅达乐观，不要为琐事过分劳神，不要强求名利、患得患失。同时要注意避免长期"超负荷运转"，善于科学合理地安排工作休息，节制房事，防止过度劳累，积劳成疾。

人到老年，脏腑、气血、精神等生理功能的自然衰退，机体调控阴阳协和的稳定性降低。再加上社会角色、社会地位的改变，退休和体弱多病势必限制老年人的社会活动。狭小的生活圈子带来心理上的变化，常产生孤独垂暮、忧郁多疑、烦躁易怒等心理状态，其适应环境及自我调控能力低下，若遇不良环境等刺激因素，易于诱发多种疾病，较难恢复。老年人养生保健时应注意这些特点，做到知足谦和，老而不怠，树立乐观主义精神和战胜疾病的信心，多参加

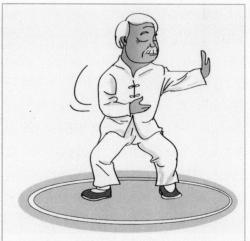

◎老年人的各项生理功能开始衰退，宜坚持进行锻炼，促进气血运行。

一些有意义的活动和锻炼，分散注意力，促进气血运行。审慎饮食起居，老年人食宜多样，食宜清淡，食宜少缓，食宜温热熟软，谨慎调摄生活起居，防止外邪侵袭。同时还要合理用药，药宜平和，药量宜小，多服丸散膏丹，少用汤药，只有这样，方能收到补偏救弊，防病延年之效。

② 按照体质施养保健

《黄帝内经·素问·调经论》中有"阴阳匀平……命曰平人"。《黄帝内经·素问·生气通天论》中有"阴平阳秘，精神乃治"。但是机体的精气阴阳在正常生理状态下，总是处于动态的消长变化之中，使正常体质出现偏阴或偏阳的状态。因此人的正常体质大致可分为阴阳平和质、偏阳质和偏阴质三种类型。正是由于个体体质的差异，所以养生也必须根据不同的体质特点，采用相应的养生方法和措施，纠正其体质之偏，达到防病延年的目的。

阴阳平和质的人，其特征表现为：身体强壮，胖瘦适度；面色与肤色虽有五色之偏，但都明润含蓄；食量适中，二便通调；舌红润，脉象缓匀有神；目光有神，性格开朗、随和；夜眠安和，精力充沛，反应灵活，思维敏捷，工作潜力大；自身调节和对外适应能力强。具有这种体质特征的人，不易感受外邪，很少生病。只要各种养生方法调养得宜，没有不良生活习惯和嗜好，不受暴力外伤，其体质不易改变，容易获得长寿。

偏阴质人的体质特征为：形体适中或偏胖，但较弱，容易疲劳；面色偏白而欠华；食量较小，消化吸收功能一般；平时畏寒喜热，或体温偏低；唇舌偏白偏淡，脉多迟缓；性格内向，喜静少动，或胆小易惊；精力偏弱，动作迟缓，反应较慢，性欲偏弱。具有这种体质特征的人，对寒、湿之邪的易感性较强，受邪发病后多表现为寒证、虚证；表证不发热或发热不高，并易传里或直中内脏；冬天易生冻疮；内伤杂病多见阴盛、阳虚之证；容易发生湿滞、水肿、痰饮、瘀血等病症。由于本类体质者阳气偏弱，长期发展，易致阳气不足，脏腑功能偏衰，水湿内生，从而形成临床常见的阳虚、痰湿、痰饮等病理性体质。所以此类体质的人在精神调养上，要善于调节自己的感情，消除或减少不良情绪的影响，保持乐观豁达的心境。"动则生阳"，平时加强体育锻炼并长期坚持，注意"避寒就温"，培补阳气。可多食羊肉、狗肉等壮阳之品，或选用鹿茸、蛤蚧、冬虫夏草等补阳祛寒、温养肾的药品调养。

偏阳质人的体质特征为：形体适中或偏瘦，但较结实；面色多略偏红或微苍黑，或呈油性皮肤；食量较大，消化吸收功能健旺，大便易干燥，小便易黄赤；平时畏热喜冷，或体温略偏高，动则易出汗，喜饮水；唇、舌偏红，苔薄易黄，脉多滑数；性格外向，喜动好强，易急躁，自制力较差；精力旺盛，动作敏捷，反应灵敏，性欲较强。具有这种体质特征的人，对风、暑、热邪的易感性较强，受邪发病后多表现为热证、实证，并易化燥伤阴；皮肤易生疖疮；内伤杂病多见火旺、阳亢或兼阴虚之证；易发生眩晕、头痛、心悸、失眠及出血等病症。由于此类体质的人阳气偏亢，多动少静，故日久必有耗阴之势。若调养不当，操劳过度，思虑不节，纵欲失精，嗜食烟酒、辛辣，则必将加速阴伤，发展演化为临床常见的阳亢、阴虚、痰火等病理性体质。所以此类体质的人在精神调养上，一定要遵循《黄帝内经》里所说的"恬惔虚无""精神内守"养生之道，平日要有意识控制自己，遇到可怒之事，用理性克服情感上的冲动，自觉地养成冷静、沉着的习惯。饮食起居方面，应注意避暑，保持居室环境安静，饮食宜清淡，多食西瓜、苦瓜等清凉之品，忌食辣椒、姜、葱等辛辣燥烈食物，少食羊肉、牛肉等温阳食物。此外，要积极参加锻炼，比如跑步、游泳等，以散发多余阳气。

关于根据年龄养生与体质养生，在后面的章节我们还将分别详加讨论，这里就不再赘述。

饮食、起居作息当与自然相应

《黄帝内经》中有这样一段：

黄帝乃问于天师曰：余闻上古之人，春秋皆度百岁，而动作不衰；今时之人，年半百而动作皆衰者，时世异耶？人将失之耶？

岐伯对曰：上古之人，其知道者，法于阴阳，和于术数，食饮有节，起居有常，不妄作劳，故能形与神俱，而尽终其天年，度百岁乃去。

这些话是古人说的，但是现在看来一点儿也不过时。与古人相比，现代科技发达了，生活水平提高了，但为什么生病的人却多了呢？是时代变了，还是人的问题？仔细观察一下现代人的生活状态就会得出结论：大多数疾病都是由于不健康的生活习惯导致的。与古人相比，现代人少了很多禁忌，没有不敢去的地方，没有不敢吃的东西，很多人觉得这是一种进步，其实在某种程度上来说，这不能不说是一种倒退，因为人们对于自然对于天地缺少了应有的敬畏之心，这就为很多疾病的入侵打开了缺口。

那么，到底什么样的生活方式才是健康的呢？岐伯给出了明确的答案：顺应自然界的变化规律而起居生活，按照正确的养生保健方法进行调养锻炼。一言以蔽之：居处依天道，饮食遵地道。什么意思呢？

"居处依天道"。"天道"指日夜。居处依天道就是人的起居应该顺应天地运转的自然规律，天亮就起床，让人体自身的阳气与天地的阳气一起生发。经常赖床的人会有这样的感觉，虽然早晨比平时多睡了一会儿，但是起床后并没感觉精神抖擞，反而不如早起的时候舒服，这其实就是由于赖床，体内阳气没

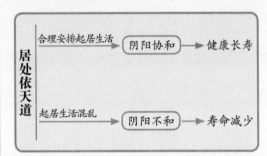

有生发起来的缘故。同样，天黑了就应该睡觉，不要贪恋夜生活，经常熬夜，这样才能使阳气潜藏起来，以阴养阳，这就是居处依天道。

"饮食遵地道"。"地道"就是节气，也就是说我们平时吃东西要遵照节气规律去吃，尽量吃应季食品，这才是正确的饮食观念。饮食在人们的生活中占有非常重要的地位，与人们的健康养生密不可分，对于饮食的调摄在养生中至关重要。可是现在生活水平提高了，人们对饮食上的季节观念似乎越来越淡薄了，冬天也可以坐在暖暖的屋子里随便吃冷饮、吃西瓜，其实这些做法都违背了饮食遵地道的原则。西瓜性寒，本应在炎热的夏季食用，以平衡阴阳，中和暑热，而在冬季食用就在本来寒冷的

环境下更增添了几分寒意，对身体造成伤害，现在很多女孩子有痛经的毛病，很多就是饮食上不注意造成的。

另外，现在人们几乎没了季节概念，夏天有空调，冬天有暖气，过着一种恒温的生活，没有机会出汗也没机会感受寒冷，这往往衍生出一些富贵病，可以说是生活条件提高带来的负面影响。所以现在很多在城市里生活的人会趁着节假日的时候往乡下跑，去呼吸一下清新的空气，感受一下绿色田野，再在农家院住上两天，整个身心就会感觉很放松很舒服，这就是人们在长期远离自然以后的一种本能。

《黄帝内经》所倡导的一些养生思想是最朴实、最智慧的，有很强的实践指导意义和深厚的群众基础，可以帮助我们轻轻松松了解中医养生的真谛，让我们在不知不觉中掌握健康之道。

遵照节气规律安排饮食

季节	气候及饮食特点	
春季	春季是万物生长，阳气初生的时节，此时应该扶助阳气，增强抵御以风邪为主的外邪入侵。在饮食上宜多食辛甘之品以助春阳，如韭菜、乌骨鸡、大葱、生姜、黑芝麻、山药、豆豉、花生、香菜等，以达到温补阳气、强筋壮骨的作用	
夏季	夏季炎热多雨水，此时人体阳气向外，阴气潜伏在内里，易伤津耗气，在饮食上宜多食西瓜、苦瓜、桃、草莓、番茄、绿豆、黄瓜、冬瓜、莲藕、莲子、薏苡仁等，以达到解渴消暑、清热利湿、养阴生津的作用	
秋季	秋季气候凉爽干燥，此时阳气渐收，阴气渐长，人体的代谢也开始阳消阴长地过渡。在饮食上宜多食芝麻、蜂蜜、枇杷、菠萝、乳品、甘蔗、百合、雪耳、苹果、柚子、柠檬、山楂等，以达到防燥护阴、润肺生津的作用	
冬季	冬季气候寒冷，阳气潜藏，阴气盛极，此时应当遵循"秋冬养阴"的原则。在饮食上即不宜生冷，也不宜燥热，最宜食用羊肉、鹅、鸭、核桃、红枣、板栗、萝卜、木耳等，以达到滋阴潜阳、补益肾精的作用	

顺四时以适寒暑，避六淫各有主时

《黄帝内经》把"风、寒、暑、湿、燥、火"称为六气。实际上，这六气就是空气流动、气温高低、湿度大小的反映，当六气发生骤变或人体抵抗力和适应能力下降时，六气就成为致病的因素，被称为"六淫"。即风邪、寒邪、暑邪、湿邪、燥邪和火邪。

《黄帝内经》养生的一个重要理论就是"顺时养生"，避六淫邪气同样如此。春夏秋冬各有其特点，春风、夏暑、长夏湿、秋燥、冬寒等是自然气象的基本类型，它们因四时而更替变化。因此"六淫"也各有主时，春天多风病，盛夏多暑病，夏末秋初多湿病，深秋多燥病，冬天多寒病。

"风"四季都有，但以春天为主，故为春之主气。人感染风邪就会引发鼻塞流涕、咽痒咳嗽、头痛发热等疾病，所以一年四季，尤其是春天一定要注意风邪的侵入。

寒邪就是冬天的"寒气"侵入人体的外在病邪，寒邪伤人常使人体气血津液运行迟滞，甚至凝结不通，不通则痛，从而出现各种疼痛的病症。

暑，为夏天主气，炎热、暑湿交蒸、闷热是它的特点，夏天说谁谁中暑了，说明他感染了暑邪，症状是高热、大汗、烦渴、肌肤灼热等。

湿，为长夏主气，长夏相当于雨季，此时雨水较多，湿热熏蒸，气候潮湿，这样的气候也容易引发疾病没如果湿困于脾胃，则不思饮食，口黏口甜，如果湿邪浸淫肌肤，则可见湿疹等皮肤病，所以长夏要注意防止湿邪的侵袭。

燥，为秋季主气，与湿相反，燥以空气中缺乏水分，湿度降低为特点，表现为劲急干燥的气候，如初秋之际，久晴无雨，天气燥热，这种气候也容易引身体的不适甚至疾病，如口鼻干燥、皮肤干涩，大便干结不通等。

火邪，大部分是由内而生的，外部原因可以是一种诱因，总的来说还是身体的阴阳失调引起的，外感火热最常见的就是中暑，通常都是温度过高、缺水、闷热的环境下待的时间过长，然后提问也会升高。内感火热的情况会更多谢，现代人的压力大，经常熬夜，吃辛辣的食物等都会引发上火，导致出汗、口渴、小便短赤等。

由上可知，外避邪气也要根据季节的更替而采取相应的措施，正所谓"虚邪贼风，避之有时"，养生顺应自然才能收到事半功倍的效果。

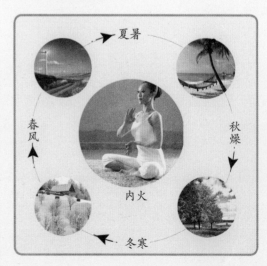

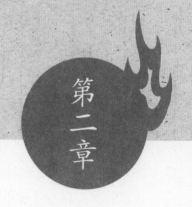

第二章

补足真阳百病消

——阳气是人体最好的治病良药

●阳气是生命的根本，是人体生殖、生长、发育、衰老和死亡的决定因素。人的正常生存需要阳气支持，所谓"得阳者生，失阳者亡"。"阳气"越充足，人体越强壮。阳气不足，人就会生病。因此，在生活中我们一定要注意养生保健，以保住阳气。

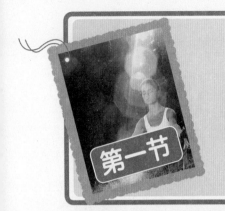

万物生长靠太阳，长命百岁靠养阳

第一节

阳气像太阳，维持生命要用它

世间万物都离不开阳光的照耀，我们人体也是一样。《黄帝内经》中说道："阳气者，若天与日，失其所则折寿而不彰。"明代著名医学家张景岳注曰："生杀之道，阴阳而已。阳来则物生，阳去则物死。"也就是说，人的生命系于"阳气"，只有固护阳气，才能百病不生，人们才能拥有鲜活的生命力。而我们养生的重点就在于养护身体内的阳气。

人体内的阳气在中医里又叫"卫阳"或"卫气"，这里的"卫"就是保卫的意思，具有温养内外、护卫肌表、抗御外邪、滋养腠理、开阖汗孔等作用。人生活在天地之间，"六淫邪气"即大自然中的风、寒、暑、湿、燥、火，时时都在威胁着我们的健康。人体内阳气不足，病邪很容易侵入人体，而体内阳气充足的人能够抵挡外邪的入侵。所以，那些身患各种疑难杂病、重病或慢性病的人，基本上都是卫阳不固、腠理不密的，以致外来的各种邪气陆续占领人体并日积月累而成。

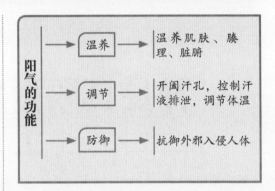

导致疾病的原因除去自然界的"六淫邪气"，还有人体内部的七情。也就是说情绪波动过大就会伤害五脏，导致病变。而人的情绪就是在阳气不足的情况下起伏最大，阳气充足的人通常比较乐观，阳气不足的人则容易悲观绝望。所以，养好阳气，人的情绪也会慢慢好起来，由于七情过度而导致的病也就离我们远去了。

总之，阳气就像天上的太阳一样，给大自然以光明和温暖，失去阳气，万物便不能生存，而如果人体没有阳气，体内就失去了新陈代谢的活力，不能供给能量和热量，生命就要停止。

阳气何来：秉先天之精，合后天之力

中医学中有这样的说法："气聚则生，气壮则康，气衰则弱，气散则亡。"这里的"气"就是指人体的阳气，也称为"正气""元气"，即"真元之气"。我们知道，人体阳气充足免疫力就强，就能战胜疾病。那么，我们身体的阳气究竟从何而来呢？《黄帝内经》中说："真气者，所受于天，与谷气并而充身者也。"也就是说，阳气是由父母之精所化生，由后天水谷精气和自然清气结合而成。

父母之精气是先天之本，阳气的强弱首先由先天之本所决定。也就是说父母身体都很好的孩子，将来身体也会比较好，免疫力也比较强，不容易得病。

阳气虽来自父母之精气，但这些先天带来的元气只够维持7天的生命。要想活下去，就要吃东西、呼吸自然之气。因此，人体阳气在很大程度上还是要受到后天之本，即水谷精气和自然清气的影响。有的人父母身体不是很好，先天阳气没有那么充足，这样的人虽然自小免疫力低、体弱多病，但如果他知道自己先天条件不好，很注意养生，懂得养护自己的阳气，也能长寿。

由此可见，阳气是我们生存的根本，它的强弱取决于两方面的因素，即先天之本与后天之力。因此，养生就要珍惜父母赐给我们的生命力，遵循健康的生活习惯，好好养护后天之正气，这才是健康长寿的根本所在。

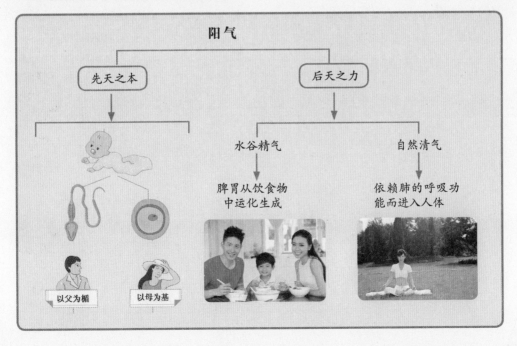

肾为身之阳，养阳先养肾

中医所说的阳气是由先天之精气、水谷之精气和吸入的自然界清气组成的。先天之精气其实代表的是先天之本的肾。肾为一身之阳，就像人体内的一团火，温煦、照耀着全身，涵养着人体的阳气。养好肾，才能保障人体气血畅通，阳气充足。因此，养阳一定要先养好肾。具体说来，养肾可以从以下四个方面着手。

❶ 节制性生活

在中医的抗衰老理论中，常保肾精为一项基本措施。对此，前人早有定论："二十者，四日一泄；三十者，八日一泄；四十者，十六日一泄；五十者，二十日一泄；六十者，当闭固而勿泄。"总的意思是对房事要有节制，既要节而少，又要宜而和。只要做到节欲保精，就会阴精盈满，肾气不伤，精力充沛，从而有利健康。

❷ 调畅情志

"恐则伤肾"。只要精神愉快，心情舒畅，则肾气不伤。肾气健旺，五脏六腑得以温煦，功能活动正常，身体才能健康。

❸ 爱护脾胃

养肾一定要重视对脾胃的调养，平时应当对食物合理调配，烹调有方，饮食有节，食宜清淡，荤素搭配，忌食秽物，食后调养。

❹ 起居有常

古人曾提出"春夏养阳，秋冬养阴"的护肾法则。所以在春夏，应该是"夜卧早起，广庭于步"，以畅养阳气；在秋冬，应该是"早卧晚起，以待正光"，以收敛阴气。若能做到起居有常，自然肾气旺，达到抗衰老、保健康的目的。

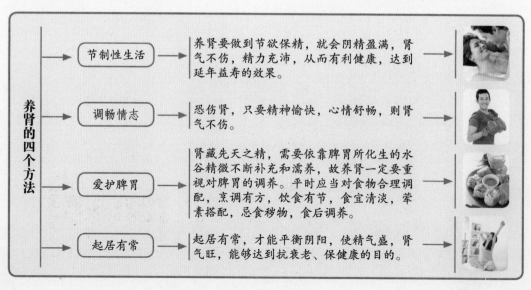

养肾的四个方法		
节制性生活	养肾要做到节欲保精，就会阴精盈满，肾气不伤，精力充沛，从而有利健康，达到延年益寿的效果。	
调畅情志	恐伤肾，只要精神愉快，心情舒畅，则肾气不伤。	
爱护脾胃	肾藏先天之精，需要依靠脾胃所化生的水谷精微不断补充和濡养，故养肾一定要重视对脾胃的调养。平时应当对食物合理调配，烹调有方，饮食有节，食宜清淡，荤素搭配，忌食秽物，食后调养。	
起居有常	起居有常，才能平衡阴阳，使精气盛，肾气旺，能够达到抗衰老、保健康的目的。	

走出误区：补肾并不等于壮阳

我们在上一节提到"肾为身之阳"，于是有的人可能就会认为：肾虚就会性功能不好，吃了补肾药就能补肾壮阳。在现实生活中，持有这种观点的人不在少数，然后直接自己选药，这样就导致了一系列用药错误的情况出现。事实上，壮阳并没有这么简单，肾虚分为肾阴虚和肾阳虚的，只有了解辨别肾阳虚和肾阴虚才会避免此种情况出现。下面我们就为大家解释一下。

在中医理论中，肾不仅仅是一个有形的脏器，而是肾脏及与其相关的一系列功能活动的总称，如人的精神、骨骼、头发、牙齿等的病理变化都可能与肾有密切关系，其范围较西医要广。

肾的精气从作用来说可分为肾阴、肾阳两方面，肾阴与肾阳相互依存、相互制约，维持人体的动态平衡。当这一平衡遭到破坏后，就会出现肾阴、肾阳偏衰或偏盛的病理变化。

在临床上，肾阴虚比阳虚更为常见，因此，补肾就是壮阳的观念存在一定的误区。肾阳虚的表现是面色苍白或黧黑，腰膝酸冷，四肢发凉，精神疲倦，浑身乏力，阳痿早泄，便不成形或尿频、清长、夜尿多，舌淡苔白，五更泻等；而肾阴虚的表现是面色发红，腰膝酸软而痛，眩晕耳鸣，齿松发脱，遗精、早泄，失眠健忘，口咽干燥，烦躁，动则汗出，午后颧红，形体消瘦，小便黄少，舌红少苔或无苔。在治疗和自我调养保健时必须对症进行，才能起到应有的效果。

引起肾虚的原因很多，但常见原因还是房事过频、遗泄无度所致。房事的频度因人而异。一般来说，以房事后第二天身体不发累、心情舒畅为合适。

肾阳虚和肾阴虚的症状区别

	观面色	观精神	观寒热	观病痛	观舌相
肾阳虚	阳虚者，面色青白无光	畏寒肢冷，气短懒语，抑郁不欢，疲惫，爱哭	怕冷，出凉汗，手脚发凉	腰痛	舌齿淡嫩，舌形胖，舌苔白，舌苔厚
肾阴虚	颧红，脸是绛色	燥热不安，易发火	怕热，出热汗，手心烦热	腰酸	舌齿红，舌形瘦，苔少，苔薄

津为阳，液为阴，阻止外邪来入侵

中医认为，津属阳，主表；液属阴，亦称阴液。津液与血、汗、小便、泪、涕、唾等都有密切关系。津液在经脉（经络、脉管）内，即为血液，故有"津血同源"之说。津液可转变为汗，可转变为小便，也可转变为唾液或泪液，如悲伤时号啕大哭之后，便会感觉口干舌燥，此时就是津液已经大伤。

当人体津液不足时，就会出现口干口渴、咽喉干燥等症状，这些现象都是由于伤了津液所出现的现象。即使不在炎热的夏季，出汗过多，也很容易出现上述症状。这时，可以用玄麦桔甘汤（玄参、麦冬、桔梗、炙甘草各等量）沏水代茶饮用，可清热生津。

如果体内的津液亏耗过多，就会致使气血两损；气血亏损，同样也可致使津液不足。津液的增多与减少，能直接影响体内的阴阳平衡，疾病也会由此而生。如发高烧的病人会出汗过多及胃肠疾患者大吐大泻太过，都会因损伤津液而导致气血亏损。所以中医自古就有"保津即保血，养血即可生津"的养生说。

津液源于饮食水谷，并通过脾、胃、小肠、大肠等消化吸收饮食水谷中的水分和营养而生成，张仲景就在《伤寒论》提出"保胃气，存津液"的养生原则，传统养生中还有"漱津咽唾"的方法。在一部养生名著中就提到"津液频生在舌端，寻常漱咽下丹田。于中畅美无凝滞，百日功

灵可驻颜"就是说每天坚持吞唾液，百日后就可使人容颜润泽。

下面我们具体说一下四季的津液养生之道：

春季属阳，天气干燥，应常吞口中津液，并保证水分的足量摄入。

夏季天气炎热，出汗多，很容易造成津液损耗过多，应适当多吃酸味食物，如番茄、柠檬、草莓、乌梅、葡萄、山楂、菠萝、杜果、猕猴桃之类，它们的酸味能敛汗止泻祛湿，可预防流汗过多而耗气伤阴，又能生津解渴，健胃消食。若在菜肴中加点儿醋，醋酸还可杀菌消毒防止胃肠道疾病发生。

秋季气候处于"阳消阴长"的过渡阶段。秋分之后，雨水渐少，秋燥便成为主要气候。此季容易耗损津液，发生口干舌燥、咽喉疼痛、肺热咳嗽等。因此，秋日宜吃清热生津、养阴润肺的食物，如泥鳅、芝麻、核桃、百合、糯米、蜂蜜、牛奶、花生、鲜山药、梨、红枣、莲子等清补柔润之品。另外，秋季多喝粥也有助补益脾胃，生津液。秋燥时，不妨对症食用有助润燥生津的药膳粥方，如银耳枸杞粥、莲子糯米粥等。

冬季天气寒冷，属阴，应以固护阴精为本，宜少泄津液。故冬"去寒就温"，预防寒冷侵袭是必要的。但不可暴暖，尤忌厚衣重裘，向火醉酒，烘烤腹背，暴暖大汗，这样反而会损耗津液伤身。

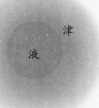

生命活动的基本物质之一——津液

人体的一切正常的水液，如胃液、肠液、涕、泪、唾等都属于津液，它是构成人体和维持生命活动的基本物质之一。中医认为，津属阳，主表；液属阴，亦称阴液。

❶ 津属阳主表，液属阴主内

津
液

液为津的蓄积状态，蓄积的液在内藏而不出，为守家，所以液在内是津之守也，是谓养阴。

❷ 四季的津液养生之道

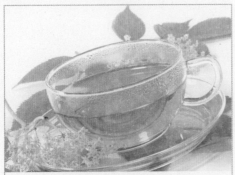

◎春季：春季属阳，天气干燥，应常吞口中津液，并保证水分的足量摄入。

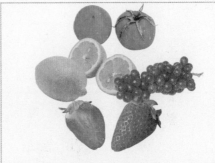

◎夏季：夏季炎热出汗多，应适当多吃酸味食物，如番茄、柠檬、草莓、葡萄等，以生津解渴、敛汗止泻祛湿，预防流汗过多而耗气伤阴。

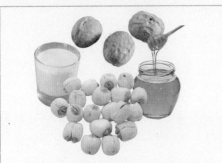

◎秋季：秋季处于"阳消阴长"的过渡阶段，气候干燥，易耗损津液，此时宜吃核桃、莲子、牛奶、蜂蜜等清热生津、养阴润肺的食物。

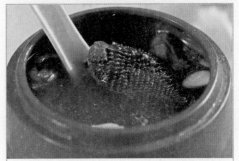

◎冬季：冬季天气寒冷，属阴，应以固护阴精为本，宜少泄津液。故冬"去寒就温"，预防寒冷。但不可暴暖，以免损耗津液伤身。

脾胃运转情况，决定阳气是否充足

脾胃与人的阳气有着密切的关系，人体内的阳气因脾胃而滋生，脾胃的功能正常运转，人体内的阳气才能生长并充实。因此，人是否懂得养生，还要重视养脾胃。下面四大保养脾胃的要诀要记牢："动为纲，素为常，酒少量，莫愁肠。"

① 动为纲

指适当的运动可促进消化，增进食欲，使气血生化之源充足。因此，每个人都应根据自身的实际情况选择合适的运动方式和运动量。

② 素为常

素食主要包括植物蛋白、植物油及维生素的食物，如面粉、豆类及其制品、蔬菜、瓜果等。日常饮食应以淡食为主，少食质硬、质黏、煎炸、油腻、辛辣性食品，便清理肠胃。

③ 酒少量

不要嗜酒无度，以免损伤脾胃。少量饮酒能刺激胃肠蠕动，以利消化。但过量饮酒，脾胃必受其害，轻则腹胀不消，不思饮食，重则呕吐不止。

④ 莫愁肠

指人的精神状况、情绪变化对脾胃亦有一定影响。中医认为：思可伤脾。意指思虑过度，易伤脾胃。

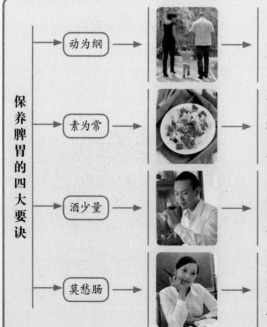

保养脾胃的四大要诀		
动为纲		适当的运动可促进消化，增进食欲，使气血生化之源充足，精、气、神旺盛，因此，每个人都应根据自身的实际情况选择合适的运动方式和运动量，其中散步是一种和缓自然的体育活动，适合大多数人使用。
素为常		脾胃不好者平时宜以素食为主，要常吃蔬菜和水果，以满足机体需求和保持大便通畅。少吃有刺激性和难于消化的食物，如质硬、质黏、煎炸、油腻、辛辣性食品。素食主要包括植物蛋白、植物油及维生素的食物，以免刺激脾胃。
酒少量		少量饮酒能刺激胃肠蠕动，以利消化，亦可畅通血脉、振奋精神、消除疲劳。但过量饮酒，脾胃必受其害，轻则腹胀不消，不思饮食，重则呕吐不止。故，饮酒一定要适量。
莫愁肠		思虑过度可引起脾胃功能失衡，所以，平时必须注意性格、情操及道德的修养，做到心胸豁达，待人和善，尽量避免不良情绪的刺激和干扰，经常保持稳定的心境和乐观的心态。

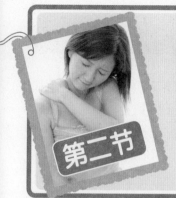

万病损于一元阳气——80%的现代人阳气不足

第二节

生病是阳气在和邪气"打架"

张仲景在《伤寒论》中说："邪气因入，与正气相搏，结于肋下，正邪纷争，往来寒热。"这句话就很好地说明了，我们生病的过程其实就是身体内的阳气和邪气打架的过程，阳气打胜了，我们的病就好了，反之，我们的病就会日益加重。

这里所谓的"邪气"，泛指各种致病因素，包括六淫、饮食失宜、七情内伤、劳逸损伤、外伤等，也包括机体内部继发产生的病理代谢产物，如瘀血、宿食、水湿等，具有伤害阳气、引起疾病的破坏作用，即所谓的"邪气发病"。

在疾病的发展变化过程中，阳气与邪气这两种力量不是固定不变的，而是在其相互斗争的过程中，客观上存在着力量对比的消长盛衰变化，并有一定的规律可以遵循。即邪气增长而亢盛，经过斗争，邪胜阳虚，则阳气必然虚损而衰退；阳气增长而旺盛，经过斗争，阳胜邪退，则邪气必然消退而衰减。因此，正邪的斗争及其在斗争中邪正双方力量的盛衰变化，不仅

关系着疾病的发生和发展，影响着病机、病症的虚实变化，而且直接影响着疾病的转归。从某种意义上来说，疾病的发生与发展过程，也就是阳气与邪气斗争及其盛衰变化的过程。

事实上，阳气与邪气相斗争的过程，也像国家之间的打仗一样。一个国家要想抵御住外敌的入侵，最根本的办法就是强大自己的国防军，提高自身的防御能力。人体也是这样，如果各方面系统功能正常，阳气充足，病邪是不可能侵犯你的。这就是《黄帝内经》中所说的"正气存内，邪不可干；邪之所凑，其气必虚。"

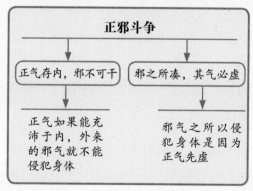

正邪斗争

正气存内，邪不可干 | 邪之所凑，其气必虚

正气如果能充沛于内，外来的邪气就不能侵犯身体 | 邪气之所以侵犯身体是因为正气先虚

"过劳死"其实是阳气提前用完了

现代社会生活工作压力大，"过劳死"现象在中国也越来越常见，日前报道的27岁淘宝店主猝死的新闻，其实就属于"过劳死"。"过劳死"最简单的解释就是超过劳动强度而致死，是指"在非生理的劳动过程中，劳动者的正常工作规律和生活规律遭到破坏，体内疲劳淤积并向过劳状态转移，使血压升高、动脉硬化加剧，进而出现致命的状态"。事实上，这只不过是表面现象，而其根本原因无非就是阳气提前消耗完了。

长期以来男人一向以强者硬汉的形象出现在社会上，他们铮铮铁骨，豪气冲天，可是繁重的家庭和事业负担却会渐渐磨损男人的体魄；而随着年龄的增长，男人会逐步走向衰弱：腰酸膝痛，失眠多梦，体力不支，精神不振，这些警讯常常被自诩强壮的男人当成是不值一提的小问题。

很多男性认为，疲劳只是体力消耗过度的结果，休息一下就万事大吉了。按中医的道理来说，男性疲劳的真正原因是阳气亏损。男子的阳气亏损除因先天不足者外，还有其他原因。这是因为：男性乃阳刚之体，脏腑功能强盛，消耗自然很大；男性，特别是知识分子的成就动机很强，他们长期处于心理亢奋期，甚至晚上睡觉脑子仍在运转，为了事业情愿付出一切；由于大气、水源、食物的污染形成的有害物质进入人体积累起来，易损伤肾之阳气；由于承受过重工作压力、家庭负担造

成的阳气亏损，使得男性患某些疾病的概率高于女性；男性为了工作要四处奔忙，生活起居不规律；时常参加各种应酬，往往吸烟、酗酒、嗜饮浓茶过量。男子长期阳气亏损，意味着根基不固，会导致体质虚弱，周身血脉运行不畅，脏腑功能削弱，免疫力下降，对外界的适应能力减弱，各种致病因素缓慢积累，必然引起体质进一步下降。

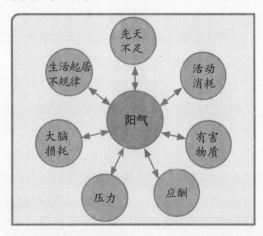

俗话说："冰冻三尺非一日之寒"，"过劳死"也不是突然之间就会出现的现象，我们完全可以通过观察、警惕、及时采取措施防止"过劳死"的悲剧再次出现。面对日益加剧的"过劳死"危机，我们应该思考哪些问题呢？

首先，"过劳死"是猝不及防的，自己要对身体引起重视。事先谁都料想不到，中午吃饭的时候还谈笑风生的一个人，怎么会几小时以后就突然失去了生命？死神的到来，既不事先通知，也没

有多少征兆。应当说，这比任何疾病都可怕。就算是得癌症，也还有个过程，可以让亲人、朋友有个心理准备，病人还来得及对一些重要的事情做出安排交代。"过劳死"却死不容情，让人如遭受晴天霹雳。因此，再健康的人也应对自己的身体引起重视，平时注意保健，有问题及时就医，这样才能预防悲剧的发生。

其次，预防"过劳死"的根本之道在于从源头上减负。避免在疲劳极限之下工作、学习、生活。也许有人会认为："事情赶到那儿了，任务摆在那里了，你不拼行吗?还顾得了疲劳极限吗?"是的，责任在肩，不得不挑。但是，事业、任务、担子是无限的，你就是365天，天天不睡觉也干不完，而人的生命是有限的，人的精力、能力、体力是有限的，以有限去搏无限，无异于以卵击石。所以，还是要量力而行。疲劳而死不光荣，量力而行也不可

耻。毕竟人的生命只有一次，如果连自己都不珍惜，更是一种不负责任的表现。

再次，要对脑力疲劳引起重视，它对人的伤害其实比体力疲劳大。人的大脑在思维、记忆、创作、想象的过程中，高速运转，紧张工作，其对氧气和多种营养物质的消耗是非常可观的。与体力疲劳不同的是，脑力疲劳不易察觉，也不容易控制。疲劳不疲劳只有自己知道，意志顽强的人，常常不在乎脑疲劳发出的信号，而把那些信号当成暂时的、偶然的不适。其实，因为超负荷用脑而导致的脑缺氧、脑缺血、脑缺营养，已经使人濒临死亡边缘。

"过劳死"的教训告诉我们，人的生命是极其脆弱的，人往往过高估计了自己，人们也高估了人的"强壮"，毕竟人的身体对于疲劳的承受能力也是有极限的，超越了极限，再强壮的身体，也抵抗不了死亡的威胁。

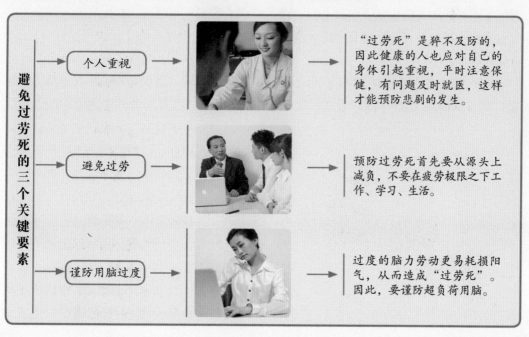

避免过劳死的三个关键要素

个人重视 → "过劳死"是猝不及防的，因此健康的人也应对自己的身体引起重视，平时注意保健，有问题及时就医，这样才能预防悲剧的发生。

避免过劳 → 预防过劳死首先要从源头上减负，不要在疲劳极限之下工作、学习、生活。

谨防用脑过度 → 过度的脑力劳动更易耗损阳气，从而造成"过劳死"。因此，要谨防超负荷用脑。

心脏病患者最要紧的是固摄阳气

现在，患心脏病的人越来越多。心脏病是心脏疾病的总称，包括风湿性心脏病、先天性心脏病、高血压性心脏病、冠心病、心肌炎等各种心脏病。

在五脏中，心处于最高位，但它上面还有个阳气，一个人如果阳气尽了，心脏也就要快停止跳动了。因此，一个人患心脏病的根本原因是阳气不足了，治疗的时候应从固摄阳气入手。

但是现在很多所谓的高科技都背离了这个根本，美国就制造出了人造心脏，植入人体内部，虽然与人体心脏的大小几乎相同，但植入人造心脏的患者的寿命都很短，而且，病人极容易患中风。这是因为心脏的动力来源于肾，换了心脏却没有增强肾气，而且，人造心脏属于人体异物，肾气是不可能向人造心脏供应动力的，肾气与人造心脏做不到心肾相交，患者绝不可能活得长久。

与此相对应的是心脏移植手术，接受这种手术的患者能够将寿命延长十几

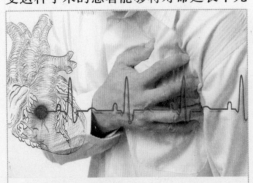

◎心为"君主之官"，指的是心是脏腑中最重要的器官，是人的生命活动的主宰。

年甚至更长，这是因为被移植的心脏是人类的心脏，能够与肾气相交通，达到心神相交。而且，新移植的心脏是健康的，肾并不需要提供大量的肾气去补充虚弱的心气，从而使较虚弱的肾脏功能得以恢复。虽然被移植的不是自己的心脏，也存在不同程度的排异反应，但总比金属、塑料之类的硬性异物要强得多，这就是心脏移植者能够长期存活的原因。在心脏移植手术以后，如果患者能够服用中医'祛邪扶正'的药物来恢复元气，排异反应也会很快消除。因此，治疗心脏病，只要从疏通经脉、恢复元气入手，再加上使用'祛邪扶正'的药物，就不会出现太大的偏差。

那么，怎样才能固摄阳气呢？

加强对心经的锻炼，让心肾相交。所谓心肾相交就是要让心火与肾水相交，阴阳调和。但是心在上，为火，容易往上飘，而肾在下，为水，容易向下走，这样心肾不相交，心火会让人一直很精神，处于兴奋状态，睡不着，这就是失眠。

心经在午时当令，也就是上午11点到13点这段时间，这段时间是上下午更替、阳气与阴气的转换点。所以说，中午吃完饭后要午睡一会儿，以静制动，以不变应万变，这样对身体才有好处。

此外，现代人身体内普遍寒湿重，这也是诱发心脏病的一个原因。我们只要给身体升温，让血液流动起来，很快就能减轻心脏的负荷，消除各种不适。

不健康的生活方式最易损耗阳气

在现代社会，未老先衰的现象已经相当普遍，这不仅影响生活质量，而且直接导致了寿命的缩短。这实际上体现的是一种阳气消耗的过程。为什么这么说呢？其实道理很简单。人体就好比一个阳气库，里面的阳气支撑着生命的延续，并且随着时间的推移，库里的阳气在不断地消耗、减少，等到阳气耗完，生命也就终结了。

事实上，我们的任何一个举动，例如读书、走路等都在消耗阳气。如果是按正常的速度消耗，我们每个人都可以活到120岁，但是大多数人都在透支自己的阳气，比如吸烟、酗酒等，都是对阳气的过度消耗，正是这样的阳气消耗，缩短了人类的寿命。

在现代社会，人们的生活看似多姿多彩，其实总结起来只有两个字：忙碌。事实上，这种忙碌不仅包括工作，还包括娱乐。你也许会说，娱乐不就是放松吗，对身体应该有好处啊?确实，恰当的娱乐是一种对身体的调节，但不恰当的娱乐依然是一种阳气的消耗，比如白领对着电脑工作一天，晚上回去还要玩电脑游戏；本身就是运动员，经过一天的训练，晚上还要跑去跳舞等，都是一种阳气的消耗。

另外，快节奏的生活容易让人产生不良的情绪，比如失望、消沉、沮丧、嫉妒、焦虑、忧愁、悲痛、烦躁、愤怒等，这本身就是一种阳气的自我损耗，因而也是寿命的损耗。还有各种慢性病，如肾炎、肝炎、胃病、糖尿病、高血压等，既是阳气损耗的结果，也是损耗更多阳气的原因；再加上来自家庭方面的因素，比如长期纵欲，使肾精亏损、阳气虚弱……

不过，值得注意的是，人体的阳气库不只是往外输出阳气，还可以往里补充阳气，比如脑力劳动者工作累了，运动一下，补充一些身体缺少的营养；睡眠本身就是一种阳气的补充，等等。

总之，寿命的长短是受多种因素影响的，除了先天禀赋的强弱之外，还与后天给养、居住条件、社会制度、经济状况、医疗卫生条件、环境、气候、体力劳动、个人卫生等多种因素有关。一个人要想活到天年，必须从生活中的各个环节加强注意，减少阳气损耗，增加阳气补充。

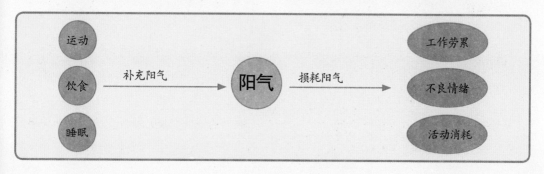

女性不孕，肾精不足是根源

中医认为，与怀孕息息相关的脏腑是肾脏。肾中储存有构成生命根源的基本物质，通常被称为精或者是肾精，相当于一般人认为的卵子及精子、遗传基因介导的质。肾精不足的时候，就不容易怀孕。另外，如果月经不调或出现经前症候群的症状，也容易导致不孕。

故而，中医将不孕症划分为肾阳虚所致的易受凉型不孕症、肾阴虚所致的易头晕型不孕症、肝郁气滞所致的月经不调型不孕症。易受凉型不孕症是肾弱体质，不适当的性生活会让肾经和阳气不足，子宫不能得到足够的温暖。此类不孕症患者的临床症状表现为：身体容易发冷，没有精神，夜里起床上厕所很多次，还会感到目眩、耳鸣、性欲减退等症状。月经周期往往有偏长的倾向，经血的量偏少，甚至有停经的可能。治疗此类不孕症应在注意身体保暖的同时补充肾精，并通过治疗恢复元气。

命门穴和气海穴是可温暖子宫的穴道，用灸罐加温刺激效果更佳。另可配合能促进肾功能的肾俞穴一起刺激。

此外，下面我们为大家推荐几种治疗不孕的偏方，不妨一试。

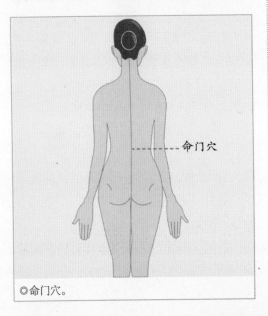

------命门穴

◎命门穴。

治疗不孕的偏方

方名	制作方法	用法	功效
米酒炒海虾	把400克海虾洗净去壳，放入250毫升米酒，浸泡10分钟。将菜油放入热锅内烧沸，再入葱花爆锅，加入虾、盐、姜连续翻炒至熟即成	每日1次，每次50～100克	适用于肾阳不足，形寒肢冷，性欲冷漠者
枸杞汁	将250克新鲜枸杞洗净，用干净纱布包好，绞取汁液	每日2次，每次10～20毫升	适用于肝肾阴虚，肝气郁结。症见多年不孕，腰膝酸软，两胁胀满等
柚子炖鸡	将1个柚子去皮留肉，鸡杀后去毛，除内脏、洗净。将柚子肉放入鸡腹内，再放入锅中，加葱、姜、绍酒、盐、水适量，将盛鸡肉的锅置盛有水的大锅内，隔水炖熟即成	佐餐食用，宜常吃	适用于痰湿型不孕症患者

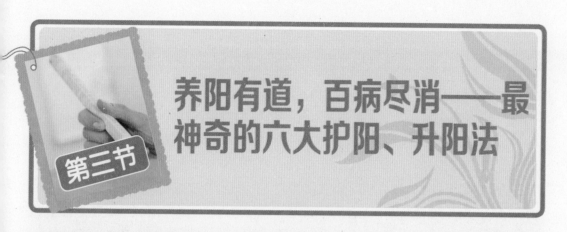

养阳有道，百病尽消——最神奇的六大护阳、升阳法

第三节

日出而作，日落而息——跟着太阳养阳气

世间万物都离不开太阳，失去了太阳一切生物就失去了生命力，人也一样。所以，养阳气对健康来说至关重要。

那么阳气要如何养呢？其实，天地之间最大的阳气就是太阳。长期待在写字楼里的人总是感觉仄仄的，没有生气，如果能每天抽时间晒晒太阳，就会觉得整个人都精神很多，这是太阳给我们的力量。所以我们说：人只有跟着太阳走，才能找到内在的力量。

但是，现在跟着太阳走的人非常少了。古人"日出而作，日落而息"是跟着太阳走的，但是现代人很难做到，每天要起很早去上班，春夏秋冬都是一个点，晚上太阳早下山了，还得加班加点地工作，一天都见不到太阳的脸；古人"锄禾日当午"，夏天在太阳底下干活，虽然汗流浃背但是身体阳气充足，不会得这样那样的怪病，但是现代人却坐在空调屋里吃着冰西瓜，偶尔出门也要涂防晒霜、撑遮阳伞，害怕被太阳晒到，身体里的阳气根本

生发不起来。太阳是最好的养阳药，我们却利用不起来，这真是一种极大的损失与浪费。

为了养好阳气，我们建议大家可以经常抽出时间晒晒太阳。阳光不仅养形，而且养神。养形，就是养骨头。用西医的说法就是：多晒太阳，可以促进骨骼中钙质的吸收。所以，多晒太阳就是老年人养骨的最好方式。晒太阳的时间不要太长，半小时左右就行，什么时候的太阳感觉最舒服就什么时候去晒。晒太阳时一定不要戴帽子，让阳光可以直射头顶的百会穴，阳气才能更好地进入体内。

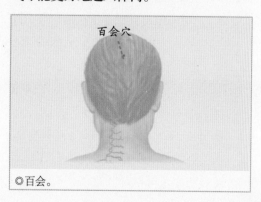

◎百会。

生命阳气勃发，重在养护脊椎与骨盆

从中医角度，阳气是推动整个人体运转的动力。阳气的活力很强，不停地运动着，推动血液、津液的生成与运行，推动脏腑组织的各种生理活动。而老年人体内的气血往往开始不够用了，就像汽车快没油了、机器的燃料即将耗尽一样。虽然凭着残余的一点点动力还可以应付日常所需，但它已经带不动你跑步了。这也是为什么老年人总感到心有余而力不足。

《黄帝内经》有言："阳气者，若天与日，失其所，则折寿而不彰"，意思是阳气就好像天上的太阳一样，给大自然以光明和温暖，如果失去了它，万物便不得生存。对人而言，肾就是一身之阳，像人体内的一团火，温暖、照耀着全身，使器官有足够的能量来运转。所以，人只有保住肾，才能永远健康，永远充满活力。

中医认为，肾藏精，精生髓，髓养骨，髓藏于骨骼之中，故肾精充足，才能使骨髓充盈及促进血的生化。而骨骼获得充足的骨髓营养，才能强壮坚固。所以说，肾精具有促进骨骼生长、发育、修复的作用，即肾主骨。那么，养骨与养肾也必须相辅相成，脊椎和骨盆健康，才能保证造血、造髓功能良好，从而使肾得到滋养。

中医指出，阳气不足、怕冷、手脚冰凉的虚寒体质者，最好进行"温阳"疗法，比如艾灸，从而保护阳气、补中益气、改善脏腑阳气不足的状况。有资料显示，艾灸法不仅可以补肾益精，而且能强

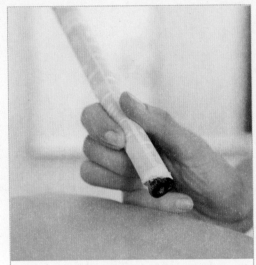

◎对穴位进行针对性艾灸，可有效激发阳气，补肾强骨。

骨固齿。具体方法就是：每晚临睡时，端坐凳上，将艾条点燃后，在下肢的绝骨、涌泉穴上悬灸，每穴2至3分钟，至局部红晕，再请家人帮助，施灸肾俞、大杼穴，每穴2~3分钟，至局部出现红晕即可。

除此之外，我们还可以通过以下两种腰部按摩的方法，让肾气旺起来。

两手掌对搓至手心热后，分别放至腰部，手掌向皮肤，上下按摩腰部，至有热感为止。可早晚各进行一遍，每遍约200次，具有补肾纳气之功效。

两手握拳，手臂往后用两拇指的掌关节突出部位，自然按摩腰眼，向内做环形旋转按摩，逐渐用力，以至酸胀感为好，持续按摩10分钟左右，早、中、晚各一次，能有效防治中老年人因肾亏所致的慢肌劳损、腰酸背痛等症。

梳发升阳，百脉顺畅——梳头也是养生术

自古以来，历代养生学家推崇梳头这一保健方法。北宋大文豪苏东坡以梳头作为健身妙方，他常是"梳头百余下，散发卧，熟寝至天明"。在《酒醒步月理发面寝》诗中说："千梳冷快肌骨醒，风露气入霜莲根。"享年86岁高龄的南宋诗坛寿星陆游，以梳理头发作为养生之道，到了晚年，他那稀落的白发中竟长出许多黑发来。高兴得顿生灵感，吟道："客稀门每闭，意闷发重梳"；"破裘寒旋补，残发短犹梳"；"醒来忽觉天窗白，短发萧萧起自梳"。唐代医家孙思邈善于养生，正因他坚持"发宜常梳"，荣登百余岁寿域。清慈禧太后每天起床后第一件事是让太监为她边梳发边按摩，使她到了花甲之年仍满头秀发，老而不衰。

中医认为，头为一身之主宰，诸阳所会，百脉相通。发为血之余，肾之华。人体十二经脉和奇经八脉都汇聚于头部，有百会、四神聪、上星、通天、眉冲、太阳、率谷、印堂、玉枕、风池、哑门、翳明等近50个穴位；躯干四肢在头皮上的穴位分布呈"大字形"的形态规律。梳头时按摩这些穴位，加强头皮经络系统与全身各器官部位之间的沟通，促使诸阳上升，百脉调顺，阴阳和谐，具有疏通经络、运行气血、清心醒目、开窍宁神、平肝熄风的功效。《诸病源候论·寄生方》说："栉头理发，欲得过多，通流血脉，散风湿，数易栉，更番用之。"可见，经常梳理头发具有升发阳气、通畅百脉、祛病强身的作用。

实行梳头养生法，宜用牛角、桃木或铁制的梳子。梳理的方法应从前额开始向后梳，梳时要紧贴头皮部位，以用力大小适中，动作缓慢柔和为宜。一般应在两分钟内大约梳100次为一回，每日早晨起床后应坚持梳2~5回，下午亦可再梳一次。当头皮有热胀、麻木的感觉时，说明已经达到预期目的。梳头5~7天后，洗头一次，坚持2~3个月即可出现明显的治疗效果：头皮瘙痒减轻，头屑减少，头发不再脱落，白发转黑，失眠症状相应改善，并有头脑清醒、耳聪目明之感。

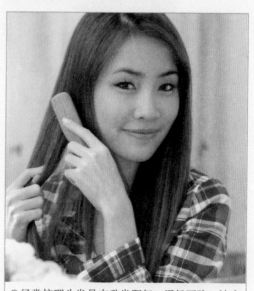

◎经常梳理头发具有升发阳气、通畅百脉、祛病强身的作用。

常练静功，控制人体阳气消耗

阳气是生命活动的原动力，人们日常生活中的一切活动都会消耗阳气。如工作、运动、性生活、思考、适应气温变化、修复创伤等。我们知道适当的活动可以促进身体健康，散步、慢跑都属于"慢运动"，可以让全身的经络、气血、骨骼、肌肉动起来，有助于调节五脏六腑的功能，保持身体健康。但是过度的活动消耗就会伤阳气而影响健康。如思维活动，适当的思维活动可以有利于大脑的开发，但是如果一天24小时不停地在进行思维活动，或者思索一些妄心杂念，就会消耗你体内的阳气，得不偿失；如性生活，过度纵欲是最损耗人的精气的，关于这一点，我们会在后面的内容中详细介绍。

总之，不论体力活动或脑力活动，都要把握好度，否则就会消耗你为数不多的阳气。而常练静功是控制阳气消耗最有效的方法。从古至今，人们练习的静功有很多，其功用无非是使形体和思维都安静下来，减少体力活动，排除杂念，以保护体内的阳气。我们从中选取了最著名的两种静功法，以供大家参考。

① 听息法

这种静功来源于庄子的著作，所以又名庄子听息法。所谓听息法，就是听自己呼吸之气。初下手时，只用耳根，不用意识，不是以这个念头代替那个念头，更不是专心死守鼻窍或肺窍（两乳间的膻中穴），也不是听鼻中有什么声音，而只要自己觉得一呼一吸的下落，勿让它瞒过，就算对了。至于呼吸的快慢、粗细、深浅等，皆任其自然变化，不用意识去支配它。这样听息听到后来，神气合一，杂念全无，连呼吸也忘了，渐渐地入于睡乡，这才是神经得静养和神经衰弱恢复到健康过程中最有效的时候。这时就要乘这个机会熟睡一番，切不可勉强提起精神和睡意相抵抗，这对病和健康有损无益。

睡醒之后，可以从头再做听息法，则又可安然入睡。如果是在白天睡了几次，不想再睡了，则不妨起来到外面稍事活动，或到树木多、空气新鲜的地方站着做几分钟吐纳（深呼吸），也可做柔软体操或打太极拳，但要适可而止，勿使身体过

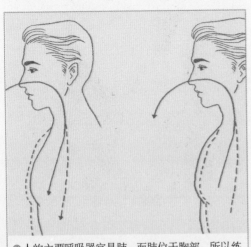

◎人的主要呼吸器官是肺，而肺位于胸部，所以练习胸式呼吸有益身体健康。

劳。然后，回到房内或坐或卧，仍旧做听息的工夫，还可能入于熟睡的境界。即使有时听息一时不能入睡，只要坚持听息就对全身和神经有益处。

❷ 胎息法

胎息的本义是胎儿在母腹中的呼吸。引申义是以下丹田为中心高深层次的内呼吸，它是先天呼吸，如同胎儿在母腹中的呼吸一样。

胎息法是通过呼吸锻炼和意念控制来增强和蓄积体内阳气，从而达到修养心身，开发人的潜能，提升人的免疫功能，调理人的亚健康，延缓衰老目的的一种静功法。

古人认为，胎儿通过脐带而禀受母气，以供其生长发育之需；母气在胎儿体内循环弥散，从脐带出入而起到吐故纳新作用，构成了胎儿的特殊呼吸代谢方式，即为"胎息"，也称之为"内呼吸"，以与出生后口鼻之"外呼吸"方式相对。脐部作为胎息的枢纽，遂有"命蒂""祖窍"之称。由于胎儿出生之后，脐带剪断，"胎之一息，无复再守"，外呼吸替代内呼吸，从而形成了"虽有呼吸往来，不得与元始祖气相通"的格局。

胎息法并非一朝一夕之功就能练成的。初学行气，必须从浅开始，并且要持之以恒，才能最终练到胎息的境界。初学行气的具体方法是：以鼻吸气入内，能吸多少就吸多少，然后闭气，心中默数从一到一百二十，然后将气从口

中缓缓呼出，这样鼻吸气→闭气→口呼气→鼻吸气，反复不已，并逐渐延长闭气的时间，心中默数的数目逐渐增大，最终可默数到上千，即可出现养生的效果。当然这种行气方法的一个重要诀窍是吸气多，呼气少，呼吸时极其轻微，不能使自己听见一点儿呼吸的声音，有一个方法可以检验呼吸是否合乎标准，即用一根鸿毛放在口鼻前，吐气时鸿毛不动，说明呼吸轻微，合乎要求。这种呼吸方法也就是现在气功锻炼中的基本呼吸方法。这样经过长期坚持不懈的练习，就能逐渐达到胎息状态。

对于很多人来说，刚开始练习静功时，最不容易做到的就是排除杂念。这时候就需要你进一步坚持下来，久而久之，杂念自然会减少，心平气和，呼吸均匀，情绪稳定，自然舒适。收功后就会感觉到一种美感，好像刚刚沐浴过后一样，心情畅快，充满了活力。

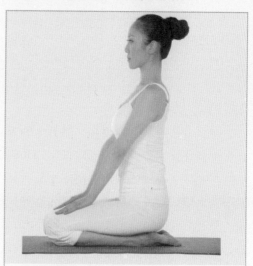

◎初步练习胎息法，可按"鼻吸气→闭气→口呼气→鼻吸气"的步骤反复练习。

不损即补——储备能量，节能养阳

我们都知道乌龟的寿命是很长的，俗话说"千年的王八，万年的龟"。为什么乌龟能活这么久呢？在中医看来，乌龟之所以长寿和它消耗能量慢有关，而人体的阳气即是人体的能量，所以节省身体的能量，其实就是在给我们的身体补充阳气。

可以说，生命不在于"更快、更高、更强"，而在于"更慢、更长、更柔"，乌龟喜静，而且行动缓慢，相应的，体能消耗就少，所以它长寿。人的生命储备是有限的，人的生命就好比是一根燃烧着的蜡烛，燃烧得越旺，熄灭得越早。所以，要长寿就要慢慢地释放能量，注意节能养生。它主要包括静养生、慢养生和低温养生三个方面。

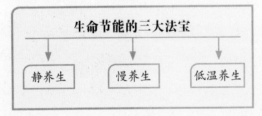

生命节能的三大法宝

静养生　慢养生　低温养生

❶ 静养生

静养生是对生命的轻抚。静养生的重大意义是什么？静养生能够降低阳气和阴精的损耗，从而维持生命的阴阳平衡，延缓早衰，增长寿命。静养首先要先心静，因为只有心先静下来，生命才能静下来，心静下来，呼吸、心跳、血压等都能够减慢，才能够降低。我们知道心静自然凉，心静下来以后，人体的生理代谢、阳气和

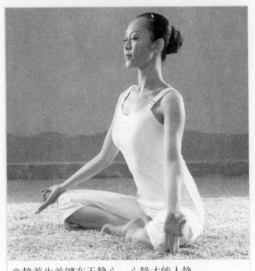

◎静养生关键在于静心，心静才能入静。

阴精才能得到更好的保护。

❷ 慢养生

慢养生是节能养生的一个非常重要的绝招。慢养生的重大意义是什么？有资料记载，古代的人一呼一吸所用时间为6.4秒，但是现在的人用时为3.3秒，或3.33秒，比古人快了一倍。可见，随着人类生活节奏的加快，呼吸的频率也越来越快。生命的长短与呼吸频率成反比，呼吸频率越慢，寿命越长，呼吸频率越快，寿命越短。那么，怎样做到慢养生呢？

首先，我们要做到心慢，心慢下来，呼吸心跳才能慢下来，这样才能减少阳气和阴精的损耗。对于一些上班族来说，由于社会竞争激烈，一旦慢下来就可能遭到淘汰，所以不能慢。怎么办呢？下班以后

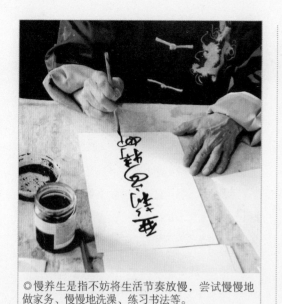

◎慢养生是指不妨将生活节奏放慢，尝试慢慢地做家务、慢慢地洗澡、练习书法等。

转入慢节奏，我们可以慢慢地做家务，慢慢地洗澡，慢慢地带孩子，跟上班的时候应该有不同的节奏，先快后慢。总的原则是有快有慢、有紧有松、有忙有闲。

❸ 低温养生

低温养生是生命的涵藏。低温养生的含义是什么？中医经典巨著《黄帝内经》指出"高者其气寿，下者其气夭"，就是说在高山上的人寿命都比较长，为什么？因为高山上的温度比较低，这就引出了低

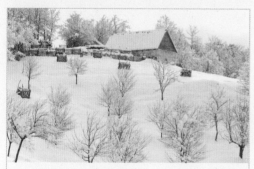

◎低温养生可以降低新陈代谢，降低氧气和阴精的损耗，从而延年益寿。

温养生这个问题。低温养生可以降低代谢的速度，降低阳气和阴精的损耗。那么，我们怎样做到低温养生呢？在冬天，室温不能过高，暖气不要开得太大，这不利于低温养生。另外，我们要多接地气，多吸阴气，多饮地下水、井水、矿泉水。同时，低温养生还要多吃水生食物，比如说水稻；越冬食物，比如冬小麦、大白菜、冬梨、苹果、冬枣等。

总体来说，静养生、慢养生、低温养生互为因果关系，是生命节能的三大重要法宝，这就是节能养生。节能养生对维持生命的阴阳平衡起着非常重要的作用，因为它保护阴精和阳气不被损耗。

另外，生命储备是维持阴阳平衡的基础，它包括三个方面：一个是饮食，一个是睡眠，一个是房事，这三个方面是增加生命储备的三大要素，是维持身体阴阳平衡的主要环节。

首先，我们看饮食养生。饮食养生就是说首先我们要通过补和泄来维持生命的阴阳平衡。其次就是睡眠。睡眠养生是对生命的充电，通过休息以达到生命能量的储备，所以我们提倡睡子午觉。最后，是房事养生。房事养生是对生命的协调，它的重大意义在于协调人体的阴阳平衡，减缓衰老，延长寿命。

所以，慢养生、静养生、低温养生是生命的节能养生，食养生、睡眠养生、性养生是生命的储备养生。它们互相结合，互相配合，维持人体的阴精和阳气的平衡。由此可见，维持生命的阴阳平衡具有非常重要的意义。

按摩百会穴可增加人体真气

百会穴位于头部，在两耳郭尖端连线与头部前后正中线的交叉点。经常锻炼百会穴，可开发人体潜能增加体内的真气，调节心、脑血管系统功能，并能治疗头痛、眩晕、脱肛、低血压、失眠、耳鸣、神经衰弱等症。

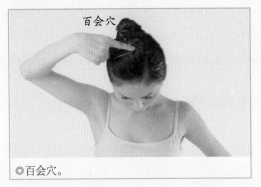

◎百会穴。

百会穴的保健方法常用以下三种：

① 按摩法

睡前端坐，用掌指来回摩擦百会至发热为度，每次108下。摩擦百会，可疏通经络，提升督脉的阳气。高血压的朋友每天坚持按摩百会穴，可以使血压稳定并降下来。对于低血压患者，刺激百会穴可以起到升提血压的作用。

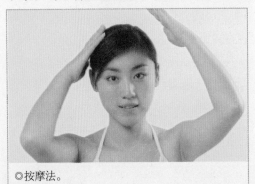

◎按摩法。

② 叩击法

用掌指轻轻叩击百会穴，每次108下。百会为诸阳之会，轻轻叩击可以起到活血通络的作用，当外感风寒出现头疼或失眠引起头部胀痛时，可用此方法缓解。

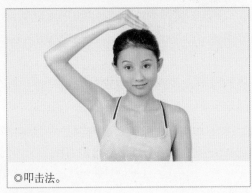

◎叩击法。

③ 指压法

用拇指或食指轻轻按揉百会穴，先由轻渐重地按3～5下，然后再向左、向右各旋转揉动30～50次。如果是体质虚弱或患病的朋友，开始按揉时动作要轻一些，以后逐渐加重，按摩的次数也可随之增多。

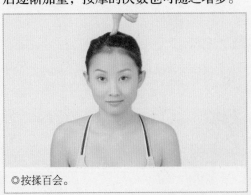

◎按揉百会。

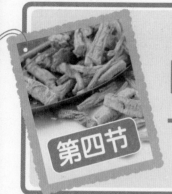

阳虚的年代寒湿在作祟
——祛除寒邪阳自隆

第四节

寒湿伤阳气，损阳易生病

《黄帝内经》认为，万物之生由乎阳，万物之死亦由乎阳。人之生长壮老，皆由阳气为之主；精血津液之生成，皆由阳气为之化。如果人体没有阳气，体内就失去了新陈代谢的活力，不能供给能量和热量，生命就要停止，所谓"阳强则寿，阳衰则夭"，养生必须先养阳。但是，寒湿会阻滞阳气的运行，使血流不畅、肌肉疼痛、关节痉挛等。因为湿困脾胃，损伤脾阳，或患者平时脾肾阳虚而致水饮内停，所以多表现为畏寒肢冷、腹胀、泄泻或浮肿等。所以，寒湿是最损伤人体阳气的。

张仲景在《伤寒杂病论》中将很多疾病都归因于寒邪入侵，在他生活的那个时代人们忍饥受冻，疾病以寒邪为主。而如今随着生活环境的改变，单纯的伤寒已经很少见了，多是寒邪与湿邪交织，在人体

形成一股浊重之气，阻碍人体气机，导致生病。

在生活中，我们可能经常会注意到这样奇怪的现象，就是冬天很少见到着凉感冒的人，反而是夏天常有这样的病症发生。冬天气温低，受寒湿侵犯容易理解，而夏天这么热，怎么还会有寒湿呢？其实，这正是现代人不良的生活习惯造成的。

炎炎夏日，人们多待在空调房中，身体该出汗时却被空调冷气所阻，汗液发不出来就淤积在体内，导致体内湿邪堆积，造成阳气虚衰。尤其是到了七、八月份的长夏天气，湿气达到最盛。而人体五脏之脾最喜燥恶湿，长夏湿气过盛，就容易损伤脾脏。脾主运化，可以运化水液，运化水谷，把吃进去的粮食、水谷精微营养的物质以及水液输送给其他的脏器，起到一

不良的生活习惯 → 寒邪侵袭/湿邪侵袭 → 脾 → 脾失健运 → 阳气被遏/恶寒 → 水湿不化 → 招致生病

个传输官的作用。脾的这种传输的作用对生命来说至关重要，故而中医把它称为人的"后天之本"。而体内湿气过重会导致脾脏功能得不到正常发挥，人体各器官也会因得不到及时充足的营养而出现问题，导致人体生病。

由此可知，祛除寒湿是养生保健不可缺少的功课之一。那么，怎样判断身体内是否有湿呢？方法其实很简单，观察自己的大便情况，一看便知。如果长期便溏，大便不成形。那么很有可能就是你的身体蕴含了太多的湿气。而长期便秘，则代表着体内的湿气已经很重了。因为湿气有黏腻性，过多的湿气就容易把粪便困在肠道内。

事实上，祛除寒湿最好的办法就是让身体温暖起来，因此，健康与温度有着密切的关系。众所周知，掌握人体生杀大权的是气血，而气血只有在温暖的环境里，

才能在全身顺畅地流通。如果温度降低、血流减慢，就会出现滞涩、淤堵，甚至血液会凝固，那么人就将面临死亡，而且人的体温上升，不仅会增强人体的免疫力，还能在正常细胞不受影响的情况下大量杀死癌细胞。此外，温度过低，会使体内的寒湿加重，外在表现就是上火。

所以，要涵养我们身体内的阳气，就要远离寒湿，温暖身体。在中医养生学中，让身体温暖起来的办法有很多，《本草纲目》中就记载了很多可以养阳的食物，如南瓜、枸杞、羊肉、牛肉、鸡肉、党参、韭菜子等，都是补益阳气的。另外安步当车，让身体动起来，为自己选择几项适合的运动；放弃淋浴，经常泡个热水澡；养成睡前用热水泡脚的好习惯。这些方法也能让身体暖和起来，使人体阳气升发，免疫力提高。

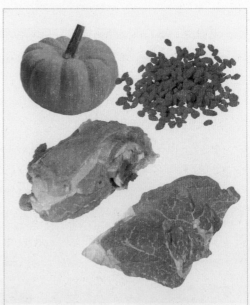

◎寒湿伤阳气，祛除寒湿最好的办法就是温暖身体，如睡前泡个热水脚等。

◎南瓜、枸杞、羊肉、牛肉等食物都具有补益阳气的作用，有助祛除体内的寒湿。

全球不断变暖，身体却在变寒

近百年来，全球的气候逐渐变暖，大气中温室气体的含量也在急剧增加，但是与之相反的是，人体却在变"寒"。

日本健康专家日原结实说，与过去相比，现在人们的体温都普遍降低了。据研究表明，体温降低1度，免疫力会降30%以上，相反，如果在正常体温的基础上体温提高1度，免疫力会增强5~6倍。

那么全球在变暖，人体为什么会变寒呢？据专家分析，可能有以下几个原因：

❶ 压力大，不注意休息

现代社会竞争激烈，人们工作压力大，为了生存或者寻找一席之地，很多人不注意休息，经常加班加点，长此以往，身体免疫力就会下降，大自然的寒湿之气就会乘虚而入，体内寒湿之气也因此而加重。

❷ 淋雨

这是许多浪漫的年轻人喜欢经历小说和电影中场景的行为，由于现代年轻人大多晚睡以致血气普遍不足，身体对于淋雨所侵入的寒气不容易立即将之驱出，因此也就不会有任何症状，大多数人也就天真地认为自己的身体很强壮，足以经受这么一点儿小雨。久而久之，面对这种小雨就完全不在意了。

其实这种淋雨会在头顶和身上其他受寒的部位留下寒气，经常淋雨的人，头顶多半会生成一层厚厚软软的"脂肪"，这些脂肪就是寒气物质。等身体哪一天休息够了，血气上升就会开始排泄这些寒气，由于长时间

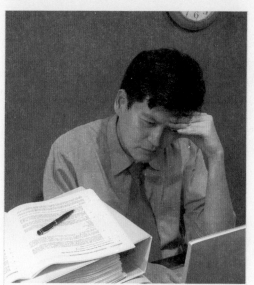

◎经常加班加点，不注意休息可使身体免疫力降低，从而感染寒邪。

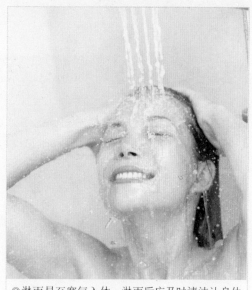

◎淋雨易至寒气入体，淋雨后应及时清洁让身体保持温暖干燥。

累积了大量的寒气，身体需要借助不断打喷嚏、流鼻水的方式将之排出，这时又会由于频繁打喷嚏、流鼻水而被医生认定为过敏性鼻炎。很可能由于年轻时贪图一时的浪漫，却要耗费许多年甚至大半生来承受过敏性鼻炎的痛苦，实在不明智。

❸ 游泳时不注意

游泳是现代人的一种运动和喜好，对身体也确实有好处，但是游泳也是寒气进入身体最主要的途径之一。和淋雨相同的是这些寒气大多数不会实时反应，使多数人不认为游泳和寒气有什么关系。多数喜欢游泳的人经常从水中出来时，都会感觉特别冷，特别是一阵风吹来忍不住打一个寒战，这种感觉即是寒气侵入身体最具体的感受。

喜欢游泳的人最好选择没有风的室内温水游泳池，减少受寒的机会。同时在每次游泳的前后各喝一杯姜茶，加强身体对抗寒气的能力。

此外，交通工具发展，以车代步，使得人们体力劳动明显不足，身体得不到充分活动；电扇、空调等先进科技产品的广泛应用，让人们没了四时的概念，夏天不热冬季不冷迟早要生病；吃反季节蔬菜，喝冷饮，光脚走路，湿着头发就睡觉……所有的这一切都在无形中带来了一个结果——体温降低，寒湿之气加重。

寒湿之气是健康的头号杀手，生活中我们见到的很多疾病都和寒气有关，所以要健康就要祛寒湿。

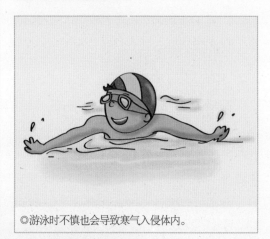

◎游泳时不慎也会导致寒气入侵体内。

寒为阴邪，易伤阳气

寒属阴，寒邪入体则导致体内阴气过盛，即所谓的"阴盛阳衰"。阳气本可以制阴，但阴寒偏盛，则阳气不仅不足以取出阴寒之邪，反为阴寒所伤。

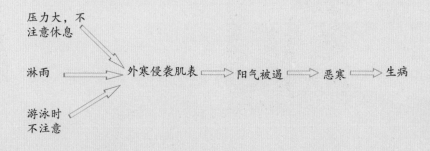

如何判断身体内有没有寒湿

寒湿之气是人生病的因子。有病之人的体内，肯定是顽固的寒邪和湿邪在作祟；貌似健康的人体内，也有寒邪与湿邪埋伏在那里伺机行事。

那么，怎么判断自己体内是不是有寒湿呢？

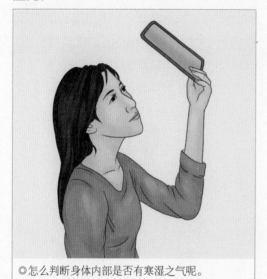

◎怎么判断身体内部是否有寒湿之气呢。

❶ 看大便

如果大便不成形，长期便溏，必然体内有湿。如果大便成形，但大便完了之后总会有一些粘在马桶上，很难冲下去，这也是体内有湿的一种表现，因为湿气有黏腻的特点。如果不便于观察马桶，也可以观察手纸。大便正常的话，一张手纸就擦干净了。但体内有湿的人，一张手纸是不够用的，得多用几张才行。

如果有便秘，并且解出来的大便不成形，那说明体内的湿气已经很重很重了，

湿气的黏腻性让大便停留在肠内，久而久之，粪毒入血，百病蜂起。

再者，还可以根据大便的颜色来判断。什么样的大便才是正常的呢？"金黄色的、圆柱体；香蕉形的，很通畅"，说真的，现在像如此健康人的大便还真不多见，多是青色的、绿色的，而且成形的也少。

是什么原因导致大便颜色成为深绿色的呢？首先是吃肉吃得太多，加上现代人运动量少，身体阴盛阳虚，湿邪内郁，所以大便无法正常。

为什么成形的大便很少呢？中医里讲，脾虚则便溏，中国人本应以五谷杂粮为主食，现在反以肉食为主了，很多人一天不吃肉就觉得不舒服，荤素搭配极不合理，长期这样，伤害的是脾胃，脾是运化水湿的，脾受到伤害，水湿不能完全运化，就在身体内堆积。所以，大便不成形意味着脾虚，也意味着体内有湿气，体内有湿气，是现代人健康的最大问题。

❷ 看身体症状

寒气有凝滞的特点，就像寒冬水会结冰一样，血脉受到寒气的侵袭，也会凝滞不通，引起各种疼痛症状，如头痛、脖子痛、肩背痛、心胸痛、胃痛、胁肋痛、腹痛、腰腿痛等。以疼痛为主症的疾病，大部分都是寒气引起的。寒气引起气血瘀滞过久，则形成有形的肿块，表现为各个部位的肿瘤。所以，以肿、痛为特征的疾

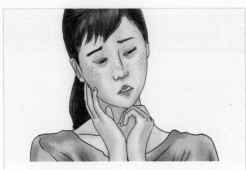

◎寒气有凝滞的特点，常会引起头痛、脖子痛、肩背痛等。

病，也都与寒气有关。

寒气会造成水液的运行障碍，引起痰饮的积结。其表现为咳嗽，吐出清晰的白痰；呕吐，吐出清水痰涎；腹泻，拉出清冷的水样大便；白带，颜色白而清稀如水。此外，与水液代谢障碍有关的疾病，诸如水肿、风湿等，也多与寒气有关。

寒气还有收引的特性。就像物质都会热胀冷缩一样，人的筋脉遇寒气也会收缩。外表的筋脉收缩，表现为大小腿转筋、静脉曲张；冠状动脉收缩，则表现为冠心病心绞痛；细小的血管收缩，可引起冠脉综合征或者中风。

③ 早上总是犯困，头脑不清

如果你每天早上7点该起床的时候还觉得很困，觉得头上有种东西缠着，让人

打不起精神，或是觉得身上有种东西在裹着，让人懒得动弹，那么，不用看舌头，也不用看大便，也能判断自己体内湿气很重。中医里讲"湿重如裹"，这种被包裹着的感觉就是身体对湿气的感受，好像穿着一件洗过没干的衬衫似的那么别扭。

总之，寒湿是现代人健康的最大克星，是绝大多数疑难杂症和慢性病的源头或帮凶。只要寒湿之气少了，一切所谓的现代病都会远离我们，一切恶心、慢性的疾病也会失去存在的温床。所以，对付寒湿邪是我们养生祛病的首要任务，把体内的湿气驱逐出去，身心就会光明灿烂。

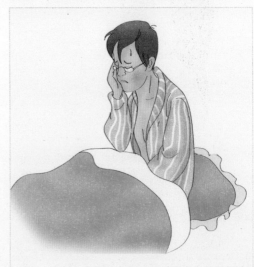

◎早上起床时总觉得头很重，这通常也是湿气造成的。

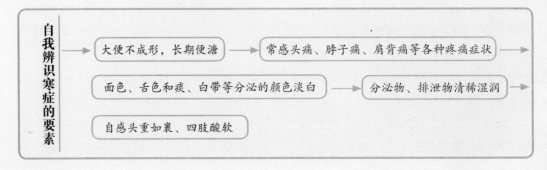

自我辨识寒症的要素 → 大便不成形，长期便溏 → 常感头痛、脖子痛、肩背痛等各种疼痛症状 → 面色、舌色和痰、白带等分泌的颜色淡白 → 分泌物、排泄物清稀湿润 → 自感头重如裹、四肢酸软

与其有寒再祛，不如阻之体外

寒气其实也是一个欺软怕硬的家伙，专拣软的捏，它们通常会先寻找人体最容易入侵的部位，找到之后就大举进攻，并且在那里安营扎寨，为非作歹。所以我们与其等寒气入侵到人体以后，再费尽心思地去驱除它，不如事先做好准备，从源头上切断寒气进入我们体内的通道。

一般来讲，头部、背部、颈前部、脐腹部及足部是人体的薄弱地带，都是寒气入侵的主要部位。

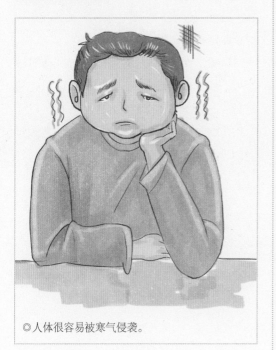

◎人体很容易被寒气侵袭。

❶ 头部

中医认为，"头是诸阳之会"，体内阳气最容易从头部走散掉，就如同热水瓶不盖塞子一样。所以，在严冬季节如果人们不重视头部的保暖，导致阳气散失，就会使寒邪入侵，很容易引发感冒、头痛、鼻炎等病患。因此，冬天在外出时戴一顶保暖的帽子是很必要的。

❷ 背部

背部在中医中称"背为阳"，又是"阳脉之海"，是督脉经络循行的主干，总督人体一身的阳气。如果冬季里背部保暖不好，就会让风寒之邪从背部经络上的诸多穴位侵入人体，损伤阳气，使阴阳平衡受到破坏，人体免疫功能就会下降，抗病能力也会减弱，诱发许多病患或使原有病情加重及旧病复发。因此，在冬季里人们应该加穿一件贴身的棉背心或毛背心以增强背部保暖。

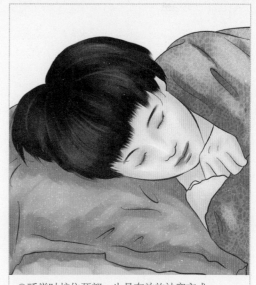

◎睡觉时护住颈部，也是有效的祛寒方式。

❸ 颈前部

颈前部俗称喉咙口，是指头颈的前下部分，上面相当于男性的喉结，下至胸骨的上缘，时髦女性所穿的低领衫所暴露的就是这个部位。这个部位受寒风一吹，不只是颈肩部，包括全身皮肤的小血管都会收缩，如果长时间这样受寒，人体的抵抗能力就会有所下降。

❹ 脐腹部

脐腹部主要是指上腹部，它是上到胸骨剑突、下至脐孔下三指的一片广大区域，这也是时髦的年轻女性穿着露脐装所暴露的部位。这个部位一旦受寒，极容易发生胃痛、消化不良、腹泻等疾病。这个部位面积较大，皮肤血管分布较密，体表散热迅速。在寒冷的天气里暴露这个部位，腹腔内的血管会立即收缩，甚至还会引起胃的强烈收缩而发生剧痛，持续时间

稍久，就可能会引发不同的疾病，因此，不管是穿衣还是夜晚睡觉，都要注意脐腹部的保暖。

❺ 足部

俗话说"寒从脚下起"。脚对头而言属阴，阳气偏少。而且双脚远离心脏，血液供应不足，长时间下垂，血液回流循环不畅；皮下脂肪层薄，保温性能很差，容易发冷。脚部一旦受凉，便会通过神经的反射作用，引起上呼吸道黏膜的血管收缩，使人体的血流量减少，抗病能力下降，以致隐藏在鼻咽部的病毒、病菌乘机大量繁殖，使人发生感冒，或使气管炎、哮喘、肠病、关节炎、痛经、腰腿痛等旧病复发。

因此，在冬季人们应该保持鞋袜温暖干燥，并经常洗晒。平时要多走动以促进足部血液循环。临睡前用热水洗脚后以手掌按摩足心涌泉穴5分钟。在夏季，要改掉贪图一时凉快而用凉水冲脚的不良习惯。

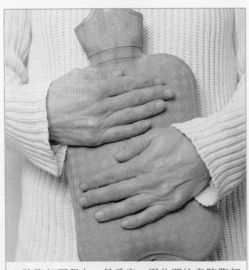

◎脐腹部面积大，易受寒，因此要注意脐腹部保暖。

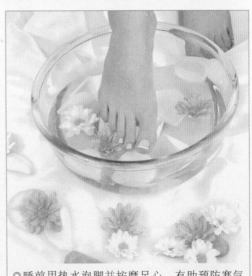

◎睡前用热水泡脚并按摩足心，有助预防寒气入体。

泻去体内湿寒气，身体温暖才健康

民间有句老话，叫"千金难买春来泄"。民间智慧还是很博大精深的，这句话就通俗地解释了一个重要的中医理论。因为春天天气潮湿，身体易积聚水分，很容易就将湿气和寒气郁结在体内，给五脏六腑带来负担。只有把这些湿气、寒气和毒素都泻去了，让我们的身体重新温暖起来，才是"千金难买"的健康生活之道。

《本草纲目》中记载了很多可以祛湿的食物。首先说米酒，《本草纲目》说它"行药势，通血脉，润皮肤，散湿气，除风下气"，而且米酒味道香浓，晚饭前喝一碗米酒既能调节胃口，又能散去体内湿气。然后是水牛肉，《本草纲目》说水牛肉"安中益气，健强筋骨，消水肿，除湿气。"如果你发现自己的身体浮肿，不妨也多吃一点儿牛肉。

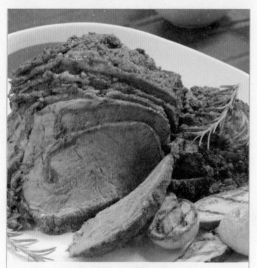

◎牛肉、米酒等食物祛湿功效显著，身体出现水肿时，不妨吃一点儿。

而要温暖身体，就不能少得了生姜。《本草纲目》解读：姜能够治"脾胃聚痰，发为寒热"。吃过生姜后，人会有身体发热的感觉，这是因为它能使血管扩张，血液循环加快，促使身上的毛孔张开，这样不但能把多余的热带走，同时还把体内的病菌寒气一同带出所以，当身体吃了寒凉之物，受了雨淋，或在空调房间里待久后，吃生姜就能及时排出寒气，消除因肌体寒重造成的各种不适。

而红茶具有高效加温、强力杀菌的作用，生姜和红茶相结合，就成了驱寒祛湿的姜红茶。此外，冲泡时还可加点儿红糖和蜂蜜。但患有痔疮或其他忌辛辣的病症，可不放或少放姜，只喝放了红糖和蜂蜜的红茶，效果也不错。

此外，以下几种食物也具有提高体温，泻去体内湿寒气的作用。葱类蔬菜：葱类蔬菜能净化血液，促进血液循环，最后达到使身体变暖的效果。常见的韭菜、葱、洋葱、大蒜、辣椒都属于葱类蔬菜，它们都有化瘀血和提高体温的作用。

除了饮食祛湿散寒以外，祛湿排毒的办法还有很多。首先你得多喝水。很多朋友就会觉得奇怪了，不是要把体内的湿气给排出去吗，怎么还能喝水呢？实际上喝水是最简单有效的排毒办法。但是不要喝凉水，以温开水为宜，尤其是早上。因为早上阳气刚刚生发，这个时候灌下一大杯凉水，就会打消身体的阳气。

让身体远离寒湿的养生要则

在生活中，我们很难完全避免身体受到寒气的侵袭，这就要求我们应该建立起正确的养生原则，尽量减少寒气的侵入。

❶ 洗头时不做按摩

许多人洗头时都喜欢按摩一下头部，但是这种按摩会使头部的皮肤松弛、毛孔开放，并加速血液循环，张开的毛孔也使头皮吸收化学洗发水的能力大大增强，同时寒气、湿气也会通过大开的毛孔和快速的血液循环进入头部。

❷ 顺天而行，不吃反季节食物

有的人爱吃一些反季节的食物，例如在冬季的时候吃西瓜，而中医认为，只有将食物的温热寒凉因时因地地运用，才能让人体保持阴阳平衡，不会生病。反之，则会导致人体阴阳失衡，疾病随之而来。

❸ 家中常备暖饮

除了按时的休息之外，人们也可以适当服用中药，加速寒气的驱出。如，当确定是肺里的寒气时，可以服用姜茶来协助身体祛除寒气。

❹ 避免淋雨

经常淋雨的人，头顶多半会生成一层厚厚软软的"脂肪"，这些就是寒气物质。由于长时间积累了大量的寒气，身体需要借助不断地打喷嚏、流鼻水的方式将之排出，引发不适。所以，要切忌淋雨。

❺ 睡觉时盖好被子

为了贪图凉快，有些人睡觉时喜欢把肩膀露在外边，殊不知寒气很容易从背部入侵，背部总是受凉的人，身体状态通常不好，所以在睡觉时一定要盖好被子。

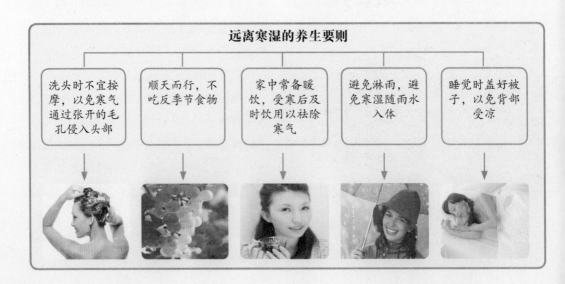

远离寒湿的养生要则

| 洗头时不宜按摩，以免寒气通过张开的毛孔侵入头部 | 顺天而行，不吃反季节食物 | 家中常备暖饮，受寒后及时饮用以祛除寒气 | 避免淋雨，避免寒湿随雨水入体 | 睡觉时盖好被子，以免背部受凉 |

慢性腹泻多缠绵，驱除胃寒是关键

由于不健康的饮食习惯，肠胃疾病成为现代人的常见病症之一。有些人长年累月大便不成形，每日大便次数在3次以上，有的还伴有不同程度的腹部疼痛或不适，这就是慢性腹泻。是消化系统疾病的常见症状，以粪便稀薄、次数增加、病程超过2个月为诊断要点。由于慢性腹泻往往拖沓缠绵，治疗起来比较麻烦，成为肠胃疾病中最顽固的一种。

治病要治本，细究慢性腹泻的具体原因，主要有胃源性、肠源性腹泻，内分泌失调性和功能性腹泻之分。中医认为，脾胃虚寒是慢性腹泻的主要原因。因此，要彻底治愈还要从驱除脾胃寒气上下手。

驱除脾胃寒气有个最简便的方法，那就是喝面粉白糖水。

原料：面粉50克，白糖少许。

用法：将面粉炒焦，加适量白糖，用开水调匀。每日饭前服用，一日2次，2～3天即可见效。

此外，还可以用经穴疗法来对付慢性腹泻。人体的神阙穴是寒气入侵人体的主要通道之一。驱除寒气也可以从神阙穴下手。神阙穴也就是人体的肚脐眼。取独头蒜1个，生姜3片，捣烂后外敷于肚脐上，用胶布固定住，每晚更换，3～4日即可见效，简单又快捷。

除了了解这些治疗慢性腹泻的方法外，还要从日常生活入手，养成良好的饮食和生活习惯，如多吃热食，少喝冷饮，少吃反季节水果等，从根本上阻止寒气侵入脾胃。

◎神阙穴（即肚脐）是寒气入侵人体的主要通道之一。

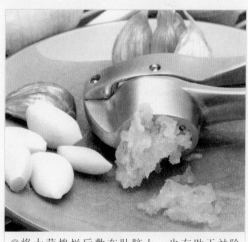

◎将大蒜捣烂后敷在肚脐上，也有助于祛除寒气。

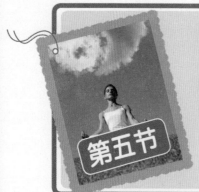

阴平阳秘，精神乃治
——阴阳平衡才健康

第五节

世界万物孤阳不生，独阴不长

《黄帝内经》中说：世界万物孤阳不生，独阴不长。阴阳之道，乃天地之常理，知道术数的人才能做到养生长寿，那么阴阳之间的术数是怎样的呢？具体来说，可以包括以下几点：

❶ 阴阳是对立制约的

对立，就是说两家性质相反，是死对头，如天为阳、地为阴；白天为阳、黑夜为阴等。任何事物，都是对立存在宇宙间的，但是，事物的阴阳属性不是绝对的，而是相对的，必须根据互相比较的条件而定。就人体而言体表为阳，内脏为阴；就内脏而言，六腑属阳，五脏为阴。由此可见，事物的阴阳属性是相对的。

制约，就是说由于两方对立，就可以牵制、约束对方。就像草原上的兔子，如果没有狼来制约，那么兔子无限繁殖下去，迟早要把草原给吃光的，没有兔子，狼也就不能活下来。

❷ 阴阳存在消长和平衡

阴阳双方是在永恒地运动变化着，不可能是双方的力量每时每刻都完全对等，会不断出现"阴消阳长"与"阳消阴长"的现象，这是一切事物运动发展和变化的过程。例如：四季气候变化，从冬至春至夏，由寒逐渐变热，是一个"阴消阳长"的过程。

平衡，是说以上的这种你消我长，在全过程来看，总体上是力量平衡的。比如白天，是光明(阳)的成分多而黑暗(阴)的成分少的时候，到晚上，则是黑暗的成分多而光明的成分的时候，光明和黑暗就是在这样一种你消我长的过程中，但总体来看，二者的力量是基本相当的，也就是说是平衡的。

❸ 阴阳是"互根"和可以转化的

中医认为"阳根于阴，阴根于阳"，这就像老子说的"祸兮福所倚，福兮祸所伏"，再黑的夜也有星光，太阳当空也会有阴影一样，阴阳是互根的，没有阴，也就谈不上有阳。如果单独的有阴无阳，或者有阳无阴，则一切都归于静止寂灭了。

由于阴阳互根，在条件转变时，事物总体的阴阳属性就可以互相转化。《素问》所谓"重阴必阳，重阳必阴""寒极生热"，"热极生寒"，正如夏天炎热到了极点，就会开始凉爽，向秋天过渡；冬天三九严寒之后，春天就将来到。可见，阴阳互根与转化从另一个侧面说明了阴阳的消长平衡。

通过上面的论述我们可以知道阴阳有和谐的一面，也有冲突的一面。正是由于阴阳的这种相互制约和相互消长，才推动着事物的发展和变化，并维持着事物发展的动态平衡。只有如此，生物才有生长化收藏和生长壮老已的发展过程。

神秘的阴阳

① 阴阳是对立制约的

阴阳的对立制约，又称"阴阳相反"，是指自然界相互关联的一切事物、现象都存在着相互对立而属性相反的阴阳两个方面，且阴阳之间相互对抗、相互制约和相互排斥。

② 阴阳相互转化性

自然界的任何事物和现象都可以概括为阴和阳两类，在一定的条件下，阴和阳是可以相互转化。即阴可以转化为阳，阳也可以转化为阴。

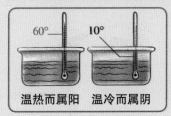

温热而属阳　温冷而属阴

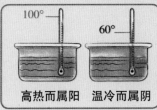

高热而属阳　温冷而属阴

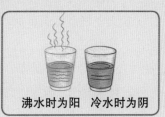

沸水时为阳　冷水时为阴

③ 阴阳存在消长和平衡

中医认为"阳根于阴，阴根于阳"，事物总体的阴阳属性可以互相转化。即阴阳中复有阴阳。例：白昼光明为阳，夜晚黑暗为阴。而白天的上午，阳的特征不断增加，为阳中之阳；下午太阳西斜，阳的特征渐减，为阳中之阴；晚上的前半夜，阴的特征渐增，为阴中之阴，后半夜阴的特征渐减，为阴中之阳。

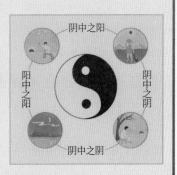

阴中之阳

阳中之阳

阳中之阴

阴中之阴

疾病分阴阳，防治各有方

天地有阴阳之分，人体有阴阳之分，疾病同样有阴阳之分，阴性疾病和阳性疾病的发病原因不同、症状不同，防治也应该有所不同。

① 阴性疾病的预防

阴性疾病一般发病慢，治疗也比较慢，需要经过长期的调理才能痊愈。这种病主要由寒气引起，而寒气主要是从腰腿以下侵入人体，人在受到寒气侵袭时，就会肢体蜷缩、手脚僵硬、伸屈不畅。

根据阴性疾病的起因，其预防应着眼于保暖人体的下半部，尤其是脚部做起，所以说"人老从脚而始"。从现在医学来看，天冷时，人的胃肠消化功能就会比较脆弱，同样食物在低温环境下也会比较容易变凉，因此一些原来就患有肠胃疾病的人，症状会变得多发而更加严重。即使是以前没有肠胃疾病的人，这个时候也很容易免疫力低下，胃痛发作，或者腰部受凉，导致腰肌劳损、腰椎间盘突出症等。

所以，预防阴性疾病首先要注意保暖，坚持每天用热水泡脚，然后用手指搓揉脚跟、脚掌、脚趾和脚背，非常容易手脚冰凉的人或者关节炎患者，还可以在睡觉时将脚垫高，以改善血液循环。

② 阳性疾病的预防

阳性疾病与阴性疾病恰恰相反，阳性疾病往往属于急性病，发病快，治愈也比较快。这种病主要由热气引起，而热气多是通过人体上半部侵入人体的，表现为肢体肿胀、活动迟缓、筋骨不适等症状。所以，夏天的时候，应该注意给头部降温，保持头部的清醒。特别是高温天气运动劳作后，头部血管扩张，一定不要用冷水冲洗，否则可能会引发颅内血管功能异常，出现头晕、呕吐等症状，严重的话，还可能导致颅内大出血。所以，应该"以热治热"，及时用热毛巾擦汗促进皮肤透气。

中医认为，人体就像自然界，无论体内阴气过盛还是阳气过盛，都会导致疾病，所以要想健康，阴阳调和就非常重要。所以应该把人体的阴阳调和作为一个重要的养生法则，坚持合理的生活习惯，调摄精神、饮食、起居、运动等各个方面，这样才能够强身健体、预防百病。

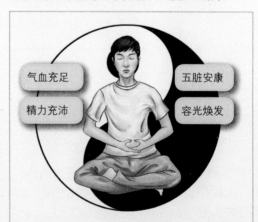

气血充足　五脏安康
精力充沛　容光焕发

◎如果我们的身体内部阴阳调和，各个部位正常运转，我们就是健康的、美丽的；而如果阴阳失调，任何一个方面缺乏或者太过，我们就会出现亚健康、疾病、早衰等各种症状。所以，要想身体健康，保持阴阳平衡是最基础的条件。

阴阳平衡是养生的根本

阴阳是自然界存在的基础，阴阳平衡是确保自然万物不受损害的根本，人类养生也必须以调和阴阳为基础。

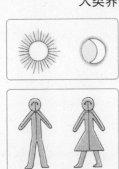

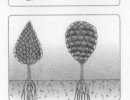

生命之气与自然界阴阳变化规律相通。只有顺应阴阳变化调养精神，才能保证体内阴阳之气调和，确保身体不受邪气所伤。

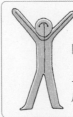

阴阳平衡

自然界就会和谐；对于人来说就会身体健康，百病不侵。

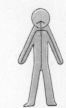

阴阳失衡

自然界就会发生灾变，如海啸、地震等；对于人来说就会生病。

阴阳之气调和是人体健康之本

在人的身体中，阳主外，开发肌肤腠理；阴主内，游走于六腑，归藏于五脏，帮助身体吸收营养，排出糟粕。

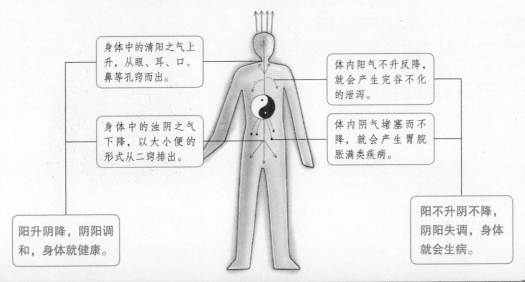

身体中的清阳之气上升，从眼、耳、口、鼻等孔窍而出。

身体中的浊阴之气下降，以大小便的形式从二窍排出。

体内阳气不升反降，就会产生完谷不化的泄泻。

体内阴气堵塞而不降，就会产生胃脘胀满类疾病。

阳升阴降，阴阳调和，身体就健康。

阳不升阴不降，阴阳失调，身体就会生病。

亚健康是轻度阴阳失衡

"亚健康"这个概念越来越多地出现在人们的生活中，那么，什么样的身体状态是亚健康呢？按照医学界的说法，亚健康是"介于健康与疾病之间的一种生理功能低下的状态"。实际上就是我们常说的"慢性疲劳综合征"。因为其表现复杂多样，现在国际上还没有一个具体的标准化诊断参数。

一般来说，如果你没有什么明显的病症，但又长时间处于以下的一种或几种状态中，注意亚健康已向你发出警报了：失眠、乏力、无食欲、易疲劳、心悸、抵抗力差、易激怒、经常性感冒或口腔溃疡、便秘，等等。处在高度紧张工作、学习状态的人应当特别注意这些症状。

亚健康状态下，人体虽然没有发病，但身体或器官中已经有危害因子或危害因素的存在，这些危害因子或危害因素，就像是埋伏在人体中的定时炸弹，随时可能爆炸；或是潜伏在身体中的毒瘤，缓慢地侵害着肌体，如不及时清除，就可导致发病。

其实，亚健康和疾病都属于人体内部的阴阳失衡状态，只不过亚健康是轻度阴阳失衡，而疾病是重度的阴阳失衡。但是，如果身体内的"阴阳"长期处于不平衡状态，就会从量变发展到质变，也就是说身体就会从亚健康状态转化成生病状态，这时候再加以调治，就有一定难度了。

按中医的理论："正气存内，邪不可干，邪之所凑，其气必虚"，就是说在正常的状态下，如果阴阳处在一个很平衡的状态，即使遇见了大风大雨异常的气候变化，也不会得病。但如果外受风、寒、暑、湿、燥、火，内受喜、怒、忧、思、悲、恐、惊，让人体自身的正常状态被打破，这些伺机而动的致病因子就可能从10个变成100个，100个变成1000个……当它们达到一定数量时，就可能侵害人体健康了，而此时人体正处于亚健康状况，防御水平很低没办法抵抗，自然就生病了。

所以，当我们意识到自己亚健康了，就一定要及时调整自己的阴阳平衡，使身体恢复到健康状态，防止疾病的发生。

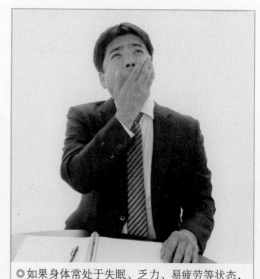

◎如果身体常处于失眠、乏力、易疲劳等状态，应及时调整远离亚健康。

运动就可以生阳，静坐就可以生阴

动养生和静养生是东方养生的两大法宝，各有利弊。按照《周易》的阴阳原理，动则生阳，静则生阴。比较而言，练动功的，动则生阳，可以增强精力，提高工作效率；练静功的，静则生阴，可以降低人体的消耗，人的寿命也相对较长。只静不动是错误的，只运动不知道好好休息就更不对了。正确的养生方法应该是动静相兼，刚柔相济。

这是因为，神属阳，在生命活动中易于动而耗散，难于清静内守，务须养之以静；形属阴，易静而难动，故养形以运动为贵。所以，动以养形，静以养神，动静兼修，形神共养，才能使体内气血流畅，阴阳平衡，从而达到延年益寿的效果。

动养，就是现代人普遍意义上的运动。包括：跑、跳、走、爬、打球、游泳、骑车等。这些运动的特点是以锻炼肌肉和体力为主，在锻炼肌肉和体力的同时，人体内环境也得到了适当的锻炼。动养相对提升精力的效果比较大，经常做这些运动的人能让人感觉朝气蓬勃、精力充沛、充满力量的感觉。

静养，包括：静坐、睡眠、闭目养神、打太极拳等。静养的目的在于通过精神、身体的休息，达到调节情绪、减低消耗、消除疲劳、恢复体能、排出有害因子、增强自我控制的目的。

偏于动养还是偏于静养，应因人而异。阳虚者应以动养为主，但不可过于剧烈；阴虚者应以静养为主，但也必须配合动养。总的来说，腹围不大、血脂不高、胆固醇不高，没有这方面遗传因素的人，可以静养为主、动养为辅；反之，腹围大、血脂高、胆固醇高，有这方面遗传因素的人，就应以动养为主、静养为辅。

对老年人而言，静比动更重要，让自己真正安静下来，比让自己真正动起来要难。很多老年人晨练时以为只要拼命跑跳，运动剧烈就是最好的锻炼。这样显然错了。老年人运动，不可骤起，不可骤停。以浑身微汗为锻炼适度的标准，过汗易伤阳气。不过，静养并不意味着终日生活在安静的环境中；更不是吃完饭就急着上床睡觉，或是窝在沙发里不动，而是要适当出去走走，多活动，以免器官组织都会衰退，抗病能力减弱。因此，老年人要适当进行一些运动。比如在家弄弄花草、打扫打扫房间、搬花盆、换鱼缸水等活动，均能促进血液循环和细胞代谢。

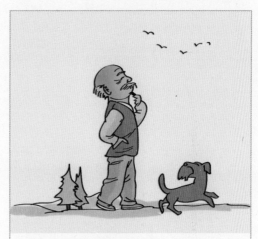

◎对老年人而言静比动更重要，选择的运动方式也以散步、太极拳等为佳。

虚实病证的表现与治疗原则

　　人体内阴阳平衡被打乱会出现或寒或热的症状，热证又分为实热和虚热，寒证又分为阴虚和阳盛阴虚。如下图所示。

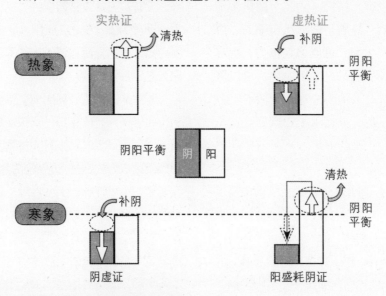

补泻的顺序

　　中医治病最注重整体，不仅力求祛除疾病，而且要求不能增加新病。所以针刺时，如果经脉之气一方虚弱，一方旺盛，必先补虚弱的经气，再泻旺盛的经气。

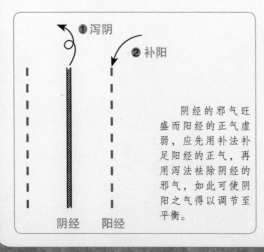

　　阴经的邪气旺盛而阳经的正气虚弱，应先用补法补足阳经的正气，再用泻法祛除阴经的邪气，如此可使阴阳之气得以调节至平衡。

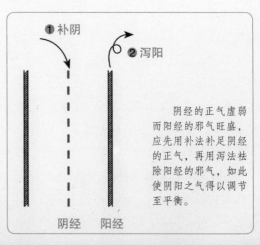

　　阴经的正气虚弱而阳经的邪气旺盛，应先用补法补足阴经的正气，再用泻法祛除阳经的邪气，如此使阴阳之气得以调节至平衡。

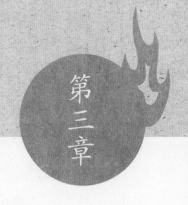

第三章

认清自己是什么体质，
把养生养到实处

●体质，是指人体秉承先天遗传，受后天多种因素影响，所形成的与自然、社会环境相适应的功能和形态上相对稳定的固有特性。不同的人体质各不相同，人们需要清楚自身的体质类型，才能运用中医手段，从饮食、生活起居、精神、药物、经络等方面进行养生，达到预防疾病、延年益寿的目的。

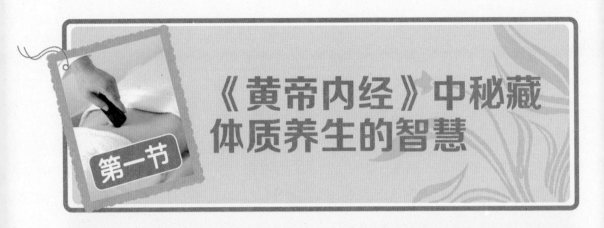

《黄帝内经》中秘藏体质养生的智慧

第一节

《黄帝内经》最早涉及体质养生

近年来，伴随着中医体质学研究的不断深入，体质养生也逐渐成为众多养生爱好的追捧的热点。事实上，早在《黄帝内经》中便已经有了体质养生，并且在后世不断发展，而现代意义上的体质养生学只不过是把前人的经验进行了总结并重新细化分类罢了。

在《黄帝内经·灵枢·阴阳二十五人》中便根据人的形体、肤色、意志强弱、性格静躁以及对季节气候的适应能力等方面的差异，将人的体质分为了木、火、土、金、水五大类型，可以说，这是传统医学对人体体质的最早分类。

具体来说，这五大类型的体质分别具有以下特征：

❶ 木形体质人

《黄帝内经》中把这类人同五音中的上角相比类，与天上的东方苍帝相似。他们一般苍色，小头，长面，大肩，平背，直身，手足小，体态优美，有才气，好劳心，

力气小。他们耐春夏，不耐秋冬，感受了秋冬的不正之气就会生病。另外，根据各自的特点，木形体质人还可以分为"太角""左角""钛角""判角"四种类型。

❷ 火形体质人

《黄帝内经》把这类人同五音中的上徵相比类，与天上的南方赤帝相似。他们一般赤色，尖脸，小头，肩、背、胸、腹各部发育都好，手足小，脚步稳，走路快而且摇晃肩膀，背部肌肉丰满，轻钱财，不轻易相信他人，多疑虑，见事明白，容颜美好，心急，不能长寿，往往暴亡。耐春夏，不耐秋冬，秋冬时容易感受不正之气而得病。这一类型的人，其情态为诚实可信的样子。另外，火形体质的人也可以分成"质徵""少徵""右徵""判徵"四种类型，各自有各自的特点。

❸ 土形体质人

《黄帝内经》把土形体质的人同五音

中的上宫相比类，与天上中央一方的黄帝相似，他们一般黄色，圆脸，大头，肩背发育好，大腹，大腿、小腿长得好，手足小，身体多肉，上下匀称，走路脚步稳，举足轻，安心，爱做对别人有利的事，不喜好权势。耐秋冬，不耐春夏，春夏时常感受不正之气而得病。这一类的人，其表现是诚实厚道。另外，土形体质的人根据各自的特点，还可以分为"太宫""加宫""少宫""左宫"四种类型。

4 金形体质人

《黄帝内经》把金形体质的人同五音中的上商相比类，与天上的西方白帝相似。他们一般方脸，白色，头小，肩背小，腹小，手足小，骨轻，为人清廉，办事不拖沓，果决敢断，外表柔静而内实悍勇。耐秋冬，不耐春夏，春夏时常感受不正之气而得病。另外，金形体质的人根据

各自的特点，还可以分为"右商""钛商""左商""少商"四种类型。

5 水形体质人

《黄帝内经》把水形体质的人同五音中的上羽相比类，与天上的北方黑帝相似。他们一般黑色，面部不平整，大头，面颊宽，肩小，腹大，手足小，行走时身体摇摆，自腰至尻距离较长，背部也比较长，身上常常是汗津津的。耐秋冬，不耐春夏，春夏时常感受不正之气而得病。另外，水形体质的人根据各自的特点，还可以分为"大羽""少羽""桎羽""众羽"四种类型。

总之，五种类型的人有二十五种变化，彼此各有长短。由此可见，《黄帝内经》关于体质的分类是非常严谨的，这就为现代体质专家进行体质划分提供了很好的依据。

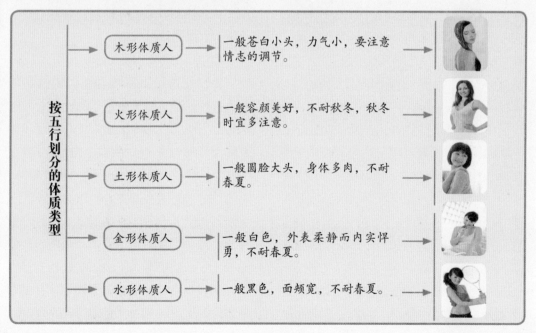

按五行划分的体质类型

木形体质人 → 一般苍白小头，力气小，要注意情志的调节。

火形体质人 → 一般容颜美好，不耐秋冬，秋冬时宜多注意。

土形体质人 → 一般圆脸大头，身体多肉，不耐春夏。

金形体质人 → 一般白色，外表柔静而内实悍勇，不耐春夏。

水形体质人 → 一般黑色，面颊宽，不耐春夏。

体质受先天、后天因素共同制约

人参、龙眼……在某些人口中是美味佳肴，可在另一些人口中却如同"砒霜"，会给身体带来诸多不适。《伤寒赋》中也有这样的记载："桂枝下咽，阳盛则毙。承气入胃，阴盛则亡。"意思是说阳盛之人如果误服了桂枝这样的热药，就有可能造成危险；而阴盛之人如果误服了大承气这样的寒药，也可能导致恶果出现。

同样的食物或药材缘何在不同人身上有如此大的反差？追根溯源是因为体质有差异。那么，什么是"体质"呢？所谓"体质"，就是指机体素质，是指人体秉承先天(指父母)遗传、受后天多种因素影响，所形成的与自然、社会环境相适应的功能和形态上相对稳定的固有特性。它反映机体内阴阳运动形式的特殊性，这种特殊性由脏腑盛衰所决定，并以气血为基础。体质的形成主要关系到先天因素和后天因素两个方面，并与性别、年龄、地理等因素有关。

❶ 先天因素

在体质形成过程中，先天因素起着决定性的作用。先天因素，又称禀赋，是指小儿出生以前在母体内所禀受的一切特征。中医学所说的先天因素，既包括父母双方所赋予的遗传性，又包括子代在母体内发育过程中的营养状态，以及母体在此期间所给予的种种影响。同时，父方的元气盛衰、营养状况、生活方式、精神因素等都直接影响着"父精"的质量，从而也会影响到子代禀赋的强弱。

但是，先天因素、遗传性状只对体质的发展提供了可能性，而体质强弱的现实性，则有赖于后天环境、营养和身体锻炼等。

❷ 后天因素

人的体质在一生中并非是一成不变的，而是在后天各种因素的影响下变化着的。良好的生活环境，合理的饮食、起居，稳定的心理情绪，可以增强体质，促进身心健康。反之则会使体质衰弱，甚至导致疾病。随着人类物质生活及文化生活的不断改善，人们对于健康与长寿的要求变得日益迫切。因此，如何保养一生的体质越来越成为人们关心的课题。改善后天体质形成的条件，可以弥补先天禀赋之不足，从而达到以后天养先天，使弱者变强而强者更强的目的。

（1）饮食营养

饮食营养是决定体质强弱的重要因素。合理的膳食结构，科学的饮食习惯，保持适当的营养水平，对维护和增强体质有很大影响。由于人的体质不同，其对营养物质的新陈代谢功能也不一样。因此，科学、合理的饮食营养应包含必需和适当两层含义。长期营养不良或低下，或营养不当，以及偏食、偏嗜等都会使体内某些成分发生变化，从而影响体质，乃至于引起疾病。《内经》中曾多次谈到饮食偏嗜对机体的危害。诸如"肥者令人内热，甘者令人中满""膏粱之变，足生大丁"，以及五味偏嗜会引起人体脏气偏盛偏衰而产生病变等。

（2）劳动和运动

劳动的性质和条件，对人们的体质强弱有着深刻的影响。劳动一般分为体力劳动和脑力劳动两大类。在现代社会，随着科学技术的高度发展，体力劳动和脑力劳动的关系也越来越密不可分。劳逸适度，劳而不倦，可增强体质。一般来说，适当的体力劳动对体质的增强有积极的作用。但是，过于繁重的体力劳动，在严重污染环境下的体力劳动，精神情绪经常处于紧张状态下的劳动，操作分工过细，促使身体局部片面发展的劳动，等等，对人的体质都将产生不利影响。反之，过度安逸又可使机体气血运行迟缓，气机阻滞，脏腑功能减弱，正气不足，而致体质虚弱多病。故当有劳有逸，劳逸适度。

（3）年龄

年龄也是影响体质的重要因素之一。人体的结构、功能与代谢随着年龄的增长而发生规律性的变化。这里应当强调两个环节，一是青春期，二是更年期。以性成熟为特征的青春期是人体内功能与结构急剧变化的时期，是人生中第一个转折时期。更年期则是从成年期转入老年期，全身各系统的功能与结构渐进性衰退的过渡阶段，是一生中第二个转折时期。若能处理好这两个时期，则可达到强身健体、延缓衰老的目的。

（4）性别

男为阳，女为阴。男性多禀阳刚之气，体魄健壮魁梧，女性多具阴柔之质，体形小巧苗条。

除此之外，影响人们体制的还有地理环境和心理等因素，这部分内容我们会在后面的章节专门讲解。

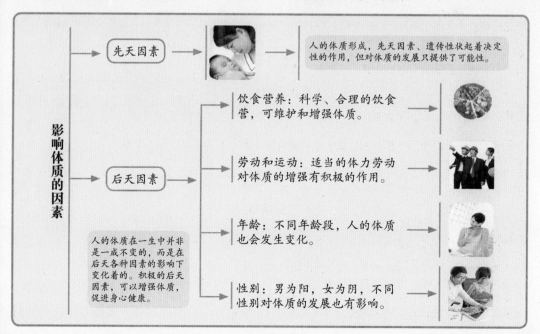

影响体质的因素

先天因素 → 人的体质形成，先天因素、遗传性状起着决定性的作用，但对体质的发展只提供了可能性。

后天因素 →
饮食营养：科学、合理的饮食营，可维护和增强体质。

劳动和运动：适当的体力劳动对体质的增强有积极的作用。

年龄：不同年龄段，人的体质也会发生变化。

性别：男为阳，女为阴，不同性别对体质的发展也有影响。

人的体质在一生中并非是一成不变的，而是在后天各种因素的影响下变化着的。积极的后天因素，可以增强体质，促进身心健康。

看一看，自己属于哪种体质

2009年4月9日，《中医体质分类与判定》标准正式发布，该标准将体质分为平和质、气虚质、阳虚质、阴虚质、痰湿质、湿热质、血瘀质、气郁质、特禀质九个类型，这是经中医临床专家、流行病学专家、体质专家多次论证而建立的体质辨识的标准化工具。

《中医体质分类与判定》标准是我国第一部指导和规范中医体质研究及应用的文件，旨在为体质辨识及与中医体质相关疾病的防治、养生保健、健康管理提供依据，使体质分类科学化、规范化。

《中医体质分类与判定》中国人的九种体质

平和体质

总体特征：阴阳气血调和，以体态适中、面色红润、精力充沛等为主要特征
形体特征：体形匀称健壮
常见表现：面色、肤色润泽，头发稠密有光泽，目光有神，鼻色明润，嗅觉通利，唇色红润，不易疲劳，精力充沛，耐受寒热，睡眠良好，胃纳佳，二便正常，舌色淡红，苔薄白，脉和缓有力
心理特征：性格随和开朗
发病倾向：平素患病较少
对外界环境适应能力：对自然环境和社会环境适应能力较强。

气虚体质

总体特征：元气不足，以疲乏、气短、自汗等气虚表现为主要特征
形体特征：肌肉松软不实
常见表现：平素语音低弱，气短懒言，容易疲乏，精神不振，易出汗，舌淡红，舌边有齿痕，脉弱
心理特征：性格内向，不喜冒险
发病倾向：易患感冒、内脏下垂等病；病后康复缓慢
对外界环境适应能力：不耐受风、寒、暑、湿邪

阳虚体质

总体特征：阳气不足，以畏寒怕冷、手足不温等虚寒表现为主要特征
形体特征：肌肉松软不实
常见表现：平素畏冷，手足不温，喜热饮食，精神不振，舌淡胖嫩，脉沉迟。
心理特征：性格多沉静、内向
发病倾向：易患痰饮、肿胀、泄泻等病；感邪易从寒化
对外界环境适应能力：耐夏不耐冬；易感风、寒、湿邪

阴虚体质

总体特征：阴液亏少，以口燥咽干、手足心热等虚热表现为主要特征
形体特征：体形偏瘦
常见表现：手足心热，口燥咽干，鼻微干，喜冷饮，大便干燥，舌红少津，脉细数
心理特征：性情急躁，外向好动，活泼
发病倾向：易患虚劳、失精、不寐等病；感邪易从热化
对外界环境适应能力：耐冬不耐夏；不耐受暑、热、燥邪

续表

痰湿体质

总体特征：痰湿凝聚，以形体肥胖、腹部肥满、口黏苔腻等痰湿表现为主要特征
形体特征：体形肥胖，腹部肥满松软
常见表现：面部皮肤油脂较多，多汗且黏，胸闷，痰多，口黏腻或甜，喜食肥甘甜黏，苔腻，脉滑
心理特征：性格偏温和、稳重，多善于忍耐
发病倾向：易患消渴、中风、胸痹等病
对外界环境适应能力：对梅雨季节及湿重环境适应能力差

湿热体质

总体特征：湿热内蕴，以面垢油光、口苦、苔黄腻等湿热表现为主要特征
形体特征：形体中等或偏瘦
常见表现：面垢油光，易生痤疮，口苦口干，身重困倦，大便黏滞不畅或燥结，小便短黄，男性易阴囊潮湿，女性易带下增多，舌质偏红，苔黄腻，脉滑数
心理特征：容易心烦急躁
发病倾向：易患疮疖、黄疸、热淋等病
对外界环境适应能力：对夏末秋初湿热气候，湿重或气温偏高环境较难适应

血瘀体质

总体特征：血行不畅，以肤色晦暗、舌质紫黯等血瘀表现为主要特征
形体特征：胖瘦均见
常见表现：肤色晦暗，色素沉着，容易出现瘀斑，口唇黯淡，舌暗或有瘀点，舌下络脉紫暗或增粗，脉涩
心理特征：易烦，健忘
发病倾向：易患症瘕及痛证、血证等
对外界环境适应能力：不耐受寒邪

气郁体质

总体特征：气机郁滞，以神情抑郁、忧虑脆弱等气郁表现为主要特征
形体特征：形体瘦者为多
常见表现：神情抑郁，情感脆弱，烦闷不乐，舌淡红，苔薄白，脉弦
心理特征：性格内向不稳定、敏感多虑
发病倾向：易患脏躁、梅核气、百合病及郁证等
对外界环境适应能力：对精神刺激适应能力较差；不适应阴雨天气

特禀体质

总体特征：先天失常，以生理缺陷、过敏反应等为主要特征
形体特征：过敏体质者一般无特殊；先天禀赋异常者或有畸形，或有生理缺陷
常见表现：过敏体质者常见哮喘、风团、咽痒、鼻塞、喷嚏等；患遗传性疾病者有垂直遗传、先天性、家族性特征；患胎传性疾病者具有母体影响胎儿个体生长发育及相关疾病特征
心理特征：随禀质不同情况各异
发病倾向：过敏体质者易患哮喘、荨麻疹、花粉症及药物过敏等；遗传性疾病如血友病、先天愚型等；胎传性疾病如五迟（立迟、行迟、发迟、齿迟和语迟）、五软（头软、项软、手足软、肌肉软、口软）、解颅、胎惊等
对外界环境适应能力：适应能力差，如过敏体质者对易致过敏季节适应能力差，易引发宿疾

判断体质，从辨别阴阳开始

"阴阳"一词相信大家都不陌生，本书前面已多次提及。其实在中医养生学里，处处体现着阴阳的思想，不仅用阴阳思想来说明人体的组织结构、生理功能、病理变化，还用阴阳指导疾病的诊断和治疗，指导人的养生保健。

中医把所有的疾病都分为阴阳、表里、虚实、寒热，这叫"八纲辨证"，实际上就是分阴阳。所谓阴证，指舌淡、气短懒言、口不渴、面色暗淡、脉沉细无力、精神萎靡、身倦肢冷、尿清便溏。所谓阳证，指苔黄、脉数有力、神烦气粗、声大多言、口渴饮冷、面红身热、尿赤便干。

根据《黄帝内经》，从阴阳角度划分我们的体质，主要有3类：一类体质是偏阴的，一类是偏阳的，还有一类是既不偏阴也不偏阳的阴阳平和体质。区别是偏阳还是偏阴，关键要看这个人的体质特征是偏热还是偏寒，偏热是偏阳体质，偏寒是偏阴体质。

偏阳体质的人，往往偏热、偏燥、偏动、偏亢奋。其中，偏热是最重要、最明显的，即体温较正常偏高，怕热，喜欢喝冷水。这类人，阳盛了，阴往往就不够，所以易患阳亢的热性病，如大便干燥、易上火、头晕、失眠、心悸、心慌，等等。平时就应该多动少静，避免操劳过度、思虑不节、纵欲失精，否则很容易发展演化为临床常见的阳亢、阴虚、痰火等。

偏阴体质的人，往往偏寒、偏湿、偏静、偏低沉。其中，偏寒、怕冷是最主要的特征。这类人阳气偏弱，易致阳气不足，脏腑功能偏弱，水湿内生，从而发展为临床常见的阳虚、痰湿、痰饮等。

当然了，在做自我判断的时候要注意，不是说每一个人每一条都符合，因此需要抓主要矛盾，注意自身所有的表现中，是偏热较多还是偏寒较多，这一点是最重要的判断标准。

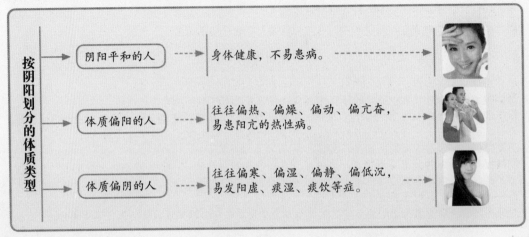

按阴阳划分的体质类型	阴阳平和的人	身体健康，不易患病。
	体质偏阳的人	往往偏热、偏燥、偏动、偏亢奋，易患阳亢的热性病。
	体质偏阴的人	往往偏寒、偏湿、偏静、偏低沉，易发阳虚、痰湿、痰饮等症。

体质影响疾病的产生与发展

我们注意到，在同样的环境和条件下，猝然遇到外邪，有的人生病，有的人则不生病，这是为什么呢？《黄帝内经》认为，这与体质的强弱有关。我们可以这样描述体质与疾病的关系：病是一张画面上的特异性图像，或称"花样"，而体质是画面后的"底色"。换句话，病是"前景"，体质是"背景"。各种特异性病变这个"前景"，是在体质因素这个背景的基础上发生的，两者相互影响。

体质对疾病发生的根本影响有两个方面，一是影响到疾病是否发生，一是影响到所发生疾病的性质（证候）。不同的个体，虽然感受同一病邪，也可能发生不同性质的疾病，这也是由体质类型所决定的。为了说明不同体质类型对所发生疾病的性质的影响，中医学提出了一个"质化"的理论。名医章虚谷在《外感温热篇》注中说："六气之邪，有阴阳不同，其伤人也，又随人身之阴阳强弱变化而为病。"意思是说，不管感受何种病邪，都有一个随着体质偏倾的性质而转化的趋向。也就是说，体质的因素实际上是诱导证候形成的主导因素。

一般地说，体质强健的人是不易发生疾病的。但是，这种"强健"总是相对的。因为真正完美无缺的体质几乎是不存在的，即使是所谓"阴阳和平"体质，也是相对的，而不是绝对的。作为一个常人，最好的体质也只是少病而不是无病。也就是说，人群中的个体将因其体质类型的不同，在各自特定条件下必然会发病。这样，就形成了不同体质类型对不同疾病的易感性的差异。如，阴虚或偏热体质的人易受温热之邪而生阳热病证，阳虚或偏寒体质的人易受寒湿之邪而生阴寒病证等，这其实就是不同的体质类型对环境因素所做出的不同的反应而已。

此外，疾病的发展倾向，也是由体质因素所决定的。体质相对较强者，正气能够胜邪，疾病将逐步好转痊愈；体质相对较弱者，正气不能胜邪，邪气若乘势深入，疾病将变得复杂难疗，预后不佳。也就是说，在疾病的走向上，体质牵着疾病的鼻子走路。

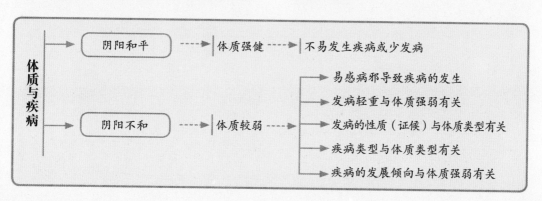

不同体质偏爱不同的疾病

人之体质阴阳强弱与患病情况有很大关系。"人之形有厚薄，气有盛衰，脏有寒热，所受之邪，每从其人之脏气而化，故生病各异也。是以或从虚化，或从实化，或从寒化，或从热化……物盛从化，理固然也"这段话是说人的形体有胖瘦、体质有强弱、腑脏有偏寒偏热的不同。所收的病邪，也都根据每人的体质、脏腑之寒热而各不相同。或成为虚证，或成为实证，或成为寒证，或成为热证。就好比水与火，水多了火就会灭，火盛了则水就会干枯，事物总是根据充盛一方的转化而变化。也就是说，不同的体质偏爱不同的疾病。

阴虚阳盛体质：多形体偏瘦，肤色显得苍劲。底气较足，虽进食不多，却能胜任劳作。患病多为热性，常易有火，治疗是需用滋阴清火药物。但也有阳旺阴弱之人，宜先扶阳，而后滋阴。

阴阳俱盛体质：除上面阳旺表现外，还应兼身体丰满，肌肉厚实，进食偏多。平时很少生病，若患病常常较重，由于病邪积累已经深，治疗需用重药。而且寒、热之药俱能接受。

阴盛阳虚体质：形体丰满，肤色较白，皮肤娇嫩，肌肉松弛，进食虽多，易变化为痰涎。如果目有神采，尚且无妨；如目无神采，就要注意了，有的未到中年，即得中风之病。患病虽热象，用药则不可过寒，以防更伤其阳。

阴阳俱弱体质：由上述阳虚症状，还兼有形体偏瘦，饮食不多。倘目有神采，耳郭肉厚端正，为先天禀赋较强，头脑聪明；若目无神采，脑筋混沌，身体糟糕。凡阴阳俱弱体质，虽病患多，却不太重，服药也不能耐受大补、大泻、大寒、大热之药，只适宜和平之药，缓慢调养。

不同体质偏爱的不同疾病

体质类型	形体特征	易患疾病	治则
阴虚阳盛体质	多形体偏瘦，肤色显得苍劲	常易有火，易患热性病	滋阴清火
阴阳俱盛体质	身体丰满，肌肉厚实	很少生病，若患病则常为重病	治疗需用重药
阴盛阳虚体质	形体丰满，肤色较白，肌肉松弛	易患痰涎与热证，中年后易得中风	用药不可过寒，以防更伤其阳
阴阳俱弱体质	形体偏瘦，饮食不多	虽病患多，却不太重	不耐大补、大泻、大寒、大热之药，只适宜和平之药，缓慢调养

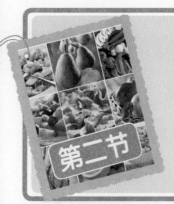

平和体质：养生要采取"中庸之道"

第二节

顺四时，调五味，平和体质这样养护

对于平和体质的人，养生保健宜采用饮食调理而不宜药补，因为平和之人阴阳平和，不需要药物纠正阴阳之偏正盛衰，如果用药物补益反而容易破坏阴阳平衡。对于饮食调理，首先，"谨和五味"。饮食应清淡，不宜有偏嗜。因五味偏嗜，会破坏身体的平衡状态。如过酸伤脾，过咸伤心，过甜伤肾，过辛伤肝，过苦伤肺。其次，在维持自身阴阳平衡的同时，平和体质的人还应该注意自然界的四时阴阳变化，以保持自身与自然界的阴阳平衡。

再则，平和体质的人可酌量选食具有缓补阴阳作用的食物，以增强体质。

这类食物有粳米、薏苡仁、豇豆、甘薯、南瓜、银杏、核桃、莲子、鸡肉等。平和体质的人春季阳气初生，宜食辛甘之品以发散，而不宜食酸收之味。宜食韭菜、香菜、萝卜、枣等。夏季心火当令，宜多食辛味助肺以制心，且饮食宜清淡而不宜食肥甘厚味。宜食菠菜、黄瓜、丝瓜、冬瓜、绿豆、鸡肉、鸭肉等；秋季干燥易伤津液，宜食性润之品以生津液，而不宜食辛散之品。宜食银耳、杏、梨、白扁豆、鸭肉等；冬季阳气衰微，故宜食温补之品以保护阳气，而不宜寒凉之品。宜食大白菜、板栗、黑豆、刀豆、羊肉等。

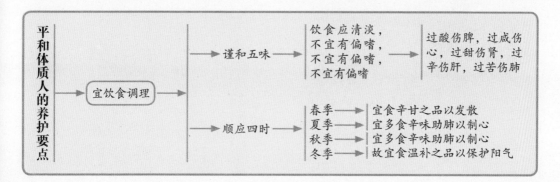

戒烟少酒，别让烟酒毁了你的好体质

我们都知道，平和体质是世界上最好的体质，也是健康长寿的根基。然而，拥有了平和体质还要尽心维护，否则就有可能把自己的好体质毁掉。比如吸烟、酗酒，就是伤害体质最大的两种恶习。有的人小时候身体很好，但是由于染上了吸烟、酗酒的恶习，结果把自己的身体给毁了。那么，吸烟、酗酒究竟有多大危害呢？

据世界卫生组织估计，全世界有500万人死于吸烟导致的肺癌，其中有100万人发生在中国，远远超过中国矿难死亡人口的总和。烟草燃烧后产生的烟气中已被证实的致癌物质40余种，其中最危险的是焦油、尼古丁和一氧化碳。吸烟对人体的危害是一个缓慢的过程，需经较长时间才能显示出来，尼古丁又有成瘾作用，使吸烟者难以戒除。吸烟可诱发多种癌症、心脑血管疾病、呼吸道和消化道疾病等，是造成早亡、病残的大病因之一。

另外，大量事实证明，少量饮酒可活血通脉、助药力、增进食欲、消除疲劳。而长期过量饮酒能引起慢性酒精中毒，对身体有很多危害。酒能使胃蠕动能力降低，使人食欲不振，从而引起体内营养素缺乏，降低人体免疫力，导致食道炎、胃炎、贫血等症。饮酒对肝脏的损害也特别大，酒精能损伤肝细胞，连续过量饮酒者易患脂肪肝、酒精性肝炎，甚至发展为酒精性肝硬化、肝癌。酒精还会引起消化道黏膜充血、水肿，导致食道炎、胃炎、胃及十二指肠溃疡等。此外，长期酗酒还会导致高血压、高脂血症和冠状动脉硬化。

因此，为了我们的身体健康，就要对自己要求严格一点儿，远离烟酒。

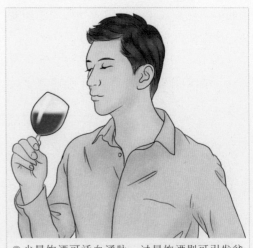

◎烟草中含有大量有害气体，对身体伤害大，别让烟草毁了你的健康。

◎少量饮酒可活血通脉，过量饮酒则可引发贫血、肝癌等症，应适量控制饮酒。

心平气和——平和体质的养心之道

古人的养生观，强调一个"和"字。清代戏曲理论家李渔曾在《闲情偶记》中说："心和则百体皆和。"和，概括了心理与生理相交相融的深刻内涵。事实上，对于平和体质的人来说，要想保持优异的体质，在日常生活中就要做到心平气和。

心气平和，就是保持体内平衡，心顺气畅，是健康的最佳状态。试想，一个人每日处在浮躁、烦躁甚至暴躁之中，久必情绪失调、脏腑失和。生活中的喜怒哀乐往往无法避免，但用心平气和来达到处事平和，则必须要心胸开阔，宽善待人，遇愁不愁，逢怨不怨，以理智驾驭感情，以平和调节心志。

"药王"孙思邈活到了一百多岁，最根本的养生秘诀就是他倡导的"十二少"，即"少思、少念、少事、少语、少笑、少愁、少乐、少喜、少好、少恶、少欲、少怒"。同时还提出了他所忌讳的"十二多"。即"多思则神殆，多念则志散，多欲则志昏，多事则形劳，多语则气亏，多笑则脏伤，多愁则心摄，多乐则意溢，多喜则忘错混乱，多怒则百脉不定，多好则专迷不理，多恶则憔悴无欢"。按他的养生理论，他所倡导的"十二少"是养生的真谛，而这"十二多"是丧生之本。只有将两者紧密地结合起来，有所倡又有所忌，才能达到真正的养生的境界。

通俗地说，"十二少"与"十二多"的精华就是"心气平和"，从心理上、思想上尽量减少对身体不利的意念。这样，紧张、恐惧、焦虑的情结就没有"市场"。这样，就不致过喜伤心，过怒伤肝，过哀伤肺，过乐伤肾。人体的免疫力就能增加，疾病就难上身，自然利于身体健康。

心气平和可平衡阴阳，调和六脉，祛病延年。甲拜衮桑在《西藏医学》中论述说："要维护良好的健康，养成良好的生活习惯，就必须对身体的活动、言语及思想有所节制。正如一个人不要到有险情的水中游泳，不要坐有危险的船一样。在做任何事情之前，都要想一想再做"。这句话阐明了"心气平和"，一切要从每一细微处做起，毋以善小而不为，毋以恶小而为之。为人处世，心中常存正大光明的意念。浩然正气常存我心，自然"正气存内，邪不可干"，元气充沛，脏腑功能好。

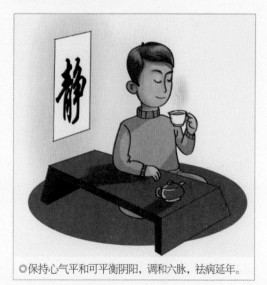

◎保持心气平和可平衡阴阳，调和六脉，祛病延年。

平和体质宜食补，不宜药补

"养生之道，莫先于食。"饮食养生首先指的是应用食物的营养来防治疾病，促进健康长寿的。尤其是对于平和体质的人来说，食补就可以了，不必进行药补。我们平时之所以用药，就是要借助药性，对"病"进行矫枉过正，使身体达到平和，而对于平和体质来说，本身就已经平和了，就不必再用什么"补药"对身体进行补益了。

那么，平和体质的人应该样进行食补呢？我们要认识到，饮食是人类维持生命的基本条件，而要使人活得健康愉快、充满活力和智慧，则不仅仅满足于吃饱肚子，还必须考虑饮食的合理调配，保证人体所需的各种营养素的摄入平衡且充足，并且能被人体充分吸收利用。除此之外，我们还应注意以下四个原则：

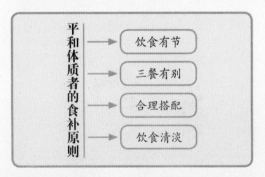

平和体质者的食补原则 → 饮食有节
→ 三餐有别
→ 合理搭配
→ 饮食清淡

① 饮食有节

这一点对于中老年人尤为重要，因为随着年龄的增长，生理功能逐渐减退，机体的新陈代谢水平逐渐减弱，加之活动量减少，体内所需热能物质也逐渐减少。因此，每日三餐所摄入的热能食物也应减少，这样才能更好地维持体内能量的代谢平衡。

如果到了中老年阶段饭量仍不减当年，摄入能量食物过多，势必造成体内能量过剩，多余能量就会转化为脂肪，使身体发胖，并影响心脏功能。这也是诱发高血压、冠心病、动脉粥样硬化等心血管疾病的主要原因。所以，中老年人应适当地节制饮食，饮食应当少而精，富于营养又易于消化，多吃新鲜蔬菜、水果，限制高脂肪、高热能食物的摄入量。每餐的食量应适可而止。一般以七八分饱为宜。

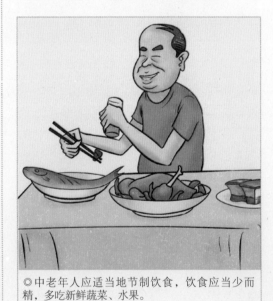

◎中老年人应适当地节制饮食，饮食应当少而精，多吃新鲜蔬菜、水果。

② 三餐有别

大量实验表明，注意一日三餐合理安排对养生长寿是大有益处的。在三餐食物的选择方面，早餐应选择体积小而富有热量的食物，午餐应选择富含优质蛋白质的食物，晚餐则应吃低热量、易消化的食物。大量实验表明，每天早上一次摄入2000卡热量的食物，对体重影响不大，而晚上摄入同样的食物体重就明显增加，这是因为人体的各种生理功能和代谢变化都有一定的规律性。

在三餐的摄入量上，应做到"早饭吃好，中饭吃饱，晚饭吃少"，分配的比例应该是3：4：3。现在很多年轻人习惯于早餐吃得很少或不吃早餐，晚餐吃得很多，这对健康是有害的。

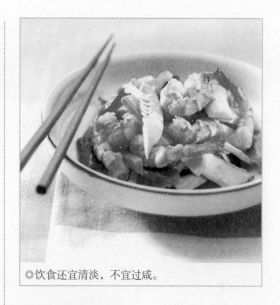

◎饮食还宜清淡，不宜过咸。

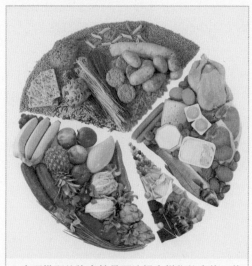

◎合理搭配的饮食就是要选择多样化的食物，使摄取到的营养素尽量齐全。

❸ 合理搭配

配制合理的饮食就是要选择多样化的食物，使所含营养素齐全，比例适当，以满足人体需要。饮食合理搭配就是要做到粗细粮混食，粗粮细做，干稀搭配；副食最好荤素搭配，忌偏食或饮食单调。

❹ 饮食清淡

古代医学家和养生学家都强调，饮食宜清淡，不宜过咸。据调查，每日食盐量超过15克以上者，高血压的发病率约为10%。因此，正常人一般每天摄入盐要控制在10克以下。如患有高血压、冠心病或动脉硬化者，必须控制在5克以下。不过饮食清淡也不应该绝对化，比如盛夏季节，人体因大量出汗，会令体内盐分丢失过多，这时就应注意及时补充盐分。

另外，养成良好的饮食习惯也是饮食养生的一个重要方面。比如吃饭时细嚼慢咽，不可狼吞虎咽，以利于消化吸收；吃饭时要专心，不要一边吃饭，一边想其他的事情，既影响食欲，也影响消化液的分泌，久之可引起胃病；吃饭时要有愉快的情绪，才能促进胃液分泌，有助于食物的消化。如果情绪过于激动，兴奋、愤怒等情绪之下勉强进食，会引起胃部的胀满甚至疼痛；饭后不要躺卧和剧烈运动。

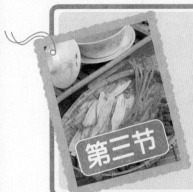

第三节 气虚体质：养生重在益气健脾，慎避风邪

硬熬伤正气，别因好强毁了健康

许多人因为工作的缘故，即使身体已经很疲劳了，还在硬撑着。其实，疲劳是身体需要恢复体力和精力的正常反应，是人体的一种自动控制信号和警告。如果不按警告立即采取措施，那么就容易损害人体正气，最终积劳成疾。尤其是气虚体质者本身阳气就匮乏，如果再不注意休息，经常"硬熬"，就必然会损伤身体根本。

一般来说，在日常生活中，我们应该注意在以下几个方面不要"硬熬"：

① 身体患病时不可硬熬

事实上，气虚体质者的大脑、心脏等重要器官的功能已经在不知不觉中衰退了，身体的免疫力也在下降。如果再对头痛、乏力、腰酸、腿痛等不适症状不重视，强忍下去，终将拖延耽误，酿成重症。

② 如厕时不可硬熬

对于气虚体质的人来说，大便硬憋，可造成习惯性便秘、痔疮，还可诱发直肠、结肠癌。憋尿会引起下腹胀痛难忍，甚至引发肾炎。因此，要养成定期大便和有了尿意就应立即小便的良好习惯。

③ 起居上不可硬熬

气虚体质的人，一般到了晚上就会感到头昏思睡，这时千万不要硬撑，不可强用浓咖啡、浓茶去刺激神经，以免引发神经衰弱、高血压、冠心病等疾病。

④ 肚子饿时不可硬熬

对于气虚体质者来说，也不要随便推迟进食时间，否则可能引起胃肠性收缩，出现腹痛、手脚酸软发抖等症状。经常饥饿不进食，易引起溃疡病、胃炎等症。

⑤ 口渴时不可硬熬

水是人体最需要的物质，气虚体质者必须养成定时饮水的习惯。渴是人体缺水的信号，表示体内细胞处于脱水状态，如果硬熬下去则会影响健康。

造成气虚无力的原因分析

气虚体质者主要来自先天禀赋，也有后天不良的工作和生活习惯所造成的。

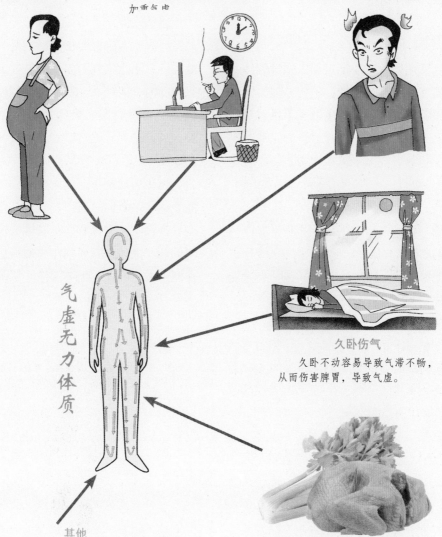

得自父母

母亲怀孕时进食较少，营养不足，或父母有一方是气虚体质。

熬夜伤神

经常熬夜容易伤神，劳伤心脾。重体力劳动者则会伤形，长期神形过劳都会耗气，加重气虚

七情不畅

长期七情不畅、抑郁或暴怒都容易导致肝气郁结，肝木克脾土，从而促生气虚。

气虚无力体质

久卧伤气

久卧不动容易导致气滞不畅，从而伤害脾胃，导致气虚。

其他

大病、久病容易伤元气；手淫、纵欲也会消耗元气；长期服用清热解毒的中药，或抗生素、消炎药、激素等，则会促生或加重气虚。

长期节食或食用伤气的食物

长期节食会导致营养不足，形成气虚。长期食用一些伤元气的食物，也会导致气虚。

过度运动不是养生，而是在伤 "气"

运动，是健康生活的必要条件之一。但如果过于频繁运动，或进行过度激烈的运动，结果往往适得其反。因为运动不是越多越好、强度越大越好，过度的运动反而会伤害身体的正气。

❶ 过度运动将导致未老心 "衰"

众所周知，运动不仅可以强身健体，也有助于防治高血压和心脏病，但美国的一项最新研究表明，过度锻炼不仅对身体没有好处，反而可能加速心衰。尤其是对高血压患者，超强度运动对她们的心脏是非常不利的。

❷ 过度运动会影响孩子智力

运动对人体的健康无疑是有益的，但也应该把握一个适当的度，否则会对大脑功能造成损害。特别是孩子，他们的气还不足，大脑功能尚未发育完善，更容易受到影响。因此，专家建议，对于儿童来讲，最好多做一些机械运动，如摆放积木等。这些运动表面上看起来简单，其实能大大促进孩子的大脑发育和手眼协调能力。

❸ 少女过度运动易患妇科疾病

国外的调查表明，18岁以上的女运动员，月经异常者占相当大的比例，多表现为月经初潮延迟、周期不规则、继发性闭经等，且运动量愈大初潮年龄越晚。其原因主要是由于剧烈运动抑制下丘脑功能，造成内分泌系统功能异常，影响体内性激素的正常水平，从而干扰了正常月经的形成和周期。

❹ 过度运动不能达到减肥的目的

运动能提高身体的基础代谢率，消耗热量，因此有助减肥瘦身。但是，强度大的运动并不会消耗更多的脂肪，尤其在无氧运动时，肌糖原无氧酵解过程中产生的代谢产物是乳酸，乳酸通过代谢合成脂肪。这就是为什么过度运动不能减少脂肪的原因。

规律运动是不会使人生病的，不规律的生活才最危险。所以，我们一定要合理制订自己的运动计划，给身体充分恢复的时间。一般说来，肌肉稍有酸胀感，并能在两三天内恢复，是比较理想的。

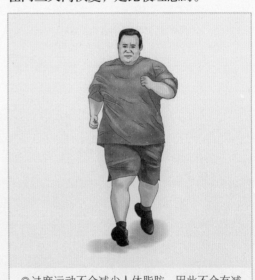

◎过度运动不会减少人体脂肪，因此不会有减肥的效果。

气虚体质养生重避风邪

自然界有风、寒、暑、湿、燥、火（热）这些正常的气候现象，而当它们发生异常之时就会侵入人体而致病，称为"六邪"。中医借用"风邪、寒邪、暑邪、湿邪、燥邪、热（火）邪"之名，概括所有的由外界因素干扰人体所致的疾病原因。

风邪是由风致病的一种致病因素，其致病的特点是发病快、变化多；疼痛呈现游走性并遇风加重；多伤于人体上部；外风具有发热、汗出、恶风等，内风多为肝风内动，肝风内动是泛指因风阳、火热、阴血亏虚所致，以肢体抽搐、眩晕、震颤等为主要表现的症候。

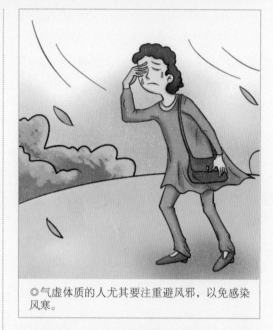

◎气虚体质的人尤其要注重避风邪，以免感染风寒。

气虚体质是指以气虚，气息低微、脏腑功能状态低下为主要特征的体质状态。气虚体质者对外界环境适应能力弱，卫外失固，不耐受风邪。因此，对于气虚体质的人来说，在日常生活中尤其要注重避风邪。由于气虚的人免疫力低下，体内已经没有或者很少有能力来抵御风邪，一遇到大风，或者人体出汗后受风，就会使风邪在人体内长驱直入，造成疾病。气虚体质者要提高警惕，谨慎应对。

其实，日常生活中防风邪的办法简单易行。比如，风邪最易从人体的上部侵入，因此一定要做好上身的保暖。夏季不穿无肩、无领、露背的衣服也会给风邪以可乘之机；冬季外出时戴上帽子和围巾，护住头部；春夏风邪最盛的时候，不在阳台、树下、露天或有穿堂风的厅堂、凉滑的水泥地上睡觉；紧身衣和透气性差的衣服因为不能散汗，汗出当风可能引发肌肉关节酸痛或四肢僵硬而致病，故最好选用棉质或丝质的衣服。

如果不慎感染风寒，引发感冒等症，在症状初期可以采取这种祛风方案：侧卧在床上，左侧或右侧均可。全身放松，手握拳，屈膝。用鼻吸气，直到不能再吸时闭气。坚持片刻直到忍耐不住时，缓缓吐气。然后调匀呼吸，重复前面的动作。如此反复呼吸，至出汗时翻身，姿势同前，重复前面的动作，到身出大汗时停止。这种呼吸方法可以祛除体内风寒之气，不过在运作中，要保持室内温暖，不可受凉。

补气务必多食益气健脾的食物

有些人在形体上消瘦或偏胖，体倦乏力，少气懒言，语声低怯，面色苍白，常自汗出，动则尤甚，心悸食少，舌淡苔白，脉虚弱，女子白带清稀，这些症状说明此人气虚。中医认为，脾是"气血生化之源"，所以气虚体质者应该多吃一点儿益气健脾的食物。

《本草纲目》中说：大枣、鲢鱼、葡萄、南瓜等具有益气健脾之功效。中年女性是较为常见的出现气虚症状的人群，平时可常吃大枣，南瓜，多喝一些山药粥、鱼汤等补气的食物，注意摄入各种优质蛋白对补气都大有好处。气虚往往和血虚同时出现，因此在注重补血的时候，更要注意补气，以达到气血平衡。

另外，气虚体质的人最好吃一些甘温补气的食物，如大米、糯米、小米等谷物都有养胃气的功效。山药、莲子、黄豆、薏仁、胡萝卜、香菇、鸡肉、牛肉等食物也有补气、健脾胃的功效。人参、党参、黄耆、白扁豆等中药也具有补气的功效，用这些中药和具有补气的食物做成药膳，常吃可以促使身体正气的生长。

气虚的人最好不要吃山楂、佛手柑、槟榔、大蒜、苤蓝、萝卜缨、香菜、大头菜、胡椒、荜拨、中指、紫苏叶、薄荷、荷叶；不吃或少吃荞麦、柚子、柑、金橘、金橘饼、橙子、荸荠、生萝卜、芥菜、砂仁、菊花。

气虚体质者宜吃的食物

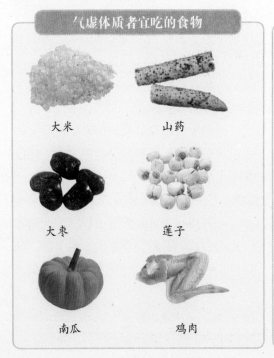

大米　　　　　山药

大枣　　　　　莲子

南瓜　　　　　鸡肉

气虚体质者忌吃的食物

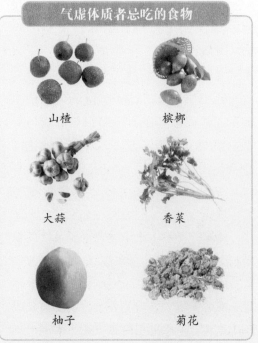

山楂　　　　　槟榔

大蒜　　　　　香菜

柚子　　　　　菊花

人参善补气，脾肺皆有益

人参是举世闻名的珍贵药材，在人们心目中占有重要的地位，中医认为它是能长精力、大补元气的要药，更认为多年生的野山参药用价值最高。对于气虚体质的人来说，人参可以说是保命强身的良药。

人参首载于《神农本草经》，又名人衔、鬼盖。"人参，味甘微寒，主补五脏，安精神，定魂魄，止惊悸，除邪气，明目，开心益智，久服轻身延年"。考仲景用人参的条文共76处，出现在42个方剂中。"《药性》谓其"补五脏六腑，保中守神。消胸中痰，治肺痿及痫疾，冷气逆上，伤寒不下食，凡虚而多梦纷纭者加之"。《本草正》谓："气虚血虚俱能补，阳气虚竭者，此能回之于无何有之乡；阴血崩溃者，此能障之于已决裂之后。惟其气壮而不辛，所以能固气；惟其味甘而纯正，所以能补血。"《本草新编》论人参指出："乃补气之圣药，活人之灵苗也。"现代药理研究也证明，人参能增强机体免疫功能，如增加T细胞，增强单核巨噬细胞的吞噬功能，提高机体的抗病能力与应激能力。

人参作为补气药品，人参用量的多少、是单用、是与其他药物配伍。与服用什么种类的人参、什么情况下服用等因素有关。红参性偏热，西洋参性偏凉，一次服用量不宜超过3克；生晒参性较平和，剂量可适当增大，一次可服用6克。如较长时间服用，量宜减半。如欲用于祛病补虚，或补虚救脱，量可增至2倍或3倍，甚至更多，但须在医生指导下服用。一味人参，煎成汤剂，就是"独参汤"。不过，这种独参汤只用在危急情况，一般情况下切勿使用。常常需要于其他药物配伍使用。如：提气需加柴胡、升麻；健脾应加茯苓、白术；止咳要加薄荷、苏叶；防痰则要加半夏、白芥子；降胃火应加石膏、知母，等。另外，服用人参要避"实"，即体质壮实者，无须服用人参。

气虚体质的人可以用人参煮粥。用人参3克，切成片后加水炖开，再将大米适量放入，煮成稀粥，熟后调入适量蜂蜜或白糖服食，可益气养血，健脾开胃，适用于消化功能较差的慢性胃肠病患者和年老体虚者。

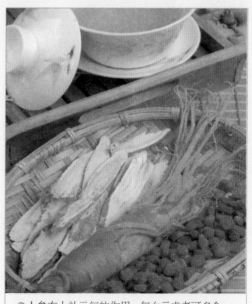

◎人参有大补元气的作用，气血亏虚者可多食。

补气血，千万别陷入误区

对于气虚体质的人来说，补气血固然重要，主动调养气血本来也是好事，但由于人云亦云，方法不对，也因此导致了不少啼笑皆非的笑话。比如，有位女士就曾经兴致勃勃地对朋友说，她们办公室所有大小女孩都吃统一的补品——乌鸡白凤丸。

人和人之间的体质不同，气血水平不同，补气血怎么可以整齐划一呢？放眼望去，市面上的气血养生误区比比皆是。

❶ 只有女人需要养气血

在90%以上的人眼里，补气血是女人的事，甚至更无知一点儿说是产后妇女的事。虽然由于生理的原因，女人比男人更容易血虚，但并不能因此说补气血是女人的专利。

在临床上，男人得虚证的也不少。老年多虚证，久病多虚证，其他如先天不足、烦劳过度、饮食不节、饥饱不调等，皆能导致虚证，所以男人也要注意补气血。

❷ 运动能增加气血能量

运动对健康的影响，主要是加快血液循环的速度，可以使一些闭塞的经络畅通，强化心脏的能力，提升人体的免疫功能，也会加快人体的新陈代谢，加快人体废物的排出，但是不会增加人体的气血能量。

如果只是单纯的运动，完全不改善生活习惯，增加或者调整睡眠的时间，则运动只是无谓的消耗血气能量而已。如现代许多繁忙的都市人都利用夜间进行运动，这样运动时身体必定是调动储存的肝火，

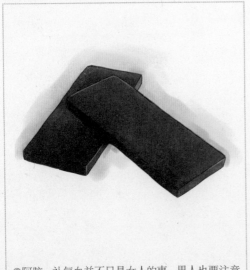

◎阿胶。补气血并不只是女人的事，男人也要注意补气血。

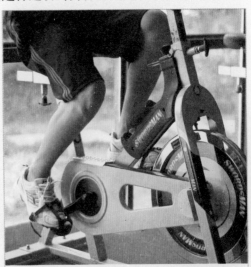

◎运动可加快人体的新陈代谢，但是并不能增加人体的气血能量。

加上运动的激发，精神处于亢奋状态，必然影响睡眠，有害身体健康。

❸ 寒凉的食物不能吃

并不是所有的寒凉食物进入肚子里都会对身体产生负面影响，只要与人的体质、吃的季节相适宜，能起到中和、平衡的作用，就可以吃。比如夏天，人体大量出汗，而适量吃些大寒的西瓜，它能除燥热，又能补充水分和糖分，这时的西瓜对身体来讲就能起到协调、补血的作用，而天冷时吃西瓜就容易导致血亏。

寒、热食物要搭配着吃，比如吃大寒的螃蟹时，一定要配上温热性质的生姜，用姜去中和蟹的寒凉，这样就不会对身体有任何的伤害，还利于蟹肉的消化、吸收。

❹ 黑色食物一定能补血

我们经常看到这样的宣传——黑色食物补肾、补血，如黑芝麻、黑豆、黑米、黑木耳、海带、紫菜、乌鸡骨、黑葡萄、黑桑葚等。其实并不尽然，温热是补、寒凉是泻。黑米、乌鸡性温，补血、补肾效果明显；黑芝麻，性平，补肾、补肝、润肠、养发；黑豆，性平，补肾、活血、解毒；黑葡萄，性平，味甘、酸，补肺、补心、补脾、补肾；而黑木耳性凉，黑桑葚性寒，海带、紫菜性寒，夏天可以经常吃，冬天尽量不要吃。

所以，任何食物补还是不补，一定要看食物的属性，而不是根据颜色排资论辈。

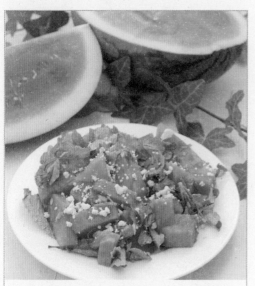

◎并不是所有的寒凉食物都不能吃，如夏天吃西瓜就有益补血。

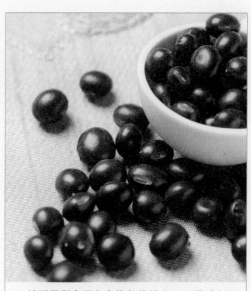

◎并不是所有黑色食物都能补血，还需看它的属性是否适合。

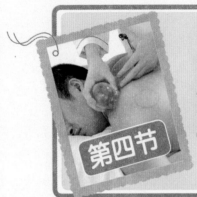

第四节

湿热体质：养生重在疏肝利胆，祛湿清热

湿热体质宜重"四养"

湿热体质者常见面部不清洁感，面色发黄、发暗、油腻。牙齿比较发黄，牙龈比较红，口唇也比较红。湿热体质的大便异味大、臭秽难闻。小便经常呈深黄色，异味也大。湿热体质的女性带下色黄，外阴异味大，经常瘙痒。舌红苔黄。

形成湿热体质一方面是先天因素，后天也很重要。如果一个人抽烟、喝酒、熬夜三者兼备，那注定是湿热体质；滋补不当也促生湿热体质，常见于娇生惯养的独生女；肝炎懈怠者也容易导致湿热体质；长期的情绪压抑也会形成湿热体质，尤其情绪压抑后借酒浇愁者。湿热体质者易感皮肤、泌尿生殖、肝胆系统疾病。

一般来说，湿热体质应当从下面四个方面进行调养：

❶ 饮食调养：少吃甜食，口味清淡

湿热体质者要少吃甜食、辛辣刺激的食物，少喝酒。所有食物里边湿热之性最大的就是酒。湿热体质的人宜食用清利化湿的食品的食物，如绿豆、苦瓜、丝瓜、菜瓜、芹菜、荠菜、芥蓝、竹笋、紫菜、海带、四季豆、赤小豆、薏仁、西瓜、兔肉、鸭肉、田螺等；不宜食用麦冬、燕窝、银耳、阿胶、蜂蜜、麦芽糖等滋补食物。

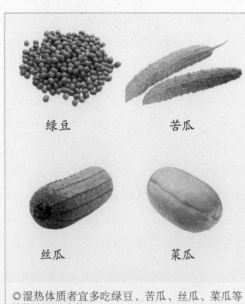

绿豆　　苦瓜

丝瓜　　菜瓜

◎湿热体质者宜多吃绿豆、苦瓜、丝瓜、菜瓜等清热除湿的食物。

❷ 家居环境：避免湿热环境

尽量避免在炎热潮湿的环境中长期工作和居住。湿热环境特别适合螨虫、细菌、真菌的生存，家里的细小角落、空调、地毯、布艺沙发等都是这些微生物爱藏匿的地方。而湿热体质的人皮肤又特别容易敏感，因此家居环境一定要注意清洁，避免过度湿热，最好不要用地毯或布艺沙发。

另外，湿热体质的人最好穿天然纤维、棉麻、丝绸等材质做成的宽松舒适、透气性好的衣物，尤其是内衣、内裤更重要，不要穿紧身的，以免妨碍湿气的散发。

❸ 药物调养：适当喝凉茶

湿热体质的人，或夏季气候闷热，体内容易产生湿热症状的情况下，可以适当喝点儿凉茶。需要提醒的是，大家在制作凉茶的时候，所有中药材每次取10克即可，一次饮用量也不宜太多，每天喝上2~3次就够了。也可以吃些车前草、淡竹叶、溪黄草、木棉花等，这些药一般来说不是很平和，不能久吃。

另外，可用薏米仁和大枣熬粥喝，薏米仁要熬到全部都裂开为佳。薏米仁具有清湿热、抗病毒的作用，而大枣则有补脾胃的作用。

❹ 经络调养：肝俞、胃俞、三阴交

湿热明显时首选背部膀胱经的刮痧、拔罐、走罐，可以改善尿黄、烦躁、失眠、颈肩背疲劳酸痛。上述穴位不要用艾条灸，可以用拔罐刺血法等泻法，可以让湿热很快的疏泄出来。拔罐刺血需要专业的规范操作，因而还是建议大家去正规的医疗养生机构操作。

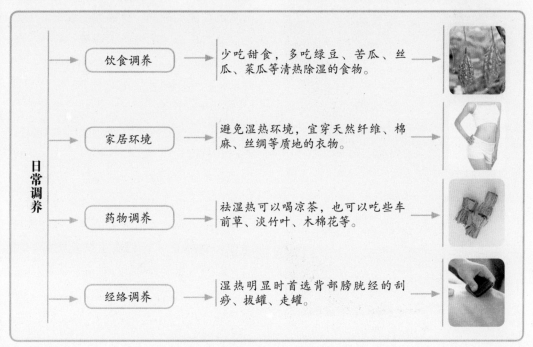

日常调养

饮食调养 → 少吃甜食，多吃绿豆、苦瓜、丝瓜、菜瓜等清热除湿的食物。

家居环境 → 避免湿热环境，宜穿天然纤维、棉麻、丝绸等质地的衣物。

药物调养 → 祛湿热可以喝凉茶，也可以吃些车前草、淡竹叶、木棉花等。

经络调养 → 湿热明显时首选背部膀胱经的刮痧、拔罐、走罐。

脚臭其实是脾湿造的"孽"

"脚臭"似乎是男人的通病，很多人上一天班回到家，一脱鞋，那脚简直是臭不可闻。故而男人往往会被冠以"臭男人"的称号。人们通常认为，脚臭的人是天生的"汗脚"，没有办法改变。其实，这种想法是错误的，汗脚和臭脚多是由脾湿造成的，只要将脾湿调养好，脚臭的问题也就解决了。

中医上讲"诸湿肿满，皆属于脾"，汗脚就属于"湿"的范畴，脚特别臭的人是因为脾大，而脾大则是由于脾脏积湿，脾湿热的时候，脚就会出又黄又臭的汗，就形成了"汗臭脚"。想告别汗臭脚就应该吃一些清热祛湿的药，可用方剂五皮散

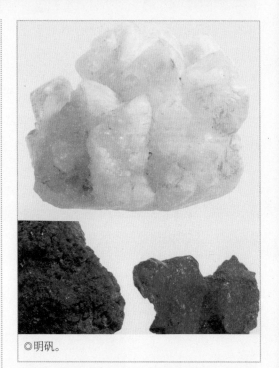

◎明矾。

合防己黄芪汤加减。具体方药如下；生姜皮、桑白皮、陈橘皮、大腹皮、茯苓皮各9克，黄芪15克、白术12克、厚朴9克、炒甘草6克、大枣5枚。水煎服，一日一剂煎3次饭后两小时服。

然后每晚都用热水或者明矾水泡脚，明矾具有收敛作用，可以燥湿止痒。还可以适当多吃些健脾祛湿的扁豆。另外，民间有一些土方子治疗脚臭的效果也不错，比如，把土霉素药片压碎成末，抹在脚趾缝里，就能在一定程度上防止出汗和脚臭，因为土霉素有收敛、祛湿的作用。

明白了臭脚产生的根源，知道了治疗脚臭的方法，相信你离告别"臭男人"的日子也就不远了。

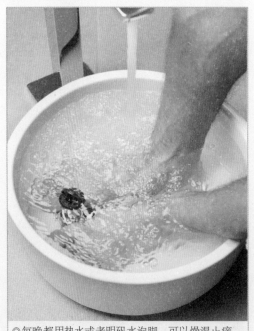

◎每晚都用热水或者明矾水泡脚，可以燥湿止痒，治疗脚臭。

湿热体质易生"痘"，平衡火罐可防治

对于湿热体质的人来说，脸上生痘可能是一个极大的困扰，尤其是对年轻的女孩来说，原本干净光洁的皮肤上时不时冒出一两个白头，或者黑头、粉刺，严重影响了美观。还有的年轻女孩，胸背部惨遭痘痘"毒手"，夏天连漂亮的吊带衫都不敢穿。这可怎么办呢？没有关系，拔罐就可以帮你祛除这些讨厌的家伙。

在此，我们只向大家简单介绍拔罐治疗方法，至于拔罐的具体手法，我们在后面将有一章的内容进行介绍。

湿热体质祛"痘"，一般采取的是刺络拔罐法，方法如下：

取穴：大椎、肺俞、脾俞。

治疗方法：先用三棱针快速点刺各穴，至微出血为止，针刺后拔罐，留罐15～20分钟，起罐后用酒精棉球在针刺处消毒。

疗程：3天1次，7次为一个疗程。

除此之外，我们再向大家介绍几个外搽治疗此病的方药，花钱不多，效果也很显著。

另外，值得注意的是，脸上长了痘痘，切忌用手挤压局部。经常用温水肥皂洗涤面颊，后在清水中滴几滴纯甘油，洗涤面颊，保持皮脂腺通畅，因为甘油具有溶解皮脂的作用。尽量少吃油腻厚味及辛辣之品，多食蔬菜和水果。可以经常泡麦冬、双花、生地代茶饮。

祛痘方药表

方名	使用方法	疗法
何首乌姜汁疗法	何首乌末，姜汁二味调膏	付帛盖以大炙或热熨之
碘酒疗法	碘酒有极强的杀菌和消炎作用，直接将碘酒涂抹在患处即可	用棉球蘸之擦患部，每日早晚各一次，两天即可痊愈
维生素	维生素B6针液	用维生素B6针液涂搽患处，每日3～4次，痊愈后不留痕迹，效果颇佳
白附子白面浆	白附子30克，研细粉，每取1克，和白面2克，用水调成浆	晚间反复涂擦面部，干后再涂蜂蜜1次，次晨洗去，坚持用
黑牵牛疗法	黑牵牛30克，焙干，研细末，用70克面脂调匀	每日用之涂擦面部若干遍，随后洗去
香油使君子疗法	香油、使君子适量，使君子去壳取仁，放入铁锅内文火炒至微有香味，晾凉、放入香油内浸泡1～2天	每晚睡前吃仁3个（小儿酌减），7天为1疗程

冬虫夏草不适合湿热体质的人

冬虫夏草又称夏草冬虫，与人参、鹿茸一起列为中国三大"补药"。其实它只是一种真菌——麦角菌科冬虫夏草菌，而之所以称为"冬虫夏草"，是因为其生产过程。蝙蝠蛾为繁衍后代，会在土壤中产卵，卵随后变成幼虫。冬虫夏草菌便侵入幼虫体内，吸收其营养，并不断繁殖，致使幼虫体内充满菌丝而死，这是"冬虫"；次年夏天，冬虫夏草菌在幼虫头部长出一株4～10厘米高的紫红色小草，这是"夏草"。"夏草"冒出地面，被采挖、晾干，就成为我们平时见到的冬虫夏草。

据现代医学研究分析，虫草体内含不饱和脂肪酸、虫草酸、维生素B_{12}、脂肪、蛋白质、多种生物碱等营养素，是著名的滋补强壮药。冬虫夏草首次记载使用是清代吴仪洛《本草丛新》，书中认为冬虫夏草性味甘，温。功能"保肺益肾，止血化痰，止劳嗽"。《药性考》记载："秘精益气，专补命门。"适用于肺肾两虚、精气不足、咳嗽气短、自汗盗汗、腰膝酸软、阳痿遗精、劳咳痰血等病症。由于其药性温和，与其他滋补品相比，具有更广泛的药用和食用性，是年老体弱、病后体衰、产后体虚者的调补药食佳品。比如肾衰、接受放化疗的肿瘤患者，或刚做完手术的患者可以每天吃一两颗冬虫夏草。建议用冬虫夏草泡茶，每天喝上几杯，等泡软以后，可以嚼了咽下去。

然而，冬虫夏草毕竟是补药，不适合所有人群，首先，体质偏湿热的人最好别吃。现代人饮食多油腻，常常大鱼大肉，不少人体内湿热，积蓄的新陈代谢产物排不出去。再加上工作压力大、感觉疲劳，他们经常会吃点儿冬虫夏草进补。但疲劳未必是体虚的表现。除病后、产后等原因明确的体虚者，其他人要吃冬虫夏草，最好先到医院咨询医生。如果盲目进补，可能上火，并且过量服用还会导致心慌气短、烦躁、面部红斑及四肢浮肿等病症。热性体质的人，有实火或邪胜者，高血压中风患者，以及肿瘤病患者在放疗期间也应慎用或不宜吃冬虫夏草。因感冒而引起的咳嗽或其他急性咳嗽的患者也不宜食用。此外，孕妇及哺乳期妇女、婴儿、妇女月经期都应禁服冬虫夏草。

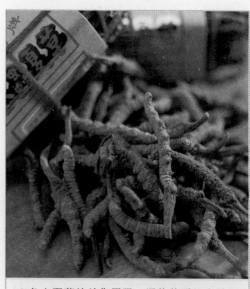

◎冬虫夏草补益作用强，湿热体质的人最好别吃。

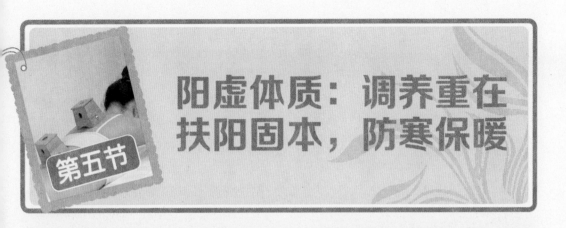

阳虚体质：调养重在扶阳固本，防寒保暖

第五节

阳虚体质与阳气不足的差别

在前面，我们介绍过阳气对人体的重要性。在这一章，我们还要继续阳气不足的话题，来探讨一下阳虚体质。我们在前面说过，80%的现代人都有阳气不足问题。那么，是不是意味着80%的现代人都是阳虚体质呢？当然不是，阳气不足并不等于阳虚体质，它们之间有着本质的区别。

《素问·生气通天论》中说："阳气者，若天与日，失其所则折寿而不彰，故天运当与日光明"。所谓阳气不足，只是一种现象，它本身是由于短期内阳气过度的损耗所造成的，如果运用科学的方法进行调养，很快就可以调整过来。而阳虚体质就不同了，它已经让这种现象形成了身体内部的一种常态，一旦遇到情志失调或外邪入侵，很容易产生疾病。而且，一旦形成了阳虚体质，短时间内是很难调整过来的。

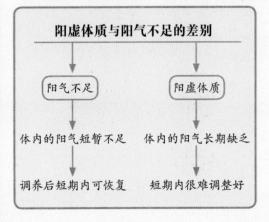

阳虚体质与阳气不足的差别

```
     阳气不足              阳虚体质
        ↓                    ↓
  体内的阳气短暂不足     体内的阳气长期缺乏
        ↓                    ↓
  调养后短期内可恢复     短期内很难调整好
```

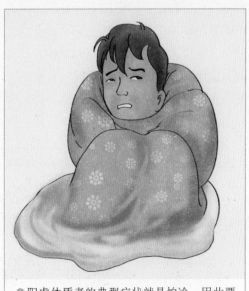

◎阳虚体质者的典型症状就是怕冷，因此要注意做好保暖工作。

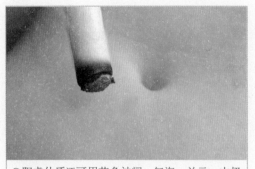
◎阳虚体质还可用艾灸神阙、气海、关元、中极等穴来调理。

从中医角度来说，阳虚体质的典型症状就是怕冷，且常尿频、腹泻，严重者吃进去的食物不经消化就拉出来，有的还伴有头发稀疏、黑眼圈、口唇发暗、性欲减退、白带偏多等症状。这类人，有的是先天禀赋；有的是长期熬夜，慢慢消耗阳气所致；有的是长期用抗生素、激素类药物、清热解毒中药所致；有的是喝凉茶所致；有的是性生活过度或经常在冷气下性交所致。

因为阳虚体质的人适应寒暑变化之能力差，稍微转凉，即觉冷不可受。所以，在严寒的冬季，要"避寒就温"，在春夏之季，要注意培补阳气，"无厌于日"。有人指出，如果能在夏季进行二十至三十次日光浴，每次十五至二十分钟，可以大大提高适应冬季严寒气候的能力。因为夏季人体阳气趋向体表，毛孔、腠理开疏，阳虚体质之人切不可在室外露宿，睡眠时不要让电扇直吹；有空调设备的房间，要注意室内外的温差不要过大，同时避免在树荫下、水亭中及过堂风很大的过道久停，如果不注意夏季防寒，只图一时之快，更易造成或手足麻木不遂或面瘫等中医所谓的"风痹"病的发生。

在日常起居方面，阳虚体质的人要注意关节、腰腹、颈背部、脚部保暖。燥热的夏季不能贪凉，空调温度不要太低，注意保暖；不要做夜猫子，保证睡眠充足，晚上不要超过11点都不睡觉，冬天最好10点以后要入眠。

同时，这种体质的人平时可选择些补阳祛寒、温养肝肾的中药来保健，如鹿茸、桑寄生、杜仲、人参、冬虫夏草、巴戟天、淫羊藿、仙茅、肉苁蓉、补骨脂等。如果是阳虚腰痛和夜尿多，可以用桑寄生、杜仲加瘦猪肉和核桃煮汤吃。

此外，任脉肚脐以下的神阙、气海、关元、中极这四个穴位有很好的温阳作用，可以在三伏天或三九天，就是最热和最冷的时候，选择1～2个穴位艾灸，每次灸到皮肤发红热烫，但是又能忍受为度。

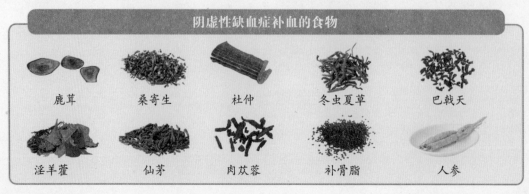

阴虚性缺血症补血的食物

鹿茸　　桑寄生　　杜仲　　冬虫夏草　　巴戟天

淫羊藿　　仙茅　　肉苁蓉　　补骨脂　　人参

造成阳虚外寒的原因分析

阳虚主要来自先天禀赋，在后天主要是由于长期损耗阳气所造成的，如长期服药、贪凉、纵欲、熬夜等都会导致阳虚。

穿着不保暖

也就是"要风度不要温度"，经常将肩、腰、腿暴露在外，也会导致或加重阳虚。

长期服药

长期使用抗生素、利尿剂、激素类药物、清热解毒中药等，会导致或加重阳虚。

纵欲劳累

纵欲，性生活过度、不节制等，均能导致或加重阳虚。

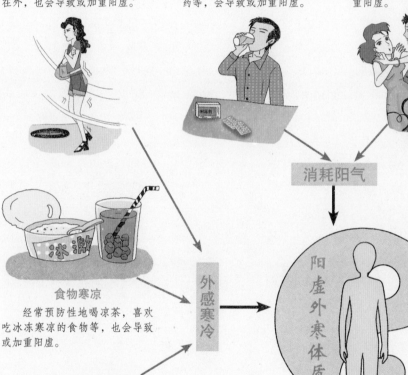

消耗阳气

食物寒凉

经常预防性地喝凉茶，喜欢吃冰冻寒凉的食物等，也会导致或加重阳虚。

外感寒冷

阳虚外寒体质

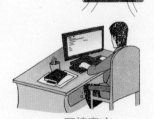

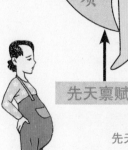

先天禀赋

环境寒凉

在冷库等寒凉环境中工作，或者空调使用过度，也容易形成阳虚。

先天禀赋

父母为阳虚体质，或者高龄婚育、孕期过食寒凉食物都可能导致胎儿形成寒凉体质。

阳虚体质，多吃点儿养阳、补阳食物

既然阳虚，就要补阳，那么如何来补阳呢？阳虚体质的人要遵循温补脾肾以祛寒的养生原则。五脏之中，肾为一身的阳气之根本，脾为阳气生化之源，故当着重补之。中医认为，阳虚是气虚的进一步发展，故而阳气不足者常表现出情绪不佳，易悲哀，故必须加强精神调养，要善于调节自己的情感，消除不良情绪的影响。此种体质多形寒肢冷、喜暖怕凉、不耐秋冬，故阳虚体质者尤应重环境调摄，提高人体抵抗力。

既然如此，那么阳虚者在饮食上就应该多吃一些养阳的食物。《本草纲目》中说羊肉、狗肉、鹿肉等具有养阳之功效。

羊肉性温，味甘，是温补佳品，有温中暖下、益气补虚的作用。阳虚之人宜在秋冬以后常食之，可以收到助元阳、补精血、益虚劳的温补强壮效果。阳虚的人可以在夏日三伏，每伏食羊肉附子汤一次，配合天地阳旺之时，以壮人体之阳。

狗肉性温，味咸，能温补阳气，无论脾阳虚或是肾阳虚，都可食用。民间早有"阳虚怕冷，常吃狗肉"的习俗。对平时四肢欠温、腰膝冷痛者，每年入冬以后，经常食狗肉，可以改善这种情况。

此外，阳虚体质的人宜食味辛、性温热平之食物，如薏米、大蒜、葱、莲藕、甘薯、红豆、豌豆、黑豆、山药、南瓜、韭菜等。而空心菜、大白菜、菠菜、茼蒿、茭白、白萝卜、百合、冬瓜、苦瓜、茄子、绿豆、柚子等凉性食物，则不宜多吃。

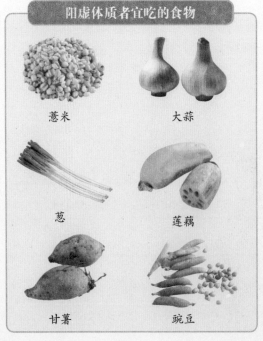

阳虚体质者宜吃的食物

薏米　　　　大蒜

葱　　　　莲藕

甘薯　　　　豌豆

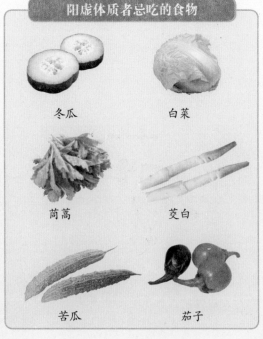

阳虚体质者忌吃的食物

冬瓜　　　　白菜

茼蒿　　　　茭白

苦瓜　　　　茄子

十个胖子九个虚，胖子也要补身体

也许大家看到这个标题会觉得可笑，生活中多少体重超标的人想尽办法减肥。减少食量是最基本的方法之一，连正常三餐都不愿意多吃了，哪里还能补呢？其实这些观点有偏颇之处，大多数肥胖者最需要的其实是补，尤其是那些真正的肥胖症患者，他们大多数都是阳虚体质。

有句话叫"血虚怕冷，气虚怕饿"。血少的人容易发冷，而气虚的人容易饿，总想着吃。针对这种食欲旺盛的情况，最好的方法就是补阳。熟知《本草纲目》的人都知道，其中最推崇的补气本草之一就是黄芪，黄芪性温，最能益气壮骨，被称为"补药之长"。常用十几片黄芪泡水喝，每晚少吃饭，用10颗桂圆，10枚红枣。这个红枣是炒黑的枣，煮水泡上喝，不至于因为晚上吃得少了而会感到饿，同时红枣和桂圆又补了气血。另外，平时要多吃海虾，这也是补气、补肾最好的方法。当把气补足后，就会发现饭量能很好地控制了，不会老是觉得饿了。坚持一段时间，体重就会逐渐下降。

另外，阳虚体质者也可用按摩的方法以减肥，每天早上醒来后将手臂内侧的肺经来回慢慢搓100下，再搓大腿上的胃经和脾经各50下，能有效地促进胃肠道的消化、吸收功能，并能促进排便，及时排出身体内的毒素与废物。中午的时候搓手臂内侧的心经，慢慢来回上下地搓100次，然后再在腰部肾俞穴搓100下，因为中午是阳气最旺盛的时候，这时是补肾、强肾的最好时机。晚上临睡前在手臂外侧中间的三焦经上来回搓100下，能有效地缓解全身各个脏器的疲劳，使睡眠质量提高，好的睡眠也是人体补血的关键。

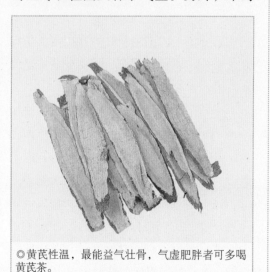

◎黄芪性温，最能益气壮骨，气虚肥胖者可多喝黄芪茶。

◎虚胖的人可试着多按摩一下肺经、胃经和脾经，以促进食物消化，达到减肥的效果。

现代人的阳虚体质，多是冰箱"冻"出来的

事实上，除了部分人属于先天阳气不足，我们大部分的阳虚体质都是后天造成的。而且，在现代社会，大多数的阳虚体质都是冰箱造成的。自从有了冰箱之后，我们的生活就改变了，各种冰镇食品纷纷往肚子里装，直接降低了我们胃部的温度，这不是身体内的自然调节，而是从外面强行侵犯。在中医理论中，寒属阴，阴盛伤阳，直接攻击了位于中焦的脾阳，久而久之，就形成了阳虚体质。

以冰西瓜为例。在夏天吃西瓜前，很多人喜欢把它放在冰箱里，冻得凉凉的再拿出来食用。这样虽然嘴上舒服了，却会对脾胃和咽喉造成很大的伤害。西瓜本来就是生冷性寒的食物，一次吃得过多容易伤脾胃，如果贪凉吃冷藏时间过长的冰西瓜，对脾胃的伤害就更大。此外，西瓜中有大量水分，可冲淡胃液，从而引起消化不良，使胃肠道抗病能力下降，容易导致腹胀、腹泻。特别是在劳动、剧烈运动之后，如果大量吃冰西瓜，很引发胃痛或加重胃病。胃肠虚弱的婴幼儿和平时就有脾

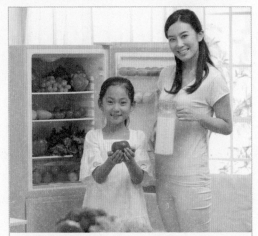
◎常食用冰箱内的食物容易使人形成阳虚体质，要尽量避免使用冰箱。

胃虚寒、消化不良等肠胃道疾病的人，最好少吃。

最近，有一个奇特的名词叫作"冰箱综合征"，恰好说明了冰箱对人体健康的重要影响。那么，究竟什么是"冰箱综合征"呢？不知道你有没有这样的经验，在盛夏的时候，吃上凉凉的冷饮和可口的冷食，会感到一时的舒服，可紧接着就是难忍的头痛、胃肠道不适，这就说明你已经患上了"冰箱综合征"。

所谓"冰箱综合征"，就是由于食用冰箱内的食物而导致的各种疾病，如头痛、肺炎、胃炎、肠炎等。从某种程度上来说，"冰箱综合征"还没有到影响体质的程度，但如果长此以往，形成阳虚体质是在所难免的。因此，我们在日常生活中，要尽量以免使用冰箱，即使食用冰箱里的食物，最好也要加热后再食用。

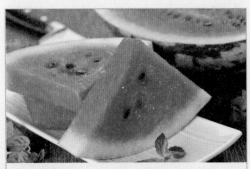
◎西瓜本性寒凉，冰过后食用更容易损伤脾胃。

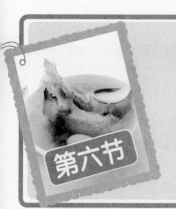

阴虚体质：养生重在滋阴降火，镇静安神

第六节

为什么人总是阴不足，阳常有余

"阳常有余、阴常不足"是元代名医朱丹溪对人体阴阳认识的基本观点，也是丹溪学术思想的最中心的内容，在中国传统养生史上占有重要地位。

朱丹溪认为，世界万物都有阴阳的两面，太为阳，地为阴，日为阳，月为阴。天大于地，太阳始终如一，而月亮却有阴晴圆缺，从这个自然界来说，就是"阳盛阴衰"的体现，人是自然界的一部分，当然也存在着这种状况。

朱丹溪还认为："人受天地之气以生，天之阳气为气，地之阴气为血"，故气常有余，血常不足，在人的生命过程中，只有青壮年时期阴精相对充盛，人多处于阳有余阴不足的状态。为什么青壮年时期阴精相对充足呢？阴气难成，因为只有在男十六女十四精成经通后阴气才形成，阴气易亏，"四十阴气自半"，男六十四、女四十九，便精绝经断，从这个时候开始，人的阴精也就越来越少，这是时间上相对的"阴不足"。

不仅如此，人还往往受到外界诸多因素的影响，如相火妄动就可引起疾病，而情欲过度，色欲过度，饮食厚味，都可引起相火妄动，损耗阴精。

"阴不足、阳常有余"的理论直到现在也具有重大的意义，"阴"是我们生命活动的根本和基础，所以不要透支它。在为生活和工作奔波的人，由于大量消耗身体的能量，人体中的血气只能够维持日常工作或活动需要，一般的疾病侵入时，人体并不抵抗，疾病长驱直入，由于没有抵抗的战事，因此也没有任何不舒服的疾病症状，许多人也就觉得自己非常健康，有无穷的体力，每天忙到三更半夜，尽情透支体力也不会生病，这种现象就是典型的阴虚，透支阴而不自知，等到大病来侵时悔之晚矣。

所以，在日常生活中，我们要多储蓄能源，好好保护我们的"阴"，不要以为精神好、身体壮，就随意消耗，其实很多时候我们都在透支而不自知。

107

阴虚了，身体会发出这些警告

当我们的身体出现阴虚的症状时，身体是如何提醒我们的呢?

① 年纪轻轻头发就白了好多

中医认为，发为肾之华。头发的根在肾，如果你的头发花白了，就说明你的肾精不足，也就是肾虚了。

② 迎风眼睛总是流眼泪

在中医里，肝对应泪，如果总是迎风流泪的话，就说明厥阴不收敛，长时间下去，就会造成肝阴虚。

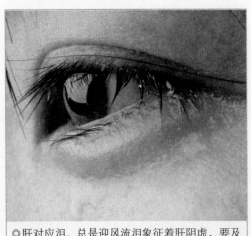

◎肝对应泪，总是迎风流泪象征着肝阴虚，要及时调理。

③ 老年人小便时头部打激灵

小孩和老年人小便时，有时头部会打一下激灵。但是小孩子是因为肾气、肾精还没有完全调出来，所以小便时气不足就会激灵一下；而老年人是肾气不足了，气血虚，所以，小便时一定要咬住后槽牙，以收敛住自己的肾气，不让它外泄。

④ 17点至19点发低热

发低热实际上是气血水平很低的表现，特别在17点到19点的时候发低热，这实际上是肾气大伤了。

⑤ 成年人了还总流口水

脾液为"涎"，就是口水。脾属于后天，小孩脾胃发育尚弱，因此爱流口水。但如果成年人总是流口水，那就是脾虚了。

⑥ 睡觉时总出汗

睡觉爱出汗在医学上称为"盗汗"。中医认为，汗为心液，盗汗多由于气阴两虚，不能收敛固摄汗液而引起，若盗汗日久不愈，则更加耗伤气阴而危害身体健康。

⑦ 坐着时总是不自觉地抖腿

中国古代相书上说"男抖穷"，意思是男人如果坐在那儿没事就抖腿，就说明他肾精不足，做事肯定就有问题。

⑧ 春天了手脚还是冰凉的

有很多人到了春季了手脚还是冰凉的，这主要就由于人冬天肾精藏得不够的造成的。精气到不了四肢，自然会冰冷。

以上所说的这些现象，都是阴不足的表现，都是在警告我们要对身体状态做出改变了，否则疾病就会乘"虚"而入了。

阴虚体质是妇科疾病的发源地

当女性经常出现失眠、性欲降低、月经紊乱、脸色苍白、眼圈黑黑、眼睑肿胀等症状时，很多人可能都想到精神压力、过度疲劳、环境不适等理由，但也许还有一个重要的原因你忽略了，那就是长期肾虚形成的阴虚体质！

俗话说，"男怕伤肝，女怕伤肾"，肾是女人健康与美丽的发动机，女人的年龄就刻在自己的腰部两侧。传统医学认为"肾藏精"，是"先天之本"，影响人体的生长发育、生殖、水液代谢、免疫力强弱、大脑发育、血液循环等各项生理活动，也就是说，你外在的颜色枯荣、内在的生命活力都受控于肾脏的虚实，而"肾虚"正是导致我们衰老的主要原因。再加上女性在特有的经期、孕期、哺乳期容易因"肾中精气"不足导致"肾虚"，所以做足预防保护措施非常必要。

今天我们就来细数女性肾虚七宗罪：

罪状一：让更年期提前。一般女性在50岁左右出现更年期，而"肾虚"女性则早早表现出闭经、性欲低下、烦躁、焦虑、多疑等更年期症状。

罪状二：眼睑浮肿、黑眼圈加重、面色苍白。很多女人在清晨起床后照照镜子，都会发现一个完全陌生的自己：眼睑浮肿、出现难看的黑眼圈、面色苍白无光。千万不可简单认为是由于没有化妆，所以看起来不习惯！现在就提醒你，原因也许还是在于肾虚。

罪状三：怕冷。办公室里别人觉得合适的温度是否总让你直打哆嗦，使得你与同事在空调温度问题上难以达成一致。还有你穿的衣服是否总是比别人多，你是否一受凉就拉肚子。中医认为这些都是肾阳虚造成的。

罪状四：失眠、浑身燥热、注意力难以集中。肾阴虚的女性心情容易烦躁，注意力难以集中，且常常失眠、做梦，此外还常常感到腰膝酸软。

罪状五：不孕。由于肾的不合作，极有可能影响你的生育能力，造成不孕！

罪状六：变胖。很少有人会把体胖和肾虚联系到一起，问自己一句：虚不虚？但事实是，你发胖的罪魁祸首之一，就是肾虚。

罪状七：血压升高。很难想到高血压也与肾虚有关，但事实的确如此。因肾虚而引起的高血压称为肾性高血压，占成人高血压的5%～10%，是继发性高血压的主要组成部分。

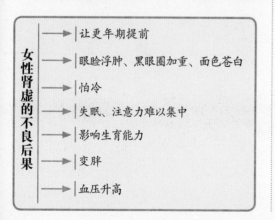

女性肾虚的不良后果

- 让更年期提前
- 眼睑浮肿、黑眼圈加重、面色苍白
- 怕冷
- 失眠、注意力难以集中
- 影响生育能力
- 变胖
- 血压升高

女人滋阴从来月经那天开始

气能生血，阴虚体质者阳气不足，若长期不加以重视，就很容易导致体内气血亏滞。对于女性来说，"妇人以血为本，血属阴，易于亏欠，非善调摄者不能保全也。"女性从来月经那天开始，就面临着血液亏损、阴精耗减的问题。在生育时更是如此，俗话说"一个孩子三桶血"，孩子在母亲的腹中是完全依靠母亲的血液喂养大的，整个孕期就是一个耗血失阴的过程。

中医把血液视为生命之"海"，是因为人体一时一刻也离不开它。阴虚性缺血症不仅阻碍人体进行氧化过程和新陈代谢，身体的各项功能的运作效率随之降低，尤其是女性的脸色苍白，皮肤粗糙等现象。《黄帝内经》里说：肝得到血液

营养，眼睛才能看到东西(肝开窍于目)；足得到血液营养，才能正常行走；手掌得到血液营养，才能握物；手指得到血液营养，才能抓物……人体从脏腑到肢体各个层次的组织都离不开血液的营养，血液是维持人体生命活动的基本物质。

如果说生命是烛光，那么血液就像蜡烛。当一根蜡烛的蜡油减少并耗尽时，烛光将随之变得微弱以致熄灭。人的生命也是一样，随着人体血液的消耗，生命也将枯萎。血液对人体正常的生命活动至关重要，是人生下来活下去的保证。所以，女性朋友平时要加强营养，多吃高质量的补血食物，如红枣、桂圆、花生、红豆、红糖、白果、枸杞子等，把滋阴补血提升日程。

女性常见补血的食物

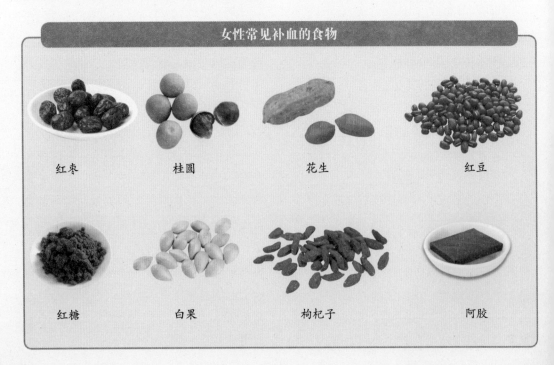

红枣	桂圆	花生	红豆
红糖	白果	枸杞子	阿胶

阿胶眷顾阴虚之人，不妨试试

对于阿胶，可能大部分人都有所耳闻，知道它是一种女性的补品。但到底什么是阿胶呢？不熟悉本草药剂的人可能觉得阿胶是某种植物，实际上阿胶是驴皮经煎煮浓缩制成的固体胶质。《本草纲目》记载，阿胶甘，平。归肺、肝、肾经。能够补血、止血、滋阴润燥。用于血虚萎黄，眩晕，心悸等，为补血之佳品。尤其是女性的一些病症，如月经不调、经血不断、妊娠下血等，阿胶都有很好的滋阴补血之功。因此，如果你是阴虚体质，不妨试一试阿胶。

阿胶在中医药学上已经有两千多年的历史了，其实最早制作阿胶的原料不是驴皮而是牛皮，秦汉时期的医药学著作《神农本草经》记载："煮牛皮作之。"由于阿胶在滋补和药用方面的神奇功效，因而受到历代帝王的青睐，将其列为贡品之一，故有"贡阿胶"之称。

阿胶含有丰富的动物胶、氮、明胶蛋白、钙、硫等矿物质和多种氨基酸物质，具有补血止血、滋阴润肺等功效，特别在补血方面的作用更加突出，在治疗各种原因的出血、贫血、眩晕、心悸等症状方面也是效果卓著。

阿胶的养颜之功其实也就根基于它的补血之功，女性气血充足，表现在容貌上，也才能面若桃花、莹润有光泽。但是当今社会节奏的加快，竞争压力的加剧，很多女性过早地出现月经不调、痛经、肌肤暗淡无光、脸上长色斑等衰老迹象。只有从内部调理开始，通过补血理气，调整营养平衡来塑造靓丽女人。而补血理血的首选之食就是阿胶，因为阿胶能从根本上解决气血不足的问题，同时改善血红细胞的新陈代谢，加强真皮细胞的保水功能，实现女人自内而外的美丽。

下面介绍一种"阿胶粥"，阴虚体质的人可用于日常养阴补阴：

材料：阿胶30克，糯米30克至50克。

制法：将阿胶捣碎，炒，令黄燥止，然后将糯米熬成粥；临熟时将阿胶末倒入搅匀即可，晨起或晚睡前食用。

不过，需要提醒大家的是，我们在使用阿胶时，不要服用刚熬制的新阿胶，而是应该在阴干处放三年方可食用；要在确认阿胶是真品后才可食用，以防服用以假乱真的阿胶引起身体不适。

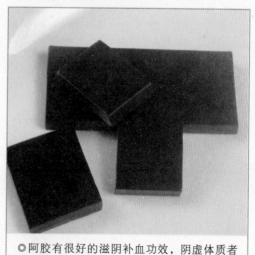

◎阿胶有很好的滋阴补血功效，阴虚体质者可多食。

阴虚体质者养生一定要睡好子午觉

阴虚体质的人性情急躁、好动、怕热、容易失眠，喜欢熬夜。由于，阴虚体质的人睡眠时间相对较少，所以睡眠对他们来说就尤为重要。对他们来说，把子午觉睡好就成了非常重要的养生原则。那么什么是子午觉呢？就是要求在每天的子时、午时按时入睡。当然睡"子午觉"也是有讲究的，就是要以"子时大睡，午时小憩"为原则。

子时是晚11时至凌晨1时。《黄帝内经》中说子时阴气最盛，阳气衰弱，而午时阳气最盛，阴气衰弱，从中医的角度来说，子时和午时都是阴阳交替之时，也是人体经气"合阴"及"合阳"的时候，有利于养阴及养阳，所以在这两个时间段熟睡对人身体有好处。尤其子时，是一天中

◎子时阴气最盛，阳气衰弱，阴虚体质的人一定要睡好。

阴气最重的时候，这个时候入睡，最能养阴，并且睡眠效果最好，可以起到事半功倍的作用。子时也是经脉运行到肝、胆的时间，而肝的滋养需要在熟睡时进行。如果因熬夜而错过了这个时间的睡眠，肝、胆就得不到充分的休息，就会出现皮肤粗糙、黑斑、面色发黄。

午时是中午11时到下午1时，此时阳气最盛、阴气衰弱，是"合阳"时间，就要小寐。即使条件不允许睡觉，也应"入静"，哪怕是静坐或是闭目养神，都能使身体得以平衡过渡。不过，阳气盛时通常工作效率最高，所以午休以"小憩"为主，只要半个小时即可。因为午睡时间太长，会扰乱人体生物钟，影响晚上睡眠。

不过，子午觉虽好，但也应注意以下几个问题：①不要在有穿堂风口的地方休息。②天气再热也要在肚子上盖一点儿东西。③睡前最好不要吃太油腻的东西，因为这样会增加血液的黏稠度，加重心血管病变。④不要坐着或趴在桌子上睡，这会影响头部血液供应，醒后会头昏、眼花、乏力。应该舒服地躺下，平卧或侧卧，最好是头高脚低、向右侧卧。

另外，阴虚体质的人一定要戒掉熬夜的习惯。人在自然中生活就要顺应自然，熬夜是刻意地改变生物钟，改变自然规律，容易伤阴，长期睡眠不规律必定会出状况。

阴虚内热者的起居养生

除了注意不要久病阴伤、房事不节、过食温热香燥之物和因情志而内伤之外，阴虚体质者在起居方面还应注意以下方面。

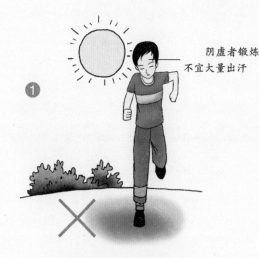

① 阴虚者锻炼不宜大量出汗

不可进行剧烈锻炼

阴虚者最好不要大量出汗，这样容易损耗阴气。所谓"夏练三伏，冬练三九"对阴虚体质者并不适合。但并不是不锻炼，只是尽量选择比较舒缓的运动。

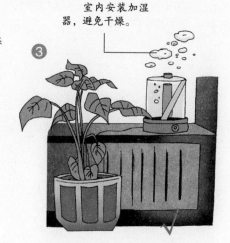

③ 室内安装加湿器，避免干燥。

保持生活环境湿润不干燥

阴虚者虽然喜欢冬天，但北方的冬天干燥，对阴虚者又是一大挑战，因此最好在室内安置加湿器，保持周围环境的湿润。

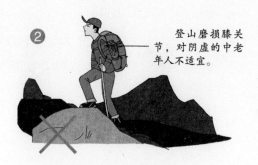

② 登山磨损膝关节，对阴虚的中老年人不适宜。

不宜常做磨损关节的运动

阴虚者会较早缺乏润滑关节的阴液，以致关节涩滞，因此中年以后不宜再做磨损关节，尤其是膝关节的运动，如上下楼梯、登山、跑步等。

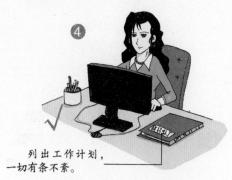

④ 列出工作计划，一切有条不紊。

有条不紊，切勿急躁

阴虚者应妥善安排工作和生活，尽量避免着急上火、焦虑不安，因为这样容易伤阴，而伤阴就更易急躁，这样就陷入了恶性循环。

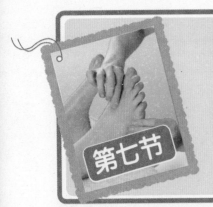

痰湿体质：养生重在祛除湿痰，畅达气血

第七节

腰带越长，寿命越短——大肚腩是痰湿体质的标志

在《黄帝内经》中，把肥胖的人分成了三类，分别是脂人、膏人和肉人。其中脂人一般四肢匀称，脂肪多，肉很松软，走起路来富有弹性，属于我们前面提到的阳虚体质；肉人一般皮肉紧凑，气血充盛，肌理致密，大多属于平和体质；而膏人则专指肚子很大的胖人，这种人一般都是痰湿体质。

中医理论认为，正是由于"膏人"体内的津液代谢不够畅通，容易产生痰湿，泛溢肌肤或停滞体内，从而形成肥胖。

中医有句话"津液不归正化"。脾主运化，喝进来的水、吃进来的食物，如不能转化为人体可以利用的津液，就会变成"水湿"，"水湿"停聚过多就成了饮，饮积聚过多，又受热邪煎炼，就成了痰。所以，这类人往往是脾出现了问题。

痰湿体质的人应当注意环境调摄，不宜居住在潮湿的环境里；在阴雨季节，要注意湿邪的侵袭。饮食调理方面少食肥甘厚味，酒类也不宜多饮，且勿过饱。多吃些蔬菜、水果，《本草纲目》上记载了一些具有健脾利湿、化痰祛痰的食物，如荸荠、枇杷、白果、大枣、扁豆、红小豆等。

调养痰湿体质的饮食疗法很多，这里就给大家推荐一款简单易行的吧。玉米红豆薏米粥：准备薏米40克，大米60克，玉米粒、红豆各30克，盐2克。将大米、薏米、红豆均泡发洗净；玉米粒洗净。锅置火上，倒入适量清水，放入大米、薏米、红豆，以大火煮至开花。加入玉米粒煮至浓稠状，调入盐拌匀即可。

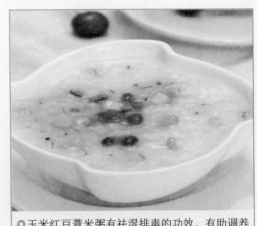

◎玉米红豆薏米粥有祛湿排毒的功效，有助调养痰湿体质。

痰湿体质，养生宜重"祛痰除湿"

痰湿体质人群多是多吃、少动的一类人群，比较容易出现在先贫后富、先苦后甜、先饿后饱成长经历的企业家、官员、高级知识分子等人群中。痰湿体质的人易患肥胖、高血压、糖尿病、脂肪肝等。

痰湿体质的人，在生活中除了前面提到的饮食之外，还可从以下几个方面进行调理：

❶ 家居环境：多晒太阳

痰湿体质的人起居养生要注意多晒太阳，阳光能够散湿气，振奋阳气；湿气重的人，经常泡泡热水澡，最好是泡得全身发红，毛孔张开最好；痰湿体质的人穿衣服要尽量宽松一些，这也利于湿气的散发。

❷ 药物调养：健脾胃，祛痰湿

痰湿体质者也可以用一些中药草来调理。祛肺部、上焦的痰湿可用白芥子、陈皮；陈皮和党参、白扁豆合在一起，是治中焦的痰湿；赤小豆主要是让湿气从小便而走。

❸ 经络调养：中脘、水分、关元

改善痰湿体质的主要穴位有：中脘、水分、关元等，最适合用艾条温灸，一般灸到皮肤发红发烫。每次腹部、背部、下肢各取1个穴位灸。如果灸后有口苦、咽喉干痛、舌苔发黄、大便干结、梦多或失眠，症状明显的停灸即可。

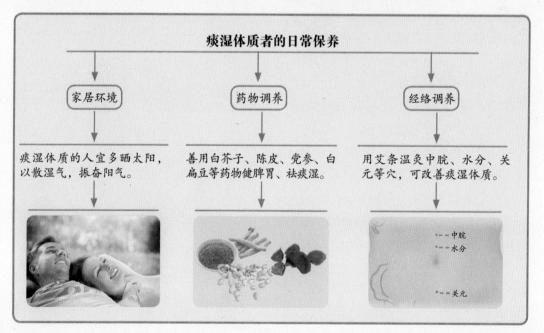

痰湿体质者的日常保养

家居环境	药物调养	经络调养
痰湿体质的人宜多晒太阳，以散湿气，振奋阳气。	善用白芥子、陈皮、党参、白扁豆等药物健脾胃、祛痰湿。	用艾条温灸中脘、水分、关元等穴，可改善痰湿体质。

中脘
水分
关元

情志不畅会加重体内痰湿

《黄帝内经》中有云："夫百病之所始生者，必起干燥湿寒暑风雨，阴阳喜怒，饮食起居。"人在生气、动怒时，呼吸加快，肺泡扩张，耗氧量加大，肝糖原大量损失，血压升高，心跳加速，正常生理功能失控，这对身体的影响非常之大，如果本身是痰湿体质的，还会加重体内的痰。由于生气会给身体造成诸多问题，因此要学会制怒，即使生气也不要超过3分钟，要尽力保持情绪的稳定和乐观，从而使肝火熄灭，肝气正常生发、顺调，湿气顺利排出体外，从而避免形成或加重痰湿体质。

虽然发脾气固然有伤身体，容易使人形成痰湿体质。但不把脾气发出来，生闷气更容易造成体内痰湿淤积，导致肝脏气血瘀滞不畅而成疾。这就是人们常说的有气无处发的窝囊气，这种人外表看起来很有修养，好像从来不发脾气，其实心理经常处于生气或着急的状态，这种人很容易形成"横逆"的气滞，造成十二指肠溃疡或胃溃疡，严重的会造成胃出血。

因此，在学会制怒后还要学会纾解自己的情绪，要开阔心胸，通过其他途径把"气"发出来，比如，可以多听一些舒缓的音乐，让优美的乐曲化解精神的暴躁；与朋友谈心，疏通情绪；运动也是发泄的有效途径，如散步、打太极拳等，都能使人体气血通畅、强身健体。

不过，这种修炼需要日积月累，还有

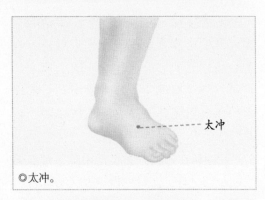

◎太冲。

一个应急的措施就是按摩太冲穴。按摩太冲穴，必须反复按摩，直到这个穴位按起来不痛为止。反复按摩太冲穴可以让上升的肝气往下疏泄，帮助缓解情绪。或者吃一些可以疏泄肺气的食物，如陈皮、山药等。最简单的消气办法则是用热水泡脚，水温控制在40～42℃，泡的时间则因人而异，最好泡到肩、背出汗为止。

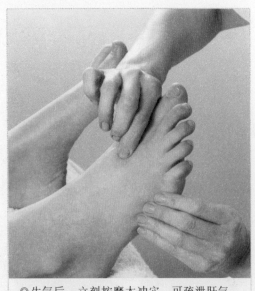

◎生气后，立刻按摩太冲穴，可疏泄肝气，防止痰湿淤积。

多食粗少食细——痰湿体质的饮食法则

"食不厌精，脍不厌细"是孔子《论语·乡党》中的话，但从营养学的角度分析，这句话是站不住脚的。我们不仅不能"食不厌精"，还要多食粗粮，这是预防疾病的有效手段。尤其是对于痰湿体质的人来说，正是太多的细粮造成了体内的痰湿，要想改变体质，必须要过去逆向而行。

随着生活条件的改善，很多人吃着大鱼大肉、精米白面，岂不知，在你吃精白米、精白面等精细食物的同时，糖尿病、高血脂、高血压等富贵病会追随而来。所以，我们不如多换换口味，吃适量的粗粮。哪些食物称得上粗粮，你知道吗？

玉米、小米、红米、紫米、高粱、大麦、燕麦、荞麦等都属于粗粮。除了这些谷物，还有很多豆类，比如黄豆、绿豆、红豆、黑豆、芸豆、蚕豆等；另外，像红薯、土豆、山药，也属于粗粮。有些蔬菜比如芹菜、韭菜，也都富含丰富的膳食纤维。

"粗粮"吃起来粗，可营养上一点儿都不比细粮差。比如，荞麦含有的赖氨酸是小麦的3倍。最可贵的是荞麦粉还含有丰富的B族维生素。无论热量还是营养丰富程度，荞麦都高于小麦。再比如，小米中的胡萝卜素、维生素B含量非常高；红薯里有大量的铁和钙；豌豆、绿豆、红小豆里则有大量的氨基酸以及磷等微量元素。

适当吃粗粮有利于排便和减肥，然而，什么东西都过犹不及，吃多了也不是件好事。吃过多的粗粮，不仅仅对消化系统不利，还有一些其他的负面影响。因此，吃粗粮要适量、合理。粗粮和细粮搭配能最好地发挥它们的作用。

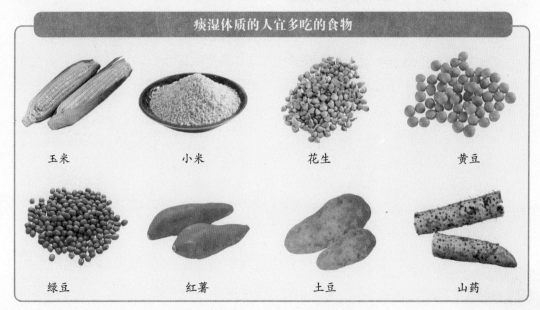

痰湿体质的人宜多吃的食物

| 玉米 | 小米 | 花生 | 黄豆 |
| 绿豆 | 红薯 | 土豆 | 山药 |

用刮痧板刮掉你的痰湿体质

痰湿体质的人多数容易发胖，而且不喜欢喝水。小便经常浑浊、起泡沫。痰湿体质的人舌体胖大，舌苔偏厚；常见的还有经迟、经少、闭经；痰湿体质的人形体动作、情绪反应、说话速度显得缓慢迟钝，似乎连眨眼都比别人慢。经常胸闷、头昏脑涨、头重、嗜睡，身体沉重，惰性较大。进入中年，如果经常饭后胸闷、头昏脑涨，是脾胃功能下降，是向痰湿体质转化的兆头。

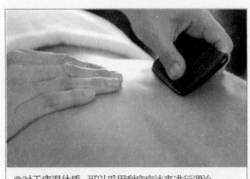

◎对于痰湿体质，可以采用刮痧疗法来进行调治。

痰湿体质的女性比较容易出现各种各样的美容困扰，比如容易发胖、皮肤经常油腻粗糙、易生痤疮等，因此女性美容一定要有六通：月经痛、水道通、谷道通、皮肤通、血脉通、情绪通。

对于痰湿体质，如果采用刮痧疗法进行调治，可以采用以下方式：

用平刮法沿肋骨走形从正中向左刮拭胁肋部脾脏体表投影区。用面刮法从上向下刮拭中府穴，上脘穴至下脘穴，石门穴至关元穴，章门穴。

用面刮法刮拭下肢胃经足三里穴、丰隆穴至脾经阴陵泉穴、三阴穴、公孙穴。

用面刮法刮拭肺俞穴、脾俞穴、三焦穴、肾俞穴，膀胱俞穴。

一般来说，刮痧对痰湿体质具有以下两点保健作用：

可以振奋阳气，健脾益气，促进代谢，利湿化痰。改善痰湿体质因水湿内停积聚而引起的水湿内盛的症状。

经常刮痧，健脾强壮阳气，预防痰湿体质好发疾病，促进痰湿体质的改善。

不过值得注意的，痰湿体质不易出痧，只要局部毛孔微张或局部有热感即可停止刮拭。

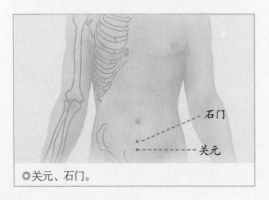

◎关元、石门。

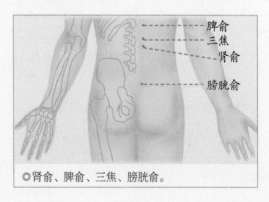

脾俞
三焦
肾俞
膀胱俞

◎肾俞、脾俞、三焦、膀胱俞。

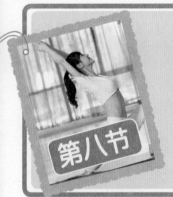

第八节

血瘀体质：养生重在活血散瘀，疏经通络

血瘀体质者的日常调理法则

有些人身体较瘦，头发易脱落、肤色暗沉、唇色暗紫、舌呈紫色或有瘀斑、眼眶黯黑、脉象细弱。这种类型的人，有些明明年纪未到就已出现老人斑，有些则常有身上某部分感到疼痛的困扰，如女性生理期时容易痛经，此种疼痛在夜晚会更加严重。这种人属于血瘀体质。

血瘀体质就是全身性的血液流畅不通，多见形体消瘦，皮肤干燥。血瘀体质者很难见到白白净净、清清爽爽的面容，对女性美容困扰很大。血瘀体质者舌头上有长期不消的瘀点。经常表情抑郁、呆板，面部肌肉不灵活。容易健忘、记忆力下降。而且因为肝气不舒展，还经常心烦易怒。

血瘀体质是由于长期七情不调、伤筋动骨、久病不愈而造成的。血瘀体质易感肥胖并发症、消瘦、月经不调、抑郁症等。

如果你是血瘀体质，在生活中可以从以下几个方面加以调养：

❶ 饮食调养：忌食凉食

血瘀体质的人应多吃些活血化瘀的食物。冬季适合血瘀体质者或阳虚间夹血瘀体质者食用的食物有山楂、韭菜、洋葱、大蒜、桂皮、生姜等；如生藕、黑木耳、竹笋、紫皮茄子、魔芋等，适合血瘀体质人群夏天食用；适合血瘀体质的人食用的海产品有螃蟹、海参等。

这里有一道特别适合血瘀体质人的佳肴：糯米酒炖猪脚。具体做法：把猪脚洗干净，斩块，先用开水焯一下去血水。锅中放糯米甜醋半瓶，起皮生姜若干块、去皮熟鸡

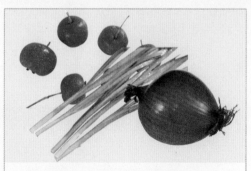

◎血瘀体质者忌食凉食，宜多食用山楂、韭菜、洋葱等具有活血化瘀的食物。

蛋若干个、猪脚，然后加入清水。放在火上炖上三四个小时。每天可以吃1~2小碗，喝醋吃猪脚、鸡蛋。阳虚、血瘀体质有痛经、月经延后、经血紫暗、乳腺增生、子宫肌瘤、黄褐斑的女性，吃一冬天到春天你会发现脸红扑扑的，痛经也会明显减轻。

② 家居环境：多运动

血瘀体质的人，要多运动。少用电脑。工作期间要每个1小时左右走动走动。适量的运动能振奋心肺功能，非常有助于消散瘀血。

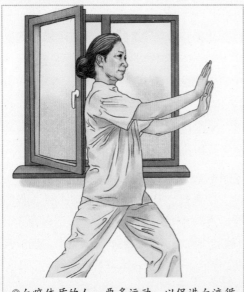

◎血瘀体质的人，要多运动，以促进血液循环，有助消散瘀血。

③ 药物调治：桃红四物汤

血瘀的人可以适当地补血养阴，可以少量吃阿胶、熟地、白芍、麦冬等。用田七煲猪脚或鸡肉，如果还想补血，可以放红枣。取一只鸡大腿，放在炖盅里，放三粒红枣，再放一点儿田七，一起炖，一星

期吃上一次，有非常好的活血作用。

血瘀体质常见于女性，女性情感细腻，容易不开心，如果不开心，郁闷，不想吃东西，可以服用桃红四物汤、逍遥丸、柴胡疏肝散等。

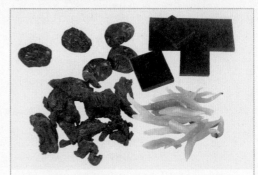

◎血瘀的人可以适量吃红枣、阿胶、熟地、麦冬等以补血养阴。

④ 经络调养：神阙、肝俞、委中

血瘀体质的调养，很适合针灸推拿。如果想改善体质，常用的穴位有神阙、肝俞、太冲、曲池。它们的作用有点儿类似当归、益母草、田七、山楂等。如果妇科月经问题，常用的穴位有太冲、维道、血海、三阴交等。如果有心胸肝胆慢性病，用膈俞、肝俞、内关、日月、曲泉等穴位。

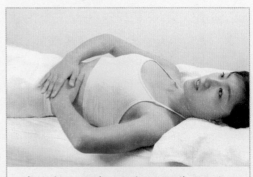

◎常对神阙、肝俞、太冲、曲池等穴位进行针灸推拿，有助调养血瘀体质。

青筋暴突正是气血瘀滞的结果

在生活中，我们偶尔会看到这样一些人，在他们的四肢上会暴露出一条条可怕的青筋。事实上，这些所谓的"青筋"并不是什么筋，而是人体内废物积滞过多的产物，这一条条的"青筋"正是我们的静脉血管。而这类青筋暴突的人，可能绝大部分都是血瘀体质。

我们都知道，人体的血管有静脉和动脉之分，人体通过动脉把心脏的血液输送到全身，通过静脉把血液回收到心脏。当静脉血液回流受阻，压力增高时，青筋常常在人体表面出现凸起、曲张、扭曲变色等反映状。如果身体中有各种瘀血、痰湿、热毒、积滞等生理废物不能排出体外，就会导致全身各个系统都会发生障碍，此时在脸部、腹部、脚部，特别在手掌和手背的青筋就非常明显。所以，青筋就是人体的积滞。身体内的废物积滞越多，青筋就越明显。事实上，根据青筋的分布，我们还可以判断出不同的病情。

总之，人体任何地方出现青筋，不但影响外表美观，更重要的是身体废物积滞的反映，也是血瘀体质的象征。青筋即积滞的清除关键是平时要学会清血净血。一般来说，消除青筋的凸现，达到清血净血的效果，最好是平常就运用拍打和刮痧疗法。

不同部位的青筋代表不同的病情

手部青筋	手背青筋	手背青筋提示腰背部有积滞，容易导致腰肌劳损，疲劳乏力，常见腰酸背痛，甚至出现肌肉紧张、硬结节
	手指青筋	小孩手指青筋，提示肠胃积滞消化不良。成人手指青筋，不但提示消化系统有问题，且还反映了头部血管微循环障碍，脑血管供血不足，头部不适，严重者会出现头晕、头痛、中风等
	手掌青筋	手掌到处可见青筋，表示胃肠积滞，血脂高，血黏稠，血压高，血液酸性高，含氧量低，血液容易凝聚积滞，则容易出现头晕、头痛、疲倦乏力、身体虚弱等
头部青筋	太阳穴青筋	当太阳穴青筋凸起时，往往提示头晕、头痛；当太阳穴青筋凸起、扭曲时，表示脑动脉硬化；紫黑时，则容易中风
	鼻梁有青筋	提示肠胃积滞，容易胃痛、腹胀、消化不良、大便不利，紫色时则情况更加严重
	嘴角腮下有青筋	往往提示妇科疾病，带下湿重，疲倦乏力，腰膝酸软，下肢风湿
胸腹部青筋	胸部青筋	多注意乳腺增生
	腹部青筋	即俗话说的"青筋过肚"，这已经是比较严重的积滞，一般是肝硬化的标志
下肢青筋	膝部青筋	提示膝关节肿大、风湿性关节炎
	小腿青筋	小腿有青筋多是静脉曲张，此病严重者往往发生腰腿疾病、风湿关节痛。多见于久站的老师和久行的农民

打通气血，让"斑"顺水流走

在生活中，我们发现，很多老年人脸上、手上都长满了老年斑，其实这就是气血瘀滞的结果。元代名医朱丹溪说过："气血冲和，万病不生。"人身上的气血达到一种平衡、和谐、通畅的冲和平衡状态，就能保持精力充沛，身心舒畅，体魄强健。反之，气血瘀滞就会生病。

在中医学上，"气"是个非常重要的概念，因为它被视为人体的生长发育、脏腑运转、体内物质运输、传递和排泄的基本推动能源。气不畅，主要表现为四种情况（见本页图表）。

讲完"气"，我们接下来讲一讲"血"。血对人体最重要的作用就是滋养，它携带的营养成分和氧气是人体各组织器官进行生命活动的物质基础。它是将气的效能传递到全身各脏器的最好载体，所以中医上又称"血为气之母"，认为"血能载气"。如果血亏损或者运行失常，就会导致各种不适，比如失眠、健忘、面色无华、月经紊乱等，长此以往必将导致更严重的疾病。从这个角度来说，斑的产生就是气血不流通，未能畅行全身而郁积在上半身所致，发于脸面为色斑，发于体内则形成囊肿、炎症。

根据这一原理，关于老年斑的防治，我们可以用蜂蜜生姜水进行调理。生姜具有发汗解表、温中止呕、解毒等功效，可促进气血的运行；蜂蜜具有补中润燥、缓急解毒的作用，可促进人体气血的化生，维持气血的正常运行，二者"互补互利"。

因此，中老年人可长期服用此水。具体做法是：取新鲜生姜片15克，用300毫升开水浸泡10分钟，待水温冷却至60℃以下时，加入15克蜂蜜搅匀饮用。需要注意的是，加入蜂蜜时，水温不可过高；有牙龈肿痛、口腔溃疡、便秘等上火症状的朋友，不宜过多饮用。

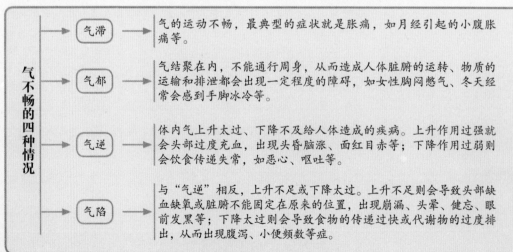

气不畅的四种情况	气滞	气的运动不畅，最典型的症状就是胀痛，如月经引起的小腹胀痛等。
	气郁	气结聚在内，不能通行周身，从而造成人体脏腑的运转、物质的运输和排泄都会出现一定程度的障碍，如女性胸闷憋气、冬天经常会感到手脚冰冷等。
	气逆	体内气上升太过、下降不及给人体造成的疾病。上升作用过强就会头部过度充血，出现头昏脑涨、面红目赤等；下降作用过弱则会饮食传递失常，如恶心、呕吐等。
	气陷	与"气逆"相反，上升不足或下降太过。上升不足则会导致头部缺血缺氧或脏腑不能固定在原来的位置，出现崩漏、头晕、健忘、眼前发黑等；下降太过则会导致食物的传递过快或代谢物的过度排出，从而出现腹泻、小便频数等症。

导致血瘀气滞的原因分析

血瘀气滞体质的形成，先天遗传是一方面，更多的还是由于后天的性格、情绪不佳造成肝气郁结而形成的，其具体原因可见以下分析。

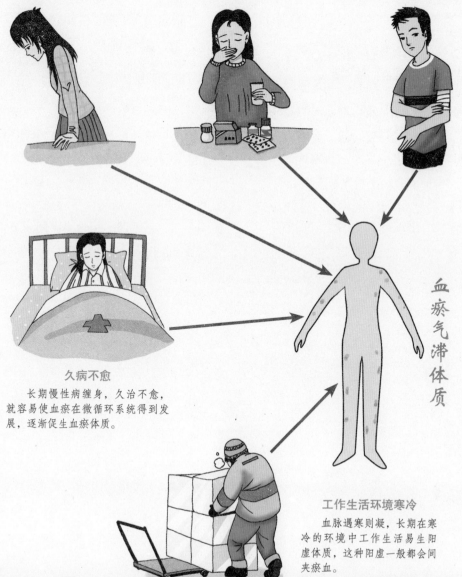

七情不调

七情不调，长期抑郁、钻牛角尖，容易伤及肝脏，肝脏长期不舒展，易生血瘀。

长期服药

药物都要通过肝脏代谢，长期服药会加重肝脏负担，肝脏长期受累，就容易产生血瘀。

受到比较严重的创伤

受创伤后，体内会留有难以彻底消散的瘀血，体质就此发生变化，从而促生血瘀体质。

久病不愈

长期慢性病缠身，久治不愈，就容易使血瘀在微循环系统得到发展，逐渐促生血瘀体质。

血瘀气滞体质

工作生活环境寒冷

血脉遇寒则凝，长期在寒冷的环境中工作生活易生阳虚体质，这种阳虚一般都会间夹瘀血。

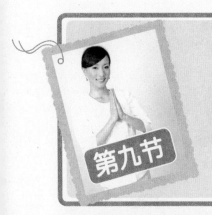

气郁体质：养生重在行气解郁，疏肝利胆

第九节

气郁体质——用14项规则来改变自我

气郁体质的人，都会表现出不同的抑郁状态，如果症状轻微的话，可以尝试自己来进行改变。以下将介绍14项规则，认真遵守，气郁的症状便会逐渐消失。

除了以下14项规则以外，最好还要学会控制自己的呼吸：舒服地坐在椅子上，或躺在床上，将注意力集中在吸气和呼气上，慢慢将空气吸进肺里，让空气在肺里停留几秒钟，然后缓缓呼出。呼吸时要注意节奏，即有节奏地吸入呼出，一边呼吸一边在心里数数，例如，吸气（一、二、三、四），停留（一、二），呼气（一、二、三、四），也可以同一节奏默念"吸—呼，吸—呼，吸—呼"。

调适气郁体质的14项规则

1.遵守生活秩序，从稳定规律的生活中领会生活情趣。按时就餐，均衡饮食，避免吸烟、饮酒及滥用药物，有规律地安排户外运动，与人约会准时到达，保证8小时睡眠。

2.注意自己的外在形象，保持居室整齐的环境。

3.即使心事重重，沉重低落，也试图积极地工作，让自己阳光起来。

4.不必强压怒气，对人对事宽容大度，少生闷气。

5.不断学习，主动吸收新知识，尽可能接受和适应新的环境。

6.树立挑战意识，学会主动解决矛盾，并相信自己会成功。

7.遇事不慌，即使你心情烦闷，仍要特别注意自己的言行，让自己合乎生活情理。

8.对别人抛弃冷漠和疏远的态度，积极地调动自己的热情。

9.通过运动、冥想、瑜伽、按摩松弛身心。开阔视野，拓宽自己的兴趣范围。

10.俗话说："人比人，气死人。"不要将自己的生活与他人进行比较，尤其是各方面都强于你的人，做最好的自己就行了。

11.用心记录美好的事情，锁定温馨、快乐的时刻。

12.失败没有什么好掩饰的，那只能说明你暂时尚未成功。

13.尝试以前没有做过的事，开辟新的生活空间。

14.与精力旺盛又充满希望的人交往。

畅达情志为气郁体质者的养生准则

对于气郁体质来说，最重要的莫过于畅达情志了。心理学家指出，以下6种方法可以帮助气郁体质者保持乐观的心态：

① 豁达法

人有很多烦恼，心胸狭窄是主要原因之一。为了减少不必要的烦恼，一个人应该心胸宽阔，豁达大度，遇到事情不要斤斤计较。平时要开朗、合群、坦诚，这样就可以大大减少不必要的烦恼了。

② 松弛法

具体做法是被人激怒以后或感到烦恼时，应该迅速离开现场，进行深呼吸，并配合肌肉的松弛训练，甚至还可以进行放松训练，采用以意导气的方法，使全身放松，摒除内心的私心杂念。

③ 制怒法

要有效地制止怒气是不容易的。就一般情况而言，克制怒气暴发主要依靠高度的理智。比如在心中默默背诵传统名言"忍得一日之气，解得百日之忧""君子动口不动手"，等等。

④ 平心法

一个人应该尽量做到"恬淡虚无""清心寡欲"，不要被名利、金钱、权势、色情等困扰，要看清身外之物，还要培养广泛的兴趣爱好，陶冶情操，充实和丰富自己的精神世界。还应该经常参加一些有益于身心健康的社交活动和文体活动，广交朋友，促膝谈心，交流情感。

⑤ 心闲法

有一句话这样说，"眼底无私天自高"，一个人只要有闲心、闲意、闲情等，就可以消除身心疲劳，克服心理障碍，保持健康的心态。

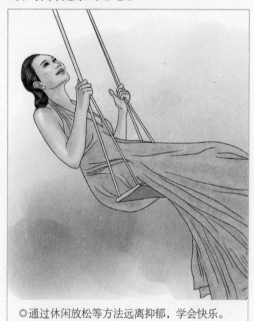

◎通过休闲放松等方法远离抑郁，学会快乐。

⑥ 健忘法

忘记忧愁，可以尽情地享受生活所赋予的种种乐趣；忘记痛苦，可以摆脱纠缠，体味人生中的五彩缤纷。适当地学会忘记，你就会觉得自己已变得豁达宽容，活得精彩。

气郁体质者要多吃行气解郁的食物

气郁体质者会经常莫名其妙的叹气，较容易失眠，气郁者大多大便干燥。气郁者性格内向，一般分为两种：一种是内向的同时，情绪平稳，话不多，所谓的"钝感力"，让人感觉比较温和迟钝；一种是内向话少，但是心里什么都清楚，而且非常敏感，斤斤计较。

气郁体质的女性月经前会有比较明显的乳房胀痛和少腹胀痛。有的月经前特别明显，不小心碰到那里的皮肤都感觉疼。

气郁体质经常出现在工作压力比较大的白领阶层、行政工作人员、管理人员中。有的也可能跟幼年生活经历有关，比如说父母离异，寄人篱下等。气郁体质者易患抑郁症、失眠、偏头痛、月经不调等。

气郁的人应多吃一些行气解郁的食物，如佛手、橙子、柑皮、香橼、荞麦、韭菜、大蒜、高粱、豌豆等，以及一些活气的食物，如桃仁、油菜、黑大豆等，醋也可多吃一些，山楂粥、花生粥也颇为相宜。忌食辛辣、咖啡、浓茶等刺激品，少食肥甘厚味的食物。

另外，在这里向气郁体质者推荐一道粥——甘麦大枣粥：准备小麦50克，大枣10枚，甘草15克。先煎甘草，去渣，后入小麦及大枣，煮粥。空腹服用。

气郁体质的人宜多吃的食物

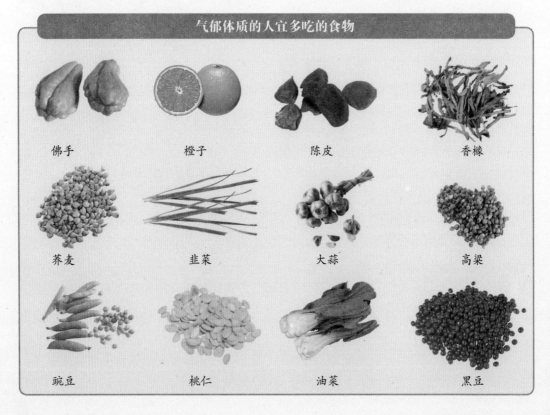

佛手	橙子	陈皮	香橼
荞麦	韭菜	大蒜	高粱
豌豆	桃仁	油菜	黑豆

顺利度过更年期气郁综合征

对于女性更年期综合征，我们都不陌生，然而很多人并没有意识到，所谓的更年期综合征恰恰就是气郁体质造成的。

女性性腺卵巢，大约35岁即开始生理性退化，使雌激素的分泌逐渐减少，这一时期医学称作围绝经期。在随后时期，女性开始进入更年期，并出现更年期综合征，主要表现是妇女因卵巢功能逐渐衰退或丧失，以致雌激素水平下降所引起的以自主神经功能紊乱代谢障碍为主的一系列症候群，例如易激动、易流泪、焦虑、消沉、抑郁、多疑、失眠、记忆力减退、注意力不集中等，而这些正是气滞、气郁的结果。

花开花谢自有期，新陈代谢是不以人的意志为转移的客观规律，更年期是人生的必然一站，宛如列车的一次转弯，发生颠簸、不够平衡是不足为怪的，没有必要害怕更年期出现的种种变化。只要在心理上做好充分的准备，就能顺利地度过更年期。

要注意乐观开朗、情绪疏导、动静结合。同时，对更年期的生理与心理异常反应，要及时就医，求得答案，在医生指导下进行调整。否则，郁郁寡欢，疑心重重，可能会削弱机体的抵抗力，影响身心健康。对于更年期的人，家人的关怀和理解非常重要。做儿女的，不妨用自己的青春气息感染父母的情绪，帮助缓解其心中的抑郁情绪。在某件小事上遇到矛盾，或是老年人唠叨的时候，千万别顶嘴，不妨让着点儿，或者避开矛盾的锋芒，说点儿高兴的事情转移一下他的注意力。

另外，值得注意的是，更年期综合征并不是所有更年期人们所共有的，而仅是在一部分人身上出现。对于这些人最重要的就是要正确认识更年期所出现的这些情绪变化和心理问题。更年期的某些情志、生理与心理的失调是暂时性的、功能性的，因此不要惊恐不安。精神乐观、情绪稳定是顺利度过更年期最重要的心理条件。心理决定生理，当你的心理健康了，发生疾病的机会也就少了。

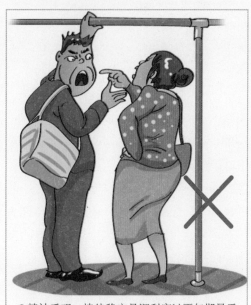

◎精神乐观、情绪稳定是顺利度过更年期最重要的心理条件。

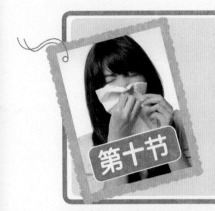

特禀体质：养生重在益气固表，养血消风

第十节

过敏体质，健康的危险信号

人类几十万年来已经形成的和环境相容的基因组成已经面临着生存环境聚变的巨大挑战，这一点在医院里表现得特别明显。在近50年中，人类面临的各类疾病——癌症、心血管疾病、呼吸道疾病、消化道疾病……都呈现出异常的增长。现在变态反应，即过敏这个能够发生在人体各个器官、累及到人体各种组织的疾病已经越来越频繁地出现在我们面前。

现代中医体质学把过敏作为一种独立的体质，即特禀体质，足见其对人类健康的影响有多么严重。一般来说，将容易发生过敏反应和过敏性疾病而又找不到发病原因的人，称之为"特禀体质"，或"过敏体质"。如果我们能认识到自身是过敏体质，那么我们就可以改变自己的过敏体质，而不是去阻断过敏源，这样我们就从根本上改变了过敏状态。

那么，过敏能让人体有什么样的症状呢？具有"过敏体质"的人可发生各种不同的过敏反应及过敏性疾病。根据每个人不同的调节状况，变应原内源性和外源性的不同，过敏能够导致不同的病症。

常见的过敏病症

1. 过敏性鼻炎常年或者季节性发作，一连几十个喷嚏，鼻黏膜分泌物不断、鼻塞，不仅严重影响工作、学习、休息，还有可能发生癌变。

2. 过敏性哮喘。

3. 荨麻疹和湿疹也是让人觉得痛苦的一类疾病，能让人无法正常地工作、休息。

4. 食物性变应原能让人的肠道长期受变应原刺激，改变肠道黏膜组织结构，使人体处于长期的免疫负担下，极易导致人体各种慢性疾病的发生。

5. 过敏性紫癜也是近年常见病了，多见于儿童、妇女。

6. 牛皮癣也是和变态反应关联十分紧密的疾病。

除此之外，小儿多动症、部分癫痫病人、长期偏头疼、各种慢性肠道疾病、各种慢性口腔疾病都和过敏有着直接的关系！对内源性变应原，常能够导致人体的自身免疫性疾病，也就是风湿病，包括系统性红斑狼疮、皮肌炎多发性肌炎、强直性脊椎炎、干燥综合征等疾病。现在常见的变态反应疾病有50多种了。

如果你本身是过敏体质，那么就必须知道一些有关过敏的常识。当然，避免过敏最简单的方法就是远离致敏原。致敏原又称为过敏原或者变应原，在医学上来讲，可以引起人体过敏反应的物质就叫致敏。常见的致敏原主要是一些外源性抗原物质，包括食物、化学物质、环境中的某些成分，或是皮肤的接触物等。

虽然过敏的症状变化莫测，来去无常，但许多有过敏症的人都有类似的经历：休假、旅游时心情轻松愉快，经常发

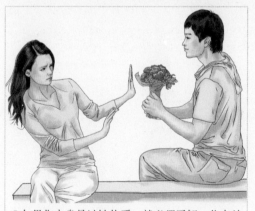

◎如果你本身是过敏体质，就必须了解一些有关过敏的常识，并且远离变应原。

作的过敏就会放你一马，即使偶尔来拜访一下，症状也很轻微，而且很快就会好转。但如果赶上考试、出差、工作忙碌，

过敏症就缠上你了，会十分严重而且迟迟不愈。人的情绪变化与免疫系统有着非常密切的联系，因而也会对过敏症状有影响。所以，当过敏症发作的时候，干脆还是好好休息一下，让自己情绪放松，早点儿痊愈。

常见的致敏原

1.食物。任何食物都可能是诱因，但最常见的是：牛奶、鱼、虾、肉、蛋、豆子和干果，因为这类食物中含有丰富的蛋白质。

2.化学物质。服用了青霉素、阿司匹林、巴比妥、抗抑郁药、疫苗等药物，或食用了被药物污染的肉类，可引起过敏症状。此外，由于食品加工业的发展，大量食品中含有添加剂、保鲜剂、食物色素、抗氧化剂，这些也是不容忽视的致敏原。

3.环境成分。空气中的花粉、柳絮、尘螨或农田中的农药挥发物可被吸入鼻腔，引起强烈的刺激、流涕、咳喘等症状。

4.皮肤接触物。某些内衣纤维材料、有刺激性的化妆品、各种射线，包括过强的阳光中的紫外线照射。

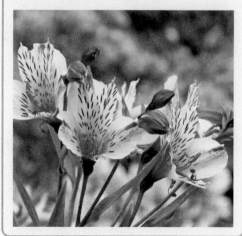

特禀体质者慎用寒性食物

《本草纲目》里说，寒性食物有助于清火、解毒，可用来辅助治疗火热病症。所以面红目赤、狂躁妄动、神昏谵语、颈项强直、口舌糜烂、牙龈肿痛、口干渴、喜冷饮、小便短赤、大便燥结、舌红苔黄燥、脉数等实火病症，都可以选用一些寒性食物，有助于清火祛病。我们都知道，脾胃虚弱的人不宜多食寒性食物。其实，还有一种人群也不适合寒性食物。那就是过敏性体质的人。某人的一个表兄有过敏性鼻炎，他的一个老朋友给他从外地带了一箱猕猴桃，他多吃了一些。结果早上一起床，不停打喷嚏及流鼻水，浑身不适，鼻炎又犯了。而让他犯病的原因，就是多吃了一些猕猴桃。

《本草纲目》记载猕猴桃性味甘酸而寒，是典型的寒性食物。台湾中医曾经做过一个寒性食物对过敏性体质人的影响的研究。通过观察197名患者，发现凉寒性食物吃太多的人，体内过敏免疫球蛋白数值都会比较高，鼻炎状况也相对比较严重。由此说明，过敏性体质要慎用寒性食物。

《本草纲目》中常见的寒性食物有苦瓜、番茄、荸荠、菱肉、百合、藕、竹笋、鱼腥草、马齿苋、蕨菜、荠菜、香椿、莼菜、黑鱼、鲤鱼、河蟹、泥螺、海带、紫菜、田螺、河蚌、蛤蜊、桑葚、甘蔗、梨、西瓜、柿子、香蕉等。如果你是过敏性鼻炎患者，或者属于过敏性体质，经常产生一些过敏性反应，就一定要少吃或者忌吃这些寒性食物。

这个人群想改善体质可以多吃鸡和鸭等温补类食物，水果方面像龙眼、荔枝等，都对本身过敏性鼻炎的患者有滋补功效。

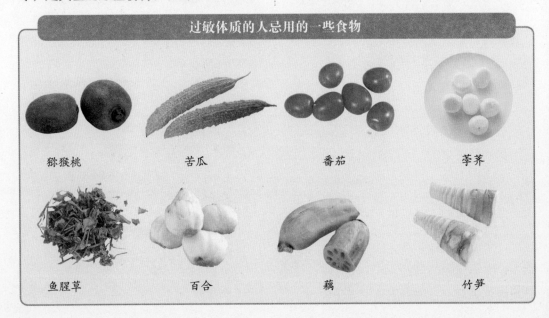

过敏体质的人忌用的一些食物

猕猴桃　　　　苦瓜　　　　番茄　　　　荸荠

鱼腥草　　　　百合　　　　藕　　　　竹笋

鼻子过敏，芳香疗法就能搞定

繁花时节，人们相约出游踏青，却总有一个朋友不停打喷嚏、流鼻涕、揉眼睛。查查原因，原来是鼻子过敏了。鼻子过敏很常见，有遗传因素，但更多情况下是由变应原引发的。比如花粉、某些特定的气味等。芳香疗法对鼻子过敏很有效果，具体方法如下：

① 适用精油

洋甘菊、迷迭香、茶树、马郁兰、安息香、尤加利、香蜂草。

② 魔法配方

（1）按摩配方

茶树5滴+迷迭香5滴+马郁兰2滴+胡桃油20毫升

（2）熏蒸配方

香蜂草2滴+尤加利3滴

茶树1滴+佛手柑1滴+薰衣草1滴

（3）吸嗅配方

甜橙2滴+柠檬2滴+尤加利1滴

③ 使用方法

（1）按摩

全身或者局部按摩皆可，不过应该加强胸口和鼻子部位。用自己调配的复方精油1滴，涂抹在鼻翼两侧，并上下来回按摩搓揉，可以有效缓解鼻黏膜的肿胀发炎，对抗变应原。这样可以减少过敏发生的概率。

（2）熏蒸

取用于熏蒸的复方精油3~5滴，滴入热水中，吸入含有精油因子的蒸汽。不仅能对抗变应原，还有助于呼吸道感染的缓解，通鼻。

（3）吸嗅

鼻子感觉不适时，将精油滴在手帕上直接吸嗅。

④ 使用须知

蒸汽吸入法是缓解花粉过敏最有效的方法。

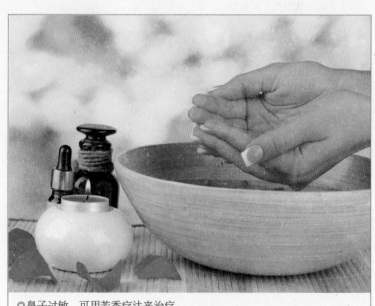

◎鼻子过敏，可用芳香疗法来治疗。

出外"踏青"要防花粉过敏

每到春暖花开时节，小朋友们都喜欢和父母到郊外踏青，但是这个时候，有一些小朋友会出现一些不适，如打喷嚏、头疼、流眼泪、胸闷、哮喘等，这是一种过敏体质常见的症状——花粉症，也叫花粉过敏。所以，当小朋友们去郊外踏青、赏花、沐浴春天温暖阳光时，千万要警惕花粉、尘埃等变应原，以免给自己带来不必要的痛苦和不适。

如果小朋友们出现没有原因的干咳、胸闷，继而出现典型的喘鸣，持续时间数分钟到数小时，随后可咳出少许痰液，哮喘迅速缓解，和正常人一样，就很可能是患了花粉性哮喘。

花粉性哮喘与吸入外界的某些变应原（包括各种风媒花粉、尘埃、螨类）有关，特点是发病有明显的季节性，尤以春季多见。如果不加以正确有效地避免和预防，轻者可导致哮喘病的复发，重者可危及生命。

对于花粉性哮喘，大家要给予足够的重视，去医院接受正规治疗，以防延误治疗时机。

虽然春季性皮炎产生的原因很多，但最主要的是花粉过敏。春季，许多植物开花后，花粉弥漫在空气中，黏附在人体上，与皮肤接触后会产生变态反应。

易在春季发生过敏的小朋友，一定要注意皮肤保护，以减少过敏性皮炎的产生，特别是因花粉引起过敏者，应尽量减少外出，更不要到树木花草多的公园或野外；遇干热或大风天气，可关闭门窗，必须开窗时应换纱窗，以阻挡或减少花粉进入；外出要尽量避免风吹日晒，防止紫外线的过度照射，以防破坏皮肤的脂质保护层。产生过敏现象后，千万不要依赖激素类药物治疗，以免形成激素依赖性皮炎，造成更大的痛苦。

春季产生的过敏症状特别严重者应该在医生指导下进行药物治疗，也可自配一些简单易行的抗过敏敷剂，如将剥了皮的香蕉与阿司咪唑捣烂后混合搅匀，在面部做半小时的面膜，就可达到抗过敏的效果。

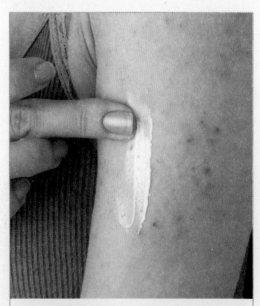

◎使用维生素C过敏后，会出现皮疹、呼吸困难等症状，因此服用维生素前应先检测一下是否过敏。

特禀体质补充维生素要慎重

每个人的体质都是不一样的，当然对药物的反应也就有所不同。我们知道维生素的种类有很多，由此也就带来了许多人对不同维生素的过敏。在过敏研究中，B族维生素、维生素C和维生素E易成为引发维生素过敏的罪魁祸首。

❶ B族维生素导致过敏

B族维生素是中国居民普遍缺乏的维生素之一，大概有30%的人都不同程度地缺乏B族维生素。但一些人在补充B族维生素时会出现过敏反应，尤其是那些有过药物性过敏经历的人，在服用B族维生素2~3天后，面部及全身皮肤出现弥漫性红色斑样丘疹，局部皮肤可出现瘙痒、发红、轻度肿胀、口唇肿胀、灼热、口腔周围出现红斑等情况，就是B族维生素导致过敏的表现。所以，当你真的需要B族维生素时，千万不要自己盲目购买和服用复合B族维生素，还是先要征求医生的意见。

❷ 维生素E导致过敏

维生素E可以内服，还可以外用，比如，许多女孩子就把它直接涂抹在脸部，或者加入面膜中，对皮肤大有好处。但不是所有人都能"享受"维生素E的美容待遇，而是以皮肤红肿、出现白色的小粉粒等"丑容"行为来回报维生素E。如果你要用维生素E美容，最好先把其涂抹在胳膊上，试一试自己是否有过敏反应，然后再使用到脸上。

❸ 维生素C导致过敏

在维生素家族中，维生素C是抗过敏效果最好的。但是有人会出现维生素C过敏的症状，比如皮疹、扰乱正常呼吸等。

在使用维生素之前，许多人都不知道自己是过敏体质。当过敏产生之后，立即停用维生素是最好的摆脱过敏的办法。为了避免维生素过敏反应，还是尽量采取从食物中摄取维生素的方式。

在服用维生素之前，最好去医院检查一下自己是否属于过敏体质，才能避免在补充维生素时出现不良反应。

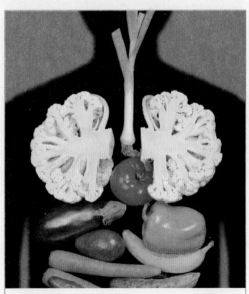

◎敏感者服用维生素制剂时也可能发生过敏，服用前最好先检测一下是否过敏。过敏者应尽量采取食用维生素含量高的蔬果来补充营养。

哮喘，特禀体质最常见的症状

哮喘是一种常见的呼吸道疾病，被世界医学界公认为四大顽症之一，被列为十大死亡原因之最。据估计，目前，全世界有1.5亿~2亿人罹患哮喘病，而且这个数字还在继续增加，每年死于哮喘病的人达18万多。我国有2500多万人患有此病。它是严重危害人们身心健康、减弱劳动能力的一种疾病，而且难以得到根治。1998年12月11日已经被命名为第一个世界哮喘日，借此引起公众对哮喘病的重视。

哮喘是一种慢性支气管疾病，病者的气管因为发炎而肿胀，呼吸管道变得狭窄，因而导致呼吸困难。它可以分为外源性及内源性两类，其中外源性哮喘常见于特禀体质，是患者对致敏原产生过敏的反应，致敏原包括尘埃、花粉、动物毛发等，不过并不是每一个哮喘患者对上述各类致敏原都会产生同样敏感的反应，所以患者应该认清对自己有影响的致敏原。外源性哮喘的病患者以儿童及青少年占大多数。一般来说，对于哮喘的防治，要注意以下三点：

①要避免接触过敏源，并要严禁吃刺激性强和过冷过热的食物，如烟、酒、茶、葱、蒜、辣椒以及过甜或过咸的食物。

②避免感冒、上呼吸道感染而诱发哮喘。美国科学家不久前进行的一项试验表明，人体在寒冷中自身调节体温的能力有赖于每日从饮食中所摄取的铁的多少。因此，要加强人体抗寒能力，可多吃一些含铁丰富的食物和蔬菜，如瘦肉、鱼、豆类、叶类蔬菜。吃肉时最好同时饮用橘汁，以增强人体对铁的吸收。此外，还要注意进行耐寒锻炼，以增强抗寒力。

③在哮喘症缓解期，用扶正固本法治疗，有防止复发的作用，一般以补肾纳气、健脾化痰为主，如服用蛤蚧定喘丸等药物。

除此之外，我们再向大家推荐几款哮喘食疗方：

哮喘食疗方

	例方	食用方法
1	刀豆子焙焦研粉	每次6克，用甜酒送服，日2次
2	无花果捣汁半杯	温开水冲服
3	小冬瓜1个，冰糖90克，瓜剖开(不去瓤)，填入冰糖合好，蒸熟服	连用7天
4	茶鸡蛋1个，煮熟	饭前服，每天1~2次
5	柿饼和鸡血煮熟	常服
6	核桃仁50克，杏仁(炒)25克，捣碎	每次服5~10克，姜水送下
7	苹果1个，挖一个小洞，巴豆1个去皮，装在苹果内，用锅蒸熟，将巴豆取出，吃苹果	每次1个

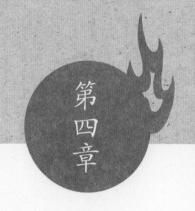

第四章

因天之序，顺时养生，

——《黄帝内经》十二时辰养生法

● 中医医理讲"因天之序"，就是要因循身体这个"天"本身的运动顺序，进行养生保健。十二时辰养生法，就是顺应人体一昼夜中阴阳消长、盛衰的情况序进行养生保健的方法。顺应这个规律，就健康长寿。反之，则可能导致体质变差，疾病缠身。

十二时辰养生速查表

十二时辰	别名	解析	对应生肖	当令器官	循行经脉	常见症状	时辰宜忌
子时 (23:00~1:00)	夜半，又名子夜、中夜	由天黑转为天亮这一时间段	鼠	胆	胆经	头晕目眩、口苦、善叹息	宜：睡觉；忌：熬夜、吃夜宵
丑时 (1:00~3:00)	鸡鸣，又名荒鸡	指深夜过后，鸡鸣之时	牛	肝	肝经	胸闷、疲倦、黑眼圈、特别容易烦躁	宜：熟睡。忌：熬夜；生闷气；久视
寅时 (3:00~5:00)	平旦，又称黎明、早晨、日旦	天刚蒙蒙亮的时候	虎	肺	肺经	肺部胀满、咳嗽气喘、缺盆部疼痛	宜：熟睡。或导引吐纳，调理肺经。忌：熬夜
卯时 (5:00~7:00)	日出，又名日始、破晓、旭日	指太阳刚刚露脸，冉冉初升的那段时间	兔	大肠	大肠经	牙齿疼痛、颈部肿大	宜：起床喝温热的白开水；排便；调理大肠经 忌：饮酒
辰时 (7:00~9:00)	食时，又名早食	吃早饭时间	龙	胃	胃经	腹胀肠鸣、消化不良	宜：及时吃早餐，让胃有事可干，调理胃经。忌：早餐质量不好
巳时 (9:00~11:00)	隔中，又名日禺	临近中午的时候	蛇	脾	脾经	舌根强直、食则呕吐、胃脘疼痛、腹内发胀、时时嗳气	宜：适量饮水，调理脾经。忌：思虑过度，久坐不动。
午时 (11:00~13:00)	日中，又名日正、中午	此时太阳最猛烈	马	心	心经	喉咙干燥、头痛、口渴难忍	宜：吃午餐；小憩；静养阴血，调理心经。忌：午餐过多；餐后马上运动；
未时 (13:00~15:00)	日昳，又名日跌、日央	指太阳偏西	羊	小肠	小肠经	喉咙痛、颌部肿、肩痛如裂、臂痛如断	宜：调理小肠经；忌：多吃食物
申时 (15:00~17:00)	哺时，又名日铺、夕食	指傍晚	猴	膀胱	膀胱经	头痛、眼睛痛、颈项痛、	宜：适量饮水；运动；抓紧时间工作；调理膀胱经。忌：憋小便
酉时 (17:00~19:00)	日入，又名日落、日沉、傍晚	指太阳落山的时候	鸡	肾	肾经	四肢冰冷、腰酸背痛、耳鸣	宜：休息；调理肾经忌：过劳
戌时 (19:00~21:00)	黄昏，又名日夕、日暮、日晚	此时太阳已经落山，天将黑未黑	狗	心包	心包经	胸痛、心律不齐、手部灼热	宜：吃晚餐；心情快乐；做散步，调理心包经。忌：晚餐过肥腻；生气
亥时 (21:00~23:00)	人定，又名定昏	此时夜色已深，人们也已经停止活动，安歇睡眠了。人定也就是人静	猪	三焦	三焦经	耳聋、听声模糊、咽喉肿痛、喉咙闭塞	宜：心平气和；入睡；调理三焦经。忌：熬夜；生气；饮茶。

十二时辰经络气血流注表

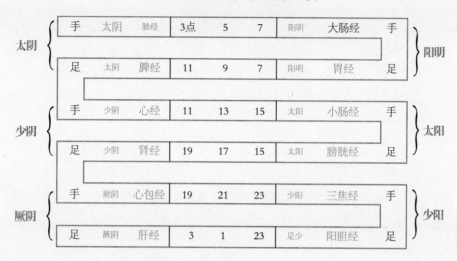

上午

时辰	寅时3—5时	卯时5—7时	辰时7—9时	巳时9—11时
流注经络	手太阴肺经	手阳明大肠经	足阳明胃经	足太阴脾经
起止穴	中府—少商	商阳—迎香	承泣—厉兑	隐白—大包
主要任务	熟睡	起床、排便	吃早餐	吸收早餐、工作

下午

时辰	午时11—13时	未时13—15时	申时15—17时	酉时17—19时
流注经络	手少阴心经	手太阳小肠经	足太阳膀胱经	足少阴肾经
起止穴	极泉—少冲	少泽—听宫	睛明—至阴	涌泉—俞府
主要任务	午餐、午睡	消化吸收	喝水、学习、工作	吃晚饭

晚上

时辰	戌时19—21时	亥时21—23时	子时23-01时	丑时01-03时
流注经络	手厥阴心包经	手少阳三焦经	手厥阴心包经	足厥阴肝经
起止穴	天池—中冲	关冲—丝竹空	瞳子髎—足窍阴	
主要任务	休闲以愉悦身心	入睡	睡眠的黄金时间	安睡以养阴杨雪

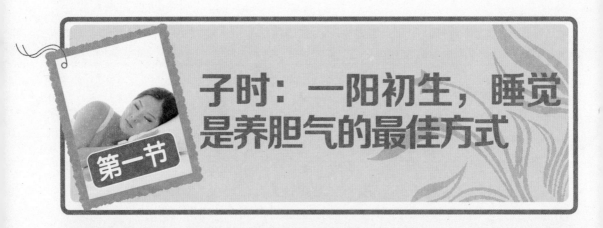

子时：一阳初生，睡觉是养胆气的最佳方式

第一节

子时相当于一年中的冬至，睡觉养藏最应天时

熬夜的人都知道，即使晚上八九点钟的时候很困，但一过11点就清醒了，所以现在很多人都是11点以后开始工作，其实这是非常不好的习惯，因为这样做最伤胆了。

中医认为，子时是一天中阴气最盛、阳气初长升的时刻，所以这时候养阳也是非常关键的，而此时最好的养阳方法就是睡觉。

睡眠对于养阳气来讲至关重要，《黄帝内经》里有一句话："凡十一脏取决于胆。"其他脏器都取决于胆，取决于胆气的生发，如果胆气能生发起来，人体就会很好，所以人一定要让胆气生发起来并把它养好。

另外，经过了白天的忙碌，身体已经不能承受过度的负荷，此时应该放松心情进入梦乡。如果这个时候不好好睡觉，其他脏腑迟早也会向你"抗议"，甚至"罢工"，那个时候就算"补牢"也有些晚了，因为"羊"——脏腑已经"亡"了。

我们前面说到，熬夜的人一到11点就精神了，其实这也是胆经升发的缘故。在十二生肖里，子为鼠，这时阳气虽小如老鼠，但异常活跃。这个时候，我们千万不要就此活跃起来，而要尽量把这一点点阳气养住，这样它才能够变大，第二天才会有精神，否则阳气刚升起来就把它耗尽，那么第二天肯定没有精神。

有的人觉得夜里工作质量是最高的，知道了上面的道理，你还会用人体最宝贵的东西——健康来换工作吗？如果你曾经有熬夜的习惯，而知道其中的危害之后想要改正，不妨根据自己的情况定一个固定时间，每天一到这个时间就上床，慢慢就会把这个坏毛病调整过来了。

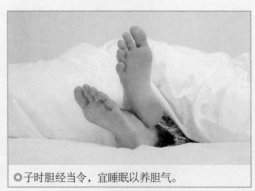

◎子时胆经当令，宜睡眠以养胆气。

挠头其实是刺激胆经做决断

生活中，我们经常会看到这样一个现象：有事情想不清楚，或者不知道该怎么回答别人的问题，决断力不够的时候，经常会做"挠头"的动作。

那么，为什么人在决断力不够的时候会习惯性挠头呢？其实，这和胆经有关。

中医认为，胆具有决断功能，胆气充实，则行事果断，脏腑气血功能发挥正常。反之，胆气不足的时候，人就会挠头。我们知道，胆经的循行路线是从人的外眼角开始，沿着头部两侧，顺着人体的侧面向下，一直到达脚的小趾和小指旁倒数第二个脚趾（次趾）。而人挠头的地方正是胆经经过的地方，挠头就是刺激胆经而帮助决断。

另外，我们在疲劳的时候，喜欢手臂高举，这是在拉伸胆经以振奋阳气的一个动作。我们打一个哈欠以后，人就显得精神一些，这也是胆气生发起来的象。

不过，值得注意的是，孩子有时候也会经常挠头，这就要区别对待了。一种情况下，可能是胆经不通。和成年人一样，孩子有事情想不清楚、决断力不够的时候，也经常会做挠头的动作。孩子挠的地方正好是胆经经过的地方，这也是孩子在刺激胆经而帮助决断。如果孩子经常挠头，家长想要改掉孩子这个毛病，帮他拍一拍胆经就可以了。具体方法，我们会后面介绍。

另外，孩子挠头还可能是缺钙，如果孩子爱挠头，同时伴有囟门闭合迟，出牙迟，不听话，爱哭闹，不易入睡、出汗多，肌肉松软无力等症状时，就说明孩子缺钙，父母要及时给孩子补钙，光拍胆经是不好用的。在宝宝补钙方法中，食补是最好的，可以在平常的饮食中注意添加虾皮、豆类、鱼类等食物。少吃蔬菜等影响钙吸收的食物。

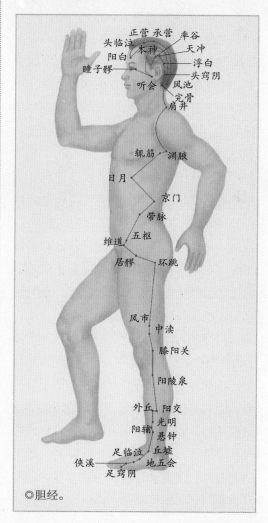

◎胆经。

拍胆经，充分保证营养吸收

有些人经常会感到口苦、偏头疼、坐骨神经痛等，其实你只要仔细观察一下，就会发现出现症状的地方都是胆经经过的地方。胆经是人体循行线路最长的一条经脉，它从人的外眼角开始，沿着头部两侧，顺着人体的侧面向下，到达脚的小趾和小趾旁倒数第二个脚趾（次趾），几乎贯穿全身。

《黄帝内经》有"凡十一藏取决于胆"之说，"藏"同"脏"，也就是说人体的五脏六腑11个脏器都取决于胆气的生发，胆气生发起来，人体状态才会很好。所以要想更好地让它发挥作用，就要利用好胆经。胆经顺畅了，人体才能吸收更多更好的营养。

让胆气生发起来的方法就是拍胆经。胆经的当令时间在子时，也就是夜里的11点到凌晨1点这段时间，气血进入胆经。拍胆经不应该在这个时间段进行，对身体不好。利用白天的时间敲胆经是比较安全的做法。每天每条腿只要几分钟，有时候忘记了也没有关系，用不着太认真。

胆经在人体的侧面，拍的时候从臀部开始一直往下就可以了，每天拍够三百下。拍胆经时，不需要很用力，把手举起来，随势下降敲打即可。刚开始敲的部位有酸痛感，因为人体本身就在努力打通胆经这个通道。一般不会敲出乌青来，敲出乌青有两种情况，可能是力量太重了，等乌青退尽了再拍，不是"拍"的关系。二是身体的凝血因子不够，平时皮肤也易出乌青。

另外，有些人拍完胆经后会失眠，这又是为什么呢？胆经和三焦经都是少阳经，其实是同一条经，在手臂上是三焦经，在腿上就是胆经，拍完胆经头痛失眠的人，通常是邪气被赶到三焦经了，若再拍拍三焦经，问题也就解决了。

需要注意的是，孕妇绝对不能拍胆经，会对胎儿产生不好的影响。拍胆经也不宜不要拍得太多，这是因为身体的保养是长期的，尤其是老年人，女性，只要能保持收入略大于支出就可以了。当人体的血不断上升，到一定层次时，就会造成阳气过度损耗，对人体反而有害。血要上升，但要慢慢地上升，这样人体的修理幅度比较小，人体自我感觉就比较舒服。

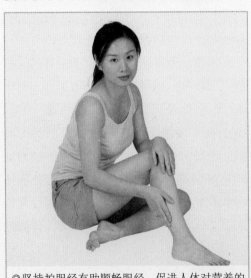

◎坚持拍胆经有助顺畅胆经，促进人体对营养的吸收。

眼角"小突起"，从胆经上找原因

爱美的女生可能会有这样的体会，有时候眼眶周围会长一些小疙瘩，在眼角部位特别密集。每次"大姨妈"来之前，下巴、嘴巴两边还要长痘痘，过后退是退下去了，可是退不干净，还有小黑印。这是怎么回事？有办法解决吗？

其实，眼角是胆经经过的地方，眼睛周围出现"小突起"，可能是胆经排毒排到这里了。这时候，也可采用我们上面的方法拍一拍胆经。

《本草纲目》中记载："白菜亦名菘，甘温无毒。通利肠胃、除胸中烦、解酒渴、消食下气、治瘴气、止热气咳，冬汁尤佳，和，利大小便。"经常食用大白菜可以起到很好的美容功效。另外，用大白菜做面膜，还可以祛痘。制作方法如下：

①取下新鲜大白菜整片菜叶洗净。②甩干水后放在菜板上摊平，用酒瓶轻轻碾压10分钟左右，直到叶片呈网糊状。③将网糊状的菜叶贴在脸上，每10分钟更换1张叶片，连换3张。每天做一次。

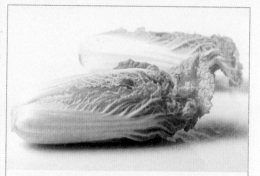

◎可用大白菜来促进胆经排毒，达到美容养颜的功效。

另外，长痘的地方不一样，引起原因也不同，修护方法也就有所区别。

❶ 额头长痘

原因：可能是压力大，脾气差，造成心火过旺，也可能是肝脏里积累了过多的毒素所致。

改善：应早睡早起，多喝水。减少食用含糖分过高的食物。

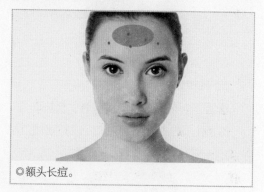

◎额头长痘。

❷ 鼻头长痘

原因：可能是胃火过盛，消化系统异常。

改善：应少吃冰冷食物。寒性食物易引起胃酸分泌异常，造成胃火过大。

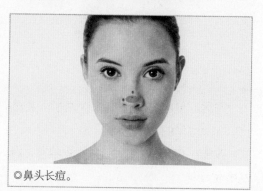

◎鼻头长痘。

❸ 右边脸颊长痘

原因：可能是肺功能失常，手脚冰冷，或是容易过敏的体质，也可能是感冒的前兆。

改善：注意保养呼吸道，尽量不要吃杧果、芋头、海鲜等易导致过敏的食物。

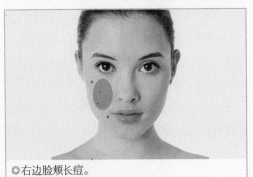

◎右边脸颊长痘。

❹ 左边脸颊长痘

原因：可能是肝功能不顺畅，有热毒。

改善：注意作息正常，保持心情愉快，不让身体处在闷热的环境中。

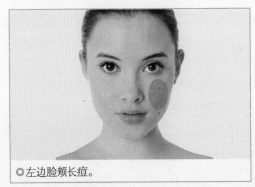

◎左边脸颊长痘。

❺ 唇周边长痘

原因：便秘导致体内毒素累积，或是使用含氟过量的牙膏。

改善：应多吃高纤维的蔬菜水果，调整饮食习惯。

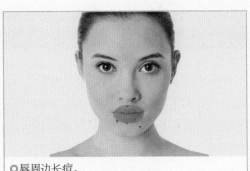

◎唇周边长痘。

❻ 太阳穴长痘

原因：加工食品食用过多导致胆囊阻塞。

改善：多吃芹菜、绿豆等排毒食物。

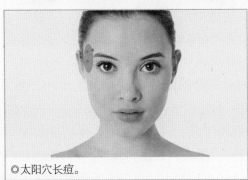

◎太阳穴长痘。

❼ 鼻子两侧长痘

原因：血液循环不良。

改善：适度进行按摩，加强这部分皮肤的血液循环。

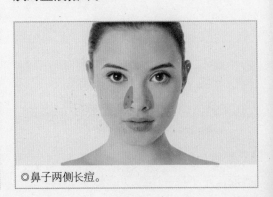

◎鼻子两侧长痘。

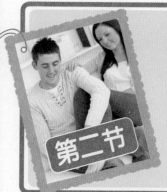

丑时：深度睡眠让肝血推陈出新

第二节

丑时睡得越深，肝净化血液的效率越高

丑时是指凌晨1点到3点，这个时候是肝经当令。肝经当令时一定要熟睡，这是因为肝藏血，这个时段是肝脏修复的最佳时间，我们的思维和行动都要靠肝血的支持，废旧的血液需要淘汰，新鲜血液需要产生，这种代谢通常在肝脏气血最旺的丑时完成，而且这个时候人体的阴气下降，阳气上升，所以我们一定要配合肝经的工作，好好地休息，让自己进入深度睡眠的状态，只有这样才能够使肝气畅通，让人体气机生发起来。另外，虚火旺盛的人在这个时候熟睡，还能够起到降虚火的作用。

《素问·五脏生成论》："故人卧血归于肝。肝受血而能视，足受血而能步，掌受血而能握，指受血而能摄。" 意思是说，人躺下休息时血归于肝脏，眼睛得到血的滋养就能看到东西，脚得到血的滋养就能行走，手掌得到血的滋养就能把握，手指得到血的滋养就能抓取。当人休息或情绪稳定时，机体的需血量减少，大量血液储藏于肝；当劳动或情绪激动时，机体的需血量增加，肝排出其储藏的血液，供应机体活动需要。"人动血运于诸经，人静血归于肝"，说的也是这个道理。如果我们在半夜1点到3点的丑时还不休息的话，血液就要继续不停地"运于诸经"，无法归于肝并进而养肝，那么我们的肝脏在超负荷下运转难免会有闪失。

所以要强调的是，丑时一定要睡眠。你一定要想办法尽量在子时前就寝。退而求其次，如果你在前一天晚上睡眠不好，就一定要在第二天找时间适当休息一会儿，这样才有助于强化肝脏。

另外，因为丑时人体内的阳气比子时更加壮大，但并不会一味地生发上去，此时当令的肝经有主藏血的功能，能起到收敛的作用。这也是中国文化的精妙所在，所谓一物降一物，有生发就要有收敛，有生长就要有收藏，不会出现过犹不及的情况。同样的道理，人在丑时也一定要休息好，最好处于熟睡状态，这样才能好好养肝血。

疏通肝经，让失眠不再成为困扰

《黄帝内经》认为肝是将军之官，是主谋略的。一个人的聪明才智能否充分发挥，全看肝气足不足。而让肝气充足畅通，就要配合肝经的工作。

有些人经常会失眠，这可能就是肝经出问题了。中医里讲心主神、肝主魂，到晚上人的神和魂都该回去的，但是神回去了魂没有回去，这就叫"魂不守神"，解决办法就是按摩肝经，让魂回去。

如下图所示，肝经起于脚大拇指内侧的指甲缘，向上到脚踝，然后沿着腿的内侧向上，在肾经和脾经中间，绕过生殖器，最后到达肋骨边缘止。顺着肝经按摩，就能起到养肝气，解决失眠问题。

也许你会说，大半夜按摩，岂不是更睡不着了，怎么办呢？如果你经常有失眠的情况，那么建议你在19～21点的时候按摩心包经，因为心包经和肝经属于同名经，所以在19～21点时按摩心包经也能起到调养肝经的作用。

另外，在肝经上有个很重要的穴位——太冲穴，是治疗各种肝病的特效穴位，能够降血压、平肝清热，而且对女性的月经不调也很有效，它的位置在脚背上大脚趾和第二趾结合的地方向后，足背最高点前的凹陷处。那些平时容易发火着急，脾气比较暴躁的人要重视这个穴位，每天坚持用手指按摩太冲穴2分钟，要产生那种明显的酸胀感，用不了一个月就能感觉到体质有明显改善。

失眠的人，除了可以按摩心包经外，还可以在每晚临睡前刺激这个太冲穴，只需几分钟，人就会感到心平气和了，自然也就能安然入睡了。

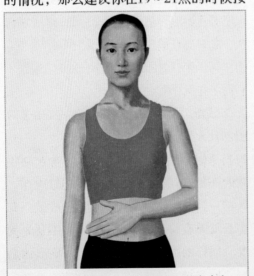

◎章门穴是足厥阴肝经、足少阳胆经的交会穴，常按之有疏肝理气、健脾和胃的作用。

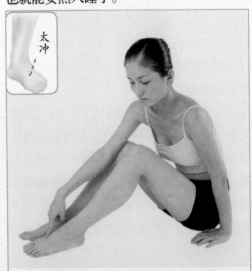

◎太冲穴是治疗各种肝病的特效穴位，经常对其进行按摩，还有助于调理女性月经不调。

女人以肝为本，养好肝远离妇科病

不知道女性朋友们有没有这种经历，突然无缘无故地脸色发黄，心情郁闷，看谁都不顺眼，总想找茬吵架，结果最倒霉的就是老公了，常常被没头没脑地"打骂"一顿，弄得他莫名其妙。

其实这也没法子，谁不知道女人是以肝为天的。《黄帝内经》中说："肝者，将军之官，谋虑出焉。"认为肝是将军之官，是主谋略的。在五脏中，肝主藏血，主疏泄，性喜条达。它的功用就在于保持全身气机的流畅，调节人体精、气、神、血、水的正常运转。

一代名医朱丹溪在《丹溪心法》中说，若肝之疏泄失职，气机不调，血行不畅，血液瘀滞于面部，则面色青，或出现黄褐斑。肝血不足，面部皮肤缺少血液滋养，则面色

无华，暗淡无光，两目干涩，视物不清。如果长期处于肝郁状态，还会引起乳腺增生等乳腺疾病，朱丹溪明确描述乳腺增生病就是忧愁郁闷、朝夕积累、脾气消阻、肝气横逆所造成的。

所以，女人一定要养护好自己的肝，这样才能让自己时刻保持美丽的面容，优雅的姿态，健康的身心，也可以让自己的爱人少受一点儿耳朵和皮肉之苦。

在这里为大家介绍一款"银杞菊花粥"，它可以养肝、补血、明目、润肤。其做法为：银耳、菊花10克，糯米60克。同放锅内，加水适量煮粥，粥熟后调入适量蜂蜜服食。

另外，还有以下养肝护肝的五项基本法则，需要经常"肝郁"的你牢记：

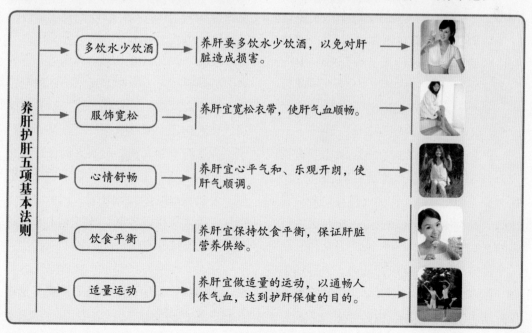

养肝护肝五项基本法则		
多饮水少饮酒	养肝要多饮水少饮酒，以免对肝脏造成损害。	
服饰宽松	养肝宜宽松衣带，使肝气血顺畅。	
心情舒畅	养肝宜心平气和、乐观开朗，使肝气顺调。	
饮食平衡	养肝宜保持饮食平衡，保证肝脏营养供给。	
适量运动	养肝宜做适量的运动，以通畅人体气血，达到护肝保健的目的。	

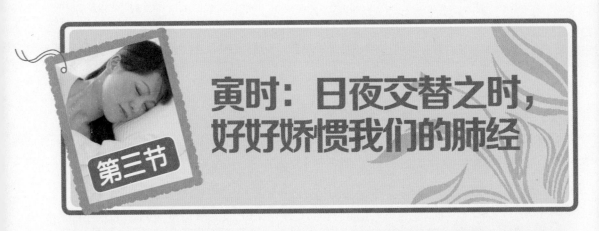

第三节

寅时：日夜交替之时，好好娇惯我们的肺经

寅时肺经当令，分配全身气血

凌晨3点到5点，也就是我们所说的寅时，这时候肝经已经"下班"了，轮到肺经当令了。在中医当中，肺经是非常重要的，人体各脏腑的盛衰情况，必然在肺经上有所反映。《黄帝内经》中说："肺者，相傅之官，治节出焉。"也就是说，肺相当于一个王朝的宰相，一人之下，万人之上。宰相的职责是什么？负责了解百官、协调百官，事无巨细都要管。肺是人体内的宰相，它必须了解五脏六腑的情况，所以《黄帝内经》中有"肺朝百脉"，就是说全身各部的血脉都直接或间接地汇聚于肺，然后敷布全身。

那么，肺在什么时候开始对全身进行气血分配的呢？当然就是在肺经当令的寅时。我们知道，人体的气机都是顺应自然的，寅时作为阳气的开端，也是人的气机的开端。而肺经又是"主一身之气"，"主治节"的，在这段时间内，人体的气血开始重新分配，心需要多少，肾需要多少，这个气血的分配是由肺经来完成的。

因为在气血的重新分配需要有一个深度的睡眠来完成，所以3点到5点的时候，应该是人睡得最沉的时候。这是如果这个时候不好好睡觉，对身体是非常不好的。

人在深度睡眠的时候，身体的各个器官是比较平衡的，这样气血就会比较均衡的分布的全身，维持人体这一天正常的气血运营。如果在这时，人体的某个器官异常活跃，比如大脑比较活跃，那么肺就只好多分配一些气血给大脑，那么第二天人就会感到四肢乏力，非常疲惫，这就是由于气血虚弱造成的。长此以往，就有可能造成重大疾患。因此，在日常生活当中，家里如果有老年人和心脏病人的话，就一定要叮嘱他晚点儿起床，尽量不要做早锻炼。早晨气血刚刚开始分配，这个时候一锻炼，等于又生硬地调一些气血上来，这样就容易导致猝死。

总之，凌晨3点到5点，应该是人睡得最沉的时候，即使迫不得已要熬夜，也不要超过这个时间。

寅时醒来睡不着，大口咽津补气血

我们已经知道，早上3点到5点是肺经当令的时段，是需要深度睡眠的，但总有些人经常会在这段时间莫名其妙的醒来，然后很长一段时间翻来覆去睡不着，一直要过了5点才能疲惫地入眠。这是怎么回事呢？

事实上，这是身体在告诉你，气血已经不足了，需要补一补气血了。我们知道，在寅时的时候，肺经的布输气血，而如果气血不足的话，就会影响到某些器官气血的正常流通。而我们知道，身体是有自愈功能的，为了使这个器官不至于因气血不足而受到损伤，只好让你清楚过来了。

那么，这个时候我们应该怎么办呢？这时候，我们只要大口地咽几口唾液就能起到补气血的作用。中医认为，唾液由人体精气上升而形成的，它处在不断的运动变化之中——溢、聚、散、降。这就像自然界的风云际会一样，水由下而上，溢成气，聚成雾，散为云，降为雨露，滋润大地万物。唾液也像自然界的雨露一样，升降循环，滋润着人的五脏六腑。其实中医认为唾和液是两个不同的东西。《黄帝内经》中说："脾为涎，肾为唾。"脾液为涎，就是我们平时说的口水、哈喇子，肾液为唾。肾是先天之本，脾是后天之本，而唾液就来源于人的这两个根本。

《本草纲目》水部转录了其他医书对唾液的功能之说："《瑞应图》说：常饮醴泉，令人长寿。《东观记》说：常饮醴泉，可除痼疾久病。"这也就是古人的养生方法中的"咽津"一法，诸养生学家称其有"令人躯体光泽，津润力壮，有颜色"的作用，并有诗赞曰："津液频生在舌端，寻常嗽咽入丹田。于中畅美无凝滞，百日功灵可驻颜。"可见古时的养生学家对"咽津"多么推崇。

所以，当我们早早地就醒来睡不着的时候，不妨就咽几口唾液，这方法非常有效。另外，我们在平时也不要随地乱吐口水，这与现代文明格格不入，还是养生之大忌。正确的制法是经常咽咽口水，这不仅可以治病，还可以延年益寿。

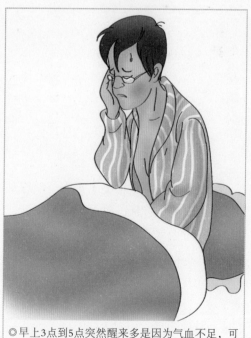

◎早上3点到5点突然醒来多是因为气血不足，可大口地咽几口唾液，以起到补气血的作用。

老年人早起，不是健康之道

俗话说："早睡早起，精神百倍"。因此，很多人认为，早一点儿起床，对身体是有好处的。尤其是老年人，经常有早起的习惯。然而，事实上这个习惯却正好不适合于老年人。

从医学角度考虑，老年人睡眠时间应比一般中年人要长一些，随年龄的增长而有所增加，60～70岁的老年人，平均每天应睡8小时左右；70～90岁的老年人，每天应睡9小时左右；90岁以上的老年人，每天应睡10～12小时为好。当然，并不是说睡眠时间越长越好，但如果睡不够时辰，对健康是非常不利的。

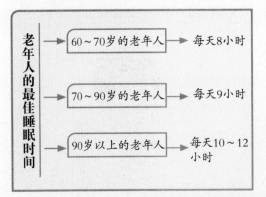

在日常生活中，很多老年人一般都是早上四五点钟就起床，这时候还是寅时，是肺经布输血气的时间。而老年人之所以会在这个时间段醒来，与我们前面提到的根源是一样的——气血不足。如果这个时候醒来小便的话，代表老年人比较虚；如果这个时候醒来，同时大汗淋漓的话，就要警惕了，可能因为气血不足导致心脏病

的发生。这也是为什么凌晨三四点钟心脏病人容易死亡的原因。

对于健康的人而言，寅时应该处于深睡状态，即通过深度睡眠来完成生命由静而动的转化。可是，身体虚弱的人或老年人这时会失眠或醒来，这是因为身体各部位对血的需求量增加，相应的，脑子得到的血减少了，用中医的话说，就是只有"宣发"而没有"肃降"，生命自然就会有危险。

另外，给大家个提醒，一般老年人心脏功能不太好的话，不提倡早锻炼。有心脏病的病人一定要晚点儿起床，同时要慢慢地起床，而且不主张早上锻炼。晚上是一片阴霾之气，可以活动一下，而早晨是阳气生发的时候，就顺其生发好了。比如《黄帝内经》里讲春天的时候你要散步，但是要慢慢地散步，要让生发之机慢慢起来，不要一下子就起来。第一要缓缓地生发，第二要精神放松。

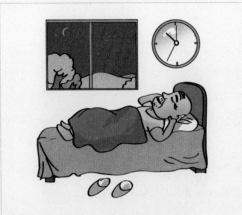

◎老年人不宜早起，以免影响血液的供给，对身体造成危害。

按摩肺经，补足肺气眠自安

　　虽然我们前面介绍了许多补肺气的方法，但事实上补肺气最好的方法莫过于按摩肺经。肺经是人体非常重要的一条经脉，它起始于胃部，向下络于大肠，然后沿着胃上口，穿过膈肌，属于肺脏。再从肺系横出腋下，沿着上臂内侧下行，走在手少阴、手厥阴经之前，下向肘中，沿前臂内侧桡骨边缘进入村口，上向大鱼际部，沿边际，出大指末端。

　　肺经上分布着三个很重要的穴位，分别是尺泽穴、孔最穴和太渊穴。

　　尺泽穴位于肘横纹上肱二头肌肌腱桡侧的凹陷处，是最好的补肾穴。通过降肺气而补肾，最适合上实下虚的人，高血压患者多是这种体质，另外按压尺泽穴对于肺经引起的咳嗽、气喘、咯血、潮热、胸部胀满等很有效。

　　孔最穴在前臂掌面桡侧（大拇指方向），在尺泽穴与太渊穴（腕部动脉搏动处）连线上，腕横纹上七寸（手腕至肘共十二寸，按比例取穴）。孔最穴对风寒感冒引起的咳嗽和扁桃体炎效果不错，还能治疗痔疮。

　　有人总觉得气不够用，有吸不上气的感觉，这个时候就可以点揉太渊穴（仰掌、腕横纹之桡侧凹陷处）。此穴为肺经原穴，补气效果尤佳。

　　肺经在寅时当令，也就是凌晨3点到5点。这个时候，是按摩肺经的最佳时间。但这个时候应该是人睡得最沉的时候，怎么办呢？在同名经上找，也就是足太阴脾经（上午9～11点当令）。也就是说在上午9～11点脾经旺时进行按摩，也能取得同样的效果。

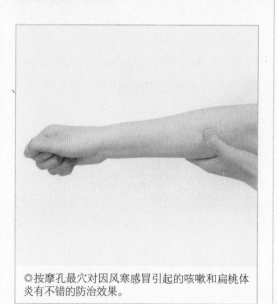

◎按摩孔最穴对因风寒感冒引起的咳嗽和扁桃体炎有不错的防治效果。

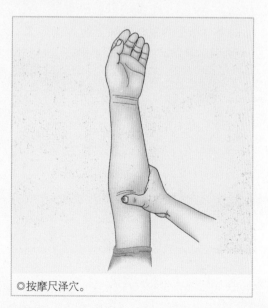

◎按摩尺泽穴。

寒气最易伤肺，寅时一定要关空调

内经认为，肺主一身肌表。而风寒之邪最易犯肺，诱发或加重外感、咳嗽、哮喘等呼吸系统疾病，或成为其他系统疾病之祸根。故在天气变化之时，应及时增减衣服，适当进补，增强机体抵抗力，预防风寒等外邪伤肺，避免感冒，是肺脏养生之首要。

在夏天的时候，因为天气炎热，所以许多人都喜欢将空调或电扇开到最大、光着膀子、什么也不盖就睡觉。虽然一时凉快了，但我们的身体却受不住了。第二天一醒来，总是感觉浑身乏力，骨节酸痛。这是什么原因呢？其实就是肺受了寒。

我们知道，肺是人体最娇贵的脏器，因此有人又称之为"娇脏"。而在凌晨三点多的时候，肺经开始值班，开始输布身体的气血，而此时已经到了后半夜，寒邪下注，室内暑湿上蒸，二者相交在一起，这时寒气就很容易从呼吸系统进入肺部，

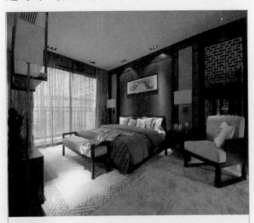
◎在睡觉前一定要关好门窗，并将空调调在凌晨三点之前关掉，以免寒气侵袭肺经。

进而侵入人体，导致人体经脉阻滞、气血不通，出现腹部疼痛、呕吐、不思饮食、腹泻等症状。

而且在我们的鼻腔、口腔黏膜周围，存在着各种各样的细菌，它们之所以不能危害我们的身体，是因为身体具有一定的抵抗力，而当我们的肺部受凉的时候，就会耗费气血来抵抗，从而导致身体的整体抵抗力下降，这时，这些病菌就会长驱直入，危害身体，引发感冒、发热甚至更严重的疾病。

因此，我们一定要在寅时保护好自己的肺经，不使之受到寒气侵袭。这就要求我们在睡觉前一定要关好门窗，如果用空调或电扇，一定调好时间，确定它在凌晨三点之前关掉。

另外，为了增强肺部防御功能，还应适当进行耐寒锻炼，如在季节变换的时候用冷水洗脸、浴鼻，或冷天穿单衣进行体育锻炼、少穿或穿短衣裤到户外进行冷空气浴等。身体健壮的人还可用冷水擦身、洗脚甚至淋浴。有研究表明，适当的耐寒锻炼对人体的心血管、呼吸、消化系统等都有帮助。专家发现，耐寒锻炼可使慢性伤风、感冒、咳嗽、鼻炎、鼻窦炎、咽喉炎、牙周炎、慢性气管炎、支气管炎等呼吸道疾病的发病率明显下降。需要注意的是，无论采用哪种耐寒锻炼方式，都要遵循循序渐进、持之以恒的科学原则，以让身体充分适应。

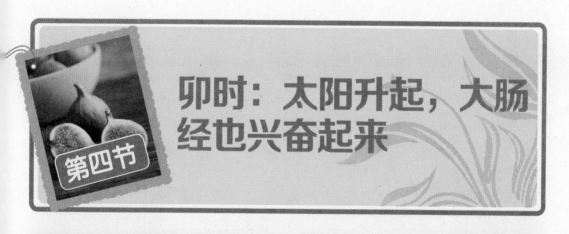

卯时：太阳升起，大肠经也兴奋起来

第四节

一觉醒来，排便是对大肠经最好的照顾

大肠经值班是在卯时，也就是早晨5点到7点。为什么这个时候正是排便的时间呢？因为一般5点到7点，天就亮了，也就是天门开了，与天门相对应的是地门，即人的肛门也要开，所以就需要排便。另一方面，这个时候，人体的气血走向这时也到达大肠，身体经过一夜的代谢，也已将废物输送到大肠，这时如果不把废物排出体外，又会重新代谢吸收，所以，在这个时候起床排便是最好的。

现在很多人讲排毒，最重要的就是清除宿便，宿便是由于长期便秘积累起来的毒素。现在便秘的人特别多，那么便秘的原因是什么呢？这就要涉及大肠经，大肠经有一个很重要的功能，就是生"津"，这个津就是一种向外渗透的力量。之所以发生便秘，就是津的力量过于强大，把大肠中的液都渗透出去了，而里面的宿便就变得干硬，形成便秘。相反，如果津的力量很弱，液积存得过多，就会腹泻。现代人经常发生便秘，就是津占了上风，而津

的力量为什么那么大呢？这就要说到肺与大肠的关系。

中医里说"肺与大肠相表里"，意思就是肺主内，大肠主外，它们通过大肠经相互联系、相互影响。生活中，人们有时候会咽喉肿痛，同时大便不通畅、便秘，一般我们总会说这是"上火了"，但是究竟是上什么火、上火的原因是什么，却很少有人说得清。其实，这是大肠之火通过经络传到与肺相连的咽喉引起的。治这种病，首先要通便，大便通畅了，咽喉肿痛也就不治而愈了。

从阴阳平衡上来看，卯时阴阳之力达到平衡，呈阴消阳长的趋势。阴主静、阳主动，阳一生发，人就会从睡梦中醒来。但这个时候要注意兴助阳气，起床后在嘴里含一片生姜就是一个很好的方法。因为，姜性辛温，可辅助、滋生阳气。而且生姜含在嘴中又能生津，早晨起床后吞津益于养生。

黎明同房，瘫倒一床——清晨不宜性生活

一个人对性的需要，就像对饮食的需要一样，是自然的、本能的需要。人类的两性关系，是"人和人之间直接的、自然的、必然的关系"，如果没有性欲望，没有男女两性之间的性来往，就不会有人类历史。性行为欲望，深深地扎根在每一个发育正常的男女体内，并构成日常思想感情中的一个重要部分；性行为欲望，全面地渗透在人们的渴望、憧憬、恐惧或挫折之中。正常规律的性生活，可让夫妻双方由于获得了性的快乐与满足，解除了生理上的性压抑，心理上得到了欣慰，使夫妻双方身心更健康。长期缺乏适当性爱的人会产生精神倦怠、心灵空虚、郁闷等心理障碍，进而造成性功能障碍，影响夫妻感情，甚至导致夫妻离异。

一般来说，性生活的时间最好在夜晚入睡之前，一旦完成了性交活动便可安然入睡，这样能使体力得到恢复。可有的人喜欢在清晨过性生活，这就弊多利少了。

俗话说："男人头上三把刀，早酒晚茶黎明色。"其中，"黎明色"就是指在黎明起床前过性生活。我们知道，在性生活过程中，全身许多脏器和组织都处于紧张的工作状态，神经系统高度兴奋。性生活结束后，需要一个养息和调整过程。清晨醒来，不但宁静的室内外环境被打破了，而且还要筹划当天的事务，此时要行房事，性生活的质量未必理想，而且对身体也是有害的。特别是在寒冷的季节，由

于性交后机体御寒能力较差，起床后很容易招致病邪。当然，有些中老年人为了提高性欲，把性生活安排在星期天的清晨，就是另一码事了。

虽然男人在黎明时都会出现一次性欲高潮，但千万不能纵情，要加以节制。在一天之中，以晚上十时左右过性生活为最佳，因为这时是性激素分泌的高潮时期，男性比女性更明显。此时交合不仅快感强，而且于身体无损，因为性交后可以得到充分的休息，夜半为阴。夜半后为阴衰，早旦阴尽，这时交合时肾阴损伤最大。

由此可见，清晨是不宜过性生活的。一般说来，爱的浪漫是在昏昏烛光下，是在淡淡芳香中，而早晨的时间是属于孩子们和夫妇干家务的。

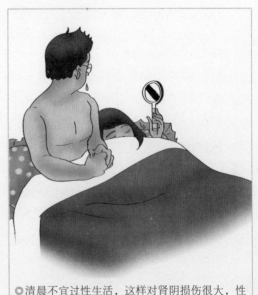

◎清晨不宜过性生活，这样对肾阴损伤很大，性生活最好在夜晚入睡之前进行。

好好利用人体血液的清道夫——大肠经

大肠经起于食指末端的商阳穴，沿食指桡侧，通过合谷、曲池等穴，向上会于督脉的大椎穴，然后进入缺盆，联络肺脏，通过横隔，入属于大肠。

大肠经为多气多血之经，阳气最盛，用刮痧和刺络的方法，最能驱除体内热毒，如果平时进行敲打，就可以清洁血液通道，预防青春痘。还能对荨麻疹、神经性皮炎、日光性皮炎、牛皮癣、丹毒等有缓解作用。

在五行里，肺与大肠同属于金，肺属阴在内，大肠为阳在外，二者是表里关系，我们知道肺是负责运化空气的，大肠负责传导糟粕，因此，大肠经的邪气容易进入肺经，当然肺经的邪气也可以表现在大肠经上。

大肠经出现问题，有的人会出现雀斑、酒糟鼻，有的人会腹泻、腹胀、便秘。如果这时候没有采取措施阻止外邪的进攻，外邪就会长驱直入进入人体的内部——肺经，这时就会出现较为严重的肺病。所以我们出现雀斑、酒糟鼻等问题时，要知道按摩大肠经以"治未病"，及时击退疾病的入侵。

那么什么时候按摩大肠经最好呢？大肠经当令的时间是5～7点，这时候按摩最好。大肠经很好找，你只要把左手自然下垂，用右手敲左臂，一敲就是大肠经。敲时有酸胀的感觉。

大肠经上最主要的穴位是手三里穴、迎香穴和曲池穴。

手三里穴对缓解上肢疲劳、酸痛特别有效。手三里在前臂背面桡侧，在阳溪与曲池连线上，肘横纹下2寸处。

迎香穴可以说是治疗鼻塞的特效穴位。遇到感冒引起的鼻塞、流涕，或者过敏性鼻炎时，按摩两侧的迎香穴一两分钟，症状就可以立刻缓解。此穴位在鼻翼外缘，就是挨着鼻孔旁边的地方。

曲池穴是治痒奇穴，通治各种皮肤病，还能降血压；还可泻热，如果你心情烦躁，感觉心里憋着火时就可以把大拇指按在曲池穴，做前后拨动，这时会感觉酸胀或者有点儿疼，不一会，心绪就会安宁，火气也能降下来。曲池穴在屈肘关节时，肘横纹外侧端。

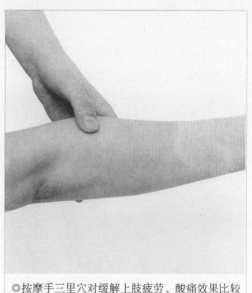

◎按摩手三里穴对缓解上肢疲劳、酸痛效果比较显著。

起床后先刷牙后喝水

早晨起床后，先喝一杯白开水已经成了大多数人都认可的常识。经过一晚的睡眠，人体在夜晚睡觉的时候从尿、皮肤、呼吸中消耗了大量的水，凌晨起床后人体处于一种生理性缺水的状况。晨起喝水不仅可以补充身体代谢失去的水，还可以洗涤清洁肠道，刺激肠道的蠕动，湿润肠道，软化大便，增进大便的排泄，防治便秘。更具有稀释血液、降低血液黏稠度、促进血液循环、防止心脑血管疾病发生的作用，这对中老年人尤为重要。

不可否认，早晨起来喝白开水是一种健康的生活习惯，但是，喝水之前，我们要做的第一件事应该是刷牙。这是因为夜晚睡觉时，牙齿上容易残存一些食物残渣或污垢，当它们与唾液的钙盐结合、沉积，就容易形成菌斑及牙石。如果直接喝水，会把这些细菌和污物带入人体，反而加速有害物质的堆积，加重宿便的情况。

不过，有些人可能会说，如果先刷牙，就会把唾液里的消化酶刷走，岂不可惜？

其实，唾液里的消化酶只有在吃东西的时候，才有分解消化食物的作用，不吃东西时，它处于"休息"状态。而人们在睡觉时，唾液分泌本就很少，因此产生的消化酶也很少。并且，人体的肠胃道里本身就有消化酶，唾液产生的只是很少一部分，它的消化作用微乎其微，即使在刷牙时被刷去，也不会影响人体对食物的消化。

另外，需要注意的是，每次刷牙后必须用清水把牙刷清洗干净并甩干，将刷头朝上置于通风干燥处。另外，还要注意，牙刷最好3个月换一次，因为牙刷使用时间长了，刷毛就会弯曲蓬松甚至脱落，减弱了洁齿能力。

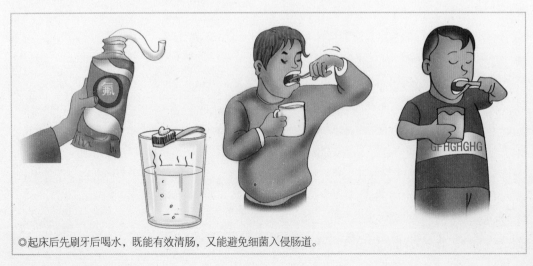

◎起床后先刷牙后喝水，既能有效清肠，又能避免细菌入侵肠道。

避开清晨"魔鬼时间"，谨防猝死

我国早有闻鸡起舞的习惯，在晨曦朦胧的清晨，湖边、公园、林荫道上到处都是晨练的人们。但从医学、保健学的角度看，清晨并不是锻炼身体的最佳时间。其主要原因是，夜间植物吸收氧气，释放二氧化碳，清晨植物的光合作用刚刚开始，空气中的氧气较少，二氧化碳较多。且在大中城市里，清晨大气活动相对静止，各种废气不易消散，是一天中空气污染较严重的时间。

另一方面，从人体的生理变化规律来看，人经过一夜的睡眠，机体的水分入不敷出，使全身组织器官以至细胞都处于相对的失水状态。当机体水合状态不良时，由于循环血量减少，轻者会不能满足机体在运动时对肌肉组织的供血供氧，因而运动时易出现心率加快、心慌气短等现象，严重时还可能诱发血栓及心肌梗死。如冠心病患者每天的6～11时是一天中最危险的时段，这段时间也被人们称为"魔鬼时间"。因此，我们在每天运动过程中，一定要警惕这些"魔鬼时间"。

那么一天中运动的最佳时间是什么时候呢？是傍晚。因为一天内，人体血小板的含量有一定的变化规律，下午和傍晚的血小板量比早晨低20%左右，血液黏稠度降低6%，早晨易造成血液循环不畅和心脏病发作的危险，而下午以后这个危险的发生率则降低很多。傍晚时分，人体已经经过了大半天的活动，对运动的反应最

好，吸氧量最大。另外，心脏跳动和血压的调节以下午5～6时最为平衡，机体嗅觉、触觉、视觉也在下午5～7时最敏感。

不过，说运动的最佳时间在傍晚，不是说大家只能在傍晚活动。运动是人性化的活动，融合了人的生理、心理、习惯等多方面的因素，而这些都会对身体活动的效果产生影响，我们上面所说的一天中的最佳运动时间是指对一般生理因素而言的。

每个人的性情、作息习惯及工作性质有别，不能要求人人都能在这个时间锻炼。运动的关键是能形成习惯，如果能根据自己的心理和作息规律，选择一天中固定的时间进行运动，并形成运动的习惯，持之以恒，都会对身体有益。如果条件许可，形成在傍晚锻炼的习惯，将是最佳的选择。

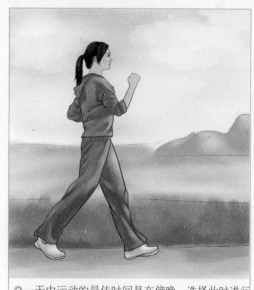

◎一天中运动的最佳时间是在傍晚，选择此时进行锻炼，运动效果最佳。

清晨起床，"先醒心后醒眼"防心脑血管病

老年人易得脑出血、心脏病，往往发生在早上，仔细调查发现，清晨醒来起得过猛，是最重要的诱因。如何避免呢？

明朝养生学家冷谦在《修龄要旨》中说："平明睡觉，先醒心，后醒眼，两手搓热，熨眼数遍，以睛左旋、右转各九遍，闭住少顷，忽大睁开，却除风火。"早上醒来的时候，不要急着睁开眼睛，先养养神醒醒心，把双手对搓搓热后用手心捂住眼睛，如此多做几遍，然后转眼，左右各九遍，闭住眼睛一会儿，忽然大睁开，能有清凉感，却除风火而明目。

这其实就是"先醒心后醒眼"的养生法，即早上醒来的时候不要急着睁眼起床，先闭眼躺上一两分钟，待心完全醒来后再起床。为什么呢？早上，你人是醒来了，但心还处于混沌状态，还没有完全清醒过来，这时你猛然间起床就会诱发脑出血、心脏病、高血压等疾病。醒来后，再闭眼休息几分钟，不但可让尚处在松弛状态的肌肉有个缓冲的时间，恢复到自然紧张状态，使正在"休息"的血液逐渐"清醒"，还能调节精神状态，让大脑从睡梦中逐渐清醒过来，预防疾病的产生。

此外，对于心脑血管病的高发人群——老年人，还要注意做到三个"半小时"：即早上起来运动半小时，打打太极拳，散散步，或者进行其他运动，要因人而异，运动适量；中午睡半小时，符合人生物钟的需要，下午上班精力充沛，老年人更是需要补充睡眠，因为晚上老年人睡得早，早上起得早，中午非常需要休息；晚上6点至7点慢步行走半小时，可使老年人晚上睡得香，降低心肌梗死、高血压发病率。

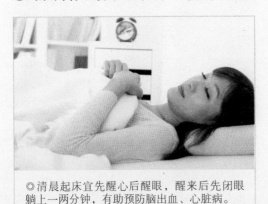

◎清晨起床宜先醒心后醒眼，醒来后先闭眼躺上一两分钟，有助预防脑出血、心脏病。

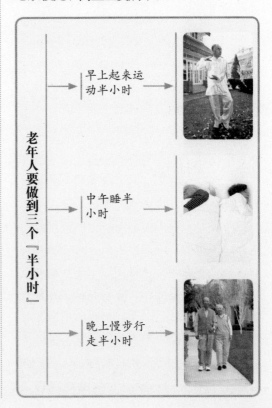

老年人要做到三个『半小时』

早上起来运动半小时

中午睡半小时

晚上慢步行走半小时

清晨叩齿三百下，虚火再不致牙疼

俗话说"牙疼不是病，疼起来真要命"，牙疼主要是由风热侵袭、胃炎上蒸、虚火上炎等多种原因造成的。前面我们说过，邪气之所以致病，是因为正气不能制服它。人的口腔是人体吐纳的主要通道，属于正气比较薄弱的环节，故而火邪常常会在口腔肆虐。因此，我们的日常保健千万不能忽略了口腔。

古人认为齿健则身健，身健则长寿。唐代名医孙思邈主张"清晨叩齿三百下"。明代百岁寿星冷谦在谈长寿秘诀时，也强调"齿宜常叩"。可见，叩齿对牙齿保健确实能起到很大的促进作用，经常叩齿可增强牙齿的坚固，使牙齿不易松动和脱落，加强咀嚼力，促进消化功能。

叩齿要先静心聚神，轻微闭口，然后上下牙齿相互轻轻叩击数十次，所有的牙都要接触，用力不可过大，防止咬舌。

具体做法是：晨起先叩臼（后）齿36下，次叩门（前）齿36下，再错牙叩犬齿各36下，最后用舌舔齿周3～5圈。早、中、晚各叩齿一次，多做更佳。早晨叩齿最重要，因为人经过一夜休息，牙齿会有些松动，此时叩齿，既巩固牙龈和牙周组织，又兴奋了牙神经、血管和牙髓细胞，对牙齿健康大有好处。

即使我们一直在做着保健工作，人老了也免不了要掉牙。这是为什么呢？中医认为肾主骨，牙齿是肾精的外现，也是骨头的表象，一个人牙齿好不好和肾精是否充足有关。随着年龄的增长，人的肾精越来越少，超过一定的限度后，牙齿就会慢慢脱落。所以，平时我们一定要注意节情控欲，戒除不良生活方式，以防阴精暗耗。

介绍了牙齿的日常保健方法，我们再回到开头提到的牙疼问题上。叩齿虽然功效不错，但只能作为日常保健和预防措施，一旦火邪已经导致牙疼，那还是远水救不了近火。那该怎么办呢？这里就教大家一个快速简单的治疗牙疼方法：取10克花椒，加入适量的水，约煮5分钟，加入1两左右的白酒，完全凉后，将花椒过滤掉，再把白酒花椒水倒入洁净玻璃瓶中备用。牙痛时，用洁净棉签蘸此水后放入牙疼的部位咬住，很快就能止疼。

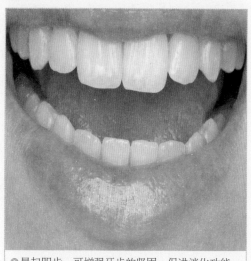

◎晨起叩齿，可增强牙齿的坚固，促进消化功能。

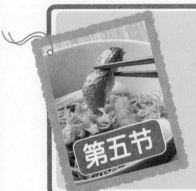

赐一点儿食物吧，胃经正"嗷嗷待哺"

第五节

胃经当令，怎么吃都不会胖的特殊时刻

胃经在辰时当令，就是早晨的7点到9点，一般这段时间大家都非常忙碌，赶着去上学、上班，但是不管怎么忙，早饭都一定要吃好，而且最好是在这段时间吃。因为这个时候，太阳一般都升起来了，天地之间的阳气占了主导地位，人的体内也是一样，处于阳盛阴衰之时，所以，这个时候人就应该适当地补充一些阴气，食物属阴，也就是说应该吃早饭。

很多人以为不吃早饭就可以减肥，其实这是非常错误的观念。吃早饭即使吃得再多也不会胖，因为上午是阳气最足的时候，也是人体阳气最旺盛的时候，食物很容易被消化。胃经以后是脾经当令，如果不吃早饭，9点以后，脾就是在空运化，它也没有东西可以输送给五脏，这时人体会有不适现象产生，比较明显的表现就是头晕。所以，早饭一定要吃，而且要吃好。

另外，就是早餐应该吃"热食"。一些人贪图凉爽，尤其是夏天，早餐喝蔬果汁代替热乎乎的豆浆、稀粥，这样的制法短时间内也许不觉得对身体有什么影响，但长此以往会伤害胃气。

从中医角度看，吃早餐时是不宜先喝蔬果汁、冰咖啡、冰果汁、冰牛奶的。早餐应该吃"热食"，才能保护胃气。因为早晨的时候，身体各个系统器官还未走出睡眠状态，这时候你吃喝冰冷的食物，会使体内各个系统出现挛缩、血流不畅的现象。也许刚开始吃喝冰冷食物的时候，不会觉得胃肠有什么不舒服，但日子一久或年龄渐长，你会发现皮肤越来越差，喉咙老是隐隐有痰、不清爽，或是时常感冒，小毛病不断。这就是因为早餐长期吃冷食伤了胃气，降低了身体的抵抗力。

因此，早饭应该是享用热稀饭、热燕麦片、热羊乳、热豆花、热豆浆、芝麻糊、山药粥等，然后再配着吃蔬菜、面包、三明治、水果、点心等。牛奶容易生痰，导致过敏，不适合气管、肠胃、皮肤差的人及潮湿气候地区的人饮用。

早上起来没食欲，小方法就能搞定

所谓的"食欲"，是一种想要进食的生理需求。一旦这种需求低落，甚至消失，即称为食欲不振。简单地说，就是没有想吃东西的欲望。现代人食欲不好多是因为精神紧张、劳累和胃动力不足等原因引起的。现在社会，有越来越多的人因压力过大和不良的生活习惯，健康过早亮起了"红灯"，但他们总以忙为由很少运动。久坐而缺乏全身运动，会使胃肠蠕动减弱，消化液分泌减少，日久就会出现食欲不振、脘腹饱胀等症状。尤其是早上，加上忙着上班，更是没心思吃饭了。

而"人是铁，饭是钢"，吃不下饭是不行的。那么，怎样才能提高食欲呢？有些人没有食欲就吃胃肠药或食欲增进剂，但是这并非最佳的方法。治疗食欲不振时，可以先试试穴位及指压法，用手指按揉第6、7胸椎，能使食欲中枢产生显著的功效，能使食欲不振渐渐治愈。第6胸椎右侧、第7胸椎左侧是穴道所在，指压时一面吐气一面强压6秒钟后将手收回，恢复自然呼吸，如此重复30次。值得注意的是，这种穴道指压法必须在餐前一小时进行，而且餐前尽量少吃甜味剂、白砂糖这些会减低食欲之物。

其次，时常保持情绪稳定也能防止食欲不振，有烦恼事情的话，最好将它忘却，可以多活动或干自己感兴趣的事。将心理的不安去除后，食欲就能随之产生。

此外，如果是因为疾病引起的食欲不佳，还应先了解引起食欲不佳的原因，然后除去这些原因，配以相对的措施。还可以采取合理的药膳食疗方，以打开胃口，提高食欲。

增强食欲的食疗方

1.鲤鱼250克，豆豉6克，胡椒1克，生姜2片，陈皮6克。煎汤服。

2.将1条猪舌洗净，切片，煮熟后调味服。

3.精羊肉500克，粳米60克。将羊肉切片，煮粥，调味服。

4.甲鱼250克，枸杞子10克，熟地10克，炖汤服。

5.米醋1小杯，每次饭前用水冲服。

6.生姜汁30克，蜜糖90克，生地黄汁250毫升。以文火煎如稀汤，每服一汤匙，热粥送服，亦可以酒送服。每日三次。

7.鲜山楂100克去核切碎；番茄80克去皮；苹果80克去皮芯切碎；芹菜60克、香菜25克洗净切碎。五味果蔬同入捣搅机搅成浆汁，去渣取汁入容器，加柠檬汁15毫升及蜂蜜10克搅匀。当饮料，随意服食，当日吃完。

胃经——祛痘、保健一个都不少

胃经是人体经络中分支最多的一条，共有两条主线和四条分支，主要分布在头面、胸部、腹部和腿外侧靠前的部分。

很多人脸上爱长痘痘，这其实就是胃寒的象，例如现在很多人都爱喝冷饮，不管冬天夏天都爱喝，这就容易造成胃寒，而当身体遭遇到外界来的寒气，出于自保身体就会用自身散发的热来抵御寒气，这种热是燥火，燥火不停地往外攻，皮肤就成为它的出口。所以说，痤疮就是体内的燥火，根源在于胃，治疗时从胃经入手就可以了。经常情绪不好的人也容易长痘痘，这也是由于胃寒造成的。

但是也有很多人，情绪经常不好，也经常喝冷饮，但是很少长痤疮，这怎么解释呢？其实，不长痤疮不一定是好事，并不是说他没有胃寒，而是他已经没有胃火攻出来了。那么他的胃寒怎么疏解呢？虽然不在脸上，但是胃经会一直向下走，经过乳中（乳房的正中线），假如胃寒的是个女孩子，她就很可能会发生痛经、月经不调，并且在经期前后乳房胀痛和大腿根酸痛，这就是胃经不调的象。因为胃经经过乳房和大腿根，她的经血下不来，这些地方就会不通则痛。

胃经上分布着人体保健的第一大穴——足三里。足三里穴位于外膝眼下四指，用自己的掌心盖住自己的膝盖骨，五指朝下，中指尽处的凹陷处便是此穴。刺激足三里可以使肠胃蠕动有力而有规律，

并能提高多种消化酶的活力，增进食欲，帮助消化，还可以改善心脏功能，调节心率，增加红细胞、白细胞、血色素和血糖量，在内分泌系统方面，对肾上腺皮质系统有双向良性调节作用，并能提高抵御疾病的能力。

另外，胃经上还有一个很重要的穴位是天枢穴，位于肚脐左右两侧各向两旁大约2寸处。按摩天枢穴，对便秘、消化不良、脐周疼痛、恶心呕吐有很好的作用，还有就是拉肚子，如果按压天枢穴会有很好的疗效，力量应该稍大一些。

按摩胃经及其上的穴位，主要目的就是调节肠胃功能，所以饭后一个小时左右就可以开始按揉了。另外，早上7～9点是胃经当令的时间，这个时候人一定要吃早饭，以提升胃气，保证身体所需的能量。

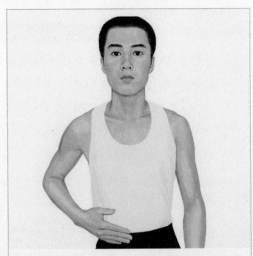

◎天枢穴是胃经上的一个重要穴位，按摩天枢穴，对缓解便秘、消化不良、恶心呕吐等有较好的效果。

吃早餐，细嚼慢咽好处多多

很多人在吃早餐时为了赶时间，经常是狼吞虎咽，这样很容易引起胃病，因为食物不能被充分嚼细。

"咀嚼"一词就有"反复"的含意。它的生理学意义就在于：牙齿细细研磨，舌头搅拌，与唾液混合，然后咽下，进入食道，送到胃肠中，继续消化，营养吸收，渣滓排出。

现代人囫囵吞式的吃饭习惯，大多数的食物都在很大颗粒的状态下就进了肚子，使得消化酶的分泌不足。即使吃了很多的食物，可是身体吸收到体内的比例却很低。所以平时饮食一定要做到细嚼慢咽，这样对身体非常有益。

① 增进视力

日本口腔学者的一项研究发现，中小学生喜硬食者视力较好，而视力差的人牙齿的咬合力量较正常人低。牙齿是口腔肌肉活动的感受器，当我们吃较硬的食物时，颌面部的肌肉收缩力加强，通过牙齿传入中枢的冲动信号随之增强，中枢神经系统的调控能力也有所加强。所以，喜硬食者，其视力、体质等状况都比较好。

② 美容

咀嚼可促进面部肌肉细胞的新陈代谢。医学专家发现，每天若能咀嚼15～20分钟口香糖，将有助于美容。咀嚼2个月以上，能使颜面皱纹减少，面色逐渐红润。

但是，有的人长期养成单侧咀嚼的习惯，久而久之就会出现对侧面颊部失用性萎缩。从外观上看，咀嚼侧较丰满，废用侧较瘦瘪，从而失去了对称美。

③ 牙齿美观整洁

咀嚼是颌骨的运动，在一定程度上可以促进颌骨发育。古代人咀嚼运动强度大，因而颌骨发育较好，牙病也较少。现代人由于缺少适度的咀嚼，颌骨逐渐退化，从而在牙的生长过程中，常会出现"无地容身"现象——排列拥挤。

④ 增强食欲

在一定程度上，食欲要靠味觉对食物的感受来增强。如果长期缺少有力的咀嚼运动，舌和牙齿得不到应有的刺激，就会导致唾液分泌不足，不能很好地溶解食物中所含的味觉物质。这样，不仅失去了品尝佳肴的"口福"，而且还会使食欲逐渐衰退。

⑤ 远离胃病

咀嚼与消化关系密切，食物通过咀嚼与唾液充分混合，得到初步消化。在食团未接触胃酸以前，咀嚼引起的唾液消化作用可在胃内持续约30分钟。但是，有些人吃饭习惯于狼吞虎咽，或常吃精细的食物，没有进行充分咀嚼，致使唾液分泌不足，增加胃的负担，久而久之，易患胃病。

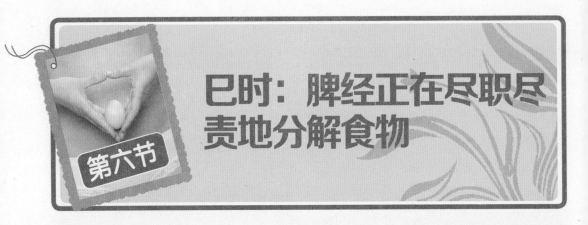

第六节

巳时：脾经正在尽职尽责地分解食物

脾经当令，消化食物的关键时刻

巳时即指上午9点到11点这段时间，这时气血运行到脾经，脾经当令。脾主运化，指早上吃的饭在这个时候开始运化。饮食入胃后，对其进行消化和吸收其实是在胃和小肠进行。但需要经脾的运化，才能将水谷化为精微，并进而布散全身的。因此，脾运华水谷精微正常，机体的消化吸收功能才能健全，和为化生精、气、血、津液提供足够的养料，使周身各组织器官得到滋养，而进行正常的生理活动。反之，则会出现腹胀、便溏以及倦怠、消瘦和气血生化不足等病变。如果把胃比做一口锅，吃了饭要消化，那就靠火，把胃里的东西一点点腐化掉。那么脾是什么呢？脾的右边是一个卑鄙的"卑"，就像古代的一个烧火的丫头，在旁边加点儿柴，扇点儿风，使火加大，食物的营养才能补充到人的身体里。

比如有的人得了糖尿病，就是脾脏不好，因为胰岛素和脾都是相关的。还有重症肌无力的问题，不要小瞧它，到了老年

的时候，每个人都有一些这样的症状，都有点儿肌无力。如，有些人年轻时是大三角眼，老了就变成了小三角眼，这就是脾虚弱的现象。

上面说到吃早餐不会发胖，这也和脾主运化有关，如果人体脾的运化功能好的话，就可以顺利地消化和吸收。"巳"在月份对应四月，阳气已出，阴气已藏，山川万物一片葱茏，这是一个利于吸收营养和生血的时刻。

《黄帝内经·素问》又载："脾主身之肌肉"，这是由于脾胃为气血生化之源，全身的肌肉，都需要依靠脾胃所运化的水谷精微来营养，才能使肌肉发达丰满，臻于健壮。人体自身的脾需要运动，而我们的肌肉也需要运动。在属相里，巳和蛇相对应，蛇在古代就是大蚯蚓，它有钻土的能力，它能够把土地疏松，所以脾就是具有这种功能的。脾经当令时，适合理家或读书，如果不需要上班，那么到户外去晒晒太阳也是不错的选择。

认识身体健康的保护神——脾经

脾经是足太阴脾经的简称，是人体十二经脉之一。脾经的循行路线是从大脚趾末端开始，沿大脚趾内侧脚背与脚掌的分界线，向上沿内踝前边，上至小腿内侧，然后沿小腿内侧的骨头，与肝经相交，在肝经之前循行，上股内侧前边，进入腹部，再通过腹部与胸部的间隔，夹食管旁，连舌根，散布舌下。

脾经失调主要与运化功能失调有关。中医认为脾主运化，为后天之本，对于维持消化功能及将食物化为气血起着重要的作用。若脾经出现问题，会出现腹胀、便溏、下痢、胃脘痛、嗳气、身重无力等不是。此外，舌根强痛，身体的大脚趾内侧、脚内缘、小腿、膝盖或者大腿内侧、腹股沟等经络线路会出现冷、酸、胀、麻、疼痛等不适感，均显示脾经失调。

以上症状都可以从脾经去治，最好在脾经当令的时候按摩脾经上的几个重点穴位：太白、三阴交、阴陵泉、血海等，上午9点到11点正处于人体阳气的上升期，这时疏通脾经可以很好地平衡阴阳。在日常饮食上也要注意多吃清淡的食物，不暴饮暴食，以减轻脾经的负担。

此外，思伤脾，所谓"衣带渐宽终不悔，为伊消得人憔悴"，思虑过度就会扰乱脾的正常工作，反映到身体上就是食欲不振、无精打采、胸闷气短。很多思虑过度的人也特别瘦，所以古代人讲心宽体胖，人心特别宽的话，这样脾的功能才会正常，浑身长得都是肉，因此不要思虑过度。现在小孩子老被逼着学习，不让他活动，就变成虚胖，这也和脾有关。

太白穴是脾经的原穴，按揉或者艾灸此穴，对脾虚症状如全身乏力、食欲不佳、腹胀、大便稀等脏腑病有很好的作用，也可以补后天之本，增强体质。太白穴在脚的内侧面，大脚趾骨节后下方凹陷处，脚背脚底交界的地方。

三阴交，又名女三里，只要是妇科病，如痛经、月经不调、更年期综合征、脚底肿胀、手脚冰冷等，刺激这个穴位都能有效，所以有人称它为妇科病的万灵丹。月经开始前5~6天，每天花一分钟刺激本穴，远比生理痛再刺激有效。三阴交在脚内踝尖上三寸，就是从内踝向上量四指，胫骨(小腿内侧骨）后缘凹陷处，用手按时比其他部位敏感，有点儿胀疼的感觉。

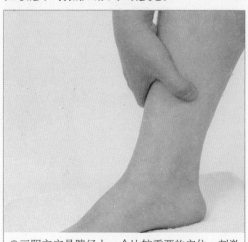

◎三阴交穴是脾经上一个比较重要的穴位，刺激三阴交穴，对痛经、月经不调等妇科病有不错的效果。

口水太多，可能是脾经出了问题

在中医名著《黄帝内经》中有这样的记载"五脏化液，心为汗，肺为涕，肝为泪，脾为涎，肾为唾"。也就是说，如果一个人出汗异常可以从心脏上找毛病，鼻涕多了要看肺是不是出现了问题，口水和唾沫多了就要从脾肾上找原因。

在生活中，很多小孩子特别爱流口水，如果年龄很小那也算是正常现象，但是假如已经七八岁了还在流口水，就说明孩子脾虚。因为脾虚，所以嘴角不紧，不能抑制口水外流，这时候家长就要抓紧时间给孩子补脾了。

孩子口水多了不行，那么口水少了是不是就健康了呢？答案是否定的，如果孩子的嘴里总是干干的，就说明孩子的津液不足，这是内燥的表现。这时候家长应该

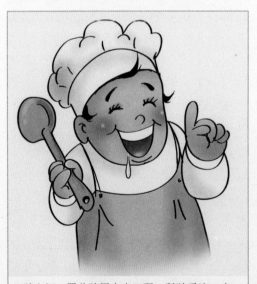

◎脾主涎，婴儿脾胃本身还弱，所以爱流口水。但如果是成人或年龄大的孩子也爱流口水，就可能是脾经出了问题。

让孩子多喝水，多吃酸味的食物，如苹果、梨子、葡萄等。

当然，也并不是说，所有喜欢流口水的人都是脾虚，我们还得根据实际情况辨证施治。除了脾虚之外，以下情况也可能引发口水不止的症状：

❶ 口腔卫生不良

口腔里的温度和湿度最适合细菌的繁殖。牙缝和牙面上的食物残渣或糖类物质的积存，容易发生龋齿、牙周病。口腔内的炎症会促进唾液分泌。如口腔被细菌感染，疼痛明显，容易流口水，就需要局部用药促进溃疡愈合。睡觉时流口水，有咸味，枕巾呈淡黄色，很可能是由于卫生不良。

❷ 神经调节障碍

有些全身性疾病也可能引起睡觉时流口水。唾液分泌的调节完全是神经反射性的，所以神经调节发生障碍，也可产生睡觉时流口水的情况。一些神经官能症或其他可能引起自主神经错乱的全身疾病患者，睡觉时可能出现副交感神经异常兴奋的情况，会使大脑发出错误信号，引起唾液分泌增加。

❸ 药物因素

像服用某些抗癫痫类药物的副作用之一，就是流口水。为此，在选择药物时需引起注意。

巳时不起床，会降低免疫力

有些人天生是有惰性的，如果时间充裕，很喜欢睡一个懒觉，尤其是在周末的时候，往往一睡就是一上午，一睁眼已经中午12点了。然而，事实上睡懒觉是一种极不健康的习惯，尤其是过了9点以后还没起床，可能就会降低人体质免疫力了。

中医学认为，睡懒觉使大脑皮层抑制时间过长，天长日久，可引起一定程度人为的大脑功能障碍，导致理解力和记忆力减退，还会使免疫功能下降，扰乱肌体的生物节律，使人懒散，产生惰性，同时对肌肉、关节和泌尿系统也不利。另外，血液循环不畅，全身的营养输送不及时，还会影响新陈代谢。由于夜间关闭门窗睡觉，早晨室内空气混浊，恋床很容易造成感冒、咳嗽等呼吸系统疾病的发生。

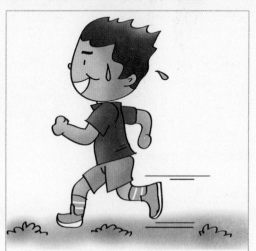

◎睡懒觉对青少年的身体有无形的伤害，过了9点后一定要督促孩子起床，并进行跑步、踢球等锻炼，以增强体质，强健身体。

处于发育期的青少年睡眠充足，有益于脏器的发育及身心健康。然而经常赖床迟起，非但不会增添精神，而且常常会造成肥胖、手淫、破坏生物钟效应、影响胃肠道消化功能、肌张力低下、呼吸道感染等六种"并发症"。

人们常把"心脏停止跳动""停止了呼吸"和生命的终结联系在一起，可见心肺健康对人体之重要。但增强心肺之道是锻炼，尤其是跑，而不是睡。从小关在笼子里从未奔跑过的兔子，心脏功能低下，在回到广阔田野时突然地急剧奔跑跳跃，竟能导致心脏破裂而丧命。统计表明，善跑的野生动物比家养动物的心脏重三倍以上。经常进行晨跑锻炼的学生比一般爱睡懒觉不常锻炼的学生肺活量明显增大。这说明，晨跑远比睡懒觉对健康有益。

有人说：睡懒觉"长肉"总是事实吧。那也不见得。靠多睡觉长的不是"肉"，而是"膘"，也就是说体重的增加主要不是由于肌肉的结实粗壮，而是由于体内多余脂肪的堆积。体内脂肪堆积得多绝不是个健壮的标志，而恰是影响健康导致疾病的一个因素。科学研究表明：体内增加一磅脂肪，就要增多一英里长的毛细血管，而加重心脏的负担；体内脂肪过多，也增加了日后患冠心病、血管硬化的机会，而影响健康和长寿。据有人调查，百岁以上老年人没有一个是肥胖的。

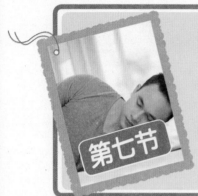

午时：短暂的休息让心经神清气爽

第七节

午时吃好午餐，就能多活十年

午时，到了吃午餐的时间了，吃什么好呢？困惑之中，我们通常都是随便解决，其实午餐是很重要的，有着"承上启下"的作用，既要补偿早餐后至午餐前约4~5个小时的能量消耗，又要为下午3~4个小时的工作和学习做好必要的营养储备。如果午餐不吃饱吃好，人往往在下午3~5点钟的时候出现明显的低血糖反应，表现为头晕、嗜睡、心慌、出虚汗等，严重的还会导致昏迷。所以，对于我们来说，午餐绝对是养生的关键点。

❶ 健康为先

吃午餐时可以有意识地选择食物的种类，尽量保持营养均衡。

①选择不同种类、不同颜色的蔬菜。②食物应以新鲜为主，因为新鲜食物的营养价值最高。③多进食全麦食品，避免吸收过多糖和脂肪。④应尽量少食盐。

如果长时间坚持上述健康的饮食方式，不仅患疾病的概率降低，而且还有可

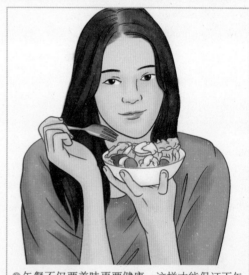

◎午餐不仅要美味更要健康，这样才能保证下午身体所需的营养。

能比预期寿命延长15年。

❷ 午餐的"三不主义"

（1）辣椒不过量

现在最火的菜系要属川菜和湘菜了，麻辣鲜香，怎么吃怎么对味，很受大家的青睐。不过，辣椒有好的一面也有坏的一

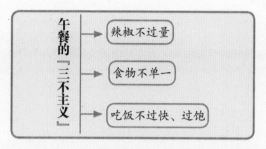

面，好的一面就是辣椒中含有充足的维生素C，热量较低，且适量食用辣椒能开胃，有利于消化吸收。但辣椒不能过量，太辣的食品会对口腔和食管造成刺激，吃得太多，还容易令食道发热，破坏味蕾细胞，导致味觉丧失。

（2）食物不单一

中午如果仅仅吃一碗牛肉面，对蛋白质、脂肪、碳水化合物等三大营养素的摄入量是不够的，尤其是一些矿物质、维生素等营养素更易缺乏。再说，由于面食会很快被身体吸收利用，饱得快也饿得快，很容易产生饥饿感。所以，中午最好是主食、蔬菜、肉类、水果都吃一点儿，这样才能保证营养的均衡和体力的充足。

（3）吃饭不过快、过饱

吃工作餐求速度快也不是一件好事，这不利于机体对食物营养的消化吸收，还会影响胃肠道的"加工"负担。一般来说，午餐的用餐时间不宜少于20分钟。

❸ 理想的五种午餐食物

（1）抗衰老抗癌食品——西蓝花

西蓝花富含抗氧化物维生素C及胡萝卜素。科学研究证明字花科的蔬菜是最好的抗衰老和抗癌食物。

（2）最佳的蛋白来源——鱼肉

鱼肉可提供大量的优质蛋白，并且消化吸收率极高，是优质蛋白的最佳选择。同时，鱼肉中的胆固醇含量很低，在摄入优质蛋白时不会带入更多的胆固醇。

（3）降脂食品——洋葱

洋葱可清血，有助于降低胆固醇。

（4）抗氧化食品——豆腐

豆腐是良好的蛋白质来源。豆类食品含有一种被称为异黄酮的化学物质，是一种有效的抗氧化剂。请记住，"氧化"意味着"衰老"。

（5）保持活力食物——白菜

白菜也是开十字花的蔬菜，维生素C含量很丰富，同时纤维能促进肠胃蠕动，让消化系统保持年轻活力。

下班了，吃一顿丰盛的午餐来犒劳自己吧。记住，午餐不仅要美味还要健康啊，这样才能保证下午工作所需的营养。

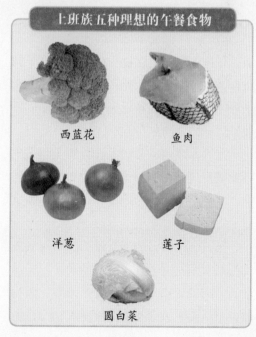

上班族五种理想的午餐食物

西蓝花　　　　　鱼肉

洋葱　　　　　莲子

圆白菜

午时阴长阳消，午睡一刻值千金

午时是指11点到13点，这个时候是心经值班。午时是天地气机的转换点，人体也要注重这种天地之气的转换点。对于普通人来说，睡午觉非常重要，因为天地之气在这个时间段转换，我们不应干扰天地之气，而应好好休息，以不变应万变。

明朝太医刘纯说："饭后小憩，以养精神"。午睡对消除疲劳、增进健康非常有益，是一项自我保健措施。尤其在夏天，日长夜短，晚上往往又很闷热，使人难以入睡，以致睡眠时间不足，白天工作常常会感到头昏脑涨精神不振，容易疲劳，午睡能起到调节作用。

午睡虽然可以帮助人们补充睡眠，使身体得到充分的休息，增强体力、消除疲劳、提高午后的工作效率，但午睡也需要讲究科学的方法，否则可能会适得其反。

第一，午饭后不可立即睡觉。刚吃完饭就午睡，可能引起食物反流，使胃液刺激食道，轻则会让人感到不舒服，严重的则可能产生反流性食管炎。因此，午饭后最好休息20分钟左右再睡。

第二，睡前不要吃太油腻的东西，也不要吃得过饱，因为油腻会增加血液的黏稠度，加重冠状动脉病变；过饱则会加重胃消化负担。

第三，午睡时间不宜过长。午睡实际的睡眠时间达到十几分钟就够了；习惯睡较长时间的，也不要超过一个小时。因为睡多了以后，人会进入深度睡眠状态，大

脑中枢神经会加深抑制，体内代谢过程逐渐减慢，醒来后就会感到更加困倦。

第四，午睡最好到床上休息，理想的午睡是平卧，平卧能保证更多的血液流到消化器官和大脑，供应充足氧气和养料，有利大脑功能恢复和帮助消化吸收。

此外，午睡之后，要慢慢起来，适当活动，唤醒身体，使其恢复到正常的生理状态。午睡之后要喝果汁，这是补充维生素的时候。这就是刘纯说的："小憩之后喝果汁，以滋血脉。"

午睡是非常重要的，我们提倡午睡，但对于那些没有午睡习惯的人，顺其自然是最好的方式。午睡是一种享受，可以充分休息和放松心情，但午睡并非必需。对于没有这种需求的人，强迫自己午睡，反而可能扰乱生物钟，导致疲劳和困倦。

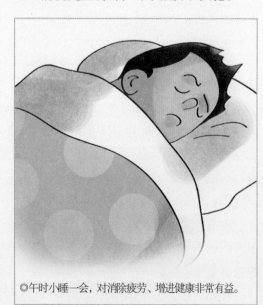

◎午时小睡一会，对消除疲劳、增进健康非常有益。

养护心经，生死攸关

心经是手少阴心经的简称，十二经脉之一。心经起始于心中，出属于心脏周围血管等组织(心系)，向下通过横膈，与小肠相联络。它的一条分支从心系分出，上行于食道旁边，连系于眼球的周围组织(目系)；另一条支脉，从心系直上肺脏，然后向下斜出于腋窝下面，沿上臂内侧后边，行于手太阴肺经和手厥阴心包经的后面，下行于肘的内后方，沿前臂内侧后边，到达腕关节尺侧豌豆骨突起处(锐骨骨端)，入手掌靠近小指的一侧，沿小指的内侧到指甲内侧末端。明清年间名医陈士铎认为心经有热则咽干，心经有邪则肋痛、手臂痛、掌中热痛，心脉痹阻则心痛，心经与心紧密相连，养护心经是生死攸关的大事。

《黄帝内经》中说，当心经异常时，反映到人体的外部症状包括：心胸烦闷、疼痛、咽干、口渴、眼睛发黄、肋痛、手臂一面靠小指侧那条线疼痛或麻木、手心热等。经常在上午11点到13点敲心经就可以缓解这些症状，还可以放松上臂肌肉，疏通经络。另外，点揉和弹拨心经上的重点穴位，还可以改善颈椎病压迫神经导致的上肢麻木等，还可治疗胸、心、循环系统病症、神经精神系统病症以及经脉循行所过部位的病症。如心痛、心悸、手掌心热、失眠、咽干、口渴、癫狂及上肢内侧后缘疼痛等。

神门穴是心经上的重要穴道之一，是心经之气出入的门户，可以补充心脏的原动力，因此它就成为保养心脏系统的重要穴位，经常刺激这个穴位，可以防治胸痛、便秘、焦躁、心悸、失眠、食欲不振等多种疾病。

神门穴的位置在手腕的横线上，弯曲小拇指，牵动手腕上的肌腱，肌腱靠里就是神门穴的位置。

因为这个穴位用手指刺激不明显，所以在按摩时应用指关节按揉或按压，早晚各一次，每次按摩2～3分钟，长期坚持下去就可以补心气、养心血，气血足了，神志自然就清醒了。

另外，早晚按揉两侧神门穴2～3分钟，然后再按揉两侧心俞穴2～3分钟，只要长期坚持下去，就能让女性朋友在经期有个好情绪，轻松愉快地度过经期。

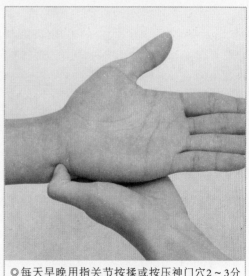

◎每天早晚用指关节按揉或按压神门穴2～3分钟，长期坚持可以补心气、养心血。

正午太阳最毒，防晒工作要做好

为了达到零瑕疵的白皙境界，许多人不惜付出大量的时间与精力去寻找能让肌肤不被晒黑的方法，并对此孜孜不倦。每年我们都在防晒，但是每年都会被晒黑，是防晒产品不够好，还是自己对于防晒的认识不足？

防晒首先要在饮食上下功夫。如果你的肌肤比较敏感，盛夏季节最好少吃"感光蔬菜"，比如香菜、芹菜、白萝卜等。因为它们会让爱长斑的皮肤更容易长出色斑。相反，以下这些蔬菜、水果可以抑制黑色素沉着，让皮肤嫩白，比如猕猴桃、草莓、西红柿、橘子、卷心菜等。比如草莓，《本草纲目》中对它的药性就有明确的记载，说它有清暑、解热、生津止渴、消炎、止痛、润肺、助消化等功效。炎热夏季多食草莓最合适不过了。

其次，要注意防晒。在阳光最强、紫外线最具威力的夏季午时，应尽量避免外出。需要外出时，应每隔2~3小时应当补擦一次防晒品，除脸部外，手臂、脚、膝盖外露时也应涂防晒品。游泳时应使用防水且防晒指数较高的防晒品。暴晒后，用毛巾包着冰块冰镇发红的被灼伤皮肤以减缓局部燥热，并尽量少用手抓，否则将会加剧晒后斑的产生。

此外，《本草纲目》中提到红景天、益母草、金银花、仙人草、甘菊、芦荟等十余种药草具有防晒的功效，对皮肤有温和舒缓、保护滋养、自然美白

等三重功效，它们和上面提到的蔬菜、水果是夏日防晒的完美搭档。因此，在选择防晒霜时，要尽量选择含有这些植物成分的产品。

另外，正确地修复与护理晒伤后的皮肤也非常重要。如果皮肤被晒已溃破，最好用珍珠粉加蜂蜜调成糊状，涂在晒伤处15~20分钟，再用清水洗去，这样使用2~3次后就会有明显的好转。因为珍珠粉对创口、烧烫伤、溃破不敛等有消炎生肌的功效，蜂蜜也有较好的滋润保湿效果。珍珠粉加蜂蜜还可作为面膜使用，因为珍珠粉能促进皮肤血液循环、细胞再生，能有效消除暗疮、雀斑，还有延缓皮肤衰老的功效，如果再加点儿蛋清或维生素E就更好了。

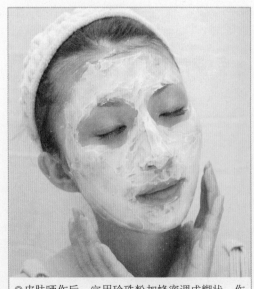

◎皮肤晒伤后，宜用珍珠粉加蜂蜜调成糊状，作为面膜使用，有助快速修复肌肤。

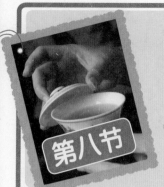

未时：营养调整，就看小肠经辨清浊的功能

第八节

未时不是"未事"，小肠不是小事

13点到15点，是小肠当令。在前一个时辰，要把午饭吃好，但是如果吸收不好的话，就会在人体内形成垃圾，这就是小肠的问题了。

小肠是食物消化吸收的主要场所，盘曲于腹腔内。中医理论认为，小肠的主要生理功能是受盛、化物和泌别清浊。小肠接受由胃初步消化的饮食物，并对其作进一步消化，将水谷化为精微。《素问》说："小肠者，受盛之官，化物出焉。"小肠这一功能异常，可导致消化吸收障碍，表现为腹胀、腹泻、便溏等。

生活中，由于多种原因，可引起小肠消化功能与吸收功能分别或同时减损，以致肠腔内一种或多种营养物质不能顺利透过肠黏膜转运进入组织而从粪便中过量排泄，引起营养缺乏的一系列症状群，被称为小肠吸收不良。它分原发性和继发性两类，临床表现以慢性腹泻、消瘦、乏力、腹胀、胃炎、贫血为特征。粪质稀薄油腻多脂者，称为脂肪泻。

在重度腹泻时，应卧床休息，勿食生冷、硬滑、油腻食物。寒证腹泻不忌姜、椒、蒜等辛辣之品，但也不宜多食，热证脂泻则不宜食这类食品。饮食宜少渣，易消化，高热量高蛋白低脂肪。

对于营养不良、失水等引起精气亏虚的症状相对比较突出者，要合理地安排工作和学习，劳逸结合。适当进行体育锻炼、气功、太极拳；根据胃肠消化吸收功能的病种性质，增加饮食营养，改善全身情况。食物以松软可口、易消化为宜，如瘦肉、鲜鱼、猪肝、豆制品等。

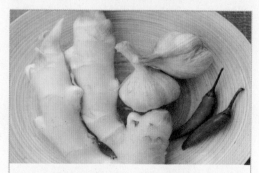

◎ 寒证腹泻不忌姜、椒、蒜等辛辣之品，但也不宜多食，热证脂泻则不宜食这类食品。

心脏健康的"晴雨表"——小肠经

为什么说小肠经是心脏健康的"晴雨表"呢？我们先来了解一个生活现象，现在很多人工作时要整天守在电脑旁，经常会肩膀酸痛，如果不知道休息和保养，发展下去，就是后背痛，接下来是脖子不能转动、手发麻。通常医院会将这些症状诊断为颈椎病，其实，这大多数是心脏供血不足，造成小肠气血虚弱导致的。

有人可能会奇怪：心脏供血不足，怎么会影响小肠呢？这是因为心与小肠相表里，这种表里关系是通过经络通道联系起来的。心脏有问题，小肠就会有征兆。比如西医所说的颈椎病，开始只是肩膀酸，这就是告诉你：这里的气血已经不足了；然后是酸痛，酸痛是因为血少，进而流动缓慢而瘀滞，不通则痛。后来发展到僵硬疼痛也是由于血少，血流缓慢，再加上长期固定姿势，血液就停滞在那里；如果心脏持续供血不足，那么停滞的血液就会在原地形成瘀血，没有新鲜血液的供应，肌肉、筋膜就会变得僵硬，而且极易遭受风寒的侵袭。所以，睡觉时哪怕是一点点风也会落枕。

想知道自己的心脏供血是否充足，有一个简单的方法：在我们胳膊肘的略下方有一根"麻筋"，小的时候打闹玩耍经常会碰到它，总会过电般一麻到手。这条"麻筋"就是小肠经的线路。你可以用拳头打一下这条"麻筋"，看看能不能麻到小手指去。如果一麻到底，证明你的心脏供血能力还是不错的；如果只痛不麻，那你的心脏已经存在供血不足的情况了。另外还有一个更简单的测试法，只要行个军礼，看看上臂靠近腋下的肌肉会不会很松弛，松弛就是此处气血供应不足了。这里正是小肠经，而小肠经是靠心经供应气血的。

另外，有的人脾气很急，总是心烦气躁，好争执，这在中医看来就是心火亢盛。心里的火气太大，无处宣泄，就拿小肠经"撒气"了。结果小肠经就会肿胀、硬痛，然后牵连到耳朵、喉咙、脖子、肩膀、肘、臂、腕、小手指，造成这些地方或疼痛或麻木。

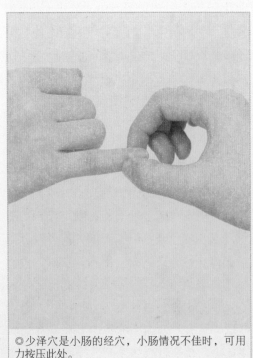

◎少泽穴是小肠的经穴，小肠情况不佳时，可用力按压此处。

久坐后肩背酸痛，敲敲小肠经

长期坐在办公桌或电脑前的上班族们肯定都有过这样的体会：只要坐的时间一长，颈肩部就会发紧、发酸、疼痛，后背肌肉僵硬、酸痛，站起来活动活动，敲敲疼痛的地方就会好一些。但这只是暂时的，过一会儿疼痛照旧。

这就是患上了所谓的"颈肩综合征"。主要是由于长期伏案工作，肌肉关节软组织得不到锻炼，而且经常一个姿势保持很久，造成部分肌肉长期紧张，得不到应有的休息，而另外一些肌肉又长期休息，得不到锻炼，本来的相互协调变得不协调而造成的。长此下去，不但会耽误工作，还会使身体素质直线下降，所以每个奋战在电脑前的上班族们一定要予以重视，不能无视这些小毛病，否则这些小毛病会酿成"大祸"。

那么怎么治愈颈肩综合征呢？在这里，告诉你一个安全、有效、省时、省钱的妙招，那就是敲小肠经（又称肩经），它在手臂阳面靠近小指的那条线，再配合一点儿不需要任何工具的肌肉锻炼，你会发现那些不爽的感觉会马上消失。

首先，沿着手三阳经按揉、推捋和拿捏。因为手三阳经的走向是从手到头，循行的路线经过颈肩部，所以循经按揉拿捏可以很好地疏通这些经的经气，放松沿行的肌肉等软组织，消除肌肉的僵硬感。其次，可以点揉穴位：曲池有通经活络的作用；然后就是肩井，按压肩井可以很好地缓解颈肩部的肌肉紧张；还有天宗，点揉天宗能够放松整个肩胛部的紧张感和疲劳感。如果方便的话，最好两个人再相互推一下背部，基本上是沿着足太阳膀胱经的循行路线由一侧从上往下推，然后从对侧从下向上按摩，力量可以由轻到重。注意从上往下推时力量可以加重，从下往上按摩时力量一般不需太大。这样反复操作5分钟左右，就能感觉到整个背部有一种温热感直透到皮下，肌肉紧张造成的酸痛感觉很快就消失了。

但是，还有一点我们要牢记，就是在进行了经络按摩后，一定要努力使自己一天中都能保持挺胸的姿势，以保持肩部的通畅感。在工作的间隙要站起来活动活动，这样既可以缓解颈肩的压力，又可使腹部的气流通畅，对预防胃肠疾病是很有好处的。

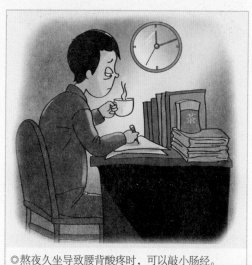

◎熬夜久坐导致腰背酸疼时，可以敲小肠经。

在饭桌上寻找小肠通畅的奥秘

现代人总是受着小肠不通畅的苦，粪便积存在肠道内，毒素排不出体外就会回流，伤害我们的身体。而想要畅便，首先要从饮食做起，因为"只有吃得好，才能拉得好"，畅便的秘密就在你的餐桌上。《本草纲目》中记载了大量可以畅顺肠道的食物，这些食物我们都可以在普通的日常饮食中找到。

❶ 黄绿色蔬菜

菠菜、胡萝卜、南瓜、西蓝花等富含维生素C、β-胡萝卜素、维生素E的黄绿色蔬菜堪称人体健康的宝库。黄绿色蔬菜含有的水溶性膳食纤维，融于水中，可防止硬结。而且对肠道的刺激小，还有清洁作用，尤其适合那些痉挛性便秘患者。

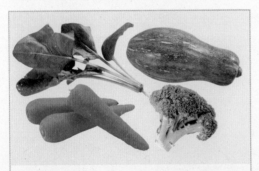

◎菠菜、胡萝卜、南瓜、西蓝花等黄绿色蔬菜富含抗氧化维生素，有清洁肠道的作用。

❷ 海藻类

海带、裙带菜、褐藻等海藻类富含多种维生素和矿物质。其中水溶性纤维藻胶和甘露醇不仅可以缓解便秘，还可以降低胆固醇和血糖。

❸ 糙米杂粮

薏仁、荞麦等五谷杂粮中的纤维是白米的3~4倍，其中的纤维在肠道内可以包裹住糖分、脂肪，防止被血液过多吸收，使其随着大便直接排泄出去。

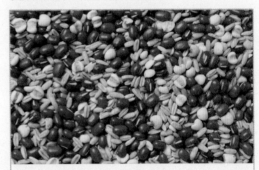

◎五谷杂粮中的纤维含量极高，有净化血液的能力，避免身体吸收过多糖分和脂肪。

❹ 大蒜

大蒜性温，味辛平，有温中健胃、消食理气、解毒杀虫的功效，可预防癌症。大蒜能增加肠道内双歧杆菌的数量，大蒜辣素还可以促进肠道蠕动，促进消化吸收。

❺ 西洋李子

西洋李子可促进消化酶及胃酸的分泌，增加胃肠蠕动。且西洋李子中的水溶性纤维是苹果的5倍，能够治愈腹泻，尤其适合便秘和腹泻交替出现的痉挛性便秘。此外，西洋李子中还富含能够帮助肠道蠕动的钙和镁。

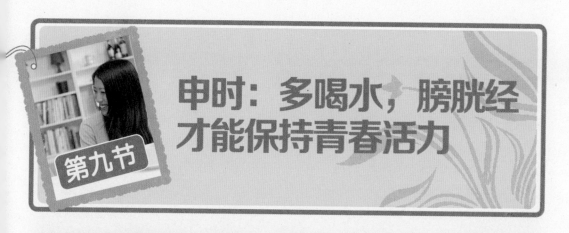

第九节

申时：多喝水，膀胱经才能保持青春活力

膀胱经——学习、工作，效率不高就找它

申时即15点整至17点整，这时气血运行到膀胱，膀胱经当令。膀胱经旺，有利于泻掉小肠多余的水液，同时将周身的"火气"下泄。因为膀胱经经过脑部，而此时膀胱经又很活跃，这使得气血很容易上输到脑部，所以这个时候不论是学习还是工作，效率都是很高的。古语就说"朝而授业，夕而习复"，就是说在这个时候温习早晨学过的功课，效果会很好。如果这个时候出现记忆力减退、后脑疼等现象，就是膀胱经出了问题。也有人会在这个时候小腿疼、犯困，这也是膀胱经的毛病，是阳虚的象，很严重。

《黄帝内经》中说：膀胱经有问题人会发热，即使穿着厚衣服也会觉得冷，流鼻涕、头痛、项背坚硬疼痛，腰好像要折断一样疼痛，膝盖不能弯曲，小腿肚疼，股关节不灵活，癫痫、痔疮都会发作，膀胱经经过的部位都会疼痛，足小趾也不能随意运动。缓解这些症状就要经常在申时刺激膀胱经，但是膀胱经大部分在背部，

所以自己刺激时，应找一个类似擀面杖的东西放在背部，然后上下滚动，这样可以有效刺激相关穴位，还能放松整个背部肌肉。也可以在脊柱两旁进行走罐，对感冒、失眠、背部酸痛的疗效很好。在头部，循着膀胱经的循行路线用手模仿梳头动作进行刺激，有助顺畅经络，能够很好地缓解头昏脑涨。

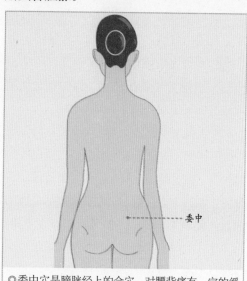

◎委中穴是膀胱经上的合穴，对腰背痛有一定的缓解作用，下午3点到5点刺激效果最好。

委中

申时是人体最适宜运动的黄金时间

我们知道运动有利于增强有机体的适应能力，调节人体紧张情绪，陶冶情操，保持健康的心态。所以我们要运动，那么该怎么运动呢？散步、游泳、太极、武术……都是很好的运动项目，但什么是最好的运动时间呢？

明太医刘纯说："申时。动而汗出。喊叫为乐。"申时（下午3～5点）膀胱经当令，这时人体新陈代谢速度最快，气血充沛，锻炼身体不容易受伤，锻炼的效果也较好。而且此时阳光充足、温度适宜、风力较小，可谓是锻炼的最佳时间段。细心的人会发现，很多运动员破纪录的时间多在下午这段时间，道理不言而喻。

现代科学家也发现，下午3点至6点是人体生理周期最适宜运动的黄金时间，因为受脑部生理周期节律的指挥，此时的人体体温处于最高点，肌肉最暖和且最有弹性，人的反应快，力气大，不易受伤，而脉搏跳动与血压则最低，故申时宜运动。反之，体温在早晨起床前3小时之内是最低的。如果运动，达不到最好效果。

不过健康专家们认为，用不着斤斤计较体温的差别，更重要的是抓紧自己能调配的时间去运动。晨练族如果喜欢早上运动，最好继续坚持下去，而不是改成下班后，因为很显然你是个会被工作拖磨得找不到时间运动的人。你需要注意，运动前应做足伸展与暖身运动，因为早上体温还在低点，易受伤且不利心脏血管；下午锻炼族从生理科学角度而言，无疑时机最佳，身体反应最好，肌肉最柔软；上班族如果运动是为了舒缓压力，那么任何时间做舒缓运动都适宜；夜猫族尽量在睡前3小时之前运动。太靠近睡觉时间运动，可能对心脏不利，也可能因兴奋反而不易入睡。

另外，不管你采取什么方式锻炼身体，必需全身出汗，必需大声喊叫，只有这样才能让清气上升，浊气下降，达到强身健体的功效。运动出汗不仅可以疏通全身经络，也可改善人的心情。通过运动出汗，还可以使皮肤更健康、睡眠更深，还可缓解疼痛、放松肌肉、治疗关节炎。

此外，还要强调一点，就是午时最好能睡午觉，到了申时才会保证充足的精力去应付工作和学习。中医强调顺时养生，如果破坏了这一规则，效果自然大打折扣。

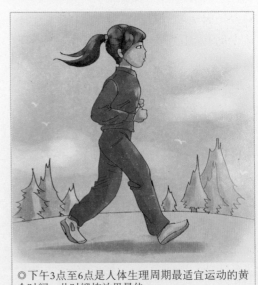

◎下午3点至6点是人体生理周期最适宜运动的黄金时间，此时锻炼效果最佳。

我们将如何养护自己的膀胱

相对来说，男性膀胱对细菌感染的抵抗力很强，但是由于现在很多男性不良的卫生习惯和糜烂的性生活，以及工作压力等多方面的原因，男性患膀胱病的比率也在增高。那么，应该如何预防膀胱炎呢？膀胱需要我们在日常生活中做好养护，方法是：

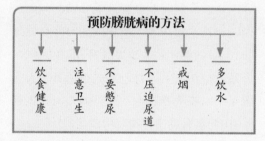

预防膀胱病的方法

饮食健康	注意卫生	不要憋尿	不压迫尿道	戒烟	多饮水

❶ 健康饮食

吃对食物，也可以远离膀胱疾病的。首先，要多吃利尿性食物，例如西瓜、生梨、甜瓜、葡萄、菠萝、芹菜、梨等，减少尿液对膀胱的刺激。其次，要多吃全谷食物，如面包和燕麦片之类的食物富含膳食纤维，因而有益膀胱健康。成年人每天摄入25克膳食纤维，可以保证消化系统顺畅，减轻膀胱压力。再次，瑞典研究发现，每天喝两杯酸奶也可以使膀胱癌危险降低40%。此外，要少吃刺激辛辣食品，如烈酒、辣椒、原醋、酸味水果等。少吃肉类食品，因为肉类食品在体内代谢过程中，可产生类似苯胺和联苯胺的物质。曾有调查发现，接触苯胺和联苯胺等化工原料的工人，患膀胱癌的较多。

❷ 注意良好的个人卫生

注意清洁卫生，保持下身干净，才能尽可能减少细菌感染的可能性。男士排尿时，尽量把裤子褪得足够低，以免压迫尿道，阻碍尿流。阴囊处是尿道最宽也最有可能积存尿液的地方，所以在排尿结束之前，最好在阴囊下面轻轻地压一压，使可能残存的尿液都排出来。否则，在你排尿完毕后，有可能会有尿液流到短裤上。另外，内裤的选择需要多加注意，穿棉质的内裤，避免合成纤维制品，否则会妨碍适当的空气流通进而促进细菌的生长。

❸ 戒烟

研究表明，香烟中含有尼古丁、焦油、烟草特异性亚硝胺等多种毒性致癌

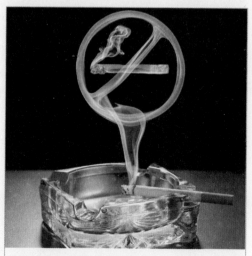

◎香烟中的有害物质在膀胱内可以破坏正常细胞组织，从而增加癌症的发病危险，因此所有膀胱癌患者均应戒烟。

物质，经常大量吸烟的人，尿中致癌物质的浓度比较高。有吸烟史者患膀胱癌的风险会增加4倍，吸烟量越多，发病率也越高。美国每年新发膀胱癌患者中，50%的男性和25%的女性是吸烟者。戒烟可能会减少膀胱癌的发病风险。患有膀胱癌康复后的病人，持续吸烟者与戒烟者相比，膀胱癌复发的风险高2.2倍。长期吸烟的膀胱患者若能坚决戒烟，将有利于治疗效果而使自身受益。

④ 这样避孕损害膀胱

有的男士为了达到避孕效果，射精前用手指压住会阴部的尿道，不让精液射出。那精液流到哪里去了呢？精液发生倒流进入膀胱了，在房事后第一次排尿时会在尿液中发现有白色混浊物，就是精液。经常这样做除会造成性功能障碍外，还容易发生逆行射精现象，就是即使不压迫尿道，也会无精液射出。精液经常流入膀胱，会使尿道和膀胱产生憋胀和灼热等不适感，并容易引起尿道炎症。

⑤ 不要憋尿

长时间憋尿会使膀胱内的尿液越积越多，含有细菌和有毒物质的尿液未能及时排出，就容易引起膀胱炎、尿道炎等疾病。严重时，尿路感染还能向上蔓延到肾脏，诱发肾病，甚至影响肾功能。如果潴留的尿液超过膀胱的储量，还会向输尿管回流，时间长了可能导致尿毒症，膀胱的括约肌也会因此变得松弛。尿液长时间不能排泄，对盆腔也是个不良刺激，会使盆

腔器官功能紊乱，造成抵抗力下降。对于一些老年男性来说，随着身体各器官的不断衰退，经常憋尿还会导致前列腺肥大，引发排尿困难。

⑥ 多饮水

保持体内水分充足是保持膀胱健康的关键。饮水量少者膀胱中的尿液必然减少，而致癌物质从肾脏排泄到膀胱后，在尿液中的浓度也相对较高。这些高浓度的致癌物质会对膀胱黏膜造成强烈的刺激。同时，饮水量少者，排尿间隔时间必然延长，这就给细菌（如大肠杆菌)在膀胱内繁殖创造了有利条件。膀胱癌患者，大多数是平时不喜欢饮水、饮茶的人。每天喝8—10杯水有助于保持体内清洁。

此外，在生活中要采取健康的性生活方式。性生活可使尿道口受摩擦，细菌易侵入发生上行性感染，最好的方法是性生活后立即坐起，排空小便以冲洗尿道。

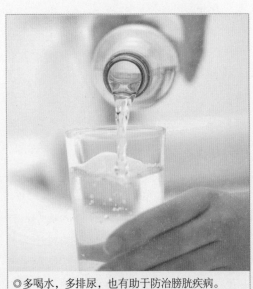

◎多喝水，多排尿，也有助于防治膀胱疾病。

一天的"喝水行程表"

上班一族常常会因工作关系疏忽了饮水，有时候在办公室整整忙碌一天，也顾不上碰一下水杯。长此下去，人体长时间处于缺水状态，膀胱和肾脏都会受损害。而真正有效的饮水方法，是指一次性将一整杯水（约200至250毫升）喝完，而不是随便喝两口便算，这样才可令身体真正吸收。所以，快准备两个250毫升的水杯，放在办公室和家里最显眼的地方，然后参考专家推荐的"喝水行程表"，健康饮水吧。

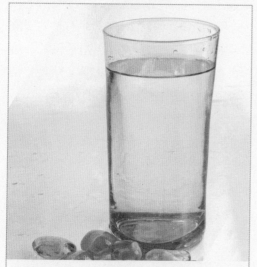

◎水在人的各种生理活动、体温调节等方面起着重要作用，参考专家推荐的"喝水行程表"，健康饮水吧。

6：30经过一整夜的睡眠，身体开始缺水，起床之后先喝250毫升的水，可帮助肾脏及肝脏解毒。

8：30清晨从起床到办公室的过程，时间总是特别紧凑，情绪也较紧张，身体无形中会出现脱水现象，所以到了办公室后，给自己倒一杯至少250毫升的水。

11：00在空调房里工作一段时间后，一定得趁起身动动的时候，再给自己倒一天里的第三杯水，补充流失的水分。

12：50用完午餐半小时后，喝一些水，可以加强身体的消化功能。

15：00以一杯健康矿泉水代替咖啡吧。

17：30下班离开办公室前，再喝一杯水，增加饱足感，待会儿吃晚餐时，自然不会暴饮暴食。

19：30吃完晚餐半小时后，端一杯水，坐在沙发上看电视，或是和朋友打电话聊天，免得不知不觉地吃零食。

22：00睡前半小时至一小时再喝上一杯水。

今天你已摄足2000毫升水量了。

人体细胞最重要的成分是水，占成人体重的60%～70%，在人的各种生理活动、体温调节等方面起着重要作用。因此，摄入足够的水是十分必要的。

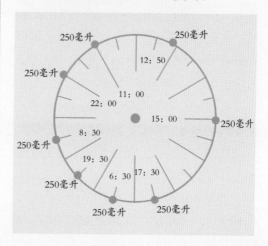

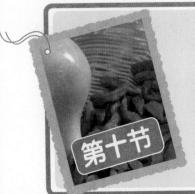

酉时：休息调养，让肾经从容贮藏脏腑精华

第十节

肾经当令，保住肾精至关重要

"酉"在月份对应八月。如果说卯时代表一天或一年的开门，那么酉时则代表一天或一年的关门。人体同自然天地一样，从这一时刻起开始进入秋冬的收敛收藏时机，此时身体所表现出来的病变则是肾的收藏功能出现了问题，而酉时发低热则是肾气大伤，尤其是青春期或新婚后的男子要注意这一点。

酉时是肾经当令。肾主藏精，因此中国人对肾最为关注。那么什么是精呢？打个比方，精就像"钱"，什么都可以买，什么都可以变现。人体细胞组织哪里出现问题，精就会变成它或帮助它。精是人体中最具有创造力的一股原始力量，它是支持人体生命活动一种最基本的物质。

肾精足的一个表现就是志向。比如，老年人精不足志向就不高远，小孩子精足志向就高远。所以人要做大事，首先就是要保住自己的肾。

酉时适宜吃晚餐，晚餐宜少，可饮一小杯酒，但不可醉。用热水洗脚，可以降火、活血、除湿。晚餐后漱口，涤去饮食之毒气残物，对牙齿有好处。

吃饭后最好活动一下，而不是立即睡觉或者一动不动地看电视。俗话说"饭后百步走，能活九十九"，但这个"走"是有讲究的，否则起不到养生的作用。

饭后的胃正处于充盈状态，需要足够的血液才能保证消化，如果饭后立即活动，血液就会分散一部分，用于满足其他部位的需要，胃肠得到的血液就会减少，不利于消化。因此，饭后最好休息半小时再走动。

特别要注意的是，冬季室内外温差较大，在外进餐后不宜立即出去，否则容易引起风寒头痛，还会增加心脏的供血负担。因此，饭后应坐下来休息一下，20~30分钟以后再开始活动。

除此之外，饭后不要立即饮水。许多人在喝酒之后会马上喝几杯水或茶，以为可以稀释酒精的浓度，其实这对身体危害更大。因此，最好饭后半小时再饮水。

利用好肾经，激发身体的无限潜能

肾经是人体十二经脉之一，全称为足少阴肾经。肾是先天之本，也就是一个人生命的本钱，大多来自父母的遗传，也就是祖上的"遗产"，如果没有先天的厚赠，那就真的太需要后天的培补了，否则，人过中年，便注定要每况愈下，衰老之态势不可挡。身体需要运动，经络更需要锻炼，经络是修复身体器官损伤的无形触手和忠实保镖，只有经常保养它，身体才能常保健康。

肾经出现问题时，人体一般会表现出如下口干、舌热、咽喉肿痛、心烦、易受惊吓、心胸痛，腰脊、下肢无力或肌肉萎缩麻木，脚底热、痛等症状。针对这些问题，有两个方法可以解决。一种方法是沿着肾经的循行路线进行刺激，因为肾经连系着很多脏腑器官，通过刺激肾经就可以疏通很多经络的不平之气，还能调节安抚相连络的内脏器官。另一种方法则是刺激分布在肾经循行路线上的重点穴位，如太溪穴、涌泉穴。

太溪穴在内踝高点与跟腱之间的凹陷中，如果感觉腰酸膝软、头晕眼花，按按太溪穴，当时就会见效，比吃补肾的药还管用，太溪穴几乎对各种咽炎都有效，尤其是那种常觉得咽喉干燥、肿痛。

涌泉穴对于治疗口腔溃疡、高血压、心绞痛、白发、过敏性鼻炎、糖尿病、皮肤粗糙等都有很好的疗效。涌泉穴的正确位置是在足底：正坐或者仰卧，翘足，在

足底部，当足趾向下卷时足前部的凹陷处，约相当于足底二、三趾趾缝纹头端与足跟连线的前三分之一与后三分之二的交界处。

另外，肾经是在酉时（17～19点）当令，如果需要服中药的话，这个时候服用，效果比较好。如果家里有人经常在这个时候发低热，很可能就是肾气大伤引起的，一定要多加注意。这种情况多发生在青春期的男孩子和新婚夫妇身上。青春期的男孩子情窦初开，手淫的次数可能会比较多，新婚夫妇性生活往往不加节制，这两者都会过多地损耗肾精，伤了元气。

总之，为了我们一生的幸福，一定要利用好肾经，这样肾精充足，肾就会变得强大，整个人充满了力量，所有的问题也就迎刃而解了。

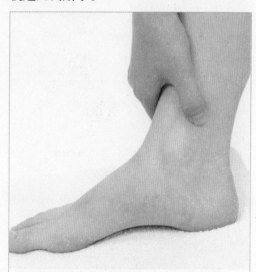

◎揉按太溪穴对腰酸膝软、头晕眼花有一定的疗效。

晚饭吃少——晚餐要和穷人一样

民间有句俗语说："早饭吃饱，午饭吃好，晚饭吃少。"这是很有道理的，对身体也是很有好处的。具体来说，晚餐要健康，需遵循以下几条原则：

① 傍晚6点左右吃晚餐最合适

人的排钙高峰期通常在进餐后4～5小时，若晚餐过晚，当排钙高峰期到来时，人已上床入睡，尿液便潴留在输尿管、膀胱、尿道等尿路中，不能及时排出体外，致使尿中钙不断增加，容易沉积下来形成小晶体，久而久之，就会逐渐扩大形成结石。所以，傍晚6点左右进食晚餐较合适。

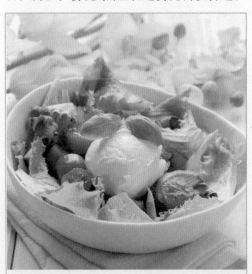

◎晚餐宜吃得简单一点儿，熬点儿粥，做点儿清淡的蔬菜，这样最有益身体健康。

② 晚餐吃素可防癌

晚餐一定要偏素，以富含碳水化合物的食物为主，含蛋白质、脂肪类食物则越少越好。晚餐若脂肪吃得太多，可使血脂升高。而偏素的碳水化合物可在人体内生成更多的血清素，发挥镇静安神作用，对失眠者尤为有益。

③ 晚餐避甜防肥胖

晚餐和晚餐后都不宜经常吃甜食。国外科学家曾以白糖摄入进行研究发现，虽然摄取白糖的量相同，但若摄取的时间不同，也会产生不同的结果。这是因为肝脏、脂肪组织与肌肉等的白糖代谢活性在一天二十四小时不同的阶段中会有不同的改变。

④ 晚餐适量睡得香

与早餐、中餐相比，晚餐宜少吃。如果晚间无其他活动，或进食时间较晚，而晚餐吃得过多，就可引起胆固醇升高，刺激肝脏制造更多的低密度与极低密度脂蛋白，诱发动脉硬化。晚餐过饱还会使胃鼓胀，对周围器官造成压迫，胃、肠、肝、胆、胰等器官在餐后的紧张工作会传送信息给大脑，引起大脑活跃，并扩散到大脑皮层其他部位，诱发失眠。

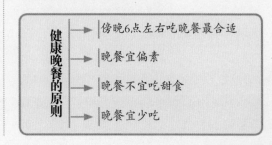

健康晚餐的原则
→ 傍晚6点左右吃晚餐最合适
→ 晚餐宜偏素
→ 晚餐不宜吃甜食
→ 晚餐宜少吃

肾阳虚者，可在下午五六点练点儿护肾功

中医认为，适宜的运动能改善体质，强壮筋骨，活跃思维，有利于营养物质的消化和吸收，从而使肾气得到巩固。因此，保护肾气就要适当地运动。以下专为肾虚患者介绍几种运动：

❶ 缩肛功

平卧或直立，全身放松，自然呼吸。呼气时，做排便时的缩肛动作，吸气时放松，反复进行30次左右。早晚均可进行。本功能提高盆腔周围的血液循环，促进性器官的康复，对防治肾气不足引起的阳痿早泄、女性性欲低下有较好的功效。

❷ 强肾操

站姿，双腿分开与肩同宽，目视前端。两臂自然下垂，手指自然张开。脚跟提起，连续呼吸9次不落地。

再吸气，慢慢曲膝下蹲，两手逐渐转前，虎口对着脚踝。手接近地面时，稍用力抓成拳(有抓物之意)，吸足气。憋气，身体逐渐起立，两手下垂，逐渐握紧。

呼气，身体立正，两臂外拧，拳心向前，两肘从两侧挤压软肋，同时身体和脚跟部用力上提，并提肛，呼吸。以上程序可连续做多次。

❸ 刺激脚心

中医认为，脚心的涌泉穴是浊气下降的地方。经常按摩涌泉穴，可益精补肾。方法是：两手掌对搓热后，以左手擦右脚心，以右手擦左脚心。每日早晚各1次，每次搓300下。

❹ 自我按摩腰部

两手掌对搓至手心热后，分别放至腰部，手掌分别上下按摩腰部，至有热感为止。早晚各一次，每次约200下。这些运动可以健运命门，补肾纳气。

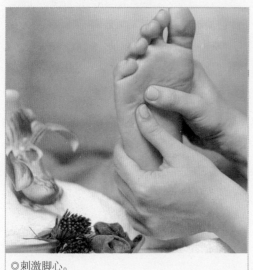

◎刺激脚心。

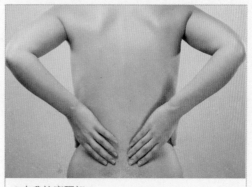

◎自我按摩腰部。

酉时吃枸杞，男人最好的补养

枸杞是名贵的药材和滋补品，中医很早就有"枸杞养生"的说法。《本草纲目》记载："枸杞，补肾生精，养肝……明目安神，令人长寿。"

枸杞全身是宝，明李时珍《本草纲目》记载："春采枸杞叶，名天精草；夏采花，名长生草；秋采子，名枸杞子；冬采根，名地骨皮"。枸杞子的营养十分丰富，性味甘、平，归肝、肾经。每100克中含有蛋白质4克、脂肪8克、糖类19.3克、钙55毫克、磷86毫克、胡萝卜素8.6毫克，以及各种维生素，可用来入药或泡茶、泡酒、炖汤。如能经常饮用，便能滋阴补血，补肝益肾，养血，益精明目，润肺。主治肝肾阴虚及精血不足所致的眩晕、眼目昏花、视力下降、耳鸣、遗精、腰膝酸软等，善治消渴症。具有补虚、明目、降糖、延年益寿功效，对糖尿病体虚、目涩者有效。尤其是酉时吃，可以说是对男人最好的补养。

枸杞的叶、茎、花、子、根、皮也都有医疗保健作用，而绝大部分营养成分都囤积在嫩芽及嫩叶之中。枸杞的嫩茎叶，又名枸杞芽，性味苦、甘、凉，入肝、肾经，有清退虚热、补肝明目、生津止渴之功，适用于肝肾阴虚或肝热所致的目昏、夜盲、目赤涩痛、视力减退、热病、津伤口渴等。

需要注意的是，并非所有的人都适合食用枸杞，合理用量内合理服用才可以起到补养的功效。首先，食用枸杞不能过量，一般来说，健康的成年人每天吃20克左右的枸杞子比较合适；如果想起到治疗的效果，每天可以吃30克左右。其次，枸杞子毕竟是药品，凡身体健康无虚证者，不宜应用，以免产生副作用。据医术记载，枸杞子"外邪实热，脾虚有湿及泄泻者忌服""元阳气衰，阴虚精滑之人慎用"。经现代医学研究论证，由于枸杞温热身体的效果相当强，患有高血压、性情太过急躁的人，正在感冒发热、身体有炎症、腹泻的病人，或平日大量摄取肉类导致面泛红光的最好不要食用枸杞子。此外，杞泡茶不宜与绿茶搭配，适合与贡菊、金银花、胖大海和冰糖一起泡，用眼过度的电脑族尤其适合。

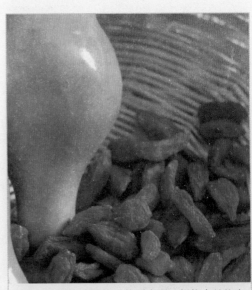

◎枸杞子温补效果佳，体质虚弱、抵抗力差的人适宜多食用。

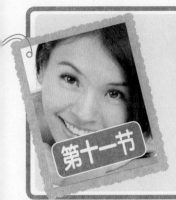

戌时：快乐起来，看心包经护心强身

第十一节

戌时电视少看，丝竹为伴

晚上7点到9点是心包经当令。什么是心包呢？心包是心脏外膜组织，主要是保护心肌正常工作。中医认为在戌时人体的阴气正盛，阳气将尽，而心包经上的膻中穴又主喜乐，通常人们会在这时进行晚间的娱乐活动。

从养生角度，这个时候正是睡前准备阶段，我们可以做一些轻微的活动，然后安眠。至于那些令人兴奋的狂欢活动或应酬活动，以及让人兴奋不已的电视节目，都应尽量避免。

另外，吃完晚饭之后，有的人喜欢舒舒服服地躺在床上看看书读读报，虽然在这个时候静养是正确的，但躺着看书读报却不利于健康。经常躺在床上看书阅报的人，容易造成近视眼和不同程度的神经衰弱，容易形成近视，而且两只眼睛近视的度数也不同。人躺在床上看书阅报结束后入睡，会使神经活动发生紊乱，久而久之，就会引起失眠、睡不熟等一系列神经衰弱的症状。

当然，躺着看电视也会影响健康。人躺着的时候，大脑的血液供应远不如坐着或站着的时候充足。人躺着时，眼睛无论仰视或侧视，都与电视机屏幕的角度有所偏斜，使眼睛的晶体调节过度，容易导致近视，并容易导致思维和记忆力减退，引起失眠、神经衰弱和腰酸背痛等不良后果。

总之，在戌时是我们工作一天之后放松的时间，我们要必须选择正确的娱乐方式与方法，如听音乐、散步等，才能够真正起到健康的养生效果。

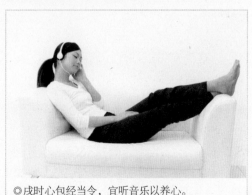

◎戌时心包经当令，宜听音乐以养心。

185

解郁减压好选择，戌时敲打心包经

《黄帝内经》里说："心者，君主之官。"君主就是皇上，我们知道古时候皇上是九五之尊，是受不得半点儿委屈的。那么，这就需要一个东西"代君受过"，而这个东西就是心包。

从名称可以看出，心包与心是有一定关联的，其实中医所说的心包就是心外面的一层薄膜，当外邪侵入时，心包就要挡在心的前面首当其冲。所以，很多心脏上的毛病都可以归纳为心包的病。如果没有原因地感觉心慌或者心似乎要跳出胸膛，这就肯定是心包受邪引起的，不是心脏的病。

心包经是从心脏的外围开始的，到达腋下三寸处，然后沿着手臂阴面中间的一条线，止于中指。经常敲打心包经对于解郁、解压的效果非常好。拨动心包经时，先找到自己腋下里边的一根大筋，然后用手指掐住拨动，这时你会感觉小指和无名指发麻。每天19～21点拨数十遍，就可以排遣郁闷，排去心包积液，对身体是非常有好处的。

心包经上有一个很重要的穴位——劳宫穴。这个穴位很好找，把手自然握拳，你的中指所停留的那个地方就是。劳宫穴是人体气机最敏感的穴位，通过劳宫穴补养心脏的速度非常快。如果在一些场合觉得紧张，手心出汗、心跳加快、呼吸困难，这时你不妨按按左手的劳宫穴，它可以帮你找回从容自信。

心包经就是沿着我们胳膊前臂一直从中指出去的，所以心脏病就会伴有手指发麻的毛病，如果连小指都发麻那就是很严重了，因为小指的外围就是心经，小指发麻表明这已经不是心包的病，而是心脏的病。当心脏出现刺痛的时候就是心脏病已经发展得很严重了。因此，很多老年人都很注重锻炼手指的灵活度，只要手指灵活，就表明气血还能流到身体的各个部位，五脏就基本没问题。另外，可以经常敲打一下心包经，疏通经络，防治心脏疾病。

心包经上的内关穴有"宁心安神、理气止痛、和胃降逆"的作用。如果你心律失常，可以在工作之余每天花两分钟左右的时间按揉，力量不要太大，有酸胀感即可。经常按揉内关穴可以增加心脏的无氧代谢，增强其功能。

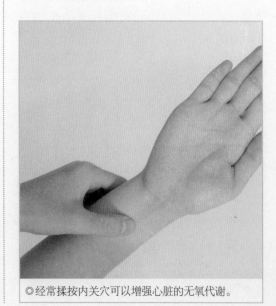

◎经常揉按内关穴可以增强心脏的无氧代谢。

善用晚间保养品守护美丽

现在很多保养品都是有明确分工的，有日用的有夜用的，像是精华素和晚霜都是必须要在晚间用的，可以说是肌肤夜间的守护者，女性朋友在使用时一定要注意。

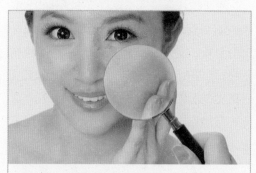

◎精华素是非常有效的美容成分，为了让它发挥最大功效，最好晚上再抹。

❶ 精华素

（1）精华素一定要在晚上用

精华素营养丰富，晚上皮肤对养分的吸收能力最强，精华素的营养可以最大限度地被皮肤吸收，护肤效果比较好。

（2）精华素不是用得越多越好

每次的合适用量是：夏天每次2～3滴，冬天每次3～5滴；T字区一天只需擦1次，眼睛和唇部周围擦2次。

（3）不能用精华素替代眼霜

精华素很营养，用它当眼霜用，会使眼周肌肤营养过剩，出现很多的脂肪粒。

（4）精华素正确的使用方法

晚上临睡前在清洁过的面部涂抹一点儿精华素，轻轻按摩几分钟，让精华素被吸收，20分钟后洗掉。按摩的基本手法为自下而上、自内向外打螺旋，重点部位重复按摩。若肌肤感觉不适，则应暂停使用。

❷ 晚霜

有的朋友怕肌肤油腻，所以在夜晚的肌肤护理中拒绝使用晚霜，其实这不是完全正确的，在干燥的季节，如果肌肤得不到足够的滋润，就很可能造成严重的干燥问题。不过，的确有人使用晚霜之后会感觉很油腻，这很可能是因为选择的晚霜不对。下面我们就教你鉴别怎样的晚霜才是适合自己的。

方法一：面霜从抹到脸上到完全吸收应该有1～2分钟的时间，如果吸收时间过快，那说明这款面霜过于轻薄，营养不足；而长时间吸收不进去，则说明产品过油腻，不适合你的肌肤。

方法二：使用面霜后，早晨起来后摸脸，如果感觉干燥，缺少光泽，说明你用的晚霜不够滋润；如果脸上有明显的出油情况，则说明你用的晚霜过于滋润。

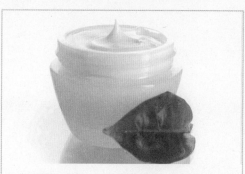

◎在干燥的季节，一定要用晚霜，这样肌肤才能得到足够的滋润。

戌时打坐，以静制动的养生功

大道至简，《黄帝内经》里一个简简单单的养生方式就是打坐，也可以称为静坐。打坐和瑜伽都强调静，以静制动。《黄帝内经》中说："呼吸精气，独立守神。"这里的神气内收，即是静功的结果。打坐可以安定思虑，保持健康，是修养身心的一种重要方法。很多佛家高僧都把打坐当成每日的必修课，并在打坐中领悟佛法，修养身心。

现代科学研究已证实，打坐可以增强肺功能，提高心肌功能，调整神经系统功能，协调整体功能，并对多种疾病均有良好的防治作用，比如神经官能症、头痛、失眠、高血压和冠心病等。此外，静坐能有效地排除心理障碍，治疗现代极易多发的心身性疾病。静坐尤其适合脑力劳动者，能够缓解他们因用脑过度而造成的神经衰弱、心悸、健忘、少寐、头昏、乏力等症状。

对于现代人来说，沉重的生活压力，激烈的职场竞争，让现代社会的人们都像一个个上紧了发条的钟，每天从早到晚不停地运转，一直处于紧张状态，如果长期如此，必然会损伤机体，对身心健康非常不利。因此，我们在一天中要安排一定时间松弛一下，因为有张有弛才是真正的生活之道，更是养生之道。而打坐就是松弛身体、调整五脏六腑功能的有效办法。通过打坐，能够使人体阴阳平衡，经络疏通，气血顺畅，从而达到益寿延年之目的。

打坐养生的注意事项

1. 端正坐姿。端坐于椅子上、床上或沙发上，面朝前、眼微闭、唇略合、牙不咬、舌抵上腭；前胸不张，后背微圆，两肩下垂，两手放于下腹部，两拇指按于肚脐上，手掌交叠捂于脐下；上腹内凹，臀部后凸；两膝不并(相距10厘米)，脚位分离，全身放松，去掉杂念（初学盘坐的人往往心静不下来，慢慢就会习惯的），似守非守下丹田（肚脐眼下方），慢慢进入忘我、无为状态，步入空虚境界。这时候你会感觉没有压力，没有烦恼，全身非常轻松舒适。

2. 择清幽的环境。选择无噪声干扰，无秽浊杂物，而且空气清新流通的清静场所。在打坐期间也要少人打扰。

3. 择最佳时间。打坐的最佳时间是在睡前，时间以半小时为宜。不过工作繁重的上班族可以不拘泥于此，上班间隙，感到身心疲惫，可以默坐养神。

4. 坐后调试。打坐结束后，打坐者可将两手搓热，按摩面颊、双眼以活动气血。此时会顿感神清气爽，身体轻盈。

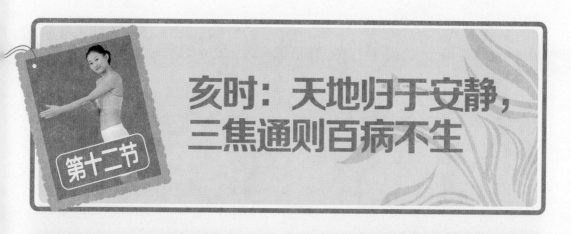

亥时：天地归于安静，三焦通则百病不生

第十二节

三焦经当令，性爱的黄金时刻

21点到23点(亥时)，这段时间是三焦经在我们体内当令。什么是"三焦"呢？"焦"字的意思是用小火烤小鸟，因此，三焦无论是指人体上中下，还是里中外，都是指生命处于一团温暖的气息中，中国人形容它为氤氲。中医把这氤氲交融的状态归属于少阳，故而"亥"这个字就像一男子搂抱一怀孕女子。亥时是阴阳和合的时段，这个时候是性爱的黄金时刻，其实也就是通过男女的交合配合身体完成阴阳和合的这个过程，达到"三交通泰"。中医一直都是讲究保精色忌，房事不能过度，但是身体健康的情况下，和谐的性爱会令人身心欢愉，激发生机，只有益处没有害处。不过人的身体在不健康的状态下，反而是经常有性欲的人，身体比较虚弱。

西医认为性爱最佳时间是22:30，我们传统的中医认为最好是在22:00，西医没有给出明确的理由，中医的理由是为了达到阴阳和合，但为什么比西医认为的要早半个小时呢？这是因为下一个时辰就是胆经当令，应该是熟睡养阳的时候，如果22:30进行性爱，很可能到胆经当令的时候人体还处于兴奋状态，会睡不着，而22:00进行性爱，到下一个时辰开始的时候，人体就已经处于熟睡状态了，可以养住阳气。中医不是孤立地看问题，而是认为天地、阴阳、万物之间都是相互联系的整体，需要互相配合，才能和谐，所以人什么时候该睡觉，什么时候该吃饭，什么时候过性生活都是有讲究的，不能随着性子乱来，否则就会伤害身体。

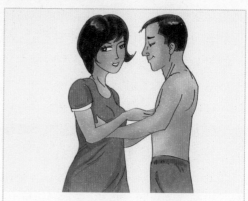

◎亥时是阴阳和合的时段，这个时候是性爱的黄金时刻。

利用三焦经，打开健康之门

三焦经是手少阳三焦经的简称，主要分布在上肢外侧中间、肩部和侧头部。循行路线是：从无名指末端开始，沿上肢外侧中线上行至肩，在第七颈椎处交会，向前进入缺盆，络于心包，通过膈肌。其支脉从胸上行，出于缺盆，上走颈外侧，从耳下绕到耳后，经耳上角，然后屈耳向下到面颊，直达眼眶下部。另一支脉，从耳后入耳中，出走耳前，与前脉交叉于面部，到达眼外角。

三焦主持诸气，疏通水道，输布水液，三焦气机不畅，则腹胀，气化不利冰液泛滥则水肿；膀胱气化失司则遗尿，小便不利。三焦经出现问题的时候，人体一般会表现腹部胀满，小便不通，尿频尿急，水肿，遗尿，外眼角痛，咽喉肿痛，颊部和耳后及肩臂外侧部疼痛，无名指运动不灵等病症。

三焦经在治疗疾病上屡见奇功：

有一位中年妇女，因与丈夫吵架后突然右耳轰鸣不止、昼夜不休，无法入睡，于是求助一位老中医。老中医本欲在太冲穴施针以泻肝火，但此穴用手掐毫无痛觉，老中医判断其肝火已上巅顶，针"太冲"已鞭长莫及。便用三棱针在头顶"百会"附近连刺三下，中年妇女顿觉头目清爽，但耳鸣依旧。于是老中医沿三焦经从"角孙"至"翳风"到"天牖"一路刮痧，出紫痧多而厚，刮至"天牖"时，耳鸣骤然停止。

三焦经的终点叫丝竹空，就是我们的眼外角，鱼尾纹就长在这个地方，很多女士还爱在这个地方长斑，所以经常刺激三焦经就可以减少鱼尾纹和防止长斑。三焦经绕着耳朵转了大半圈，所以耳朵上的疾患如耳聋、耳鸣、耳痛等都可通过刺激本经穴位得到缓解；三焦经从脖子侧后方下行至肩膀小肠经的前面，可以和小肠经合治肩膀痛，还能治疗颈部淋巴结炎、甲状腺肿等发生在颈部的疾病；此经顺肩膀下行到臂后侧，又可治疗肩周炎，再下行通过肘臂、腕，还可治疗网球肘和腱鞘炎。

此外，三焦经还有一些你意想不到的功效。例如掐中渚穴可以治小腿抽筋，支沟穴可以治胁痛岔气，液门可以治口干咽痛。

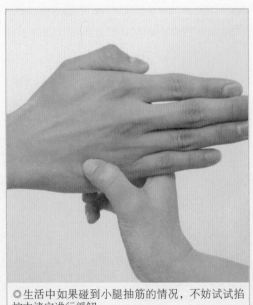

◎生活中如果碰到小腿抽筋的情况，不妨试试掐按中渚穴进行缓解。

睡觉之前，热水泡脚好处多多

很多长寿老人都有睡前用热水泡脚的习惯，事实上我们每个人都应该学习这样的好习惯，它对我们的健康能起巨大的帮助作用。

中医学认为，人体的三条阴经和三条阳经交汇于双脚，其中足少阴肾经位于足底，肾是人的根本，控制人的生长、发育、衰老，双脚离心脏远，血液供应少而慢，加上脚部脂肪层薄，保温能力差，所以脚最易受寒。双脚寒冷会反射性地引起上呼吸道功能异常，降低人体抵抗力。这时候病菌就会乘虚而入，使人患感冒、支气管炎等疾病。

而用热水泡脚则好处多多，既能促进睡眠，又可以祛病强身，还能达到防病治病的效果。具体来说，主要有以下几大益处。①头痛的人双脚在40℃左右的热水中泡15～20分钟，头痛会明显缓解。这是因为热水使双脚血管扩张，促进血液的全身流动。血液从头部流向脚部，可相对减少脑充血，从而缓解头痛。②用热水洗脚能减轻感冒发热引起的头痛。③用热水洗脚时，不断用手按压脚心的涌泉穴和大脚趾后方足背偏外侧的太冲穴，有助于降低血压。④长期坚持热水泡脚，可以预防风湿病、脾胃病、失眠、头痛、感冒等疾病，还能促进截瘫、脑外伤、中风、腰椎间盘突出症、肾病、糖尿病等病的康复。⑤在冬天，用热水洗脚，能加速双脚与身体其他部位间的血液交换，对冻疮有一定的预防作用。⑥失眠症和足部静脉曲张患者每晚用热水洗脚，能减轻症状，易于入睡。

当然，这里说的热水，也不能太烫，应根据季节的不同控制水温：冬季以不超过45℃为宜，夏季则可控制在50℃左右。

值得注意的是，儿童不宜常用热水洗脚。这是因为，人的脚由26块大小不同、形状各异的骨头组成，彼此间借助韧带和关节相连，共同构成一个向上凸的弓形——足弓。足弓主要为了缓冲行走和跑跳时对机体的震荡，保护足底的血管和神经免受压迫。足弓是从儿童时期开始形成的，因此要从小注意保护。若常用热水给小儿洗脚或烫脚，足底的韧带就会变得松弛，不利于足弓的形成和维持，容易形成扁平足。不要经常用过热的水给儿童洗脚，更不能用热水长时间泡脚。

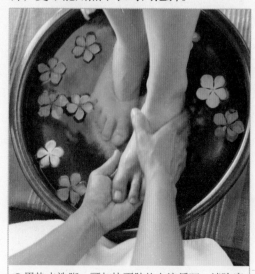

◎用热水洗脚，可加快下肢的血液循环，消除疲劳，祛病强身。

睡前敷个面膜，补充肌肤营养

对于女性朋友来说，劳累了一整天，皮肤和身体一样疲惫，那就在临睡前敷个面膜吧，补充皮肤这一天来损失掉的营养。我们都知道经常敷面模可以保养肌肤，但很多人并不知道敷面膜的一些注意事项，而导致自己努力敷面的工作成了无用功。下面我们就将这些注意事项明确一下。

① 面膜一定要厚厚地涂

敷面膜时，薄薄的一层完全没有形成一个封闭性的"护肤场"，所以面膜一定要厚厚地涂、多多地涂，才能让皮肤吃够营养，特别是T形区。

② 敷面膜的时间一定不要太长

不少人做面膜时总希望面膜敷在脸上的时间长一些，以为这样就能够吸收更多的营养。其实这样的想法是错误的。敷的时间过长，皮肤里面的水分反而会被吸到面膜里，一些养分也会被带走，所以千万不要抱着占便宜的心理在敷面膜时间过长。

③ 不同面膜有不同的使用频率

涂抹型的面膜一周一到两次，用多了就会营养过剩。而且，美白的面膜比较干，做多了皮肤会变干燥，也会影响皮肤的水油平衡，所以可以适当在中间穿插做补水的面膜。

织布型的面膜其实都是精华素，所以天天做没有什么关系，就相当于你在水和乳液之间添加擦精华素这个步骤。

④ 敷完面膜要"善后"

现在，市场上的面膜大都是带有精华液的面膜，做完后直接揭下即可，这省去了水洗的麻烦，但同时也带来了新的问题：面膜贴完后不清洗、使用面膜后不做任何"善后"工作。

面膜拿下来之后还是会觉得脸有点儿湿，你可以轻轻拍一拍它，干了之后再马上洗掉。皮肤比较油的女人可以不用再做很多的按摩，直接拍按就行。如果你的皮肤比较干燥、有皱纹，那么就要按摩。另外，你可以再使用一点儿滋润型的晚霜，这样可以把美容液都锁在肌肤里面。

如果是清洗型的面膜，尤其是清洁作用较强的，用完以后一定要记得做保湿工作，因为此时你的肌肤会觉得干。而营养型的面膜，使用后也要用润肤水来调理一下皮肤，给肌肤补充一些水分或其他营养成分，因为面膜并不能代替一系列的护肤品。

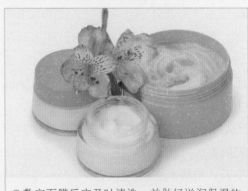

◎敷完面膜后应及时清洗，并做好滋润保湿的工作。

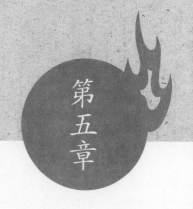

第五章

一年之中如何养生

——《黄帝内经》四季健康顺养法则

●中医认为人的生命活动也应遵循时令的变化规律而调节,才能维护体内的阴阳平衡。而人体则应该根据四季变化来调整自己的生活规律,才能健康长寿。本章以春夏秋冬为主线,讲述了人要按照春、夏、秋、冬四季寒、热、温、凉的变化来养生。

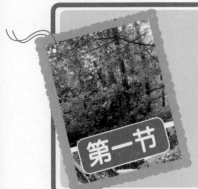

春季养"生"，让身体与万物一起复苏

第一节

春天让阳气轰轰烈烈地生发

俗话说"一年之计在于春"。春季天气转暖，自然界的阳气开始生发，人体内的阳气也开始生发，春天养生应注意保护阳气。在精神上，暴怒和忧郁都会伤身，因此要保持心胸开阔、乐观向上的好心态。在饮食上，最好多吃些扶助阳气的食物，如韭菜、面粉、红枣、花生等。

除了食补养阳以外，春季要保持阳气生发，就要注意时刻保暖。俗话说"春捂秋冻"。"春捂"怎么"捂"，一直没有明确的概念，具体来说，"春捂"要注意以下几点。首先要把握时机。医疗气象学家发现，许多疾病的发病高峰与冷空气南下和降温持续的时间密切相关。捂的最佳时机，应该在气象台预报的冷空气到来之前24～48小时。捂与不捂的临界温度为15℃。研究表明，对多数老年人或体弱多病来说，当气温持续在15℃以上且相对稳定时，则春捂就可结束了。其次，要小心温差，当日夜温差大于8℃时，春捂就是必不可少的。此外，捂着的衣衫，不宜减得太快。快速减衣，很可能出现"一向单衫耐得冻，乍脱棉衣冻成病"的情况。医学家发现，春季，即使气温回升了，也得再捂7天左右。减得过快有可能冻出病来。所以春捂7～14天比较合适。

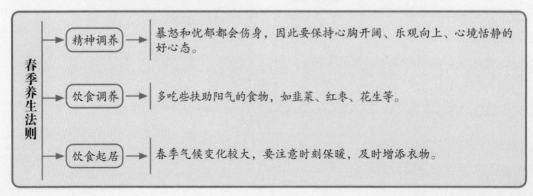

春季养生法则 → 精神调养 → 暴怒和忧郁都会伤身，因此要保持心胸开阔、乐观向上、心境恬静的好心态。

春季养生法则 → 饮食调养 → 多吃些扶助阳气的食物，如韭菜、红枣、花生等。

春季养生法则 → 饮食起居 → 春季气候变化较大，要注意时刻保暖，及时增添衣物。

四种方法，帮助春天清火排毒

春天的气候干燥，风多雨少，要保持新陈代谢的平衡和稳定对于人体来讲很难，从而容易导致生理功能失调而致使人体"总管家"—大脑指挥失灵，引起"上火"症候。具体表现为咽喉干燥疼痛、眼睛红赤干涩、鼻腔热烘火辣、嘴唇干裂、食欲不振、大便干燥、小便发黄等。

那么，怎样做才能防止春天上火，为自己的身体清火排毒呢？中医认为可以通过以下方法把身体中的毒素排出体外。

❶ 多喝水

水是最好的排毒载体。不要以为每天喝八杯水是件苦差，其实也可以喝果汁、汤水之类，但是不能全喝这些饮料而不喝水。千万别等到口渴才去喝水，在工作的间隙，喝杯水休息一下，提提神，接下去也就更有精神做工作，有助于提高工作效率。

❷ 改变饮食习惯

以天然食品取代精加工食物，新鲜水果是强力净化食物，菠萝、木瓜、猕猴桃、梨都是不错的选择。多吃蔬菜、水果，忌吃辛辣食物，多饮水或喝清热饮料，促进体内"致热物质"从尿、汗中排泄，从而清火排毒。

❸ 定期去除角质

肌肤表面的老化角质会阻碍毛细孔代谢毒素，定期去除角质，可帮助肌肤的代谢功能维持正常运作。

❹ 蒸桑拿

每周进行一次蒸汽浴或桑拿也能帮助加快新陈代谢，排毒养颜。蒸桑拿时要注意饮水。浴前喝一杯水可帮助加速排毒，浴后喝一杯水补充水分，同时排出剩下的毒素。

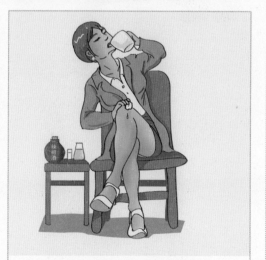

◎水是最好的排毒载体，多喝水有助排毒。

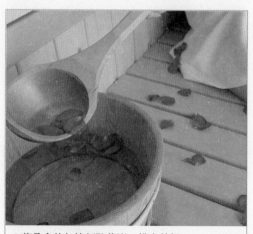

◎蒸桑拿能加快新陈代谢，排毒养颜。

多吃水果可以帮您远离春季病

在春天多吃些水果，可以吸收一些营养素，能够有效增强人体抵抗力，从而让您远离春季病。

有心脏病史的人应该多吃葡萄柚。胆固醇过高严重影响心血管健康，尤其有心脏病史者，更要注意控制体内胆固醇指标。葡萄柚是医学界公认最具食疗功效的水果，其瓣膜所含天然果胶能降低体内胆固醇，预防多种心血管疾病。

长期吸烟者应多吃葡萄，因为长期吸烟的肺部积聚大量毒素，功能受损。葡萄中所含有效成分能提高细胞新陈代谢率，帮助肺部细胞排毒。另外，葡萄还具有祛痰作用，并能缓解因吸烟引起的呼吸道发炎、痒痛等不适症状。

肌肉拉伤后要多吃菠萝。因为肌肉拉伤后，组织发炎、血液循环不畅，受伤部位红肿热痛，而菠萝所含的菠萝蛋白酶成分具有消炎作用，可促进组织修复，还能加快新陈代谢、改善血液循环、快速消肿，是此时身体最需要的水果。

预防皱纹请吃杧果。皱纹的出现是因为皮肤胶原蛋白弹性不足。杧果是预防皱纹的最佳水果，因为含有丰富的β-胡萝卜素和独一无二的酶，能激发肌肤细胞活力，促进废弃物排出，有助于保持胶原蛋白弹性，有效延缓皱纹出现。

樱桃可缓解供氧不足。人容易疲劳在多数情况下与血液中铁含量减少，供氧不足及血液循环不畅有关。吃樱桃能补充铁质，其中含量丰富的维生素C还能促进身体吸收铁质，防止铁质流失，并改善血液循环，帮助抵抗疲劳。

多吃柳橙，帮你摆脱脚气困扰。体内缺乏维生素B1的人容易受脚气困扰。这种情况下最适合选择柳橙，它富含维生素B1，并帮助葡萄糖新陈代谢，能有效预防和治疗脚气病。

草莓有去火、解暑、清热的作用，春季人的肝火往往比较旺盛，吃点儿草莓可以起到抑制作用。另外，因草莓维生素C含量很高，为减少刺激最好在饭后吃。

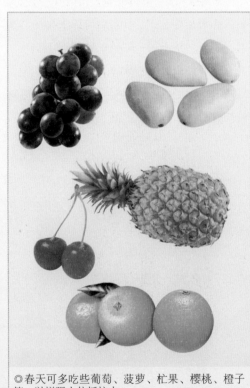

◎春天可多吃些葡萄、菠萝、杧果、樱桃、橙子等，以增强人体抵抗力。

中老年人春季遵循"四不"原则

中医认为，立春后人体内阳气开始升发，如能利用春季，借阳气上升、人体新陈代谢旺盛之机，采用科学的养生方法，对全年的健身防病都十分有利。下面是中老年人春季养生"四不"原则。

❶ 不"酸"

春天饮食应"省酸增甘"，因春天本来肝阳上亢，若再吃酸性食物，易导致肝气过于旺盛，而肝旺容易损伤脾胃，所以，春季饮食忌"酸"。酸性食物有羊肉、鹌鹑、炒花生、炒瓜子、海鱼、虾、螃蟹等。

❷ 不"静"

春天自然界阳气开始升发，人体应该借助这一自然特点，重点养阳，养阳

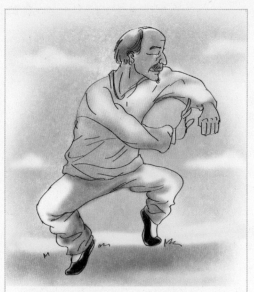

◎春季养阳的关键在"动"，适当地运动可促进气血流通，保持身体健康。

的关键在"动"，切忌"静"。春季空气中负氧离子较多，能增强大脑皮层的工作效率和心肺功能，防止动脉硬化。但是老年人春练不要太早，防止因早晨气温低、雾气，易引起感冒、哮喘、支气管炎等疾病。另外，锻炼前还应先轻柔地活动躯体关节，防止因骤然锻炼而诱发意外。

❸ 不"怒"

春季是肝阳亢盛之时，情绪易急躁，要做到心胸开阔，身心和谐。因为心情抑郁会导致肝气郁滞，影响肝的疏泄功能，也使功能紊乱，免疫力下降，容易引发精神病、肝病、心脑血管等疾病。

❹ 不"妄"

老年人本来阳气相对不足，而春天是养阳的大好时机，如情欲妄动而房事较频，会耗气伤精，进一步损伤阳气，因此老年人在春天应适当节欲。

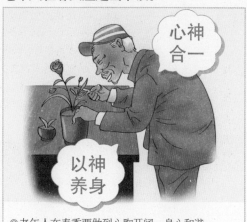

心神合一

以神养身

◎老年人在春季要做到心胸开阔，身心和谐。

冬末春初话养生，要跳过五大"陷阱"

为了抵御料峭的春寒，人们通常会采取一定的防御和保护措施，比如出门戴口罩，喝白酒御寒等，殊不知，这些单凭经验的做法常会让你掉进养生的"陷阱"。

陷阱一： 有的人认为，只要出门戴上口罩，就可以防止冷空气，预防感冒。

专家分析： 人体的耐寒能力应通过度的体育锻炼来增强，若完全依赖戴口罩防冷，会使机体变得娇气，不能适应寒冷的天气，正邪相争于表，从而也会感冒。

陷阱二： 脸部被寒风吹得麻木后，便用热水来洗脸，以使面部迅速升温。

专家分析： 人的面部在冷空气刺激下，汗腺、毛细血管呈收缩状态，当遇上热水时会迅速扩张，就容易使面部产生皱纹。建议用比体温稍低的温水洗脸，使气血运行慢慢恢复正常。

陷阱三： 饮酒御寒。

专家分析： 饮酒后，酒气上攻，浑身发热，是酒精激发体内热能的结果。但若发散太过，卫阳不足，容易导致酒后寒。

陷阱四： 手脚冰凉用炉子烤。

专家分析： 手脚冰凉时用炉子烤，通过热力的作用，能使局部气血流畅。但当手脚冰凉的时候马上用炉子烘烤，会造成血瘀，进而形成冻疮。因此，冰凉的手脚应先轻轻揉搓至皮肤表面变红时，再移到取暖器旁或放入热水中取暖，使其慢慢恢复到正常温度。

陷阱五： 皮肤发痒，用手使劲抓或用热水烫。

专家分析： 中医认为"热微则痒"，风邪克于肌表，引起皮肉间气血不和，郁而生微热则致痒，这时用手使劲抓或用热水烫，不仅容易损伤皮肤，且止痒作用有限。正确的防痒措施是多饮水，多吃新鲜蔬菜、水果，少吃酸辣等刺激性的食物，同时要经常用温水洗澡，保持皮肤清洁。

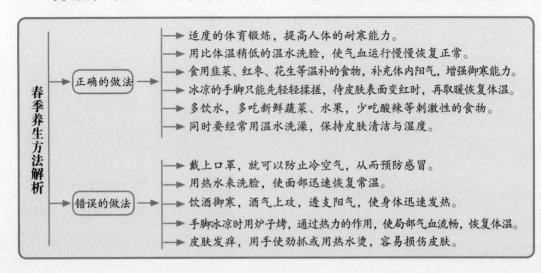

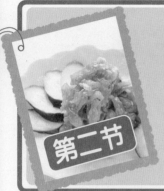

夏季养"长"，当使浑身阳气宣泄通畅

第二节

夏季，让阳气和大自然一同"疯长"

夏季气温逐渐升高，并且达到一年中的最高峰，而且夏季雨量丰沛，大多数植物都在此季"疯狂生长"，人体的阳气在这个时候也较为旺盛，夏季养生要注意顺应阳气的生长。

在夏天，人容易心火过旺，因此饮食应清淡，尽量少吃油腻食物；在流汗后，不仅要补充水分，还应补充盐分；夏季易中毒，所以要注意饮食卫生，不要食用变质食物。夏季天气炎热，还要注意劳逸结合，应尽量避免在烈日或持续高温下工作，注意午休，晚睡早起。睡觉时不

要贪凉，最好不开电扇，不露天睡眠。中暑是夏季的常见病，人们可以用多吃防暑食物、保证睡眠等方法来避暑。运动要避过高温时间，清晨和黄昏是最好的锻炼时间。运动时间不宜过长，强度不宜过大。在运动后，不要饮用大量的凉开水，也不要用冷水冲澡。

此外，在夏季要抓住治冬病的好时机。许多冬季常发生的疾病或因体质阳虚而发生的病症，可通过在夏天增强人体抵抗力，减少发病概率。常用的方法有针灸、按摩、灸法等。

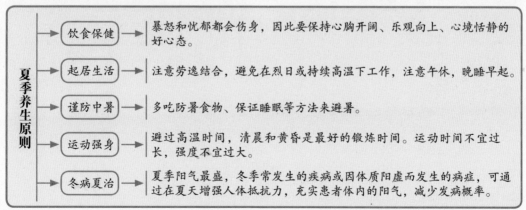

夏季养生原则

饮食保健	→	暴怒和忧郁都会伤身，因此要保持心胸开阔、乐观向上、心境恬静的好心态。
起居生活	→	注意劳逸结合，避免在烈日或持续高温下工作，注意午休，晚睡早起。
谨防中暑	→	多吃防暑食物、保证睡眠等方法来避暑。
运动强身	→	避过高温时间，清晨和黄昏是最好的锻炼时间。运动时间不宜过长，强度不宜过大。
冬病夏治	→	夏季阳气最盛，冬季常发生的疾病或因体质阳虚而发生的病症，可通过在夏天增强人体抵抗力，充实患者体内的阳气，减少发病概率。

清淡是炎夏养生的第一法宝

夏天的太阳那么大，拿什么来对抗它的炎热呢？下面将介绍清淡养生法：

① 头脑宜清净

盛夏烈日高温蒸灼，令人感到困倦、烦躁和闷热不安，使头脑清静，神气平和是养生之首要。古医经《养生篇》中记载，夏日宜"静养勿躁"，切忌脾气火暴、一蹦三跳，情绪激越而伤神害脏腑。

② 饮食宜清淡

炎夏暑热，少食高脂厚味、辛辣上火之物，饮食清淡可起到清热、祛暑、敛汗、补液等作用，还有助于增进食欲。新鲜蔬菜瓜果，如西红柿、黄瓜、苦瓜之类清淡宜人，既能保证营养，又可预防中暑；菊花清茶、酸梅汤、绿豆汤、莲子粥、荷叶粥、皮蛋粥等亦可清暑热，生津开胃。

③ 游乐宜清幽

炎夏不宜远途跋涉，最好是就近寻幽。清晨到溪流、园林进行散步等与电脑，可使人心旷神怡，精神清爽；傍晚，散步徜徉在江滨湖畔，亦会令人心静如水，暑热顿消。晚上，听听音乐、看看书，或邀三朋四友，品茗聊侃，亦惬意舒心。适当过过现代城市的夜生活，唱唱歌，对丰富生活内容大有好处，但不宜常往，特别是老年人更应慎之，否则亦会伤神害身，乐极而生悲。

④ 居室宜清凉

早晚室内气温低，应将门窗打开，通风换气。中午室外气温高于室内，宜将门窗紧闭，拉好窗帘。阴凉的环境，会使人心静神安。

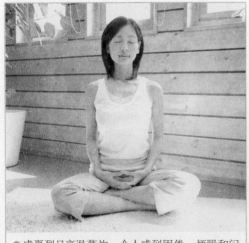

◎盛夏烈日高温蒸灼，令人感到困倦、烦躁和闷热不安，使头脑清静，神气平和是养生之首要。

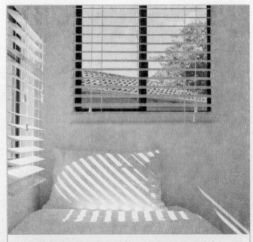

◎早晚室内气温低，应将门窗打开通风换气，可使环境阴凉，让人心静神安。

长夏湿邪最猖狂，全面防御别松懈

中医称夏末秋初为长夏时期，其气候特点是多湿，所以《理虚元鉴》特别告诫说："长夏防湿。"这个季节多雨潮湿，水汽上升，空气中湿度最大，加之或因外伤雾露，或因汗出粘衣，或因涉水淋雨，或因居处潮湿，以致感受湿邪而发病者最多。现代科学研究证实，当热环境中空气相对湿度较大时，有碍于机体蒸发散热，而高温条件下蒸发是人体的主要散热形式。空气中大量水分使机体难以通过水分蒸发而保持产热和散热的平衡，出现体温调节障碍，常常表现出胸闷、心悸、精神萎靡、全身乏力。长夏防湿，主要应做到以下几点：

① 居住环境，避免潮湿

《黄帝内经》提出："伤于湿者，下先受之。"意思是湿邪伤人，最容易伤人下部。这是因为湿的形成往往与地的湿气上蒸有关，故其伤人也多从下部开始，如常见的下肢溃疡，湿性脚气、妇女带下、下肢关节疼痛等，往往都与湿邪有关。因此，在长夏季节，居室一定要避免潮湿，尽可能做到空气流通，清爽、干燥。

② 饮食清淡，易于消化

祖国医学认为，湿为阴邪，易伤阳气。因为人体后天之本—脾喜燥而恶湿，所以，长夏季节湿邪最易伤脾，一旦脾阳为湿邪所遏，则可导致脾气不能正常运化而气机不畅，可见脘腹胀满、食欲不振、大便稀溏、四肢不温、口甜苔腻脉濡等症。若影响到脾气升降失司，还能出现水液滞留，常见水肿形成、目下呈卧蚕状，也可见到下肢肿胀。因此，长夏季节最好少吃油腻食物，多吃清淡易于消化的食物，如元代著名养生家丘处机所说："温暖，不令大饱，时时进之……其于肥腻当戒。"这里还指出，饮食也不应过凉，因为寒凉饮食最能伤脾的阳气，造成脾阳不足。此外，由于消化功能减弱，一定要把好"病从口入"这一关，不吃腐烂变质食

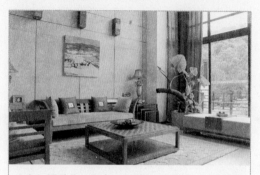

◎在长夏季节，居室一定要避免潮湿，尽可能做到空气流通，清爽、干燥。

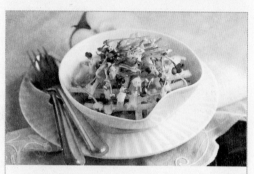

◎长夏季节最好少吃油腻食物，多吃清淡易于消化的食物。

物，不喝生水，生吃瓜果蔬菜一定要洗净，应多食清热利湿的食物，使体内湿热之邪从小便排出。常用清热利湿食物以绿豆粥、荷叶粥、红小豆粥最为理想。

❸ 避免外感湿邪

由于长夏阴雨连绵，人们极易感受外来湿邪的侵袭，出现倦怠、身重、嗜睡等症，严重者还能伤及脾阳，造成呕吐腹泻、脘腹冷痛、大便稀薄。因此，长夏一定要避免湿邪侵袭，做到外出带伞、及时避雨。若涉水淋雨，回家后要立即服用姜糖水。有头重、身热不扬等症状者，可服藿香正气水等。此外，由于天气闷热，阴雨连绵，空气潮湿，衣物极易发霉，人也会感到不适。穿着发霉的衣物，容易感冒或诱发关节疼痛，因此，衣服要经常晒一晒。

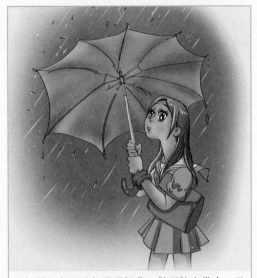

◎长夏一定要避免湿邪侵袭，做到外出带伞、及时避雨。

总之，根据祖国医学"春夏养阳"的原则，长夏防湿的关键在于要保养人体阳气。只有阳气充足，湿邪才不易侵犯。

长夏之主"湿"

湿为阴邪，易伤阳气，尤其是损伤脾胃阳气。在长夏，人体的脾脏和其相应。所以长夏的湿邪最易侵犯脾胃的功能，导致消化吸收功能低下。因此，长夏一定要注意对湿邪的防御。

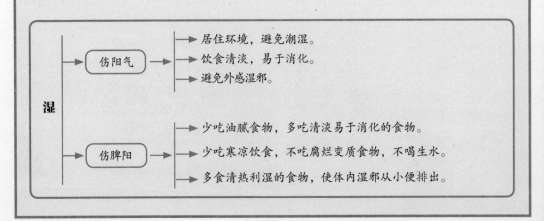

湿
- 伤阳气
  - 居住环境，避免潮湿。
  - 饮食清淡，易于消化。
  - 避免外感湿邪。
- 伤脾阳
  - 少吃油腻食物，多吃清淡易于消化的食物。
  - 少吃寒凉饮食，不吃腐烂变质食物，不喝生水。
  - 多食清热利湿的食物，使体内湿邪从小便排出。

姜汤是对付空调病的有力武器

用什么办法来对付夏季的"空调病"呢?令人意想不到的是,最简便有效的东西竟然是我们厨房里常用的生姜。生姜味辛,性温,入脾、胃、肺经,具有发表散寒、健脾止呕、解毒的作用。现代研究发现,生姜富含挥发油、姜醇、姜烯等有效成分,能刺激胃液分泌,促进消化,有健胃作用;对血管运动中枢有兴奋作用。而且适量喝姜汤不仅能预防"空调病",而且对吹空调受凉引起的一些症状也有很好的缓解作用。

很多人晚上睡觉喜欢开着空调,空调的凉气再加上凉席,真可谓凉快!可是早晨起床胃部和腹部开始疼痛,伴有大便溏泻的症状,原来是昨天晚上着了凉。这个时候喝一些姜汤,能驱散脾胃中的寒气,效果非常好。而对一些平常脾胃虚寒的人,可以喝点儿姜枣汤(即姜和大枣熬的汤),或者喝点儿姜醋汤(即每服一汤匙姜汁,和醋少许,空腹顿服),都有暖胃养胃的作用。因为生姜侧重是补暖,大枣侧重是补益,二者搭配服用可以和胃降逆止呕,对治疗由寒凉引起的胃病非常有效。

空调房里待久了,四肢关节和腰部最容易受风寒的侵袭,导致酸痛,这个时候,可以煮一些浓浓的热姜汤,用毛巾浸水热敷患处。如果症状严重,可以先内服一些姜汤,同时外用热姜汤洗手或者泡脚,这样能达到散风祛寒、舒筋活血的作用,最大限度上缓解疼痛。

如果想预防"空调病",可以在上班之前带一些生姜丝,用生姜丝泡水喝,这样就不用担心"空调病"的侵袭了。喜欢喝茶的朋友可以再配一些绿茶,这样不仅口味好,对身体也更有益处。如果想缓解"空调病",姜汤不可过淡也不宜太浓,一天喝一碗就可以起到作用。可以在姜汤中加适量的红糖,因为红糖有补中缓肝、活血化瘀、调经等作用。

长时间吹空调加之室内外温差过大,很容易引起风寒感冒。主要体现在恶寒、头疼、发热、鼻塞、流涕、咳嗽等症状,这个时候喝上一碗姜汤,你会发现感冒症状好了许多。或者用6克姜、30克紫苏叶,水煎顿服,可用于治疗应吹空调引起的风寒感冒、鼻塞流清涕、头痛等病症。

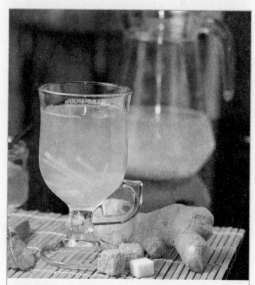

◎想预防"空调病",可用生姜丝泡水喝,以祛除体内寒气。

防暑降温粥伴你清凉度夏

在炎热的夏季，人的胃肠功能因受暑热刺激，其功能会相对减弱，容易发生头重倦怠、胸脘郁闷、食欲不振等不适，甚至引起中暑，伤害健康。为保证胃肠正常工作，就要在饮食上对机体起到滋养补益的作用，增强人体抵抗力，有效地抗御暑热的侵袭，避免发生中暑。下面的防暑降温粥能帮你清凉度夏。

银花粥：银花性味甘寒、气味清香。用银花30克水煎后取浓汁约150毫升，再用粳米50克，加水300毫升煮成稀粥，分早、晚两次温服，可预防治疗中暑。风热患者、头痛目赤、咽喉肿痛、高血压、冠心病患者最宜食用。

绿豆粥：绿豆味甘性寒，具有清热解毒、止渴消暑、利尿润肤的功效。粳米与绿豆共煮，其祛暑消烦、生津止渴及解毒效果更好。

薄荷粥：先取新鲜薄荷30克，或干薄荷15克，煎汤取汁备用。再取100克大米煮成粥，待粥将熟时加入薄荷汤及适量冰糖，煮沸一会儿即可。此粥具有清热解暑、疏风散热、清利咽喉的功效。薄荷叶性味辛凉，气味清香，很是可口。

荷叶粥：取新鲜荷叶一片，洗净切碎，放入纱布袋中水煎，取浓汁150毫升，加入粳米100克，冰糖适量，加水500毫升，煮成稀粥，每天早、晚食一次。荷叶气香微涩，有清热解暑、消烦止渴、降

低血压和减肥等功效，与粳米、冰糖煮粥香甜爽口，是极好的清热解暑良药。

莲子粥：莲子有清心除烦、健脾止泻的作用。用莲子粳米同煮成莲子粥，对夏热心烦不眠有治疗作用。

藿香粥：藿香15克(鲜品加倍)，加水180毫升，煎煮2～3分钟，过滤去渣；粳米50克淘净熬粥，将熟时加入藿香汁再煮2～3分钟即可，每日温食3次。藿香味辛性温，是夏令常用药，对中暑高热、消化不良、感冒胸闷、吐泻等有理想的防治作用。

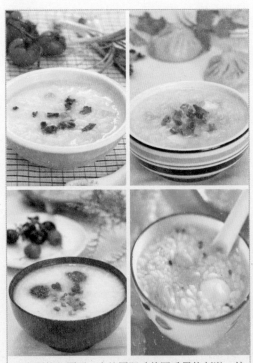

◎在夏热的夏天，人的胃肠功能因受暑热刺激，其功能会相对减弱，可通过食用薄荷粥、荷叶粥、莲子粥、藿香粥等，以消除暑热，增强食欲。

夏季灭"火"不可一概而论

夏季天气炎热，人爱上火，有人认为上火就应该吃清火药，所以一家老少，不管谁上火都用同一个办法，殊不知，不同的人上火原因是不同的，不可一概而论。对症下药才能除病。

❶ 孩子易发肺火

夏天，有些孩子动不动就发热，只要着一点儿凉，体温立刻就会升高，令妈妈们苦恼不已。中医认为，小儿发热多是由于肺卫感受外邪所致。小儿之所以反复受到外邪的侵犯，主要是由于肺卫正气不足，阴阳失于平衡。

针对这种"火大"的孩子，应及时给予中药对症治疗，如孩子属肺热郁闭可给予通宣理肺丸、麻杏石甘汤；阴虚肺热可给予养阴清肺口服液或者金果饮；湿热泻给予葛根芩连汤等。同时，应多给孩子饮水，多吃蔬果，少吃巧克力、肉类等高热量食品。

❷ 老年易发肾阴虚火

夏天阳气旺盛，容易导致老年人肾阴亏虚，从而出现腰膝酸软，心悸汗出，失眠，入睡困难，同时兼有手足心发热，阳痿，早泄，口渴，口舌糜烂，舌质红，或少苔，脉细数。应对证给予滋阴降火中药，如知柏地黄丸等，饮食上应少吃刺激性及不好消化的食物，如糯米、面团等，多吃清淡滋补阴液之品，如龟板胶、六味地黄口服液等，多食富含B族维生素、维生素C及富含铁等的食物，如动物肝、蛋黄、西红柿、胡萝卜、红薯、橘子等。

❸ 妇女易发心火

妇女在夏天情绪极不稳定，特别是更年期的妇女，如突受情绪刺激，则会烦躁不安，久久不能入睡。这主要是由于心肾阴阳失调而导致心火亢盛，从而出现失眠多梦，胸中烦热，心悸怔忡，面赤口苦，口舌生疮，潮热盗汗，腰膝酸软，小便短赤疼痛，舌尖红，脉数。应给予中药对证滋阴降火，如枣仁安神丸、二至丸等。多吃酸枣、红枣、百合或者干净的动物胎盘等，可养心肾。

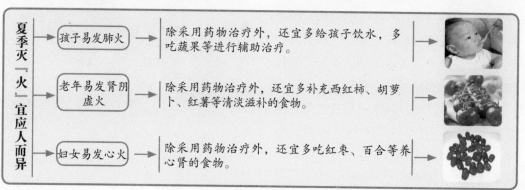

夏季灭『火』宜应人而异	孩子易发肺火	除采用药物治疗外，还宜多给孩子饮水，多吃蔬果等进行辅助治疗。	
	老年易发肾阴虚火	除采用药物治疗外，还宜多补充西红柿、胡萝卜、红薯等清淡滋补的食物。	
	妇女易发心火	除采用药物治疗外，还宜多吃红枣、百合等养心肾的食物。	

预防疾病，端午节洗"草药浴"

按照民间习俗，人们要在端午节举行一些保健活动以预防疾病。"草药浴"就是这种习俗的内容之一。端午传统的"草药浴"是用鲜艾草、菖蒲、银花藤、野菊花、麻柳树叶、九节枫、荨麻、柳树枝、野薄荷、桑叶等香草煎水沐浴。

艾草是我国南方几乎到处都有的一种植物，在广西桂林，更是直接用艾草的叶子包米饭来做着吃的。艾叶浴对毛囊炎、湿疹有一定疗效。艾叶预防瘟疫已有几千年的历史，据现代医学药理证明艾草是一种抗菌抗病毒的药物，因为艾草对病菌有着抑制和杀伤的作用，而且对呼吸系统疾病也有着防治的作用。

菖蒲叶及根芳香化湿可治恶疮疥癣。水浸剂对皮肤真菌有抑制作用。外用能改善局部血液循环，对消除老年斑、汗斑有一定作用。

新鲜的桑叶性味寒，具有疏风清热、清肺润燥、平肝明目等功能，用它煮水洗澡，可使皮肤变细嫩。

薄荷挥发油有发汗、解热及兴奋中枢的作用，外感风热、咽喉肿痛的病人洗浴特别有用，还能麻痹神经末梢，可消炎、止痛、止痒，并有清凉之感。夏季常用此沐浴，可防治湿疹、痱子等皮肤病。

野菊花苦寒之性胜于白菊及黄菊，独擅清热之功，有散风、清热、解毒、明目、醒脑、平肝的作用，还可美容肌肤，最宜脑力劳动者洗浴。

银花藤有清热解毒、疏风通络的作用，可用于温病发热、热毒血痢、痈肿疮疡、风湿热痹、关节红肿热痛等症。沐浴后，凉爽舒畅，可败毒除燥，治痱效果最理想。

用桉树叶、麻柳叶、九节枫、柳叶、荨麻等草药沐浴，具有祛风除湿、活血消肿、杀虫止痛，止痒嫩肤等功效。

草药浴不但可消除疲劳、清洁皮肤、增强皮肤的血液循环，还可预防和治疗痱子、各种皮肤瘙痒、汗斑、狐臭、老年斑、皮炎等皮肤病，并且具有润滑、增白、增香等作用。如用草药汤来洗头，可消除头皮屑；用来浴面，可清除暗疮，防止"青春痘"的滋生。

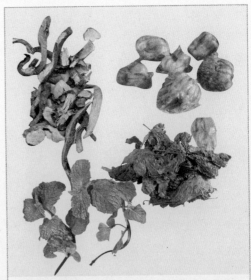

◎端午节时进行草药浴不但可消除疲劳、清洁皮肤，还可防治痱子、汗斑等疾病。常用的草药有菖蒲、野菊花、野薄荷、桑叶等。

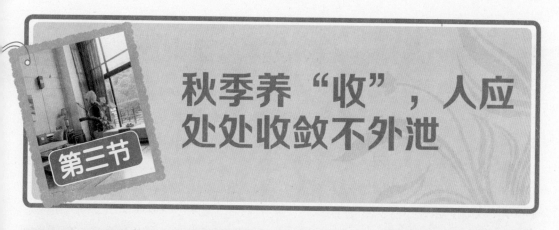

第三节

秋季养"收"，人应处处收敛不外泄

"秋冻"要适当，千万别冻坏身体

老百姓常说"春捂秋冻"，意思是说春天棉衣要晚脱一段时间，以免受凉生病；秋天则相反，厚衣服要晚些穿，多经受寒冷的刺激，从而增强机体抵抗力。不过，不同的人群、人体的不同部位，都应区别对待，一味地秋冻就会把身体冻坏。

首先，要因人而异。年轻人血气方刚，对气候变化的适应力较强，可冻；而老年人和一部分慢性病患者，如心血管和哮喘病人，大多肾阳衰微，禁不起太冷的刺激，"冻"后可能会引起疾病发作。这些人不仅不能"秋冻"，还应注意保暖。

其次，对身体的不同部位要区别对待。人体的腹部、脚部、颈部、肩部容易受凉，引发不适，故忌"冻"。

最后，要领悟"秋冻"内涵。对于"秋冻"的理解，不应只局限于未寒不忙添衣，还应从广义上去理解，诸如运动锻炼，也要讲求耐寒锻炼，增强机体

适应寒冷气候的能力。另外，运动时切勿搞得大汗淋漓，以周身微热、尚未出汗为佳，以保证阴精的内敛，不使阳气外耗。

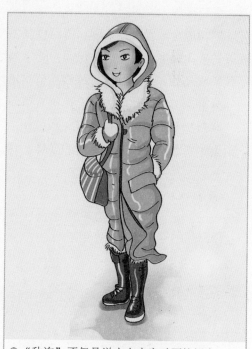

◎ "秋冻"不仅是说人在未寒时不忙添衣，还应加强耐寒锻炼，增强机体适应寒冷气候的能力。

天干物燥，秋季补水不能少

秋季，天气逐渐转凉，空气湿度下降，水气减少，干燥度增大，"燥邪"乘机侵入人体，伤肺、伤阴、伤津。使人出现皮肤干涩、口干咽燥、头痛、大便干结等津伤失润的"秋燥"症状。对于这种情况，中医认为应从以下几点来改善。

少言补气：人体三宝为精、气、神。人体三窍，口为气之窍，少言补气；耳为精之窍，节听补精；眼为神之窍，闭目可养神。"少言"是为了保护肺气和心气，当人每天不停地说话时会伤气，其中最易伤害肺气和心气。补气的方法：西洋参10克、麦冬10克，泡水，代茶饮，每天一次。

皮肤保湿：秋天对应人体的肺脏，而肺脏的功能是主管人体皮肤，所以皮肤的好坏与人体肺脏相关。肌肤保湿，除了擦保湿护肤品外，还可以通过一些简单实用的饮食方法，以调理内分泌，让肌肤由内而外的润起来。食物以多吃百合为最佳，这是因为百合有润肺止咳、清心安神、补中益气的功能。但百合因其甘寒质润，凡风寒咳嗽、大便溏泄、脾胃虚弱者忌用。

还可多吃梨和香蕉，梨肉香甜可口，肥嫩多汁，有清热解毒，润肺生津、止咳化痰等功效，生食、榨汁、炖煮或熬膏，对肺热咳嗽、麻疹及老年咳嗽、支气管炎等症有较好的治疗效果。若与荸荠、蜂蜜、甘蔗等榨汁同服，效果更佳。但梨是寒性水果，对于寒性体质，脾胃虚弱的人应少吃。香蕉有润肠通便、润肺止咳、清热解毒、助消化和健脑的作用。但胃酸过多者不宜吃香蕉，胃痛、消化不良、腹泻者也应少吃。

秋燥补水：多喝水是秋季养肺最简单的一招。秋季气候干燥，人体会大量损耗水分。据测算，人体皮肤每天蒸发的水分在600毫升以上，从鼻腔呼出的水分也不下300毫升。为及时补足这些损失，秋天每日至少要比其他季节多喝水500毫升以上，以保持呼吸道的正常湿润度。

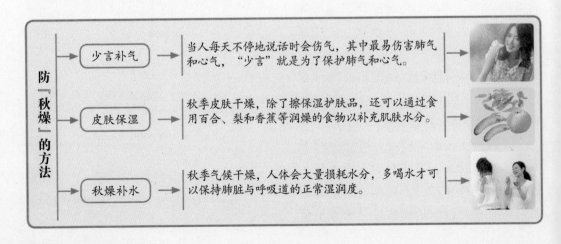

防「秋燥」的方法

少言补气 → 当人每天不停地说话时会伤气，其中最易伤害肺气和心气，"少言"就是为了保护肺气和心气。

皮肤保湿 → 秋季皮肤干燥，除了擦保湿护肤品，还可以通过食用百合、梨和香蕉等润燥的食物以补充肌肤水分。

秋燥补水 → 秋季气候干燥，人体会大量损耗水分，多喝水才可以保持肺脏与呼吸道的正常湿润度。

秋季按摩巧养生，养出舒畅好心情

进入秋季以后，天气逐渐凉爽干燥，这样的气候虽然会使人有秋高气爽的舒适感觉，但干燥也会对人体产生一定的危害。在家进行简单的自我按摩，能有效防止"秋燥"对人的侵害。

❶ 压揉承浆

承浆穴在下唇凹陷处，以食指用力压揉，口腔内会涌出津液。糖尿病患者用力压揉此处10余次，口渴感即可消失，在不缺水的情况下，可不必反复饮水。这种津液不仅可以预防秋燥，而且含有延缓衰老的腮腺素，可使老年人面色红润。

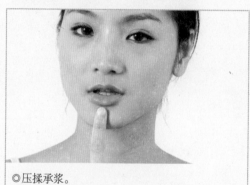

◎压揉承浆。

❷ 按摩鼻部，以开肺窍

中医认为，肺开窍于鼻。不少人鼻黏膜对冷空气异常敏感，秋天冷风一吹，就会伤风感冒，经久难愈。所以在初秋的时候，我们就应坚持用冷水洗脸，并按摩鼻部，有助于养肺。方法为：①摩鼻：将两手手指相互摩擦，有热感后，用手指在鼻梁、鼻翼两侧上下按摩50次，可增强鼻的

抗寒力，亦可治伤风，鼻塞等。②浴鼻：每日早、晚将鼻浸于冷水中，闭气不息，换气后再浸入；也可以用毛巾浸冷水后敷于鼻上，坚持至寒冬。

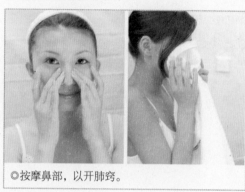

◎按摩鼻部，以开肺窍。

❸ 揉腹排便

秋季气候干燥，大便也会干结难排，有许多人甚至数日一解或用药物来维持大便通畅，结果造成习惯性便秘。按摩是一种简单易行的通便方法，这种方法可在晚上睡觉前或清晨起床前进行。具体操作方法是：先将两手掌心摩擦至热，然后掌心放在下腹部，按顺时针方向按摩，共按摩30圈。

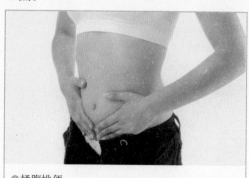

◎揉腹排便。

❹ 咀嚼鼓漱

晨起和睡前，有如咀嚼口香糖一样张大口做上下腭运动。然后闭嘴，舌抵上腭，鼓漱100次，使津液满口，徐徐咽下。反复36回。咀嚼时，胃肠血流量增加，血液循环加快，可抵御秋季凉气对胃肠的损伤。

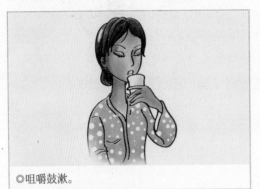

◎咀嚼鼓漱。

❺ 按揉脚底

人之脚如树之根，人老脚先衰，树枯根先竭，脚被称为人的第二心脏。人体各脏腑器官组织在脚部都有其相对应的反射区。通过按摩刺激，增强肌体对应部位的自我调制，改善血液循环，调节肝脏功能，加速人体抗病排毒能力。每天早晚用大拇指点揉100次即可。

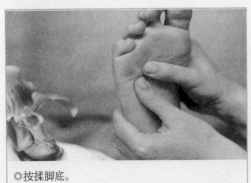

◎按揉脚底。

❻ 常搓虎口

合谷穴就是我们平常说的虎口。虎口，容谷，合骨，含口。合谷穴属于手阳明大肠经的穴道，是一个很重要又好用的穴位。为什么叫合谷穴呢?就是因为他的位置在大拇指和食指的虎口间，拇指食指像两座山，虎口似一山谷，合谷穴在其中故名。如果你有牙疼、耳鸣、眼睛红肿、鼻出血、咽喉肿痛、便秘或者脸上的青春痘一个接一个不停地往外冒，就可以按合谷穴来消火。手法：这个穴位按摩比较方便，无需固定的次数。

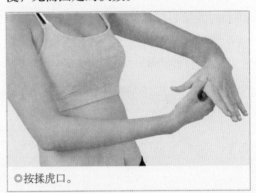

◎按揉虎口。

❼ 轻敲眼眶

肺与大肠相表里，由于秋燥易导致大肠蠕动变慢，形成季节性便秘。专家介绍一种敲法。眼睛的正下方颧骨处，是大肠经络贯通处，只要有规律地刺激眼眶正下方或颧骨四周，就可使肠功能恢复正常。方法：并拢食、中、无名指，以指肚有节律的轻敲。早餐后10~15分钟，是大肠最易发生作用的时间。此时，作几分钟的秋季敲法，可立刻产生便意。便通则肺亦强，整个精神状态也会明显改善。

秋冬调养"老肺病"的饮食要点

慢性支气管炎、支气管哮喘、肺气肿、肺心病等是老年人多发病，患者除使用必要的药物治疗外，再配合适当的饮食调理，对治疗和症状缓解有一定的好处。

①慢性支气管炎：应保证足够的营养。属于热证、实证者，忌食高脂肪和过于甘甜的食物，可常吃些瘦肉、鱼、鸡及豆制品。还应多吃些富含维生素的食物，如萝卜、山药、白菜及苹果、梨、橘子等。日常吃参苓粥、猪肺粥可以增强呼吸系统的防御功能。严禁饮酒及吃刺激性的辛辣食物。

②支气管哮喘：要保证足够的热量。发作时应以清淡易消化的软食为主，缓解期要注意营养，可食用黄芪炖鸽肉，或以冬虫夏草炖胎盘等，起到健脾补肾、增强体质、调节人体免疫功能的作用。平时多吃富含维生素A、维生素C、维生素E及富钙食物，维生素A有润肺、保护气管上皮细胞的功能，如猪肝、蛋黄、胡萝卜、杏、南瓜等；钙能增强气管抗过敏能力，如猪骨、豆制品、芝麻、红枣、芹菜叶、柚子、柑橘等。

③肺气肿：肺气肿病人因血液偏酸性，应增加食用含碱性的食物，多吃富含B族维生素、维生素C的蔬菜和水果，如猪肝、蛋黄、鱼肝油、胡萝卜、韭菜、南瓜、杏、大枣、番茄、青椒等。同时，应避免吃容易引起过敏的食物，如鱼、虾、蛋等。急性发作期，应少吃脂肪，禁饮酒和浓茶，忌食辛辣之品。有水肿的病人要予以低盐饮食，每顿不宜吃得过饱，因过饱会增加心脏的负担。病情缓解期，饮食应多样化，可增添些含蛋白质高的食物及新鲜蔬菜、水果。

④肺心病：宜食用具有生津润燥，补益肺气的食物，如梨、银耳、蜂蜜、燕窝、香蕉、白术、桂枝等，宜食用低盐、高维生素、中度蛋白质、适量碳水化合物的饮食。少食多餐，适当吃些柑橘类水果，以补钾排钠。饮食不宜太精细，要掺杂一些粗粮，吃些富含嫩纤维的蔬菜和水果，既有助消化，又可预防便秘，以免因便秘诱发心力衰竭。饮水一次不宜过多，以防因血容量突然增加，加重心脏负担。

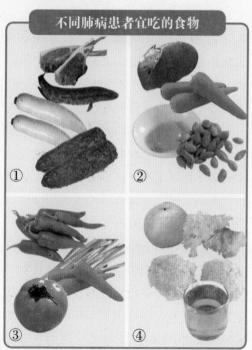

不同肺病患者宜吃的食物

① ② ③ ④

秋季可用当归把冻疮拒之门外

冻疮是对寒冷、潮湿、非冰冻环境的异常炎症反应。虽然冻疮常常发生在冬季，但其防治应从秋末开始，以当归为主的汤药最为有效。

中医认为，冻疮虽然病在皮肤上，其实多为体内阳气不足，外寒侵袭，阳气不伸，寒凝血瘀而致。因此，在治疗上常采用温经散寒、活血化瘀、消肿止痛的方法。

方药以当归为主，可选择"当归四逆汤"。制作方法：当归15克，桂枝12克，赤芍10克，细辛6克，通草6克，甘草6克，大枣8枚，煎服。本方可使阳气通，寒气散，气血通畅，对治疗冻疮非常有效。

除内服中药外，还可外用"红灵酒"。制作方法：当归60克，红花30克，川椒30克，肉桂60克，细辛15克，干姜30克，樟脑15克，用95%酒精1000毫升浸泡7天后外搽患处。或用鲜红辣椒3~5个放入75%酒精或高度白酒250克内，浸泡7天制作的辣椒酊，都有较好疗效。新发冻疮未溃破者，还可用麝香止痛膏贴患处，也可用红花油、活络油等外搽。若冻疮瘙痒，不能用手抓搔，以免抓破感染。

在食疗方面，也以当归为主，可多食牛羊肉、生姜、胡椒、肉桂等热性食物，常服"当归生姜羊肉汤"对预防和治疗冻疮有较好疗效，制作方法：当归30克，生姜20克，羊肉500克，加水适量煎煮，亦

可适当加些盐、调料等。久服补血活血，温阳益气，强身健体。中药酒：生姜、当归、红花、川芎各10克，同浸于500毫升白酒中，一周后即可服用，每次饮酒10毫升，每日2次。

另外，入冬以后，要注意全身及手足保暖和干燥，衣服鞋袜宜宽松干燥。一旦发生冻疮，应当先用温水浸泡，不要立即烘烤或用热水烫洗，否则容易导致局部溃烂；伏案工作者，久坐后要适当起身活动，以促进气血流通。

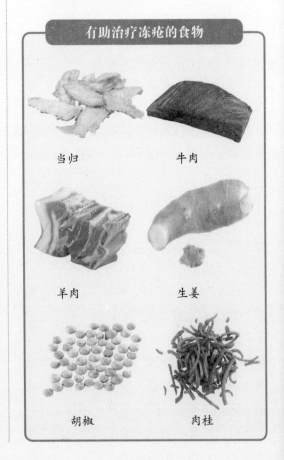

有助治疗冻疮的食物

当归　　　　牛肉

羊肉　　　　生姜

胡椒　　　　肉桂

初秋时节应怎样防中风

初秋是老年人心脑血管疾病发病率大幅上升的时节，特别是患有高血压、动脉硬化的中老年人，初秋一定要当心脑中风。专家认为，在日常生活中采取下列措施，可有效预防或减少脑中风的发生。如果出现头痛、头晕、晕厥、半身麻木、肢体无力等中风预兆，应及时到医院就诊。

❶ 早晚喝杯救命水

脑中风的发生与老年人血液黏稠度增高有关。人们经过一夜睡眠、出汗和排尿后，人体水分减少，血液黏稠度会升高。而且老年人的口渴中枢相对比较迟钝，很多人因为不渴而不主动喝水，其实不渴并不等于不缺水，因此为使血液得到稀释，老年人夜晚入睡前及早晨起床后，应喝下约200毫升白开水，可以降低血液黏稠度，起到预防中风的作用。

❷ 每天吃2根香蕉

研究发现，每天吃1~2根香蕉，可使中风发病率减少40%。香蕉中含有丰富的钾盐，钾对于增强心脏的正常舒缩功能具有重要作用，还可抗动脉硬化，保护心血管。此外，老年人还可以多吃醋、山楂等能降血脂、软化血管的食物。

❸ 保持大便畅通

老年性便秘不仅会延长排便时间，还会因排便用力导致心脏负担加重和血压升高，甚至诱发脑中风。为保持大便通畅，应常吃红薯、菠菜、竹笋、芹菜、大白菜等富含粗纤维的食物，促进肠道蠕动，同时应养成定时排便的良好习惯。必要时可服用一些如润肠丸、果导片等药物。

❹ 早晚散步

散步是老年人最安全的有氧代谢运动，长期坚持可使血压下降、血糖降低，起到预防心脑血管疾病的作用。夏天锻炼时间最好选在清晨和黄昏，宜在平坦的地面行走。每次30~40分钟，距离为1.5公里。可以进行做操、打太极拳等运动量不大的体育锻炼。但不宜进行剧烈活动。

另外，在初秋季节，要注意随时增减衣服，夜间防止受凉。阴天下雨少外出，并应勤观测血压。

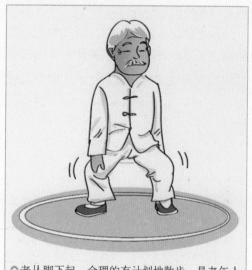

◎老从脚下起，合理的有计划地散步，是老年人增强机体适应力、预防身体的有效措施。

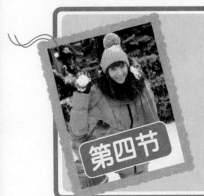

冬天养"藏"，正是补养身体的好时节

第四节

冬季要和太阳一起起床

《黄帝内经》中说："冬三月，此谓闭藏"，"早卧晚起，必待日光"。也就是说，从自然界万物生长规律来看，冬季是万木凋零、生机潜伏闭藏的季节，人体新陈代谢相对缓慢，阴精阳气均处于藏伏于内，机体表现为"内动外静"的状态。因此，冬季养生应顺应自然界闭藏之规律，以敛阴护阳为根本，应注意保存阳气，为来春生机勃发作准备。

在平时的生活起居中，需要顺应自然规律，不要因扰动阳气而破坏人体阴阳转换的生理功能。尤其是老年人一般气血虚衰，冬季的起居更应早睡晚起，避寒就暖，绝不提倡"闻鸡起舞"，而应该和太阳一起起床。

在精神调摄方面，要保持精神情绪的宁静，避免烦扰妄动，使体内阳气得以潜藏。老年人可根据自己的体质、爱好，安排一些安静闲逸的活动，如养鸟、养鱼、养花，或练习书法、绘画、棋艺等。

在饮食调养方面，冬季人体内阳气内藏，宜遵循"秋冬养阴""虚者补之，寒者温之"的古训。冬季天气寒冷，人易感受寒邪，应少食生冷，以免损伤脾胃的阳气。而要食用一些滋阴潜阳、热量较高的食物，但也不宜燥热。

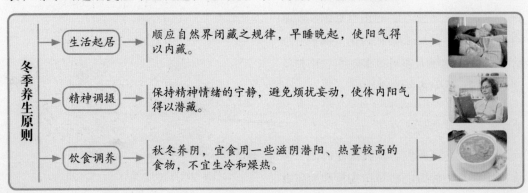

冬季养生原则	生活起居	顺应自然界闭藏之规律，早睡晚起，使阳气得以内藏。
	精神调摄	保持精神情绪的宁静，避免烦扰妄动，使体内阳气得以潜藏。
	饮食调养	秋冬养阴，宜食用一些滋阴潜阳、热量较高的食物，不宜生冷和燥热。

冬季进补也应讲原则

俗话说"今年冬令进补，明年三春打虎"，这是在强调冬季进补对健康的益处，而传统中医也认为冬季进补有助于体内阳气的发生，能为下一年开春直至全年的身体健康打下基础。于是在冬季，现代人药补食补齐上阵，都希望能补出一个健康的体魄。但是，中医专家认为，冬季进补也是要讲原则的，一般来讲，体质虚弱有阴虚、阳虚、气虚、血虚之不同，如果不加分析，盲目进补，不但不能强身健体，反可能补出副作用。因此，冬季进补一定也要讲原则。

❶ 不要随意服用，无须滥补

进补的意识不少人都有，但对于如何进补，人们并没有深刻的认识。不少人认为只要是具有较高营养价值的东西，都在冬季进补范围之内。于是滥用补品现象时有发生。事实上，一个人如果身体很好，对寒冷有良好的适应能力，在冬季就不要刻意进补，过多进补不但对健康无益，反而会产生一系列副作用。如服用过多的人参，会出现烦躁、激动、失眠等"人参滥用综合征"。

❷ 平素肠胃虚弱的人，在进补时应特别注意

药物入胃全靠肠胃的消化吸收，只有肠胃功能正常，才能发挥补药的应有作用。对于这类病人，可先服用些党参、白术、茯苓、陈皮之类调理胃肠的药物，使胃肠功能正常，再由少至多地进服补药，这样机体才

能较好地消化吸收。若不顾肠胃健康大量进食补品，特别是过于滋补的养阴之品，会进一步加重脾胃负担，使长期处于"虚弱"状态的胃肠无法承受，导致消化功能紊乱，腹胀、厌食、腹痛、腹泻等症状也会出现。

❸ 在感冒或其患有其他急性病期间，应停服补品

尤其是有些体质虚弱的人，应该等急性病治愈后再继续进补，否则会使病症迁延难愈。

❹ 在滋补的同时，应坚持参加适当的体育运动

这样可以促进新陈代谢，加快全身血液循环，增强胃肠道对滋补品的消化吸收，使补药中的有效成分能够被机体很好地吸收。

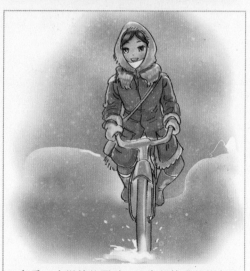

◎冬季，在滋补的同时，还应坚持进行体育锻炼，以促进机体对营养的吸收。

用便宜的药，达到贵重药的进补效果

人们在选择补品的时候往往存在一个误区，那就是越贵重越好，其实不然，因为补品的价值和价格根本就不成比例。俗语说："药症相符，大黄亦补；药不对症，参茸亦毒。"因此，药无贵贱，对症即行。

对于一般无病而体弱者，冬补还是以"食补"为主，兼有慢性病者，则需食补加药补。有许多食品，为"药食两兼"物品，因此食补和药补并无严格区别，关键在于合理调配，对症施补。下面介绍的这些药并不贵重，但只要合理搭配，对症进补，就能起到"贵重药"的效果。

①补气类：具有补益脾胃、益气强身的作用，适用于脾胃虚损、气短乏力者。如小米、糯米、莲心、山药、扁豆、鸡肉、大枣、鹌鹑、鲫鱼等。

②补血类：具补益气血、调节心肝之效。如龙眼、枸杞、葡萄、牛羊肝、猪心、带鱼等。

③补阴类：具滋阴润肺、补脾胃和益气之效。适于阴虚火旺、体弱内热者。如黑豆、百合、芝麻、豆腐、梨、甘蔗、兔肉、蜂蜜等。

④补阳类：具补肾填髓、壮阳强身之效。如核桃肉、狗肉、羊肉、薏米、韭菜、虾类等。

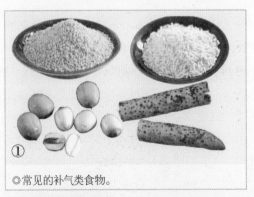

① ◎常见的补气类食物。

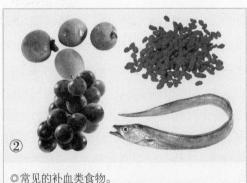

② ◎常见的补血类食物。

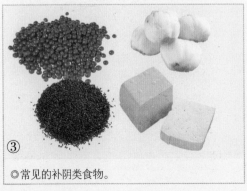

③ ◎常见的补阴类食物。

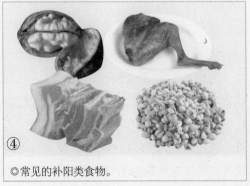

④ ◎常见的补阳类食物。

冬季洗澡从脚开始有益健康

冬季，洗个舒服的澡不仅能除汗垢油污，消除疲劳，舒筋活血，改善睡眠，还能提高皮肤的代谢功能和抗病力。但在洗澡时，人们常常会"顾此失彼"——暖和了上半身，却冷了双脚。要是在夏天，倒也无所谓，但是在冬季，气温偏低，人体皮肤的血管处于收缩状态，而冬季洗澡水的温度又相对较高，温热的水突然从头而至，会让人体调节系统"措手不及"，引起头部及全身皮肤血管骤然扩张，大量血液集中到皮肤表面，导致心、脑等重要脏器急剧缺血，头晕、胸闷等种种不适也会随之找上门来。对素有心脑血管疾病的朋友来说更要防止意外发生。

冬天洗澡的正确做法是，洗澡前先用热水冲冲脚，待脚部暖和后再慢慢往身体上淋水，让身体有一个逐渐适应的过程。也可以尝试着用边洗澡边泡脚的方法，不仅可以暖到全身，还能促进血液循环、经气运行、加强气血流通的效果，对保健身体、增强免疫力，都有很好的效果。

除了洗澡的"顺序"外，水温也不能太高，以37～40℃为宜。冬季气候寒冷干燥，人体皮肤里的水分流失比较多，汗腺分泌的汗液和油脂减少，很容易造成皮肤干燥。如果不注意保养，用过烫的水洗脚、洗澡等，会使全身表皮血管扩张，心脑血流量减少，发生缺氧。孕妇洗澡时的水温更要注意不要太高，以防发生胎儿缺氧，影响胎儿发育。

时间上，冬季淋浴切忌时间长。洗澡时间过长，容易使人疲劳，易引起心脏缺血、缺氧。严重者，会致使冠状动脉痉挛、血栓形成，甚至诱发心律失常而猝死。此外，洗澡时间过长，头部血液供应相应减少，易导致脑缺血而发生意外。因此冬季淋浴最好不超过10分钟，盆浴不超过15分钟；洗澡前先喝一杯温开水。

次数上，洗澡频率不宜过高，因为次数太多会把皮肤表面正常分泌的油脂及正常寄生在皮肤表面的保护性菌群全部洗掉，容易引起皮肤瘙痒等症，皮肤的抵抗力也会因此而减弱，反而容易得病。

另外，酒后千万不要立即洗澡。因为洗澡时，人体内储备的葡萄糖会因体力活动和血液循环加快而被大量消耗掉，而酒精会抑制肝脏的正常生理功能，使其不能将储存的肝糖原转化为葡萄糖，并及时补充到血液中去，从而造成血糖含量大幅度下降，严重者甚至引起休克。因此，洗澡时间最好选择在酒后2小时左右。

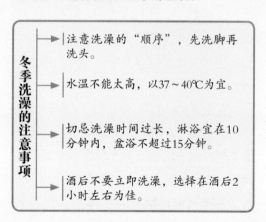

冬季洗澡的注意事项	
	注意洗澡的"顺序"，先洗脚再洗头。
	水温不能太高，以37～40℃为宜。
	切忌洗澡时间过长，淋浴宜在10分钟内，盆浴不超过15分钟。
	酒后不要立即洗澡，选择在酒后2小时左右为佳。

冬季防止情绪"伤风"的几个小窍门

冬天，寒气主令，就人体而言，既可表现为生理上的"冷酷"，又可反应在心理上的"无情"。严冬萧瑟的景色，常使人感到情绪低沉，精神不振，浑身懒散。即"冬季抑郁症"，或叫情绪"伤风"。那么如何消除呢？

①晒太阳：阳光可驱散云雾，减少褪黑激素的分泌，是不可多得的营养素，冬天多在户外晒太阳，接受"日光浴"，能使人精神振奋，心情愉悦，心怀宽阔。

②多活动：散步、做操、打拳、冬泳等力所能及的体育运动能促进人体新陈代谢、血液循环和大脑兴奋，使人保持充沛的精力，是化解不良情绪的有效手段。

③听音乐：优雅动听的轻音乐，可直接作用于大脑和脑干的网状结构，产生镇静、安定、兴奋和调节情绪的功能，不仅给人以精神享受，而且能改善人的心情。

④读书报：养心莫如静心，静心莫如读书。书报是感官、大脑和心灵的延伸，读书阅报能恰心养性，使人忘却忧愁。

⑤赏花草：冬天庭院和室内栽植的花草，既可美化环境，又能陶冶情操，花草的颜色和气味对调节人的自主神经功能和情志有良好作用。

⑥吃香蕉：香蕉中含有一种能使大脑产生5-羟色氨的物质，它可调节人体内分泌系统，减少对情绪有不良影响的激素的分泌，使人安宁、快乐、舒适。

⑦嗅柑橘：柑橘类水果不仅色泽艳丽，而且芳香扑鼻，其中所含的挥发油等芳香物质，可通过嗅觉器官对大脑产生兴奋作用，调节人的精神活动和情绪。

⑧梳头发：每天用梳子或手指有意识地梳理头发，对头部进行按摩，有助于改善大脑血液循环，对脑细胞产生良性刺激，使人处于良好的精神状态平稳。

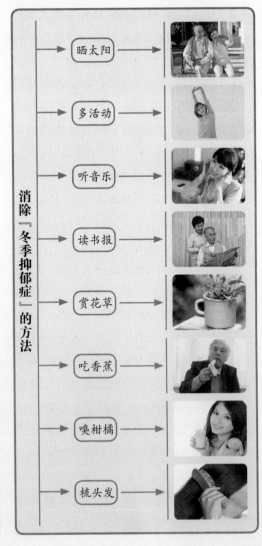

消除『冬季抑郁症』的方法

晒太阳

多活动

听音乐

读书报

赏花草

吃香蕉

嗅柑橘

梳头发

冬季喝御寒粥可预防疾病

冬季是各种疾病的多发季节，天气寒冷并相对干燥，患者在受到寒冷刺激后，毛细血管收缩，易导致血管阻塞，血液流通受阻，使血管内的毒性物质不易排出，从而诱发高血压、糖尿病、脑卒中等心脑血管疾病的发作和复发。因此，保健就显得至关重要，喝粥是既方便有营养的选择。

传统观念中，白米粥一向被视为"最养人"的食物，大米经过长时间煮制，水分含量更高，淀粉糊化更充分，也就更容易被小肠吸收。而粥里含有的B族维生素等营养物质都是水溶性营养物质，将粥熬得稀烂以后，给消化不良、脾胃不好或者手术后只能吃流质食物的病人吃，更有利于粥中营养物质的吸收。但白米粥的营养过于单一，而且其中纤维含量较低，不利于排便。其实，想要粥更养人，不妨做时加点儿料。比如加点儿山药、栗子、萝卜等食材，或者枸杞、决明子等药材，既能御寒，还能补身，预防疾病的产生。

喝粥可以延年益寿，各种食材熬煮成粥，含有更丰富的营养素与膳食纤维，对于年长、体弱人或病人，多喝粥可防小病，更是保健养生的最佳良方。下面介绍两种可防病御寒的保健粥。

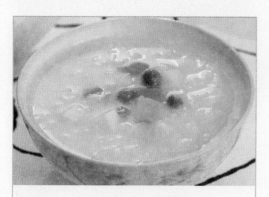

萝卜豌豆山药粥

原材料 白萝卜、胡萝卜、豌豆各适量，山药30克，大米100克，盐3克

做 法 ①山药去皮洗净，切块；白萝卜、胡萝卜洗净，切丁；②锅内注水，放入洗净的大米、豌豆，用大火煮至米粒绽开，放入山药、白萝卜、胡萝卜。③改用小火，煮至粥浓稠，加盐调味即可。

功 效 补脾胃、益肺肾，适用于脾肾气虚者。

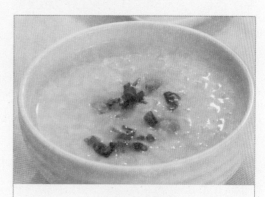

板栗白糖粥

原材料 大米100克，板栗30克，白糖6克，葱少许

做 法 ①板栗去壳洗净；大米泡发洗净；葱洗净切成葱花。②锅置火上，注入清水，放入大米，用旺火煮至米粒绽开。③放入板栗，用中火熬至板栗熟烂后，放入白糖调味，撒上葱花即可。

功 效 板栗性味甘温，能补益心脾，养血安神。适合中老年人食用。

寒冬潜阳理气，就找大白菜

大白菜是冬季上市最主要的蔬菜种类，有"菜中之王"的美称。由于大白菜营养丰富，味道清鲜适口，做法多种，又耐贮藏，所以是人们常年食用的蔬菜。

但是，为什么冬天是人们吃大白菜最多的时候呢？因为冬季天气寒冷，人体的阳气处于潜藏的状态，需要食用一些具有滋阴潜阳理气功效的食物，于是大白菜就成了这个季节的宠儿。

千万别小看价格低廉的大白菜，其营养价值很高。它含蛋白质、脂肪、膳食纤维、水分、钾、钠、钙、镁、铁、锰、锌、铜、磷、硒、胡萝卜素、烟酸、维生素等多种营养成分，对人体有很好的保健作用。由于其所含热量低，还是肥胖病及糖尿病患者很好的辅助食品；含有的微量元素钼，能阻断亚硝胺等致癌物质在人体内的生成，是很好的防癌佳品。

中医认为，大白菜味甘，性平，有养胃利水、解热除烦之功效，可用于治疗感冒、发热口渴、支气管炎、咳嗽、食积、便秘、小便不利、冻疮、溃疡出血、酒毒、热疮等。例如，《本草纲目》中说大白菜"甘渴无毒，利肠胃"等。

同时，大白菜还是一款美容佳蔬，其丰富的维生素E是脂质抗氧化剂，能够抑制过氧化脂质的形成。皮肤出现色素沉着、老年斑的生成，就是由于过氧化脂质增多造成的。所以，常吃大白菜，能防止过氧化脂质引起的皮肤色素沉着，抗皮肤衰老，减缓老年斑的出现。

不过，需要注意的是，白菜在凉拌和炖菜时最好与萝卜分开来，不要混杂在一起，那样可能会产生一些相互破坏营养成分的不利影响。患有慢性胃炎和溃疡病的人，应少吃大白菜。北方地区的居民还经常把大白菜腌制成酸菜。专家提醒，经常吃酸菜对健康不利，特别是大白菜在腌制9天时，是亚硝酸盐含量最高的时候，因此腌制白菜至少要15天以后再食用，以免造成亚硝酸盐中毒。

也有些人喜欢吃炖白菜，实际上各种蔬菜都是急火快炒较有营养，炖的过程中各种营养素，尤其是维生素C的含量会损失较多。

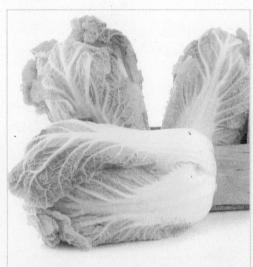

◎白菜性味甘平，有清热除烦、解渴利尿、通利肠胃的功效，是冬季进补的最佳选择。

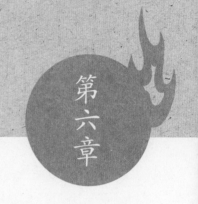

第六章

五脏和谐，人体长青

——《黄帝内经》藏象养生智慧

●《黄帝内经》作为我国最早的养生宝典，可以说是中华民族抵御和治疗疾病、追求健康长寿的中国医学奠基性经典。本书将原文的深奥理论用通俗的语言和简洁的图表进行阐释，使抽象概念形象化，深奥理论通俗化，复杂问题具体化，并提炼出一套实用的养生方法，它们可以使您轻松应用，并由此得以强壮身心。

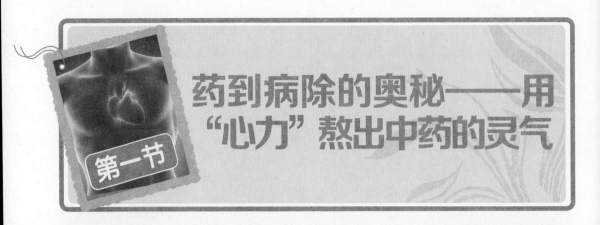

第一节

药到病除的奥秘——用"心力"熬出中药的灵气

心为"君主之官"，君安才能体健

《黄帝内经》把人体的五脏六腑命名为十二官，其中，心为君主之官。它这样描述心："心者，君主之官。神明出焉。故主明则下安，主不明，则一十二官危。"君主，是古代国家元首的称谓，有统帅、高于一切的意思，是一个国家的最高统治者，是全体国民的主宰者。把心称为君主，就是肯定了心在五脏六腑中的重要性，心是脏腑中最重要的器官。

"神明"指精神、思维、意识活动及这些活动所反映的聪明智慧，它们都是由心所主持的。心主神明的功能正常，则精

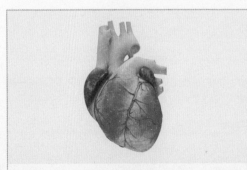

◎心为"君主之官"，指的是心是脏腑中最重要的器官，是人的生命活动的主宰。

神健旺，神志清楚；反之，则神志异常，出现惊悸、健忘、失眠、癫狂等症候，也可引起其他脏腑的功能紊乱。另外，心主神明还说明，心是人的生命活动的主宰，统帅各个脏器，使之相互协调，共同完成各种复杂的生理活动，以维持人的生命活动，如果心发生病变，则其他脏腑的生理活动也会出现紊乱而产生各种疾病。因此，以君主之官比喻心的重要作用与地位是一点儿也不为过的。

在中医理论中，心为神之居、血之主、脉之宗，在五行属火，配合其他所有脏腑功能活动，起着主宰生命的作用。心的主要生理功能有两个：

❶ 心主血脉

心主血脉包括主血和主脉两个方面：全身的血，都在脉中运行，依赖于心脏的推动作用而输送到全身。脉，即血脉，是气血流行的通道，又称为"血之府"。心脏是血液循环的动力器官，它推动血液在

脉管内按一定方向流动，从而运行周身，维持各脏腑组织器官的正常生理活动。中医学把心脏的正常搏动、推动血液循环的这一动力和物质，称之为心气。另外，心与血脉相连，心脏所主之血，称之为心血，心血除参与血液循环、营养各脏腑组织器官之外，又为神志活动提供物质能量，同时贯注到心脏本身的脉管，维持心脏的功能活动。因此，心气旺盛、心血充盈、脉道通利，心主血脉的功能才能正常，血液才能在脉管内正常运行。

❷ 心主神志

心对于人体，如同君主在一国之中处于主宰地位；九窍各有不同的功能，正如百官各有自己的职责一样。如果心能保持正常，九窍等各器官也就能有条不紊地发挥其作用；如果心里充满着各种嗜欲杂念，眼睛就看不见颜色，耳朵就听不见声音。所以说心要是违背了（清静寡欲的）基本规律，各个器官也就会失去各自应有的作用。

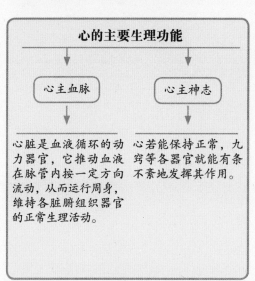

心的主要生理功能

心主血脉 → 心脏是血液循环的动力器官，它推动血液在脉管内按一定方向流动，从而运行周身，维持各脏腑组织器官的正常生理活动。

心主神志 → 心若能保持正常，九窍等各器官就能有条不紊地发挥其作用。

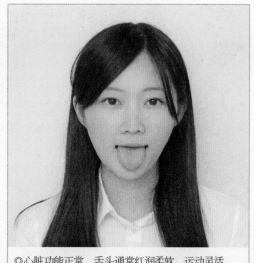

◎心脏功能正常，舌头通常红润柔软，运动灵活。

另外，在生活中，人们常用"心腹之患"形容问题的严重性，却不明白为什么古人要将心与腹部联系起来。所谓"心"，即指心脏，对应手少阴心经，属里；"腹"就是指小肠，为腑，对应手太阳小肠经，属表。"心腹之患"就是说，互为表里的小肠经与心经，它们都是一个整体，谁出现了问题都是很严重的。

正是因为心脏对人体健康决定性的作用，我们平常要加强对心脏的养护，还要多注意自身的变化，以便尽早发现心脏疾病，中医认为"心开窍于舌"，"舌为心之苗"，也就是说心与舌的关系密切，心脏的情况可以从舌的色泽及形体表现出来。心的功能正常，舌红润柔软，运动灵活，味觉灵敏，语言流利；心脏气血不足，则舌质淡白，舌体胖嫩；心有瘀血，则舌质暗紫色，重者有瘀斑；心火上炎，则舌尖红或生疮。所以，心的养生保健方法要以保证心脏主血脉和主神志的功能正常为主要原则。

养心处方笺

　　保养心脏应改善饮食习惯、生活习惯等，多吃与季节相应的颜色或味道的食物，多做有助于心脏的运动，并随季节的变化而改善居住环境等。

处方①	饮食	多吃红色、苦味食物

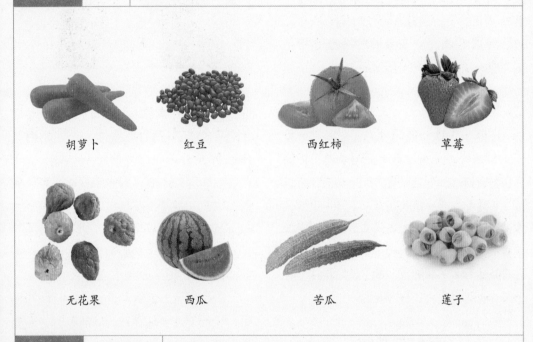

胡萝卜　　　　　红豆　　　　　西红柿　　　　　草莓

无花果　　　　　西瓜　　　　　苦瓜　　　　　莲子

处方②	生活习惯	轻松运动有助于强化心血管

· 散步或慢跑等轻松的运动，都有助于锻炼心脏。
· 入浴时不要用太热的水，水位高度也不要超过心脏。过热的水会增加心脏负担。

处方③	季节注意事项	酷暑或严寒天气对心脏有杀伤力

· 过冷或过热的天气都会增加心脏的负担。
· 在夏天或冬天时，尽量让身体处于最舒适的环境中。

荷叶不仅祛火，还是养心佳品

中医认为，荷叶味苦，性平，归肝、脾、胃经，有清热解暑、生发清阳、凉血止血的功用，鲜品、干品均可入药，常用于治疗暑热烦渴、暑湿泄泻、脾虚泄泻以及血热引起的各种出血症。而荷叶的祛火功能更让它成为当之无愧的养心佳品。

荷叶入馔可制作出时令佳肴，如取鲜嫩碧绿的荷叶，用开水略烫后，用来包鸡、包肉，蒸后食用，清香可口可增食欲。

荷叶常用来制作夏季解暑饮料，比如荷叶粥，取新鲜荷叶一张，洗净煎汤，再用荷叶汤与大米或绿豆共同煮成稀粥，可加少许冰糖、碧绿馨香、清爽可口、解暑生津。荷叶粥对暑热、头昏脑涨、胸闷烦渴、小便短赤等症有效。

荷叶具有降血压、降血脂、减肥的功效，因此，高血压、高血脂、肥胖症患者，除了经常喝点儿荷叶粥外，还可以每日单用荷叶9克或鲜荷叶30克左右，煎汤代茶饮，如果再放点儿山楂、决明子同饮，则有更好的减肥、降脂、降压之效。

取荷叶适量，洗净，加水煮半小时，冷却后用来洗澡，不仅可以防止起痱子，而且具有润肤美容的作用。

荷花可谓全身是宝。莲子有补脾益肾、养心安神的作用，可煮粥食用；藕具有清热生津、凉血散瘀的作用；藕粉是老年人、幼儿、产妇的滋补食品，开胃健脾，容易消化；藕节具有止血消瘀的作用，常用于治疗吐血、咯血、血衄、崩漏等，可取鲜品30～60克，捣烂后用温开水或黄酒送服；莲蓬具有化瘀止血的作用，可用于治疗崩漏、尿血等出血症，取5～9克，煎服；莲须具有固肾涩精的作用，可用于治疗遗精、尿频等，取3～5克代茶饮或煎服；荷梗具有通气宽胸、和胃安胎、通乳的作用，常用于妊娠呕吐、胎动不安、乳汁不通等，取9～15克代茶饮或煎服。

◎荷叶性平味苦，其气清香，有清热解暑、升发清阳、凉血止血等功效，主要用于暑热烦渴、暑湿泄泻、脾虚泄泻、血热吐衄、便血崩漏等症。

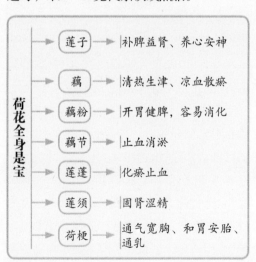

荷花全身是宝
- 莲子 → 补脾益肾、养心安神
- 藕 → 清热生津、凉血散瘀
- 藕粉 → 开胃健脾，容易消化
- 藕节 → 止血消瘀
- 莲蓬 → 化瘀止血
- 莲须 → 固肾涩精
- 荷梗 → 通气宽胸、和胃安胎、通乳

饮食帮你拒绝冠心病的威胁

当冠心病存在血液高凝状态或高脂血症时，可用适当的药物治疗，以防治血小板聚集，改善血液高凝，降血脂等，但饮食治疗更有效。冠心病的饮食治疗原则是扶正祛邪，标本兼治，活血通络，补血益气。控制膳食总热量，低脂，低胆固醇膳食，并限制蔗糖及含糖食物的摄入。提倡饮食清淡，多食富含维生素C和植物蛋白的食物。宜多吃新鲜蔬菜、水果，适当进食肉、鱼、蛋、乳，禁服烈酒及咖啡、浓茶，不宜进食糖类食品及辛辣厚味之品。

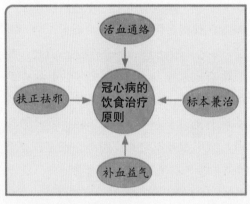

下面介绍几则食疗方：

①红山楂5个，去核切碎，用蜂蜜1匙调匀，加在玉米面粥中服食。每日服1～2次。

②鲜鱼腥草根茎，每次用3～6厘米长的根茎放口中生嚼，一日2～3次，对缓解心绞痛，治疗冠心病很有帮助。

③黑芝麻60克，桑葚60克、白糖10克、大米30克。将黑芝麻、桑葚、大米洗净，同放入罐中捣烂。砂锅内放清水3碗，煮沸后加入白糖，待糖溶、水再沸后，徐徐加入捣烂的3味，煮成糊状食用。

④稀粥：薤白10～15克，葱白二茎，白面粉10～150克，或粳米50～100克。将薤白、葱白洗净切碎，与白面米用冷水和匀后，调入沸水中煮熟即可，或改用粳米一同煮为稀粥。每日早晚餐温热服。有宽胸止痛之功效。

⑤芹菜根5个，红枣10个，水煎服，食枣饮汤。每日2次。

⑥水发海带25克，与粳米同煮粥，加盐、味精、麻油适量，调味服食。每日早晚服食。

⑦将鲜葛根切片磨碎，加水搅拌，沉淀取粉。以葛根粉30克、粳米100克煮粥，每日早晚服食。

⑧玉米粉50克用冷水调和，煮成玉米粥，粥成后加入蜂蜜1匙服食。每日2次。

⑨荷叶、山楂叶各适量，水煎或开水冲浸，代茶随饮或每日3次。

⑩菊花、生山楂各15～20克，水煎或开水冲浸，每日1剂，代茶饮用。

⑪柠檬1个，切成片，用蜂蜜3匙渍透，每次5片，加入玉米面粥内服食。每日服2次。

⑫粳米100克，红枣3～5枚，制首乌30～60克，红糖或冰糖适量。将制首乌煎取浓汁，去渣，与粳米、红枣同入砂锅内煮粥，粥将成时放入红糖或冰糖调味，再煮沸即可。每日服1～2次，7～10日为一疗程，间隔5日再服。

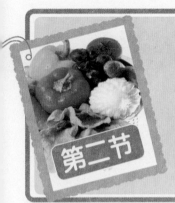

如何巩固我们的后天之本——脾胃

第二节

为什么脾胃共担人体内的"粮食局长"

脾胃在人体中的地位非常重要，《黄帝内经·素问·灵兰秘典论》中里面讲道："脾胃者，仓廪之官，五味出焉。"将脾胃的受纳运化功能比做仓廪，也就是人体内的"粮食局长"，身体所需的一切物质都归其调拨，可以摄入食物，并输出精微营养物质以供全身之用。如果脾胃气机受阻，脾胃运化失常，那么五脏六腑无以充养，精气神就会日渐衰弱。

有人说脾胃是人体的能量之源头，和家电没电什么都干不了如出一辙。此话不假，脾胃管着能量的吸收和分配，脾胃不好，人体电能就乏，电压低，很多费电的器官都要省电、节省，导致代谢减慢，工作效率降低或干脆临时停工。五脏六腑都不能好好工作，短期还可以用蓄电池的能源，透支肝火，长期下去就不够用了，疾病就来了。由此看来，养好后天的脾胃"发电厂"有多么重要！

下面，我们就分别介绍一下脾胃。

脾位于中焦，腹腔上部，在膈之下。脾的主要生理功能包括：

❶ 脾主运化

一是运化水谷的精微。饮食入胃，经过胃的腐熟后，由脾来消化吸收，将其精微部分，通过经络，上输于肺。再由心肺输送到全身，以供各个组织器官的需要。二是运化水液。水液入胃，也是通过脾的运化功能而输布全身的。若脾运化水谷精微的功能失常，则气血的化源不足，易出现肌肉消瘦、四肢倦怠、腹胀便溏，甚至引起气血衰弱等症。若脾运化水液的功能失常，可导致水液潴留，聚湿成饮，湿聚生痰或水肿等症。

❷ 脾主升清

脾主升清是指脾主运化，将水谷精微向上输送至心肺、头目，营养机体上部组织器官，并通过心肺的作用化生气血，以营养全身。

❸ 脾主统血

所谓脾主统血，是指脾有统摄（或控制）血液在脉中运行而不致溢出脉外的功能。《类证治裁》曰"诸血皆统于脾"；《难经·四十二难》中提出"脾裹血"亦即是指这一功能。脾主统血其实质就是脾气对血液的固摄作用，其实质是渊源于脾的运化功能，机制在于脾主运化、脾为气血生化之源，脾气健运，则机体气血充足，气对血液的固摄作用也正常。

除此以外，脾还具有不可忽视的附属功能。中医认为，正常的思考问题，对机体的生理活动并无不良影响，但思虑过度，所思不遂则伤脾。《素问》说："思则气结。"脾气结滞，则会不思饮食，脘腹胀闷，影响运化升清和化生气血的功能，而导致头目眩晕、烦闷、健忘、手足无力等。

胃上承食道，下接十二指肠，是一个中空的由肌肉组成的容器。胃的主要生理功能包括：

胃是人体的加油站，人体所需要的能量都来源于胃的摄取。金朝医学家说："胃者，脾之腑也……人之根本。胃气壮则五脏六腑皆壮也。"胃为水谷之海，其主要生理功能是受纳腐熟水谷、主通降，以降为和。由于胃在饮食物消化过程中起着极其重要的作用，与脾一起被称为"后天之本"，故有"五脏六腑皆禀气于胃"，胃气强则五脏功能旺盛。因此，历代医家都把固护胃气当作重要的养生和治疗原则。

胃以降为顺，就是胃在人体中具有肃降的功能。胃气是应该往下行、往下降的，如果胃气不往下降，就会影响睡眠，导致失眠，这就叫作"胃不和则卧不安"。

胃有一个重要的功能——生血。"血变于胃"，胃将人体吸纳的精华变成血，母亲的乳汁其实就是血的变现，血是由食物的精华变成的，在抚养孩子的时候，母亲的血又变成了乳汁。

总之，脾胃是人体五脏六腑气机升降的枢纽，是人体气血生化之源和赖以生存的水谷之海，中医学认为，脾胃若伤百病由生。金元四大著名医学家之一，"补土派"的代表人物李东垣也说：脾胃是滋养元气的源泉，是精气升降的枢纽，内伤脾胃则百病由生。因此，我们一定要养好自己的脾胃。

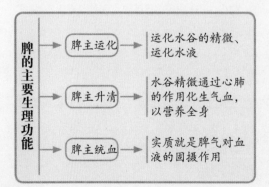

脾的主要生理功能	脾主运化	运化水谷的精微、运化水液
	脾主升清	水谷精微通过心肺的作用化生气血，以营养全身
	脾主统血	实质就是脾气对血液的固摄作用

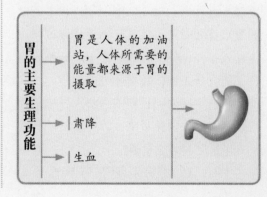

胃的主要生理功能	胃是人体的加油站，人体所需要的能量都来源于胃的摄取
	肃降
	生血

养生贵在养护后天之本——脾胃

中医认为："脾胃内伤，百病由生"。脾胃为后天之本，气血生化之源，关系到人体的健康，以及生命的存亡。内伤脾胃，就容易感受外邪，招致百病。所以，中医十分强调脾气对人体的重要作用，认为养生要以固护脾胃为主。

中医认为，体的气血是由脾胃将食物转化而来，所以脾胃是后天之本。生活中的饮食不节、过食肥腻、忧思过度、偏食偏嗜、饥饱不均等都可能伤及脾胃。李东垣在《脾胃论·脾胃盛衰论》中说："百病皆由脾胃衰而生也。"所以，在日常生活中要注意饮食营养，以保护脾胃。

怎么养护脾胃呢？首先，养脾要和养胃结合起来。因为脾胃起升清降浊的作用，所以饮食千万不要过饱，过饱之后就增加了脾胃的负担，会引起很多的问题。现代人都不是饿死的，而是贪多撑死的。宴会上推杯换盏，吃得比平常在家里还多，所以尤其是应酬多的人要注意，要养好自己的脾胃，吃得七八分饱，就不能再吃了，这一点是非常重要的。

其次，做一些运动、按摩。适当运动可以帮助"脾气"活动，增强其运化功能。青年人可用仰卧起坐功，在每天起床和睡前做20～40次；老年人则宜用摩腹功，即仰卧于床，以脐为中心，顺时针用手掌旋转按摩。因为脾胃是在中焦的位置，如果直接按摩脾胃会不舒服，所以可以拍打、按摩位于上面的中丹田（膻中穴）和按摩下面的下丹田。膻中穴和下丹田之间就是脾胃，所以在膻中穴和下丹田两个位置要多做一些按摩。这就是我提倡的"五心按摩法"，胸心和腹心要经常互相地按摩，也有助于脾胃的调养。

最后要注意饮食。可以多吃利脾胃、助消化的食物，而不要吃那些不利于消化的东西。夏天尤其要注意养脾，因为脾位于人体中部，按中医学所划分的季节，有"脾主长夏"之说。长夏还有一种说法就是农历的六月。这个时候天气炎热，湿热蒸炎，四肢困倦，精神疲惫，身热气高，人体消耗较大，需要加强脾的护养。人们往往喜欢多食冷饮，生冷食品容易伤脾，造成脾失健运，造成很多人不思饮食、乏力等。通过养脾可开胃增食，振作精神。另外，夏天过后是秋冬季，脾胃功能不好，则易在秋冬季生病。

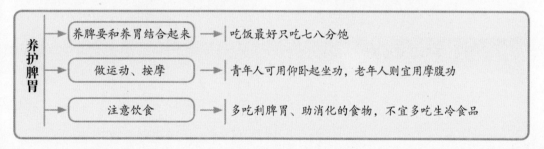

养护脾胃
- 养脾要和养胃结合起来 → 吃饭最好只吃七八分饱
- 做运动、按摩 → 青年人可用仰卧起坐功，老年人则宜用摩腹功
- 注意饮食 → 多吃利脾胃、助消化的食物，不宜多吃生冷食品

养脾胃处方笺

在人体脏腑中，脾胃是一个紧密联系的统一体，保养肠胃要改变饮食习惯，多吃黄色食物和甘味食物，细嚼慢咽，同时要注意饮食卫生。

处方①	饮食	多吃黄色、甘味食物

南瓜　　　　　　红薯　　　　　　柿子　　　　　　玉米

大豆　　　　　　香蕉　　　　　　苹果　　　　　　藕

处方②	生活习惯	细嚼慢咽，避免过度劳累是脾胃的最佳良药

· 脾胃方面的毛病，能够由细嚼慢咽得到改善。细嚼次数以 30 下为标准（食用难嚼食物则需 50 下）。
· 过度劳累或生气都会伤及脾胃，所以要找到适合自己的情绪宣泄渠道。

处方③	季节注意事项	潮湿季节要特别注意脾胃

· 在潮湿度高的长夏季节，不仅要多喝水，还要注意饮食的卫生。

补脾胃的佳品

1 益气补脾，山药当仁不让

山药又称薯蓣、薯药、长薯，为薯蓣科多年生缠绕草本植物。山药中以淮(怀)山药为最，是一种具有高营养价值的健康食品，外国人称其为"中国人参"。山药口味甘甜，性质滋润平和，归脾、肺、肾经。中医认为它能补益脾胃、生津益肺、补肾固精。对于平素脾胃虚弱、肺脾不足或脾肾两虚的体质虚弱，以及病后脾虚泄泻、虚劳咳嗽、遗精、带下、小便频数等非常适宜。

《本草纲目》对山药的记载是："益肾气，健脾胃，止泻痢，化痰涎，润皮毛。"因为山药的作用温和，不寒不热，所以对于补养脾胃非常有好处，适合胃功能不强、脾虚食少、消化不良、腹泻的人

食用。患有糖尿病、高血脂的老年人也可以适当多吃山药。

2 胃不好，用小米补一补

中医认为小米有和胃温中的作用，小米味甘咸，有清热解渴、健胃除湿、和胃安眠等功效,内热者及脾胃虚弱者更适合食用它。有的人胃口不好，吃了小米后能开胃又能养胃，具有健胃消食、防止反胃、呕吐的功效。在所有健胃食品中，小米是最绿色也最没有副作用的，它营养价值高，对于老弱病人和产妇来说，小米是最理想的滋补品。

小米粥是健康食品，可单独煮熬，亦可添加大枣、红豆、红薯、莲子、百合等，熬成风味各异的营养粥。对脾胃虚弱，或者在夏季经常腹泻的人来说，小米

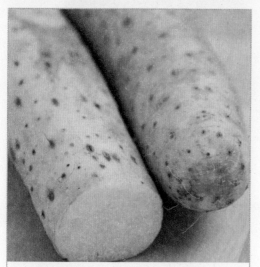

◎山药口味甘甜，性质滋润平和，归脾、肺、肾经。它能补益脾胃、生津益肺、补肾固精。

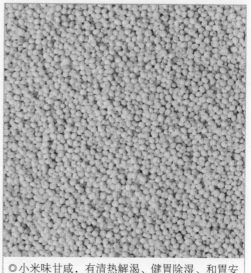

◎小米味甘咸，有清热解渴、健胃除湿、和胃安眠等功效。

有很好的补益作用。

美中不足的是，小米的蛋白质营养价值没有大米高，因此不论是产妇，还是老弱人群，都不能完全以小米为主食，应合理搭配，避免缺乏其他营养。

❸ 多吃香菜可以让你胃口大开化

香菜是一种人们经常食用的香料类蔬菜,具有增加食欲、促进消化等功能。

《本草纲目》中有："性味辛温香窜，内通心脾，外达四肢。"香菜中含有许多挥发油，其特殊的香气就是挥发油散发出来的。它能祛除肉类的腥膻味，因此在一些菜肴中加些香菜，能起到祛腥膻、增味道的独特功效。香菜还具有和胃调中的功效，因为香菜辛香升散，能促进胃肠蠕动，具有开胃醒脾的作用。

一般人均可食用香菜。患风寒外感者、脱肛及食欲不振者、小儿出麻疹者尤其适合。但是患口臭、狐臭、严重龋齿、胃溃疡、生疮、感冒者要少吃香菜，麻疹已透或虽未透出而热毒壅滞者不宜食用。

❹ 脾胃虚弱，离不开猪肚汤

中医认为，秋季进补，应该先把胃养好，这是因为进补的目的就是要让人体摄取营养，从而达到调补气血、补益健康之效，而肠胃是人体之本，因而进补前首先要调养好肠胃。

猪肚是补脾胃之佳品。猪肚汤既能健肠胃，又能祛秋燥；既滋阴，又补益。

猪肚汤有许多种，常见的有莲子猪肚汤、芡实猪肚汤、清炖猪肚汤、甘菊猪肚汤、白胡椒煲猪肚汤、霸王花猪肚汤、腐竹白果猪肚汤等，下面介绍普通猪肚汤的做法，其他猪肚汤的做法可触类旁通：

取猪肚1只，生姜250克。将猪肚洗净，塞入生姜(切碎)，结扎好后放入瓦锅，加水适量，用文火煮至熟烂为度，使姜汁渗透进猪肚内即成。

此汤适用于老年脾胃虚寒及十二指肠溃疡。具有温胃散寒，营养补虚之功效。

在食用猪肚汤时需注意以下两点：

①服时吃猪肚(淡吃或拌少许酱油)，不吃姜，必须喝猪肚汤(如汤味太辣，可加入适量开水)，每只猪肚可吃3~4天，连续吃8~12只。

②热证及感染性疾病不宜服用。

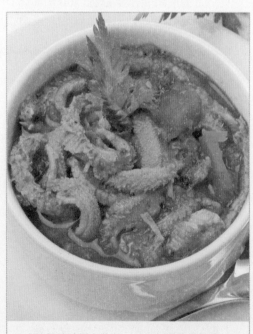

◎猪肚是补脾胃之佳品。猪肚汤既能健肠胃，又能祛秋燥；既滋阴，又补益。

饮食养胃，胃炎就会"知难而退"

胃炎与饮食习惯有密切的关系，摄入过咸、过酸、过粗的食物，反复刺激胃黏膜，还有不合理的饮食习惯，饮食不规律，暴饮暴食等都可导致胃炎。

❶ 饮食养胃

在《养老论》中，朱丹溪指出，老年人内食用过冷、过热饮食，浓茶、咖啡、烈酒、刺激性调味品、粗糙食物等，是导致胃炎的主要原因。预防急性胃炎应戒烟限酒，尽量避免阿司匹林类药物的损害，生活应有规律，避免进食刺激性、粗糙、过冷、过热食物和暴饮暴食，注意饮食卫生，不吃腐烂、变质、污染食物。饮食中可多吃卷心菜，其中的维生素U具有健脾功效，起到预防胃炎的作用；山药能促进消化，增强胃动力；玫瑰花茶缓解胃部不适，避免胃炎滋生。

胃炎患者要多吃高蛋白食物及高维生素食物，可防止贫血和营养不良。如瘦肉，鸡，鱼，肝肾等内脏以及绿叶蔬菜，

西红柿，茄子，红枣等。

注意食物酸碱平衡，当胃酸分泌过多时，可喝牛奶、豆浆，吃馒头或面包以中和胃酸；当胃酸分泌减少时，可用浓缩的肉汤、鸡汤、带酸味的水果或果汁，以刺激胃液的分泌，帮助消化。急性胃炎患者宜吃有清胃热作用的清淡食品，如菊花糖、马齿苋等。慢性胃炎患者宜喝牛奶、豆浆等。胃酸少者可多吃肉汤、山楂、水果等，少吃花生米。

❷ 忌吃食物

避免食用引起腹胀气和含纤维较多的食物，如豆类、豆制品、蔗糖、芹菜等。

❸ 推荐食谱

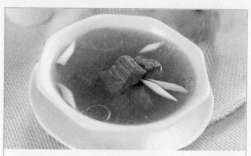

参芪炖牛肉

原材料 党参、黄芪各20克，升麻5克，牛肉250克，调味料、姜片、黄酒各适量

做法 牛肉洗净切块；党参、黄芪、升麻分别洗净，同放于纱布袋中，扎紧袋口；将药袋与牛肉同放于砂锅中，注入清水500毫升，烧开后，撇去浮沫，加入姜片和黄酒，炖至酥烂，捡出药纱袋，下盐、味精，淋麻油即可。

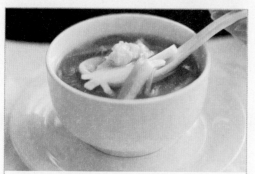

◎老年人饮食应有规律，避免进食刺激性、粗糙、过冷、过热食物和暴饮暴食。

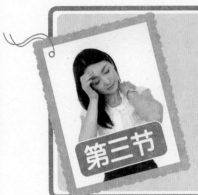

一呼一吸关生死，让肺在正气中自由翱翔

第三节

中医说"命悬于天"，就是命悬于肺

① 肺经与大肠经相表里

"命悬于天"并不是说命运由上天决定，试想一下，人不吃地上的食物可以活上几天，但是不呼吸天上的空气，连几分钟都活不了，这不就是"命悬于天"吗！人体与天上的空气相连的是肺，因此，命悬于天，就是命悬于肺。

肺在五脏六腑中的地位很高。《黄帝内经》中说肺是"相傅之官"，也就是说，肺相当于一个王朝的宰相，它必须了解五脏六腑的情况，这也是为什么中医一号脉就能知道五脏六腑的情况的原因。医生要知道人身体的情况，首先就要问一问肺经，问一问"寸口"。因为全身各部的血脉都直接或间接地汇聚于肺，然后敷布全身。所以，各脏腑的盛衰情况，必然在肺经上有所反映，而寸口就是最好的一个观察点，通过这个点可以了解全身的状况。

肺为华盖，其位置在五脏六腑的最高

处，负责气的宣发肃降。中医有"肺为水之上源"之说。一旦肺热或肺寒，宣发肃降功能失调，人的气机运行就会受阻，人就会生病。最典型的症状就是咳嗽。

咳嗽有寒热之别，不能"一视同

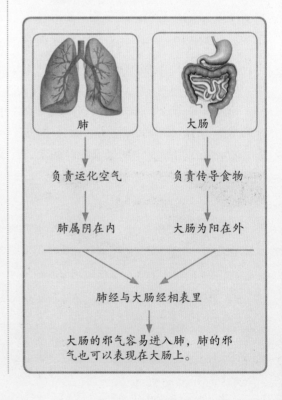

肺　　　　　大肠

负责运化空气　　　负责传导食物

肺属阴在内　　　大肠为阳在外

肺经与大肠经相表里

大肠的邪气容易进入肺，肺的邪气也可以表现在大肠上。

仁"。受寒后，鼻塞流涕，或者稍微有些发冷打战，这种病应该服生姜、葱白，一日两次，不宜长服；患热咳的人，晚上咳得尤其厉害，喉咙发痒，还会有口渴之感，这种病应该服一些淡盐汤水，病初服用很快就会治愈，也可以长期服用。

生命离不开两样东西，一是空气，一是食物。人体内负责运化空气的是肺，负责传导食物的是大肠。所以，肺经与大肠经相表里。

在五行里，肺与大肠同属金，肺属阴在内，大肠为阳在外。肺为"相傅之官"，主气；大肠为"传导之官"，变化水谷，传导糟粕。正因肺与大肠相表里，所以，大肠的邪气容易进入肺，肺的邪气也可以表现在大肠上。

一旦外邪进入了大肠，就会出现感冒发热和"上火"等症状，有的人会喉咙、牙齿疼痛，有的人会出现痤疮、雀斑、酒糟鼻，有的人会腹胀、腹泻、便秘、上肢不遂。如果这时候不采取措施阻止外邪的进攻，外邪就会长驱直入，进入人体的内部，表现为较严重的肺部疾病。因此平时感冒发热，如果不及时治疗，就容易转化成肺炎。

弄清楚了肺与大肠相表里的关系，就会明白为什么中医也说"命悬于天"了。

生命离不开两样东西，一是空气，一是食物。人体内负责运化空气的是肺，负责传导食物的是大肠。所以，肺经与大肠经相表里。所以，一旦传输这两样东西的器官出现了问题，便"命悬于天"了。

❷ 三大功能，让肺成为"相傅之官"

肺为"相傅之官"，是因为肺有以下三大功能，即肺主气，主肃降，主皮毛。

肺的第一大功能是主气，主全身之气。肺不仅是呼吸器官，还可以把呼吸之气转化为全身的一种正气、清气而输布全身。《黄帝内经》提到"肺朝百脉，主治节"。百脉都朝向于肺，因为肺是皇帝之下，万人之上，它是通过气来调节治理全身的。

肺的第二大功能是主肃降。肺居在西边，就像秋天。秋风扫落叶，落叶簌簌而下。因此肺在人身当中，起到肃降的作用，即可以肃降人的气机。肺是肺循环的重要场所，它可以把人的气机肃降到全身，也可以把人体内的体液肃降和宣发到全身各处，肺气的肃降是跟它的宣发功能结合在一起的，所以它又能通调水道，起到肺循环的作用。

肺的第三大功能是主皮毛。人全身表皮都有毛孔，毛孔又叫气门，是气出入的地方，都由肺直接来主管。呼吸主要是通过鼻子，所以肺又开窍于鼻。

因此，肺的三大功能决定了它在身体中的地位是宰相。

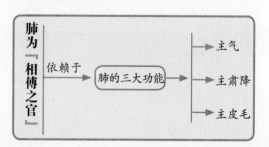

做个健康人，就要拒绝气管炎

❶ 支气管炎的含义和类型

支气管炎是由炎症所致的呼吸系统疾病，分为急性和慢性两种类型。

急性支气管炎是由于病毒、细菌感染、物理和化学性刺激或过敏反应等支气管黏膜造成的急性炎症。本病多发于寒冷季节，受凉和过度疲劳均可削弱上呼吸道的生理性防御功能，造成感染得以发展的机会。一般感染急性支气管炎的人，先有鼻涕、流涕、咽痛、声音嘶哑等上呼吸道感染症状。全身症状较轻微，仅有头痛、畏寒、发热、肌肉酸痛等。

咳嗽为主要症状，开始为干咳，伴有胸骨下刺痒闷痛，痰少。1~2天后咳嗽松动，痰由黏液转为黏液脓性。在晨起、晚睡体位变化时，或吸入冷空气及体力活动后，有阵发性咳嗽。

慢性支气管炎是由于感染或非感染因素引起气管黏膜的炎性变化，黏液分泌增多，临床出现咳嗽、咳痰、气急等症状。早期症状轻微，多在冬季发作，晚期炎症加重，炎症可常年存在。病情进展可并发肺气肿、肺动脉高压、右心肥大等疾病。

❷ 支气管炎的防治

（1）预防

预防支气管炎主要依靠食物建构坚固的人体免疫系统。在感冒高发季节多吃些富含锌的食品有助于机体抵抗感冒病毒，如肉类、海产品和家禽含锌最为丰富。此外，各种豆类、坚果类以及各种种子亦是较好的含锌食品，可以取得很好的治疗效果。各类新鲜绿叶蔬菜和各种水果都是补充维生素C的好食品。还包括富含铁质的食物等，如动物血、奶类、蛋类、菠菜、肉类等都有很好的预防效果。

（2）食疗

支气管炎患者要依据病情的寒热选择不同的食物。如属寒者用生姜、芥末等；属热者用茼蒿、萝卜、竹笋、柿子、梨子等。体虚者可用枇杷、百合、胡桃仁、蜂蜜、猪肺等。饮食宜清淡，低钠，能起到止咳平喘，化痰的功效。常见的食品有梨、莲子、柑橘、百合、

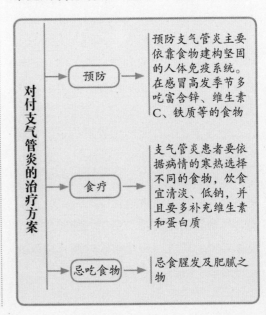

对付支气管炎的治疗方案

预防 → 预防支气管炎主要依靠食物建构坚固的人体免疫系统。在感冒高发季节多吃富含锌、维生素C、铁质等的食物

食疗 → 支气管炎患者要依据病情的寒热选择不同的食物，饮食宜清淡、低钠，并且要多补充维生素和蛋白质

忌吃食物 → 忌食腥发及肥腻之物

核桃、蜂蜜、菠萝、白果、鲜藕、大白菜、小白菜、菠菜、油菜、胡萝卜、西红柿、白萝卜、枇杷等。要补充维生素，多吃一些新鲜蔬菜和水果。多补充蛋白质，瘦肉、豆制品、山药、鸡蛋、动物肝脏、绿叶蔬菜等食物中含优质的蛋白质，应多吃。

（3）忌吃食物

忌食腥发及肥腻之物。腥发之物，特别是海腥类，如带鱼、黄鱼、角皮鱼、虾、蟹等。油炸排骨、烤羊肉串、肥肉、动物内脏、动物油等，多食损伤脾胃，易助湿生痰。

❸ 食谱推荐

患有支气管炎的病人需要注意饮食的营养的补充，从中得到调理和治疗。下面为大家推荐三款健康食谱：

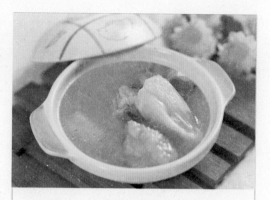

柚子炖鸡

原材料 柚子1个，雄鸡1只，生姜片、葱段、食盐、味精、料酒各适量

做 法 ①雄鸡去皮毛、内脏，洗净，斩件；柚子去皮，洗净，留肉。②将柚子肉、鸡肉放入砂锅中，加入葱段、姜片、料酒、食盐、适量水。③将盛鸡的砂锅置于有水的锅内，隔水炖熟，加味精调味即可。

功 效 健胃下气、化痰止咳，适合患病日久，肺气郁痹的慢性支气管病人。

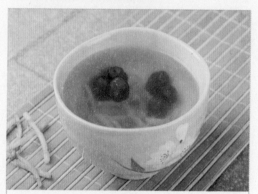

鱼腥草红枣茶

原材料 鱼腥草100克，红枣8枚

做 法 将鱼腥草洗净；红枣洗净，去核备用。将鱼腥草、红枣一起放入锅中，加入适量清水煮沸，再转小火煮约20分钟，即可滤入杯中饮用。

功 效 利咽清肺、清热养血。

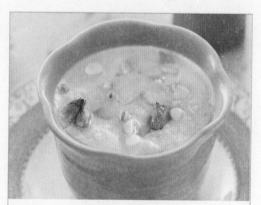

果仁鸡蛋羹

原材料 白果仁、甜杏仁、核桃仁、花生仁各10克，鸡蛋2个，水适量

做 法 ①白果仁、甜杏仁、核桃仁、花生仁一起炒熟，混合均匀。②打入鸡蛋液，调入适量的水。③入锅蒸至蛋熟即成。

功 效 止咳平喘、益气补虚、润肠通便。

如何养护我们的肺

中医提出"笑能清肺"，笑能使胸廓扩张，肺活量增大，胸肌伸展，能宣发肺气、调节人体气机的升降、消除疲劳、驱除抑郁、解除胸闷、恢复体力，使肺气下降、与肾气相通，并增加食欲。清晨锻炼，若能开怀大笑，可使肺吸入足量的大自然中的"清气"，呼出废气，加快血液循环，从而达到心肺气血调和，保持人的情绪稳定。

要养护肺，应注重饮食，多吃蒜。中医认为大蒜味辛、性温，可健胃、杀菌、散寒，适合于肺病患者食用。有这样一个例子：

有一个人得了第三期肺病，很严重。医生跟他讲，他的寿命只有三个月，叫家里人和他隔离。他想吃什么东西，尽量给他吃。家人就把他送到菜园，菜园里有个菜寮，叫他住在那边，三餐给他送饭。他在菜园里很无聊，菜园种了很多大蒜，他每天吃大蒜，就像吃水果一样。他吃得很舒服，过了半年没死，身体愈来愈健康。

家里人认为医生诊断不可靠，再把他送到医院。医生看到这个人，非常惊讶，马上成立一个专家小组研究，查饮食、生活起居，都查不到。最后问他还吃了什么，他说，吃大蒜！后来经化验发现，大蒜里含有治肺病的元素。

饮食养肺还应多吃玉米、黄豆、黑豆、冬瓜、番茄、藕、甘薯、猪皮、贝、梨等，但要按照个人体质、肠胃功能酌量选用。此外，养肺要少抽烟，注意作息，保持洁净的居室环境等。

每天坚持跑步、散步、打太极拳、做健身操等运动，以增强体质，提高肺脏的抗病能力。

同时，应注意保持周围空气的清新，因为肺的主要生理功能是进行体内外气体交换，吸清呼浊，即吸入氧气，呼出二氧化碳，保证机体对氧的需求，所以日常生活中肺的养生保健最重要的是周围空气的清新。不管是家里还是单位，多开窗通风，保持干净，不要让垃圾长时间在屋里滞留。

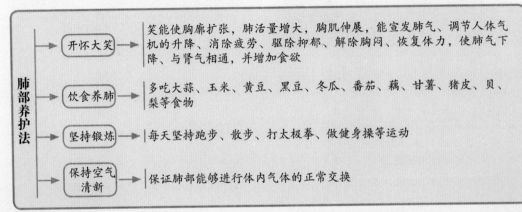

肺部养护法

- **开怀大笑** → 笑能使胸廓扩张，肺活量增大，胸肌伸展，能宣发肺气、调节人体气机的升降、消除疲劳、驱除抑郁、解除胸闷、恢复体力，使肺气下降、与肾气相通，并增加食欲
- **饮食养肺** → 多吃大蒜、玉米、黄豆、黑豆、冬瓜、番茄、藕、甘薯、猪皮、贝、梨等食物
- **坚持锻炼** → 每天坚持跑步、散步、打太极拳、做健身操等运动
- **保持空气清新** → 保证肺部能够进行体内气体的正常交换

养肺处方笺

保养肺应改善饮食习惯，多吃与季节相应的白色食物、辛味食物，多呼吸新鲜空气、适当刺激皮肤等都会对肺有好处。

处方①	**饮食**	多吃白色、辛味食物

白萝卜

马铃薯

白果

梨

洋葱

生姜

辣椒

大蒜

处方②	**生活习惯**	新鲜的空气是润肺的良药

- 呼吸清晨的新鲜空气能够强化呼吸器官。
- 慢跑或摩擦皮肤能够适度刺激呼吸器官或皮肤，帮助消化。

处方③	**季节注意事项**	秋天是呼吸器官最容易受损的时期

- 在气候干冷的秋天，呼吸器官特别容易出毛病，必须注意。
- 由夏入秋之际，要特别注意保暖保湿，并勤加漱口和清洗双手。

第四节

肾气旺，人就旺
——为自己的肾喝彩

藏精纳气都靠肾，给生命提供源动力

❶ 肾的主要功能

肾，俗称"腰子"，作为人体一个重要的器官，是人体赖以调节有关神经，内分泌免役等系统的物质基础。肾是人体调节中心，人体的生命之源，主管着生长发育，衰老死亡的全过程。

《黄帝内经》说："肾者，作强之官，技巧出焉。"这就是在肯定肾的创造力。"作强之官"是肾气足的表现，其实我们的力量都是从肾来，肾气足是人体力

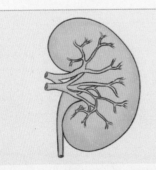

◎中医认为肾在人体是一个极其重要而又包涵多种功能的脏器，内藏元阴元阳(肾之阴阳的别称)，是先天之本，生命之根。因此，日常生活中我们一定要注意对肾的保养。

量的来源。"技巧出焉"，技巧，就是父精母血运化胎儿，这个技巧是由父精母血来决定的，是天地造化而来的。

肾的功能主要有四个方面：主藏精，主水液代谢，主纳气，主骨生髓。

（1）肾藏精，主生长发育和生殖

肾的第一大功能是藏精。精分为先天之精和后天之精。肾主要是藏先天的精气。精是什么?精是维持生命的最基本的物质。这种物质基本上呈液态的，所以精为水，肾精又叫肾水。肾还主管一个人的生殖之精，是主生殖能力和生育能力的，肾气的强盛可以决定生殖能力的强弱。

在整个生命过程中的生、长、壮、老的各个阶段，其生理状态的不同，决定于肾中精气的盛衰。故《素问》说："肾者主蛰，封藏之本，精之处也。"平素应注意维护肾中精气的充盛，维护机体的健康状态。

中医学认为，当生殖器官发育渐趋成熟时，肾中精气充盛，此时产生一种叫天癸的物质，它可以促进人体生殖器官发育

成熟和维持人体生殖功能。

（2）肾主管水液代谢

《素问·逆调论》："肾者水脏，主津液。"这里的津液主要指水液。《医宗必读水肿胀满论》说："肾水主五液，凡五气所化之液，悉属于肾。"中医学认为人体水液代谢主要与肺、脾、肾有关，其中肾为最关键。肾虚，气化作用失常，可发生遗尿、小便失禁、夜尿增多、尿少、水肿等。尤其是慢性肾脏病的发生发展与肾密切相关。

（3）肾主纳气

肾的第二大功能是纳气，也就是接收气。《医碥》中记载："气根于肾，亦归于肾，故曰肾纳气，其息深深。"《类证治裁·喘证》中说："肺为气之主，肾为气之根。肺主出气，肾主纳气，阴阳相交，呼吸乃和。若出纳升降失常，斯喘作矣。"气是从口鼻吸入到肺，所以肺主气。肺主的是呼气，肾主的是纳气，肺所接收的气最后都要下达到肾。临床上出现呼吸浅表，或呼多吸少，动则气短等病理表现时，称为"肾不纳气"。

（4）肾主骨生髓

《素问·痿论》说："肾主身之骨髓"。《病机沙篆》指出："血之源在于肾。"《侣山堂类辨》认为："肾为水脏，主藏精而化血"。这里髓包括骨髓、脊髓、脑髓。中医认为血液的生成，其物质基础是"精"和"气"，精包括水谷精微和肾精，气是指自然之清气。

肾是先天之本，肾中精气是构成人体的基本物质，与人体生命过程有着密切的

关系。人体每时每刻都在进行新陈代谢。肾脏将这些有害物质通过尿排出体外，以调节机体水、电解质和酸碱平衡，保持生命活动的正常进行。

❷ 肾与膀胱相表里是什么意思

《黄帝内经》上说"肾开窍于二阴"，其实就是指肾与膀胱相表里。肾是作强之官，肾精充盛则身体强壮，精力旺盛；膀胱是州都之官，负责贮藏水液和排尿。它们一阴一阳，一表一里，相互影响。肾与膀胱相表里，又与膀胱相通，膀胱的气化有赖于肾气的蒸腾。所以，肾的病变常常会导致膀胱的气化失司，引起尿量、排尿次数及排尿时间的改变。膀胱的病变有实有虚，虚症常常是由肾虚引起的。同样，膀胱经的病变也常常会转入肾经。膀胱经的热邪影响到肾经，肾经的气机逆而上冲便形成了风厥。

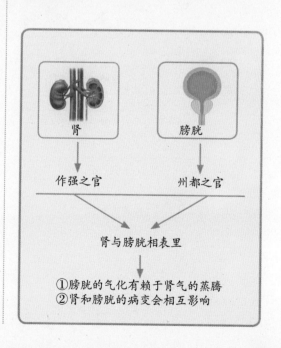

肾与膀胱相表里

①膀胱的气化有赖于肾气的蒸腾
②肾和膀胱的病变会相互影响

要想肾脏安，不能忽视下丹田

丹田在人体内有三处，两眉之间的印堂穴称为"上丹田"，这是炼神之所；在两乳之间的膻中穴称为"中丹田"，这是炼气之所；在脐下三寸的关元穴称为"下丹田"，这是炼精之所。历代中医都认为下丹田和人体生命活动的关系最为密切。它位于人体中心，是任脉、督脉、冲脉这三脉经气运行的起点，十二经脉也都是直接或间接通过丹田而输入本经，再转入本脏。下丹田是真气升降、开合的基地，也是男子藏精，女子养胎的地方。因此，可以说，下丹田是"性命之祖，生气之源，五脏六腑之本，十二经脉之根，阴阳之会，呼吸之门，水火交会之乡。"

人的元气发源于肾，藏于丹田，借三焦之道，周流全身，以推动五脏六腑的功能活动。人体的强弱，生死存亡，全赖丹田元气之盛衰。所以养生家都非常重视保养丹田元气。丹田元气充实旺盛，就可以调动人体潜力，使真气能在全身循环运行。意守丹田，就可以调节阴阳，沟通心肾，使真气充实畅通八脉，恢复先天之生理功能，促进身体的健康长寿。

另外，经常按摩丹田穴还可以增强人体的免疫功能，提高人体的抵抗力，从而达到强肾固本目的，有利于延年益寿，具体方法是把两手搓热，然后在腹部下丹田处按摩30～50次即可。

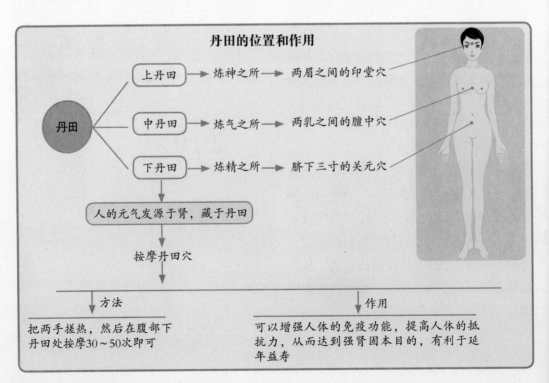

丹田的位置和作用

丹田 → 上丹田 → 炼神之所 → 两眉之间的印堂穴

丹田 → 中丹田 → 炼气之所 → 两乳之间的膻中穴

丹田 → 下丹田 → 炼精之所 → 脐下三寸的关元穴

人的元气发源于肾，藏于丹田

按摩丹田穴

方法：把两手搓热，然后在腹部下丹田处按摩30～50次即可

作用：可以增强人体的免疫功能，提高人体的抵抗力，从而达到强肾固本目的，有利于延年益寿

"五黑"食物，养肾的最佳选择

在中医里，有"五色归五脏"的说法，也就是说不同颜色的食物或药物归属于人体的五脏，即：红色入心，青色入肝、黄色入脾、白色入肺、黑色入肾。黑色食物或药物对肾脏具有滋补作用，我们日常生活中所说的"五黑"食物就是其中的典型代表，"五黑"食物包括黑豆、黑米、黑芝麻、黑枣和核桃。

❶ 黑米

黑米也被称为"黑珍珠"，含有丰富的蛋白质、氨基酸以及铁、钙、锰、锌等微量元素，有开胃益中、滑涩补精、健脾暖肝、舒筋活血等功效，其维生素B_1和铁的含量是普通大米的7倍。冬季食用对补充人体微量元素大有帮助，用它煮八宝粥时不要放糖。

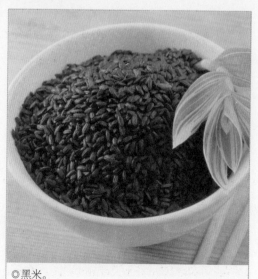

◎黑米。

❷ 黑荞麦

黑荞麦可药用，具有消食、化积滞、止汗之功效。除富含油酸、亚油酸外，还含叶绿素、卢丁以及烟酸，有降低体内胆固醇、降血脂和血压、保护血管功能的作用。它在人体内形成血糖的峰值比较延后，适宜糖尿病人、代谢综合征病人食用。

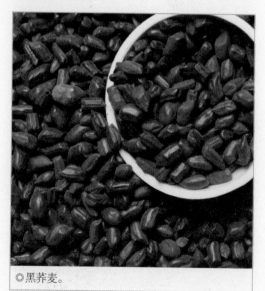

◎黑荞麦。

❸ 黑枣

有"营养仓库"之称的黑枣性温味甘，具有丰富的营养价值，含有蛋白质、糖类、有机酸、维生素和磷、钙、铁等营养成分。黑枣具有补中益气、补肾养胃补血的功能。黑枣中所含有的单宁和黄色素等生物活性物质。具有极强的增强体内免疫力的作用，并对贲门癌、肺癌、吐血有明显的疗效。

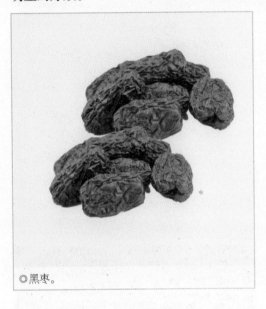

◎黑枣。

❹ 黑豆

黑豆被古人誉为"肾之谷"，黑豆味甘性平，不仅形状像肾，还有补肾强身、活血利水、解毒、润肤的功效，特别适合肾虚患者。

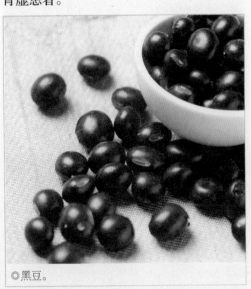

◎黑豆。

黑豆还含有核黄素、黑色素，对防老抗衰、增强活力、美容养颜有帮助。

❺ 黑芝麻

黑芝麻性平味甘，有补肝肾、润五脏的作用，对因肝肾精血不足引起的眩晕、白发、脱发、腰膝酸软、肠燥便秘等有较好的食疗保健作用。它富含对人体有益的不饱和脂肪酸，其维生素E含量为植物食品之冠，可清除体内自由基，抗氧化效果显著。对延缓衰老、治疗消化不良和治疗白发都有一定作用。

"黑五类"个个都是养肾的"好手"。这五种食物一起熬粥，更是难得的养肾佳品。此外，李子、乌鸡、乌梅、紫菜、板栗、海参、香菇、海带、黑葡萄等，都是营养十分丰富的食物。肾不好的人，可以每周吃一次葱烧海参，将黑木耳和香菇配合在一起炒，或炖肉时放点儿板栗，都是补肾的好方法。

◎黑芝麻。

饮食养生，远离肾炎

① 肾炎的种类和特点

肾炎主要分为急性肾炎和慢性肾炎两大类，都有其独特的特点。

（1）急性肾炎

急性肾小球肾炎简称急性肾炎，是儿童及青少年人群的常见病，感染甲族B组溶血性链球菌是主要病因，是机体对链球菌感染后的变态反应性疾病。轻度患者出现咽炎、扁桃体炎、中耳炎、丹毒、脓疱疮、浮肿等症状；重者短期内可有心力衰竭或高血压脑病而危及生命。此外，还可有恶心、呕吐、厌食、鼻出血、头痛、疲乏、抽搐等症状。急性肾炎的病程长短不一，短者仅数日就可痊愈，长者可达1年以上。

（2）慢性肾炎

慢性肾小球肾炎简称慢性肾炎，青壮年是主要感染人群，是机体对溶血性链球菌感染后发生的变态反应性疾病，病变常常是双侧肾脏弥漫性病变。病情发展较慢，病程在1年以上，初起病人可毫无症状，但随病情的发展逐渐出现蛋白尿及血尿，病人疲乏无力、浮肿、贫血、抵抗力降低以及高血压等症。晚期病人可出现肾衰竭而致死亡。中医认为本病属"水肿""头风""虚劳"等范畴。

② 肾炎的预防

预防肾炎，可从以下五方面做起：

（1）适当锻炼身体

"生命在于运动"，体育锻炼有利于增强体质，提高机体抵抗力，防止感染细菌、病毒，引发肾炎。

（2）保持良好的心情

精神乐观，不要有过大的心理压力，压力过重会导致体内毒素沉积，影响代谢的正常进行。保持良好情绪有助改善虚弱体质，预防肾病的发生。

（3）劳逸结合，生活规律

劳逸结合，起居有常生活无规律、

肾炎的饮食防治

饮食预防	饮食治疗
饮食要多样化，吸收全面的营养，应适当补充含优质蛋白的鸡蛋、瘦肉、鱼类等，脂肪类以植物油为佳。多吃芝麻、木耳等黑色食物滋养肾脏，注意每天进食适量的蔬菜水果	①视患者有无高血压及浮肿情况，分别给予少盐、无盐饮食 ②宜选富含蛋白质、维生素A、B_2及C的食物。可饮用橘汁、西瓜汁、橙汁、果子水和菜汁等，以利尿消肿。若伴有高血压或高脂蛋白血症者，须限制膳食中的饱和脂肪酸与胆固醇的含量。对有贫血的病例，应选用富含蛋白质和铁的食物 ③急性肾炎病人多采用高碳水化合物来补充机体热量，尽量采用多品种的主食；宜选用富含维生素、低钾、低钠的蔬菜水果；蛋白质的选用一般以牛奶、鸡蛋、带鱼、牛肉等优质动物蛋白为主，不过要限量进食

睡眠不充足、暴饮暴食、酒色过度、劳累过度，均可降低人体对外邪的抵抗力，增加患病的机会。所以，日常生活中，应劳逸结合，按时作息，以维持人体阴阳平衡与气血调畅。

（4）注意饮食卫生

不要食用被污染的食物，如被污染的水，农作物，家禽鱼蛋等，要吃一些绿色有机食品，要防止病从口入。同时，要远离烟、酒等刺激性的食物。

（5）讲究卫生，有病早治

皮肤的疮疖、上呼吸道感染、扁桃体炎反复发作等，都有变成肾炎的可能，因此有病早治非常必要。保持下体清洁，勤换衣裤，可防止泌尿系感染。

❸ 肾炎的养生食谱

接下来为肾炎患者推荐两款养生食谱：

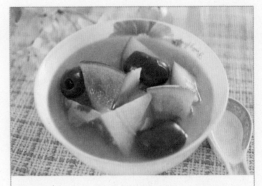

茯苓猪骨汤

原材料 西瓜、冬瓜各500克，猪骨600克，茯苓15克，杜仲10克，蜜枣5枚，盐适量

做 法 ①冬瓜、西瓜洗净切块；蜜枣洗净；猪骨斩件洗净，汆去血水。②茯苓、杜仲洗净。③清水2 000毫升煮沸后加入冬瓜、西瓜、茯苓、杜仲、猪骨，大火煲开后，改用小火煲3小时，最后加盐调味即可。

功 效 本品具有补肾强腰、利尿通淋的功效，适合慢性肾炎患者食用，可增强排钠能力，减轻水肿。

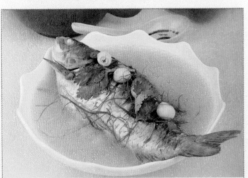

玉米须鲫鱼汤

原材料 鲫鱼450克，玉米须150克，莲子肉5克，盐少许，味精3克，葱段、姜片各5克

做 法 ①鲫鱼治净，在鱼身上打几刀。②玉米须洗净；莲子洗净。③油锅炝香葱、姜，下入鲫鱼略煎，加入水、玉米须、莲子肉煲至熟，调入盐、味精即可。

功 效 本品具有清热利湿、利尿通淋的功效，可辅助治疗慢性肾炎。

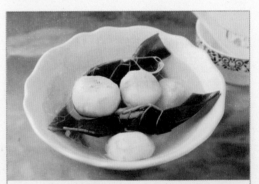

马蹄海带玉米须汤

原材料 玉米须、海带各15克，马蹄10个，盐适量

做 法 玉米须洗净，泡发；海带洗净，切段浸发；马蹄去皮，切对半。将所有材料放入瓦煲中，加入适量清水，大火烧开后，改小火烧煮30分钟后，下盐便可。

功 效 本品具有清热利尿、疏风降压的功效，适宜高血压、急慢性肾炎患者食用。

养肾处方笺

肾为人的先天之本，所以对肾的保养很重要。饮食上要多吃与季节相应的黑色食物和咸味食物，要保持腰腿部的血液流畅，还要注意保暖。

处方①	饮食	多吃黑色、咸味或触感滑腻的食物

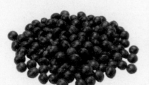

黑豆

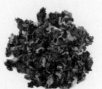

黑木耳

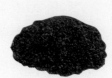

黑芝麻

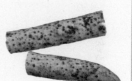

山药

海带

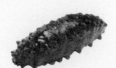

海参

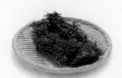

紫菜

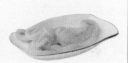

鱿鱼

处方②	生活习惯	腰腿部的衰弱提示肾功能衰弱

· 随时随地注意运动及散步以锻炼下半身，并让自己出汗。
· 避免长时间的站立和久坐，让腰腿血液保持流畅。

处方③	季节注意事项	冬天穿厚暖衣服要比待在有暖气的屋子里好

· 过冷是肾的大敌，在寒冷的季节要穿着保暖的衣服。
· 待在有暖气的屋子里除了费电，还会对身体造成不好的影响。

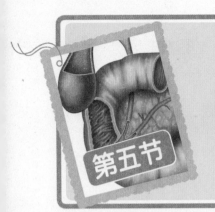

肝胆相照，百病难扰

第五节

中医如何解释"肝胆相照"

《黄帝内经》中说："肝者，将军之官，谋虑出焉。胆者，中正之官，决断出焉。"足厥阴肝经在里，负责谋虑；足少阳胆经在表，负责决断。只有肝经和胆经相表里，肝胆相照，一个人的健康才有保证。

虽然负责谋略和决断的是心，但心是"君主之官"，负责全局，具体的工作则交给肝和胆。肝和胆的谋虑和决断又不同于心。中医的心包括心和脑，心和脑的谋虑和决断主要在思维和意识之中，它是理性的；而肝与胆的谋虑和决断主要在潜意识中，它是感性的，是本能的。一个人胆小就是胆小，你很难让他通过理性思考变得胆大起来。但如果你让他的肝和胆发生一点儿变化，他的胆子就会本能地大起来。

常言道"酒壮人胆"，酒精进入人体之后，首先影响的是肝，肝与胆相表里，肝又影响到胆，肝与胆发生了变化，人的谋虑和决断自然会发生变化。

改变肝胆会影响人的谋虑和决断；反之，人的谋虑和决断也会对肝和胆造成影响。一个人长期谋虑不决，就会使肝胆受损，这也成为某些疾病的诱因。

日常生活中，按摩日月穴和风池穴对疏肝利胆很有好处。按摩日月穴可疏肝利胆，按摩风池穴可疏风清热、明目开窍。

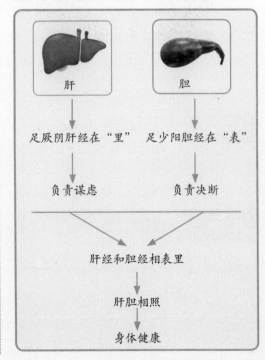

养肝，忌发怒，勿疲劳过度，饮食有考究

❶ 养肝最忌发怒，要保持情绪稳定

快乐可以增加肝血流量，活化肝细胞。而怒气不仅伤肝，也是古代养生家最忌讳的一种情绪："怒气一发，则气逆而不顺。"肝为"将军之官"，而将军动怒肯定不是什么好事，因此，在平时应尽量保持稳定的情绪。

动不动就想发脾气的人，在中医里被归类为"肝火上炎"，意指肝管辖范围的自律神经出了问题。在治疗上，一般会用龙胆泻肝汤来平肝熄火。透过发泄和转移，也可使怒气消除，保持精神愉快。新的科学研究显示，光是想到一些好玩的、有趣的事，这样的念头，也会增加脑内分泌更多使身心愉悦的化学物质。

肝疏泄气机、疏泄情志。如果一个人经常发怒，是肯定会影响到肝。当肝气郁结时，人就容易感觉郁闷，忧郁症就会接踵而至。因此应该注意保持情绪稳定，遇事不要太激动，尤其不能动怒，否则对肝脏损伤会很大。

另外，如果肝气过旺的话，容易诱发高血压病。所以，高血压病患者一定要注

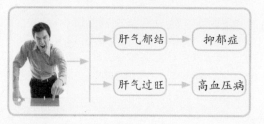

意保养肝气，保持情绪稳定，保持一种平和的心态。心脑血管疾病患者，平时应注重保养肝气，如果好激动，爱发火，就很容易诱发脑卒中、脑梗死。如果情绪不稳定又有肝气虚的情况，就会引起虚脱。

因此，保持情绪的稳定是养肝的重中之重。

❷ 过度疲劳会给肝脏带来损伤

你是否在平时经常熬夜加班，过度娱乐，然后再利用周末进行补觉，却感觉自己怎么都睡不够，如果你的回答是肯定的，那么你就要小心了，因为这很可能是肝脏在向你发出"过劳"的抗议信号。

疲劳其实是我们身体发出的正常警讯，适度的疲劳是在提醒你晚上应该舒舒服服地躺到床上，好好睡一觉以储备明天的能量。至于较长期的疲劳感，甚至睡很久还是觉得全身乏力，就有可能是肝脏受

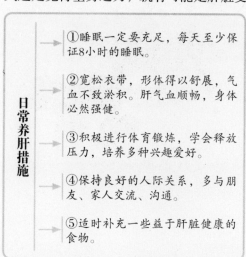

日常养肝措施

①睡眠一定要充足，每天至少保证8小时的睡眠。

②宽松衣带，形体得以舒展，气血不致淤积。肝气血顺畅，身体必然强健。

③积极进行体育锻炼，学会释放压力，培养多种兴趣爱好。

④保持良好的人际关系，多与朋友、家人交流、沟通。

⑤适时补充一些益于肝脏健康的食物。

到了损伤。

前面我们已经提到，丑时是肝脏进行修复的时间段，这个时间段如果不休息，就会导致肝血流量的减少，直接影响肝脏的营养以及氧气的供给，导致人体的免疫力下降，而且一些人原来已经受损的肝细胞也会难于修复并加剧恶化，威胁我们的生命。

所以，肝脏的保养刻不容缓，这就要求我们从日常作息以及生活态度着手，避免因过度疲劳而带来伤害。

❸ 哪些食物最受肝脏欢迎

养护肝脏，最重要的是饮食要清淡，尽量少吃或不吃辛辣、刺激性食物，这些食物会损伤肝气，直接影响到肝。如生姜、辣椒这些东西要尽量少吃。要多吃新鲜蔬菜、水果；养成不暴饮暴食或饥饱不匀的好习惯。养肝血，则可以吃枸杞、当归、阿胶这些东西。春气通肝，春季易使肝旺。

肝开窍明目，如果肝血不足，则易使两目干涩，视物昏花。中医有一句话："春令进补有诀窍，养肝明目是首要。"丹参黄豆汤是养肝的不错选择。

先把丹参洗净放砂锅中，黄豆洗净用凉水浸泡1小时，捞出倒入锅内加水适量煲汤，至黄豆烂，拣出丹参，加蜂蜜调味更好。当然猪肝枸杞子汤和枸杞红枣鸡蛋汤效果也不错。

养肝还有一条很重要的原则，就是多饮水、少饮酒。因为肝脏代谢酒精的能力是有限的，所以以多喝酒必伤肝。同时要保持五味不偏，食物中的蛋白质、碳水化合物、脂肪、维生素、矿物质等要保持相应的比例。因此，不偏食不偏饮也很重要。

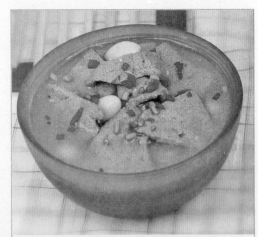

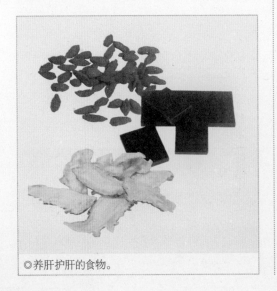

◎养肝护肝的食物。

白果玉竹猪肝汤

原材料 白果100克，玉竹10克，猪肝200克，味精、盐、香油、高汤各适量

做 法 ①将猪肝洗净切片；白果、玉竹分别洗净备用。②净锅上火倒入高汤，下入猪肝、白果、玉竹，调入盐、味精烧沸。③淋入香油即可装盘食用。

功 效 保肝护肾。

养肝处方笺

保养肝要多吃与季节相应的青色食物和酸味食物。怒伤肝，所以还要控制自己的不良情绪。要在肝活动最旺盛的春季保持充足的休息。

处方①	饮食	多吃黄绿色、酸味食物

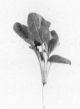

菠菜

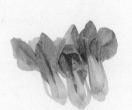

油菜

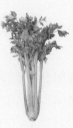

芹菜

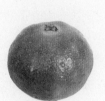

橘子

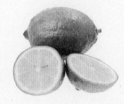

柠檬

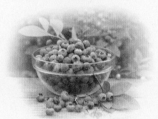

梅子

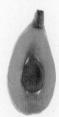

枇杷

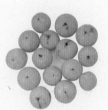

橄榄

处方②	生活习惯	控制不良情绪，保证良好的睡眠

· 肝的恢复、血液的净化都是在睡眠中进行的。所以，要尽可能在23点之前入睡。
· 生气或情绪紧张会伤害肝，当生气或紧张时请先深呼吸让心情平静下来。

处方③	季节注意事项	春天是肝活动最旺盛的时期

· 代谢活动旺盛的春天也是肝活动最为旺盛的时期。
· 要注意充分休息，避免让肝过于疲劳。

脂肪肝，都是肥胖惹的祸

肥胖与脂肪肝有着密切的关系，正常人在摄入结构合理的膳食时，肝脏的脂肪含量约占肝脏含量的3%～5%，但在某些异常情况下，肝脏的脂肪量则明显增加。当肝脏的脂肪含量超过肝脏重量10%时，就称脂肪肝。

肥胖是造成脂肪肝的重要原因，营养素摄入不足、酗酒、糖尿病、肝炎病人吃糖过多也会引起脂肪肝。脂肪肝前期症状隐蔽，往往在体检时因无触痛性肝大而发现，但也可因右上腹痛、触痛及黄疸而被发现。常有肝区疼痛或不适，食欲减退，脘腹痞胀，便溏，少数可有轻度黄疸。

肥胖所引起的脂肪肝首先要注意饮食上的调养，以低脂饮食为宜，并且以植物性脂肪为主。

① 营养预防

预防脂肪肝的食物在我们生活中比比皆是，人们只要稍加注意，应用于饮食之中，就能起到脂肪肝的极佳效果。多饮茶可降低血脂和胆固醇水平，增强微血管壁的韧性，抑制动脉粥样硬化。洋葱含前列腺素，有舒张血管、降低血压功能，还可预防动脉粥样硬化。大葱降脂并非减少血中胆固醇，阻止血栓形成，有助于增加高密度脂蛋白，保护心脏动脉。每天吃3个以上苹果，既能维持满意血压。此外，牛奶、燕麦、玉米、鱼类、菊花茶等也能很好预防脂肪肝生成。

② 营养治疗

脂肪肝多与进食不当有关，如摄取过多脂肪、胆固醇或甜食以及长期饮酒等。

在对脂肪肝进行辅助饮食治疗时，要注意以下几点：

（1）控制热量摄入。热量过高会使脂肪合成增多，加速脂肪肝病变。控制热量会使体重逐渐下降，有利于肝功能恢复。

（2）控制碳水化合物摄入有利于减轻体重并治疗脂肪肝。糖过多会使胰岛素分泌增加，刺激肝脏合成甘油三酯，这对脂肪肝非常不利。所以要特别控制进食蔗糖、果糖、葡萄糖和含糖多的糕点。

（3）饮食不宜过分精细，主食应粗细粮搭配，多吃蔬菜、水果及菌藻类，以保证摄入足够数量的食物纤维。这样即可增加维生素、矿物质供给，又有利于代谢废物的排出，对调节血脂、稳定血糖水平都有良好作用。

另外，再给脂肪肝患者推荐一款营养食谱：

鲫鱼炖豆腐

材料：豆腐100克，鲫鱼1条，姜、葱、食盐适量。

做法：豆腐切小块，鲫鱼去鳞去内脏洗净，入水煮汤，加姜、葱、食盐调味，分2次食完。

功效：舒和肝气，补益气血，有利于肝脏早日康复。

《黄帝内经》中的"胆识论"和养胆说

胆居六腑之首，又属于奇恒之腑。胆与肝相连，附于肝之短叶间。胆与肝又有经脉相互络属，而为表里。胆在人体中极为重要，其消毒功能类似电脑的杀毒系统，但实际的功能、起的作用比想象的还要多。

在《黄帝内经》中有这样一句话："胆者，中正之官，决断出焉。凡十一藏，取决于胆也。"意思是说胆是主决断的，好比一个国家的司法部门，司法部门是决断各种纠纷的部门，这种决断力是需要胆识的，所以一个人的胆识大不大直接受制于胆的功能。

胆能贮藏和排泄胆汁，帮助脾胃进行正常消化。

胆有判断事物并使其做出决定的功能。胆的决断功能，对于预防和消除某些精神刺激(如遭受强烈的刺激或惊恐等)的不良影响，调节和控制气血的正常运行，维持脏腑相互之间的协调关系有着重要的作用。

胆的功能失调一般表现在胆汁的分泌排泄障碍。通常胆功能失调是由于情志所伤，肝失疏泄而引起，肝胆燥热火重，使胆汁排泄失调。

胆气上逆会形成口苦；肝胆气流不畅，经脉阻滞，气血流通不利，则会有胁痛症状；胆液逆流于血脉，泛溢于肌肤则形成黄疸。

胆通过贮存和排泄胆汁来帮助肠胃消化、吸收营养，所以养好胆非常重要，养护胆的具体方法有：

①保持心情舒畅，有利于舒肝利胆。

②可以食用一些舒肝胆的食物，如萝卜、青菜、水果等，少吃油腻食物，中药中的加味逍遥丸同样也有很好的舒肝胆作用。

③可做一些肝胆拍打动作，肝胆均位于右肋下，早晚用手掌同时拍打两肋下30次有养肝胆的作用。

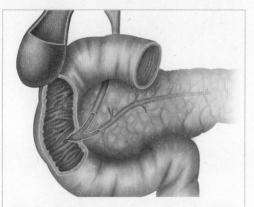

◎胆居六腑之首，又属于奇恒之腑，能贮藏和排泄胆汁，帮助脾胃进行正常消化，又有判断事物并使其做出决定的功能。

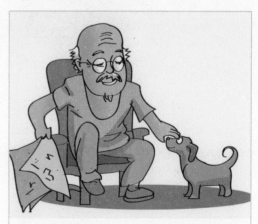

◎保持情绪舒畅，培养一些兴趣爱好，有利于疏散肝气，避免郁结。

胆病大多是由不良生活习惯引起的

胆病主要是指胆囊炎和胆结石，致病的原因大多是不良的生活习惯。经常不吃早餐，会使胆汁中胆酸含量减少，胆汁浓缩，胆囊中形成结石。另外，晚饭后常躺着看电视、报刊，饭后立即睡觉，晚餐摄入高脂肪等，也会使胃内食物消化和排空缓慢，食物的不断刺激又引起胆汁大量分泌，这时由于体位处于仰卧或半仰卧，便会发生胆汁引流不畅，在胆管内淤积，导致形成结石。如果经常吃甜食，过量的糖分会刺激胰岛素的分泌，使糖原和脂肪合成增加，同时胆固醇合成与积累也增加，造成胆汁内胆固醇增加，易导致胆结石。

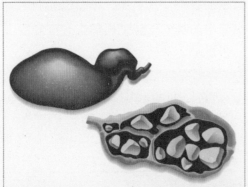

◎经常不吃早餐或常吃甜食等不良的饮食习惯都可能导致胆结石。

因此，日常饮食应限制高胆固醇食物，多吃植物纤维类、富含维生素类食物；饮食以温热为宜，以利胆管平滑肌松弛，胆汁排泄；少量多次喝水可加快血液循环，促进胆汁排出，预防胆汁瘀滞，利于消炎排石。

最后要告诫中老年人，应特别关注自己，不要得胆病，尤其是胆结石，因为罹患胆石症的以中老年人居多，且女性的患病率是男性的两倍。中老年人一般运动减少，控制胆管系统排出胆汁的神经功能也日趋衰退，胆囊、胆管的收缩力减弱，容易使胆汁瘀滞，导致其中的胆固醇或胆色素等成分淤积而形成结石，这是主要原因。其次，中老年人身体发胖，体内脂肪代谢紊乱，造成胆汁内促成结石形成的物质（主要是胆固醇和胆色素）增加，尤其是女性，故而中年妇女是胆石症的高危人群。所以中老年人一定要在生活习惯上严格要求自己，不要随心所欲，起居要有常，饮食要科学合理，睡眠要充足。

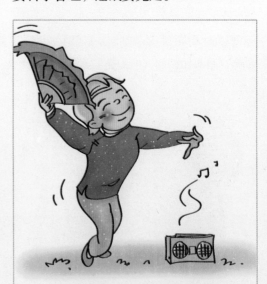

◎胆石症的发病率随年龄的增长而逐渐增高，因此中老年人比青年人更容易患胆石症，且女性是男性的两倍。因此老年人，尤其是中老年女性一定要注意预防胆石症。

胆结石患者：如何"胆石为开"

"胆绞痛，要人命"，这是对胆结石发作起来的苦痛的最佳写照。胆囊内胆固醇或胆红素结晶形成的一粒粒小团块就是胆结石，这主要是因为人体内胆固醇和血脂过高造成的。胆结石平时可能无明显症状，但当结石异位或嵌顿在胆管时开始发作，主要于晚餐后胆绞痛、胀痛，一般在中上午或右上腹，向右肩放射，并伴有恶心呕吐、发热、黄疸等症状。

❶ 营养方案

（1）预防

预防胆结石应注意饮食调节，膳食要多样，多吃富含维生素A和维生素C的蔬菜和水果、鱼类及海产类食物则有助于清胆利湿、溶解结石。每晚喝一杯牛奶或早餐进食一个煎鸡蛋，可以使胆囊定时收缩，

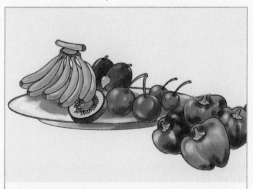

◎多吃蔬菜水果等富含维生素的食物，有助预防胆结石。

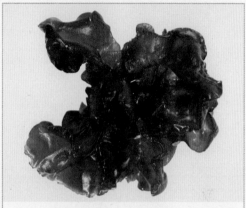

◎黑木耳中的胶质可把残留在人体消化系统内的灰尘、杂质吸附集中起来排出体外，从而起到清胃涤肠的作用。因此，它是矿山、化工和纺织工人不可缺少的保健食品。它对胆结石、肾结石等内源性异物也有比较显著的化解功能。

排空，减少胆汁在胆囊中的停留时间石。坚果类食物也是预防胆结石的绝佳选择。

（2）食疗

胆结石患者在饮食上要注意降低胆固醇和血脂，逐步溶解或引导排出结石。多补充维生素E、维生素A、维生素C和高纤维，多吃粗粮、水果蔬菜等食物。

❷ 忌吃食物

忌吃富含胆固醇的食物；慎吃马铃薯、地瓜、豆类、洋葱等容易产生气体的食物；忌食脂肪含量多的高汤；少吃生冷、油腻、高蛋白、刺激性食物及烈酒等；加工食品和高糖分的食物也要避免进食。

胆的构造和功能

胆为人体的六腑之一，它的主要生理功能是：调志藏血。

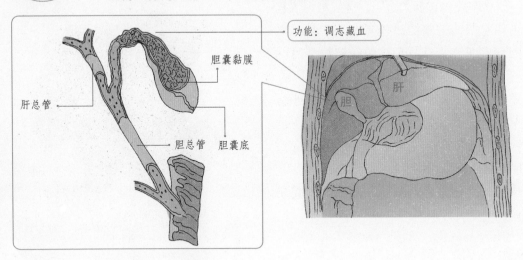

功能：调志藏血

胆囊黏膜

肝总管

胆总管　胆囊底

肝

胆

手掌保健

人的手掌与脚底一样，不同的部位对应一定的脏腑器官，对于手掌的保健可以练习拍手功。拍手功是一种非常简单的保健方式，通过拍手可以提高免疫力，改善一些慢性病，对经常感冒的人效果非常好。

拍手功的方法

　　双手合掌，十指张开，用力拍手，拍掌面越大，刺激越大、治病效果越好。

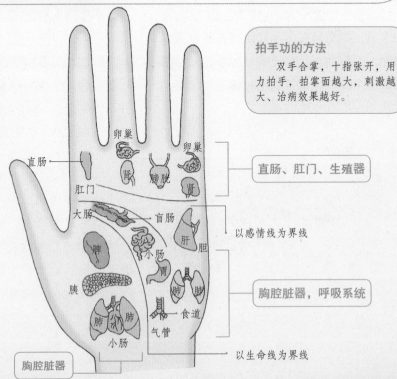

卵巢

卵巢

直肠

肾

膀胱

肾

直肠、肛门、生殖器

肛门

大肠

盲肠

脾

小肠

肝　胆

以感情线为界线

胰

胃

肺　肺

胸腔脏器，呼吸系统

肺　肺

食道

气管

小肠

以生命线为界线

胸腔脏器

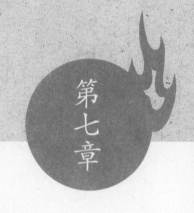

第七章

世间最好的灵丹妙药
都在我们自己身上

●有些疾病可以不用去看医生也能治好，因为按照中医的观点，在我们每个人的体内都有一个"药铺"，当我们感到不适或生病时，我们的身体可以从自身的"药房"中找到30～40种"药"来对症治疗，人体自身可以治愈60%～70%的不适和疾病。

何苦四处求医，人体自有大药

第一节

人体就是一个天然的"大药房"

当我们生病的时候，第一个反应就是到医院里开药或打针，其实有些疾病我们完全可以不用去看医生，因为按照中医的观点，在我们每个人的体内都有一个"药铺"，当我们感到不适或生病时，我们的身体可以从自身的"药房"中找到30~40种"药"来对症治疗，也就是说，人体自身完全有能力治愈60%~70%的不适和疾病。

① 唾液

在古代，养生家把唾液称为琼浆玉液，告诫人们要经常吞咽唾液，以灌溉腑脏、滋润肢体。李时珍也曾指出，唾液有明目退翳、消肿解毒的功效。现代医学经过研究发现，唾液富含水分、微量元素、电解质、激素、抗体等多种有益于人体健康的成分。口腔若能分泌丰盈的唾液，不但可以润滑、冲洗及滋润口腔、喉咙，保持它们的清洁，而且还能抗菌，减少上呼吸道感染的机会。此外，唾液还可以帮助

消化、促进伤口愈合、抗衰防老及防癌。

② 人乳

当婴儿哭闹的时候，母亲通常会把他抱在怀中，让他吮吸自己的乳头，过不了多久，婴儿就会显得睡意蒙眬，这主要是

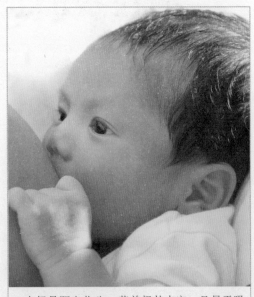

◎人奶是阴血化生，营养极其丰富，且易于吸收，具有补血填精、益气安神、养颜生肌、滋肾强筋、聪耳明目等多种作用。

因为人乳中有一种类似天然吗啡的催眠物质，可以起到镇静安神的作用。不仅如此，人乳中还含有多种抗体，其中的一种抗生素，可以在12小时内将混入食物中的细菌全部"歼灭"掉。

据《食疗本草》记载，用少许酒和乳汁混合灌服几次，可以让中风不语的病人逐渐开口说话。用梨汁、人乳炖服对治疗因痰火上升而引起的病症也很有效，李时珍对人乳治病的功效也非常赞赏，曾写过"清晨能饮一升余，返老还童天地久"的句子。

❸ 眼泪

当我们感到压抑的时候，通常会通过痛哭来宣泄，人们流出的眼泪其实就是一种药，因为泪水不仅能保护眼睛、排出异物、抵御病菌的感染，还能促进伤口的愈合。更为奇妙的是，一旦我们的身体被不良情绪所控制，泪水就能帮助我们把体内有害的化学物质排泄出去，从而减轻心理压力，因此，眼泪又被人们称为治疗身心疾病的"解毒剂"。

❹ 经络穴位

除了这些看得见的天然药库外，我们的人体内还有星罗棋布的经络穴位"翘首期盼"，等待着在你感到不适的时候去刺激、按摩它们，从而达到祛除疾病的目的。以耳穴为例：人体的耳朵内外共有200多个针灸穴位，按照中医的"生物全息律"理论，它们分别对应人体全身各个器官，200多个穴位就好比人体各处神经系统通向大脑不同部位的"开关"。因此，刺激某个耳穴时，就可以诊断和治疗体内相应部位的疾病，很多中医高手还可以通过观察耳部皮肤颜色的深浅变化，有无凸凹变形、脱屑、毛细血管是否充盈等现象来协助诊断疾病。其实，耳针疗法的适应证十分广泛，除了治疗风湿性关节炎、颈椎病、经前综合征、肝炎、皮肤过敏、哮喘、高血压、偏瘫、偏头痛等症状之外，还可以治疗肥胖症。

通过上面的介绍，我们已经知道，人体自身其实就是最值得信赖的天然大药房，无论是一般的头痛脑热，还是让医生为难的疑难杂症，都有对应的按钮等待着你的启动。当疾病猝不及防地降临到你头上，你不必惊慌失措，因为你只需要关注一下自身，找到合适的按钮，咽咽唾液、按按头皮、压压脚心、动动手指，就完全可以将疾病消弭于无形。

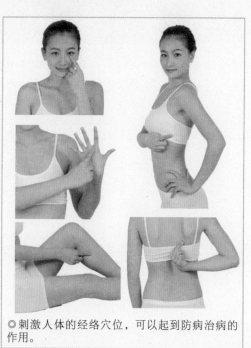

◎刺激人体的经络穴位，可以起到防病治病的作用。

沿着经络去找大药是最省事的

中医指出，经络由经和络组成，经就是干线，络就是旁支。人体有12条主干线，也叫作"十二正经"，还有无数条络脉。经和络纵横交错，在人体里构成了一张大网。这张网就是人体的活地图，它内连脏腑，外接四肢百骸，可以说身体的各个部位，脏腑器官、骨骼肌肉、皮肤毛发，无不包括在这张地图之中。下面就带大家认识一下我们身上的这张经络"地图"。

❶ 经脉——谨防身体旱涝灾害

经脉是经络的主体，分为正经和奇经两类。正经有十二条，奇经有八条，如果说十二正经是奔流不息的江河，那么奇经八脉就像个蓄水池。平时十二正经的气血奔流不息时，奇经八脉也会很平静地正常运行；一旦十二正经气血不足流动无力时，奇经八脉这个蓄水池中的水就会补充到江河中；如果十二正经气血过多，过于汹涌，水池也会增大储备，使气血流动和缓，只有这样，人体正常的功能才会平衡。

（1）十二经脉

正经有十二条，即手足三阴经和手足三阳经，合称"十二经脉"，是经络系统的主体。它们分别隶属于十二脏腑，各经用其所属脏腑的名称，结合循行于手足、内外、前中后的不同部位，并依据阴阳学说，给予不同的名称。十二经脉的名称为：手太阴肺经、手厥阴心包经、手少阴心经、手阳明大肠经、手少阳三焦经、手太阳小肠经、足太阴脾经、足厥阴肝经、足少阴肾经、足阳明胃经、足少阳胆经、足太阳膀胱经。

十二经脉是气血运行的主要通道。通过手足阴阳表里的连接而逐经相传，构成了一个周而复始、如环无端的传注系统。就像奔流不息的河流，气血通过经脉可内至脏腑，外达肌表，营运全身。

经络系统的构成

经络系统	经脉	正经	经络系统主体，分手三阴经、手三阳经、足三阴经、足三阳经四组
		奇经	不同于正经的经脉，可以调节正经经气
		经别	别行的正经，加强正经之间在深部的联系
	络脉	别络	最大的分支，加强正经之间在浅部的联系
		浮络	最浅表分支，可以在体表看到
		孙络	最细小分支，数目众多
	连属	经筋	正经所属的筋肉系统，连缀四肢百骸，主司关节运动
		皮部	正经所属的皮肤区域
		脏腑	正经属络六腑六脏

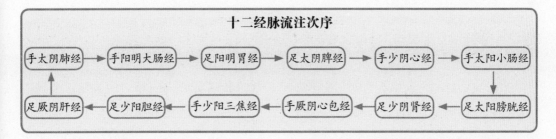

十二经脉流注次序

手太阴肺经 → 手阳明大肠经 → 足阳明胃经 → 足太阴脾经 → 手少阴心经 → 手太阳小肠经

足厥阴肝经 ← 足少阳胆经 ← 手少阳三焦经 ← 手厥阴心包经 ← 足少阴肾经 ← 足太阳膀胱经

（2）奇经八脉

奇经八脉是任脉、督脉、冲脉、带脉、阴跷脉、阳跷脉、阴维脉、阳维脉的总称。它们与十二正经不同，既不直属脏腑，又无表里配合关系，其循行别道奇行，故称奇经。其功能是：沟通十二经脉之间的联系，对十二经气血有蓄积渗灌等调节作用。

（3）十二经别

十二经别，是从十二经脉别出的经脉，主要是加强十二经脉中相为表里的两经之间的联系。由于它通达某些正经未循行到的器官与形体部位，因而能补正经之不足。

❷ 络脉——警惕气血交通堵塞

络脉是经脉的分支，有别络、浮络和孙络之分，起着人体气血输布的作用。

（1）十五络脉

十二经脉和任督二脉各自别出一络，加上脾之大络，共计十五条，称为十五络脉，分别以十五络所发出的腧穴命名。具有沟通表里经脉之间的联系，统率浮络、孙络，灌渗气血以濡养全身的作用。

（2）孙络

从别络分出最细小的分支称为"孙络"，它的作用同浮络一样输布气血，濡养全身。

（3）浮络

在全身络脉中，浮行于浅表部位的称为"浮络"，它分布在皮肤表面。主要作用是输布气血以濡养全身。

找穴位的方法

方法	细节说明	备注
找反应	压痛：用手一压，会有痛感 硬结：用手指触摸，有硬结 感觉敏感：稍微一刺激，皮肤便会很痒 色素沉淀：出现黑痣、斑点 温度变化：和周围皮肤有温度差，比如发凉或者发烫	在找穴位之前，先压压、捏捏皮肤看看，如果有以上反应，那就说明找对地方了
记分寸	大拇指的指间关节的宽度是"一寸"；食指和中指并列，从指尖算起的第二关节的宽度就是"两寸"；把四指并拢，第二关节的宽度就是"三寸"	中医里有"同身寸"一说，就是用自己的手指作为找穴位的尺度
看骨骼找穴位	低头时，脖子后部正中最突出的凸骨，是第七颈椎，紧接着的凸骨是第一胸椎；两边肩胛骨的最下端跟第七胸椎骨的突起在一条线上；腰左右两侧突出的骨头，也就是系腰带的位置，跟第四腰椎的突起在一条线上	倘若知道身体中哪一部位有什么骨骼，找起穴位就更容易了

我们身体的每个穴位都是灵丹妙药

平时我们每一个人都会遇到一些不舒服的时候，知道是什么原因引起的，也没有严重到非去看医生的地步。例如头疼，如果不去管它也许一两天便会好，但是这期间我们会很痛苦，会影响心情和工作效率。其实人体经络的每一个穴位都是灵丹妙药，类似于头疼这样的小病可以通过刺激穴位来缓解。

下面我们就简单介绍几种穴位与治疗疾病之间的关系。

① 足三里穴

足三里是人体的一个穴位，位于膝盖边际下三寸，在胫骨和腓骨之间（距胫骨前嵴外侧一横指），是足阳明胃经的合穴。足三里穴循胃经直通胃脏，胃经与脾经互为表里，按摩足三里穴可以治疗脾胃失调，消化系统的疾病。

由于足阳明经从头一直走到脚，所以除了对消化系统有特效外，所有五脏六腑和从头到脚的病，如头痛、牙痛、精神失常、发热、鼻炎、口唇溃疡、哮喘、心悸、高血压、腹胀以及泌尿生殖系统、下肢和全身的关节痛等，也就是说胃经所经过之处诸病，针刺或按摩足三里穴都有用。

② 内关穴

内关穴是手厥阴心包经的常用腧穴之一，位于前臂掌侧，当曲泽与大陵的连线上，腕横纹上2寸，掌长肌腱与桡侧腕屈肌腱之间。属心包经，按摩心包经的内关穴可以治疗和预防心脏病。心包经到心脏以前要经过肺脏，所以对于哮喘、咳嗽、气管炎、肺炎、肺结核等都有治疗效果，

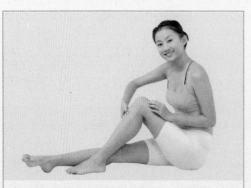

◎按摩足三里穴有调节机体免疫力、增强抗病能力、调理脾胃、补中益气、通经活络、疏风化湿、扶正祛邪的作用。

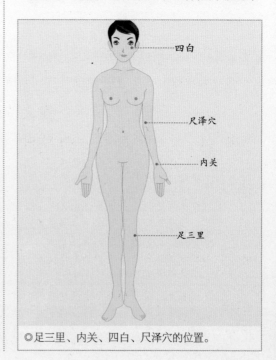

◎足三里、内关、四白、尺泽穴的位置。

对于普通人可有效预防心肌梗死的发生。

❸ 合谷穴

合谷，别名虎口，是人体腧穴之一，属于手阳明大肠经之原穴，此腧穴在手背第1、2掌骨间，当第2掌骨桡侧的中点处。按摩合谷穴，可以使合谷穴所属的大肠经脉循行之处的组织和器官的疾病减轻或消除。但要注意的是体质较差的病人，不宜给予较强的刺激，孕妇一般不要按摩合谷穴。

由于大肠经从手走头，凡是颜面上的病，牙痛、头痛、发热、口干、流鼻血、脖子痛、咽喉痛以及其他五官疾病等都有疗效。

❹ 四白穴

位于眼眶下面的凹陷处，取穴时通常采用正坐或仰靠、仰卧姿势。刺激此穴有

预防皱纹、改善皮肤的功效，此外还能很好地预防眼病，比如近视、青光眼等。

❺ 支沟穴

支沟穴归属手少阳三焦经，有缓解治疗胁肋痛、肘臂痛、呕吐、耳鸣等作用。位于手臂的外侧，和其他穴位配合使用时可治疗多种原因引起的便秘、落枕等。

❻ 尺泽穴

尺泽穴在肘横纹中，肱二头肌腱桡侧凹陷处。取此穴位时应让患者采用正坐、仰掌并微曲肘的取穴姿势。刺激尺泽穴，对肺热引起的咳嗽、气喘、咽喉肿疼有很好的疗效。

此外，还有很多穴位，我们如果能很好地利用，就可以治病，在后面的章节我们会一一介绍，在此不多述。总之，人体的许多疾病，都可以通过刺激我们身体的大药——穴位来解决。

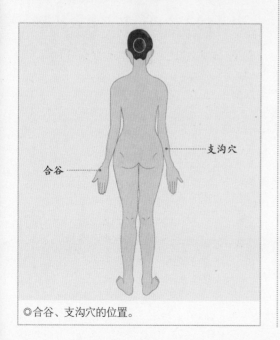

◎合谷、支沟穴的位置。

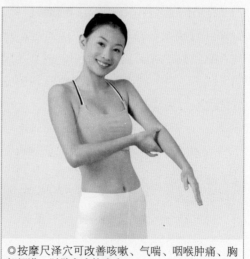

◎按摩尺泽穴可改善咳嗽、气喘、咽喉肿痛、胸部烦满、肘臂挛痛等病症。

人体大药不仅治病，还能预警

经络是人体的活地图，像一张大网一样把身体的各个部位都包括其中了。如果身体上的哪个部位出现问题，相对应的经络也会出现问题，也就是说，当脏腑功能失调，经络就会出现堵塞，不通则痛，就会导致身体产生压痛点，提出预警，这就是经络感能现象。

人可以通过经络感能现象获得疾病信息。因为经络是联系人体脏腑的桥梁。例如，心经属于心脏，络于小肠；肝经属于肝脏，络于胆；肺经属于肺脏，络于大肠；肾经属于肾脏，络于膀胱；心包经属于心包，络于三焦；胃经属于胃，络于脾；大肠经属于大肠，络于肺；小肠经属于小肠，络于心；胆经属于胆，络于肝；三焦经属于三焦，络于心包；膀胱经属于膀胱，络于肾，等等。阴经和阳经就这样交通相连，成为纵横交错的网络。

经络感能现象把内脏的病症通过与之相通的经络沿线反映出来，具体是出现酸、麻、胀、痛或热感、冷感，或者是出现红线、白线、痘疹带、汗带或其他感觉异常现象，如过敏线、湿疹、痣等。

经络感能还存在着这样的现象，即兴奋的病如高血压、甲亢、过敏性疾病及躁狂症会增强敏感性，反之，抑制性疾病就会降低敏感度，如低血压、肾减、抑郁症等，可见经络感能现象的个体差异很大。

另外，清晨刚睡醒状态下可以加强对经络感能的敏感度，所以如果清晨发现上述经络感能信息，应去医进行检查。

通过脸色看一个人的身体状况也是经络预测疾病的最好证明。因为心主血脉，其华在面，面部血脉丰盛，人身"十二经脉，三百六十五络，其血气皆上于面而走空窍"。也就是说，面部的色泽是血气通过经络上注于面而表现出来的，气血的盛衰及运行情况，必定会从面色上反映出来。

人体的各个器官，每时每刻都在运行变化着，一旦发生疾病就会通过种种症状在经络的行走路线上，向我们发出报警信号，如果我们关注经络，重视这些信号，就能够及早预防和治疗疾病，从而减少疾病对我们生命的威胁，保证我们的身体健康和正常生活。

从中国人的面色判断健康状况

类型	面色	可能存在的病症
健康	微黄，红润有光泽	
不健康	红润而无光泽	身体血足，但缺乏运动
	有光泽但没有血色	身体气足，但睡眠不足
	脸色苍白	贫血、慢性肾炎、甲状腺功能减退等
	脸色发黄	脾虚的表现；若突然出现脸色变黄，可能是急性黄疸型肝炎、胆结石、急性胆囊炎、肝硬化、肝癌等疾病
	脸色发黑	是肾虚的表现

我们如何来调动自己身体的大药

调动这些大药的法有很多种而且每一种的效果会不同，一般人可根据自身病症的需要进行选择。下面就向大家简单介绍一下经络养生常用的几种方法，供参考。

❶ 针灸疗法

这是通过经络治病最直接的办法，通过刺激体表穴位，疏通经气，调节人体脏腑的气血功能。

❷ 按摩法

简单有效的按摩手法有三种：

（1）点揉穴位

用手指指肚按压穴位。

（2）推捋经络

推法又包括直推法、旋推法和分推法。所谓直推法就是用拇指指腹或食、中指指腹在皮肤上作直线推动；旋推法是用拇指指腹在皮肤上作螺旋形推动；而分推法是用双手拇指指腹在穴位中点向两侧方向推动。比如走路多了，双腿发沉，这时身体取坐位，双手自然分开，放在腿上，由上往下推，拇指和中指的位置推的就是脾经和胃经。脾主肌肉，推脾胃经可以疏通这两条经的经气，从而达到放松肌肉的效果。

（3）敲揉经络

敲法就是借助保健锤等工具刺激经络的方法。用指端、大鱼际或掌根，吸定于一定部位或穴位上，作顺时针或逆时针方向旋转揉动，即为揉法。这种方法相对推捋来说刺激量要大些，有人甚至提出敲揉比针灸效果还好。

❸ 灸法

利用艾草给皮肤热刺激的一种经络刺激法。此法是一种补法，主要应用于慢性病的治疗上。

在实施灸法的时候，先用一点儿水把皮肤弄湿，在穴位上放上灸，艾草才容易立起来。然后点燃线香，引燃艾草，在感到热时更换新的艾草。若没有特殊状况，一个穴道用灸进行三"状"到五"状"的治疗（烧完一次艾草，称一"状"）。

除了直接燃烧艾草，最简单的灸疗法是线香灸。准备一根线香，点上火，将线香头靠近穴道，一感到热，便撤离。一个穴道反复5～10次。

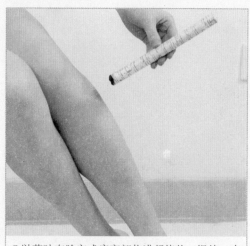

◎以艾叶在腧穴或病变部位进行烧灼、温烤，有温通经络、调和气血、扶正祛邪等作用。

刺激大药，必须掌握"开、闭"时间

穴位的气血旺衰有时间变化，许多人不遵循穴位的开闭变化，胡乱刺激，自然不能有疗效。因此，人体大药也有"开、闭"时间，必须要等到它"开门"的时候才有"药效"。一般来说，按摩需要用子午流注纳子法开穴，然后再结合疾病变化的周期选取按摩的最佳时机。

子午流注是指人体中的十二条经脉对应着每日的十二个时辰，由于时辰在变，因而不同经脉中的气血在不同的时辰也有盛有衰。而子午流注纳子法则指，用干支顺序来表示气血流注的时间规律，以对应相关的脏腑经脉腧穴进行针灸、按摩的一种方法。

另外，值得注意的是，经络只有在适当的温度（25℃左右）下按摩穴位才能被激发活跃起来。因此，激发人体大药还要注意保温。

针灸实验表明，如果把温度降到20℃以下，则针灸的"得气"（酸、麻、胀的感觉）现象就会不明显，因此，临床上经常会看到灸与针，灸与拔罐一起操作，即在针灸和拔罐前先在穴位上进行艾灸，当局部温度升高后，再进行针灸和拔罐，使治疗效果更加显著。

有资料报道，很多顽固性疾病，如感冒高烧不退、肺炎、哮喘、冠心病、消化道溃疡等，只要在其背部热敷10～20分钟，每天两次，就可以逐渐控制这些症状。这说明要使经络按摩发挥作用，温度的刺激和保温至关重要。所以，再进行穴位按摩时，必须在25℃左右的温度条件下进行，如果室温达不到，可以盖上被子进行操作。

十二时辰与十二经络及脏腑的对应关系

卯时	（5点至7点）	大肠经旺，有利于排泄
辰时	（7点至9点）	胃经旺，有利于消化
巳时	（9点至11点）	脾经旺，有利于吸收营养、生血
午时	（11点至13点）	心经旺，有利于周身血液循环
未时	（13点至15点）	小肠经旺，有利于吸收营养
申时	（15点至17点）	膀胱经旺，有利于人体排泄水液，泻火排毒
酉时	（17点至19点）	肾经旺，有利于贮藏一日的脏腑之精华
戌时	（19点至21点）	心包经旺，增强心的力量
亥时	（21点至23点）	三焦经旺，通行气血
子时	（23点至1点）	胆经旺，胆汁需要新陈代谢
丑时	（1点至3点）	肝经旺，有利于养血
寅时	（3点至5点）	肺经最旺，将肝贮藏解毒的新鲜血液输送到百脉

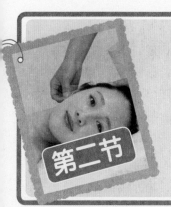

第二节 分布在耳朵上的大药田

耳部大药田的详细分布位置

我们的耳朵就像一个头朝下、臀向上倒缩在母体子宫中的"胎儿缩影"，其分布规律是头面部相对应的穴位在耳垂及其邻近，与上肢对应的穴位在耳舟；与躯干或下肢相对应的穴位在对耳轮和对耳轮上、下脚；与内脏相对应的穴位集中在耳甲艇与耳甲腔；消化系统在耳轮脚周围环形排列。

下面，我们就为大家详细介绍耳部相对应人体各个器官的主要穴位分别在什么部位：

特效耳穴的位置及其功效

序号	器官	部位	功效
1	输尿管	肾、前列腺连线的中外1/3交界处	主治输尿管结石
2	阑尾点	大、小肠穴之间	主治急、慢性阑尾炎
3	艇中点	耳甲艇中央	主治脐周疼痛
4	胰胆点	肝、肾两穴之间	主治胰腺炎、糖尿病、胆道疾病
5	十二指肠	耳轮脚上方外1/3处	主治十二指肠溃疡
6	贲门点	耳轮脚下方外1/3处	主治恶心、呕吐、胸痛。阳性反应多为恶心、呕吐
7	颈点	颈椎内侧缘，近耳甲腔绕	主治落枕、颈部扭伤、单纯性甲状腺肿
8	缘中	对耳屏外上方上绿中点	主治遗尿、崩漏、月经不调、阳痿

续表

序号	器官	部位	功效
9	脑干	在轮屏切迹处	主治精神分裂症、神经官能症、支气管炎、发热、癫痫
10	额点	对耳屏外侧面前下方下缘中点	主治头痛、头晕、嗜睡、记忆力蔽退
11	枕点	对耳屏外侧面的后下方	主治止咳、头晕、头痛、癣痛
12	内耳点	在额点下面	主治耳聋、耳鸣、失眠、眩晕
13	皮质区	对耳屏内侧面	主治神经、心血管、消化系统等疾病。可协助诊断消化、神经、心血管系统疾病
14	内生殖器点	三角窝凹陷处前缘	主治月经不调、痛经、闭经、功能性子宫出血、性功能减退等。如盆腔、前列腺、内生殖器点呈阳性，则提示前列腺炎
15	交感点	对耳轮下脚内1/3的内上方	主治循环、消化系统功能失调，哮喘、痛乏等
16	屏尖	耳屏外侧面上1/2隆起平面的中点	主治炎症、疼痛性疾病
17	肾上腺	在耳屏侧面下1/2隆起的中点	主治低血压、无脉症、咳嗽、感冒、乳腺炎
18	三焦	外耳道孔后下方与耳屏下1/2连线中点	主治泌尿、生殖、消化系统疾病
19	内分泌点	耳甲腔底部，屏间切迹内0.5厘米处	主治泌尿、生殖、消化、内分泌系统疾病
20	垂前	在耳垂中央	主治失眠
21	大肠点	耳轮脚上方的内1/3处	主治痢疾、泄泻、便秘、咽痛等
22	神经衰弱点	颈椎与枕顶穴之间	主治神经衰弱
23	睾丸（卵巢）点	对耳屏内侧前下方。腮腺穴向下0.2厘米处	主治生殖系统疾病、头痛。阳性反应多提示睾丸病变。如伴有盆腔、肾、内分泌反应阳性提示阳瘘
24	心脏点	渴点、外耳连线中点	主治心脏病。该穴和皮质下均呈阳性反应则提示心动过速
25	咽喉点	耳屏内面上1/2中点	主治咽喉肿痛、扁桃体炎
26	外耳	在屏上切迹前凹陷中	主治眩晕、耳聋、耳鸣

序号	器官	部位	功效
27	脊柱	从轮屏切迹至对耳轮下、上脚分叉处。共分5份,自上而下依次为:上1/5为骶椎,上2/5为腰椎,下2/5及中3/5处为胸椎,下1/5为颈椎	主治相应部位疾病,亦可诊断相应部位疾病
28	胸点	胸椎内侧缘、近耳甲腔缘	主治胸痛、肋间神经痛、带状疱疹
29	腹点	腰骶椎内侧绿、近耳腔缘	主治腹痛、腹泻等腹部疾病及消化系统、妇科突病
30	乳腺点	胸与胸椎连线中点为对侧乳腺;胸椎与肋胁连线中点为同侧乳腺	主治乳腺炎、乳腺增生、少乳
31	臀点	对耳轮下脚外1/3处	主治坐骨神经痛
32	食道	耳轮脚下方中1/3处	主治食道炎、梅核气、呼吸不畅、恶心、呕吐。强阳性伴触痛提示食道肿物
33	胃点	耳轮脚消失处	主治恶心、呕吐、胃痛、消化不良等。诊断胃部疾病
34	小肠点	耳轮脚上方中1/3处	主治消化不良、腹泻、腹胀、口舌生疮
35	肾点	对耳轮上、下脚分叉处下方	主治肾炎、腰膝酸软、神经衰弱、耳鸣、眼疾、浮肿。肾、内分泌、肾炎点呈阳性反应提示肾小球肾炎。肾、尿道阳性反应则提示肾盂肾炎
36	前列腺点	耳甲艇内上角	主治前列腺炎、前列腺肥大、性功能障碍
37	膀胱点	肾、前列腺连线的中内1/3处交界处	主治膀胱炎、尿闭、遗尿、腰腿痛
38	肝点	耳甲艇外下方	主治眩晕、眼疾、肋痛、痛经
39	心点	耳甲腔中心凹陷部	主治心血管系统疾病,中暑、惊风
40	肺点	心穴的上、下方	主治呼吸系统疾病、皮肤病、水肿等。肺、内鼻、咽喉呈阳性提示感冒;肺、支气管平喘穴、过敏点呈阳性反应揭示哮喘
41	气管	口、心穴之间	主治咳喘、急慢性咽炎。诊断咽炎、支气管炎参考穴
42	卵巢	屏间切迹外缘与对耳屏内侧缘之间	主治不孕症

耳部大药的取药工具和取药操作方法

❶ 大药的取药工具有哪些

（1）按压的药物

耳穴疗法所用材料可因地制宜，植物种子、药物种子、药丸等都可以，只要具有表面光滑，质硬无副作用，适合贴压耳部穴位，体积大小相应的物质均可选用。

（2）胶布

将医用胶布剪成0.6厘米×0.6厘米的小方块，将贴压药物黏附在胶布中央，逐块排列在纱布上，供治疗时取用。

（3）耳豆板

如果按压耳部的穴位比较多，可以准备一块耳豆板。选用0.3厘米厚的有机玻璃加工成14厘米×16厘米，然后再划成0.6厘米×0.6厘米小方块，每一画线深约0.2毫米，在每一方块中央钻成1~2个1~1.5毫米深，直径1.5~2毫米的小凹陷。将贴压的药物铺满小凹中，用与有机玻璃板同样大小的胶布封贴上面，以切割刀按画线的大小切割开后备用。

（4）其他

可以准备一把蚊式血管钳（或镊子），以夹取上述准备好的贴压胶布并贴到耳穴上；准备适量的75%乙醇和棉签来消毒和擦拭耳朵。

❷ 大药库的取药操作方法

一般来说，进行耳压疗法，我们需要进行以下四步流程：

（1）耳穴探查

进行耳压疗法之前，我们必须找到病变部位，因此需要对全耳进行疾病探查。一般来说，耳部探查分为观察与按摩两种。如果发现异常色泽，或者某部有异常凸起，或摸到耳部某一部位异常疼痛，说明相应部位有病变，需要进行治疗。

（2）耳部消毒

用75%的乙醇棉球擦洗并消毒耳郭，使胶布及贴压物易于贴牢。

（3）进行贴压

左手固定耳郭，右手持已粘好贴压物的胶布对准耳穴贴压好，亦可用血管钳（或镊子）夹持备好的贴压胶布置于耳穴上贴牢，按压片刻。

耳穴贴压时要稍加用力，注意刺激强度，并注意耳穴的方向性、向轮性和低凹性，以使耳郭有发热、胀痛感等为度。

（4）耳部疗法的疗程

每次贴压一侧耳穴，两耳轮流来，3~7日即可更换1次，亦可双耳同时贴压。急性病可稍短，慢性病可稍长。每天患者可自行进行揉按4~5次，每次每个穴位1~2分钟。每5次为一个疗程，疗程间应当休息3~4天。

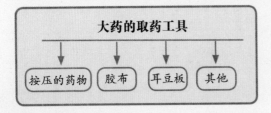

大药的取药工具

按压的药物　胶布　耳豆板　其他

耳部大药常用的刺激手法

一般来说，进行耳压治疗，我们可以采用以下四种刺激手法。这四种手法具有各自不同的功效，每个人可以根据自己的情况选择适合自己的一种：

耳压治疗的四种刺激手法

刺激手法	具体操作方法	疗效
揉按刺激法	这是我们最常用的一种手法，方法很简单：用指腹轻轻将贴压物压实，以不损伤皮肤为原则，然后顺时针带动贴压物在皮肤上旋转，以贴压处有胀、酸、痛或轻微刺痛为度。每次每穴揉按3~5分钟，每天3~5次	这种方法属于补法，具有补虚的作用，一般人都可以使用，但如果是久病体弱、年老体衰及耳部过敏者则必须选择此种方法
对压刺激法	这是一种最简单的方法：用拇指和食指置于耳郭的正、背面，相对压迫贴于耳朵上的贴压物，拇、食指可边压边左右移动或做圆形移动，寻找痛、胀较明显的位置，一旦找到，则最好持续按压20~30秒钟，使贴压处出现沉、重、胀、痛感。另外，还可以在耳郭前面和背面同时进行贴压，这种方法刺激会更大。每日按压3~5次	这种手法是一种强刺激手法，属于泻法，对于实证、年轻力壮的患者、内脏痉挛性疼痛及急性炎症有较好的疗效，但不适合体质虚弱的人，如老年人、儿童、孕妇等
点压刺激法	用指尖一压一松、间断地按压耳穴。每次间隔0.5秒。本法不宜用力过重，以被按压处感到胀而略感沉重刺痛为度。视具体病症和本人耐受程度，每穴每次可点压20~30下，每日3~5次	这种手法是一种弱刺激手法，也属于补法，比较适用于各种虚证、慢性病，如神经衰弱、失眠、心悸、头晕等
直压刺激法	以指尖垂直按压贴压物，至贴压处产生胀痛感。持续按压20~30秒，间隔一会儿，重复按压，每穴4~6次，每日按压3~5次	这种手法也是一种强刺激手法，强度弱于对压刺激法，仍属于泻法，其适应证同对压法。值得注意的是，有些耳穴难以用对压法，如：交感、艇角、大肠等穴位，用泻法时，多用直压法。另外，耳甲腔、耳甲艇的穴位也常用直压法

耳疗六法，提提捏捏就健康

耳部约6厘米长短，其外形似贝壳，又好像是一个蜷缩在母腹子宫中的胎儿。它是听觉器官的组成部分，不仅能帮助收集来自各方面的声音，将声音传入耳道内，还可以帮助人们准确地判断声源的方向。事实上，耳的作用还不止这些，早在公元前，我国第一部医学著作《黄帝内经》中曾说："耳者，宗脉之所聚之地。"它认为，耳朵不是一个孤立的器官，它和全身经络及五脏六腑都存在着密切的联系。

现代医学研究把耳郭比喻为缩小的人体，它与各个器官组织都有一定的联系，人体各器官组织在耳郭的局部皮肤上都有相应的刺激点，一旦器官组织发生病变，耳上的某个特定部位就会产生一定的变化和反应。因此刺激某个耳穴时，就可以诊断和治疗体内相应部位的疾病。一些有经验的医学专家可以通过耳部皮肤颜色的深浅变化，有无凹凸变形、结节或脱屑，毛细血管是否充盈等协助诊断疾病。

下面，我为大家介绍几种耳部反射区按摩的方法：

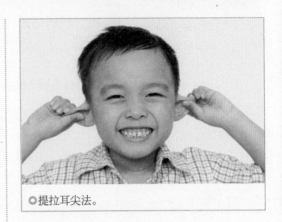

◎提拉耳尖法。

❷ 上下按摩耳轮，并向外拉

以拇、食二指沿耳轮上下来回按压、揉捏耳轮，使之发热发烫，然后向外拉耳朵15～20次。耳轮处主要有颈椎、腰椎、胸椎、腰骶椎、肩、肘等部位的反射区。

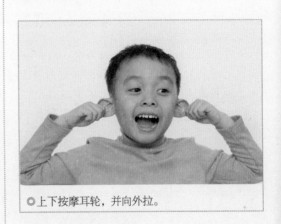

◎上下按摩耳轮，并向外拉。

❶ 提拉耳尖法

用双手的拇指、食指捏耳上部，先揉捏此处，然后往上提揪，15～20次，直至该处充血发热。此处主要有人体的盆腔、内外生殖器、足部、踝、膝、胯关节等。

❸ 下拉耳垂法

先将耳垂揉捏、搓热，然后向下拉耳垂15～20次，使之发热发烫。耳垂处的穴位有头、额、眼、舌、牙、面颊等部位的

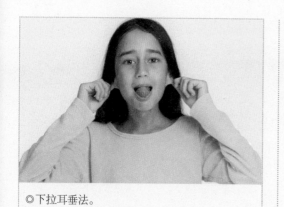

◎下拉耳垂法。

反射区。

❹ 按压耳窝

先按压外耳道开口边的凹陷处，此处有心、肺、气管、三焦等部位的反射区，按压15～20下，直至此处发热发烫。然后按压上边凹陷处，此处有脾、胃、肝、胆、大肠、小肠、肾、膀胱等部位的反射区，来回摩擦按压15～20次。

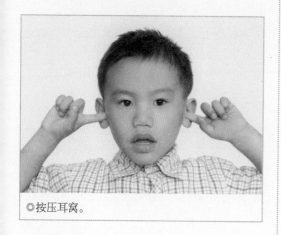

◎按压耳窝。

❺ 搓耳

握住双耳廓，先从前向后搓49次，再从后向前搓49次，以耳郭皮肤略有潮红，局部稍有烘热感为宜。每天早、晚各进行

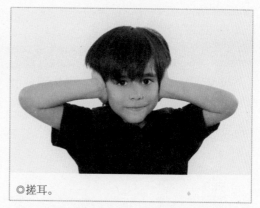

◎搓耳。

1次。搓过双耳后会有一种神志清爽、容光焕发的感觉。

❻ 双手扫耳

手掌打开，以虎口把耳朵由后向前扫，这时会听到"嚓擦"的声音。每次

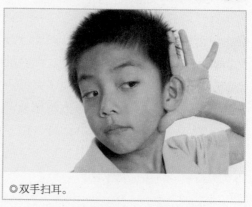

◎双手扫耳。

20～30下，每天数次。

上面介绍的耳部六种按摩手法，基本上将耳部各处都按摩到了，按摩的程度一定要有发热发烫的感觉，这样可促进耳部的血液循环，治疗的信息就会通过体内的传导经络传导到相应的脏腑，改善相应脏腑的功能，起到治病和保健的作用。

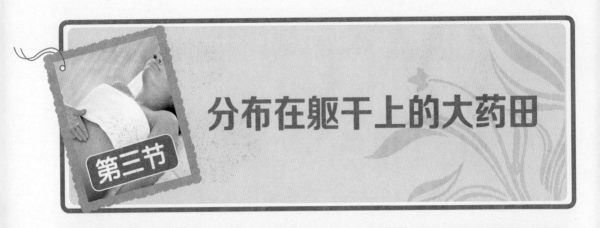

第三节 分布在躯干上的大药田

返老还童、起死回生的大药——神阙穴

神阙就是我们常说的肚脐眼儿，在中医当中，它有"命蒂"之称。这是为什么呢？

首先，脐是胎儿从母体吸收营养的途径，向内连着人身的真气真阳，能大补阳气；其次，神阙穴发生异常变化，都可以借刺激神阙穴来调整，达到"阴平阳秘，精神乃治"的状态。中医认为脐腹属脾，所以本穴能治疗脾阳不振引起的消化不良、全身性的阳气不足，包括四肢发凉怕冷、男科、妇科等多种生殖系统疾病。

下面就为大家介绍一下用神阙穴治病保健的简单方法。

① 敷药

小儿腹泻：取云南白药用75％乙醇调成糊状，敷于神阙穴，24小时换药一次。

遗尿：用醋调桂枝末，贴敷于神阙穴，24小时换药一次。

妊娠呕吐：将丁香、半夏、生姜等分别碾成细末，用生姜浓汁调为糊状，敷在脐部，外盖纱布，并用胶带固定，24小时后取下，连用三日。

② 指压保健

中指隔衣压在肚脐上，力度最好是有一定压迫感，又不太难受，然后排除杂念，集中思想在"脐上"，自然呼吸100次以上，每天睡前指压一次。此法有补脾虚、振食欲的作用。特别适合老年朋友。

③ 隔盐灸

取少量食盐放在脐窝，上面放钱币大小的生姜片，再拿艾条灸，此法有温脾胃、补肾阳的作用。

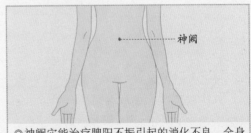

神阙

◎神阙穴能治疗脾阳不振引起的消化不良、全身性的阳气不足。

固护元气，关元穴是首选

关元穴同时为任脉穴位、小肠募穴和足三阴会穴，所以对足三阴、小肠、任脉这些经行部位发生的病都有疗效，有培补元气、肾气，暖下元的作用。

关元为一身元气之所在，是生化之源，男子藏精、女子藏血之处，主生殖，主元气，故为全身养生保健、强壮要穴。前人有"当人身上下四旁之中，故又名大中极，为男子藏精、女子蓄血之处也"的

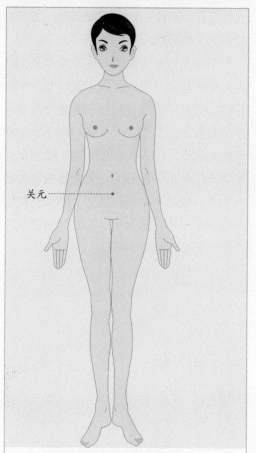

◎关元穴是男子藏精、女子蓄血之处，长期刺激关元穴可使人元气充足、延年益寿。

关元

说法。长期刺激关元穴可使人元气充足、延年益寿。刺激关元穴用灸比较好，每天坚持灸15~20分钟，两周后就会感觉性功能有明显的提高，对那些老是感觉腰部发凉、阳痿、早泄及体质虚弱导致的眩晕、无力、怕冷的人效果最好，还可以治疗突发的昏厥。

长期灸关元穴，会感觉后腰两肾部位有明显的发热感，有热气自关元穴斜向两侧上方，非常舒服。还有，很多老年人睡眠不好，灸一段时间的关元穴就能改善，效果很好。寻找关元穴时，可采用仰卧的姿势。关元穴位于下腹部，前正中线上，从肚脐到耻骨上方画一线，将此线五等分，从肚脐往下五分之三处。

关元穴具有温肾固精、补气回阳、清热利湿、调理冲任、理气除寒的功能，主治各种虚损及泌尿生殖系统各种病症。具体如遗精、早泄、阳痿、遗尿、小便不利、尿频、尿闭、尿血、便血、脱肛、疝气、泄泻、痢疾、月经不调、不孕、崩漏、经闭、痛经、赤白带下、阴挺、产后恶露不止、中风脱症、虚劳冷惫、羸瘦无力、消渴、小腹冷痛等。

关元穴保健法

①较好的治疗方法：灸疗

②功效：温肾固精、补气回阳、清热利湿、调理冲任、理气除寒

③主治：各种虚损及泌尿生殖系统各种病症

命门强肾，中脘穴健胃

❶ 温暖命门，让你"虎背熊腰"

命门穴位于后背两肾之间，第二腰椎棘突下，与肚脐相平对的区域。为人体的长寿大穴。其功能包括肾阴和肾阳两方面的作用。

现代医学研究表明，命门之火就是人体阳气，从临床看，命门火衰的病与肾阳不足证多属一致。补命门的药物又多具有补肾阳的作用。

锻炼命门穴可强肾固本，温肾壮阳，强腰膝固肾气，延缓人体衰老。并对阳痿、脊强、遗精、腰痛、肾寒阳衰，四肢困乏、行走无力、腿部浮肿、耳部疾病等症有良好的治疗作用。

一般来讲，命门穴的保健方法有两种：

一是用掌擦命门穴及两肾，以感觉发热发烫为度，然后将两掌搓热捂住两肾，意念守住命门穴约10分钟即可。

二是采阳消阴法：方法是背部对着太阳，意念太阳的光、能、热，源源不断地进入命门穴，心意必须内注命门，时间约15分钟。

❷ 胃的"灵魂腧穴"——中脘穴

中脘穴位于上腹部，前正中线上，脐中上4寸处。是四条经脉的会聚穴位，同时号称胃的"灵魂腧穴"。具有健脾和胃，补中益气之功。

主治各种胃腑疾患。适宜绝大多数的胃及十二指肠疾病，如：胃及十二指肠溃疡、慢性胃炎、萎缩性胃炎、胃下垂等。尤其对缓解胃痛和治疗消化不良十分有效。

中脘穴的常用保健方法是摩揉法，即是双掌重叠或单掌按压在中脘穴上，顺时针或逆时针方向缓慢行圆周推动。注意手下与皮肤之间不要出现摩擦，即手掌始终紧贴着皮肤，带着皮下的脂肪、肌肉等组织做小范围的环旋运动。使腹腔内产生热感为佳。操作不分时间地点，随时可做，但以饭后半小时做最好，力度不可过大，否则可能出现疼痛和恶心。

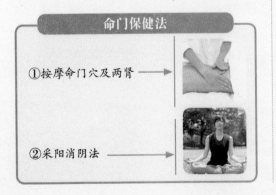

命门保健法

①按摩命门穴及两肾 →

②采阳消阴法 →

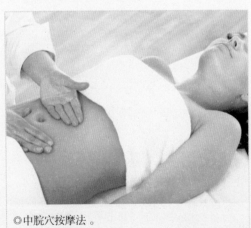

◎中脘穴按摩法。

促进体内阴阳循环的会阴穴

会阴穴位于人体肛门和生殖器的中间凹陷处。顾名思义，会阴就是阴经脉气交会之所。此穴与人体头顶的百会穴为一直线，是人体精气神的通道。百会为阳接天气，会阴为阴收地气，二者互相依存，相似相应，统摄着真气在任督二脉上的正常运行，维持体内阴阳气血的平衡，它是人体生命活动的要害部位。

经常按摩会阴穴，能疏通体内脉结，促进阴阳气的交接与循环，对调节生理和生殖功能有独特的作用。同时还可治疗痔疮、便血、便秘、妇科病、尿频、溺水窒息等症。

会阴穴的保健方法有：

一是点穴法：睡前半卧半坐，食指搭于中指背上，用中指指端点按会阴108下，以感觉酸痛为度。

二是意守法：姿势不限，全身放松，将意念集中于会阴穴，守住会阴约15分钟，久之，会阴处即有真气冲动之感，并感觉身体轻浮松空，舒适无比。

三是提肾缩穴法：取站式，全身放松，吸气时小腹内收，肛门上提(如忍大便状)，会阴随之上提内吸，呼气时腹部隆起，将会阴肛门放松，一呼一吸共做36次。

接下来，再介绍一种会阴穴按摩法：取仰卧式，将双腿屈膝盘起。将双手相对合搓热之后，用左手按摩会阴穴。按摩速度和力量以适应为度，一边按摩一边默数1~100个数。即按摩的次数，一上一下为1次功。当会阴穴有了热胀感时，即停止按摩。随着气力、体力增强之后，可以增加按摩次数。练这节功法之时，要意念会阴穴。

会阴穴配合其他穴位，有其他疗效：

①配三阴交，有强阴醒神的作用，主治产后暴厥。

②配鱼际，有养阴泻热的作用，主治阴汗如水流。

③配中极、肩井，有行气通络，强阴壮阳的作用，主治难产，胞衣不下，宫缩无力，产门不开等。

④配肾俞，治遗精。

⑤配蠡沟，治阴痒。

⑥配人中，阴陵泉，治溺水窒息。

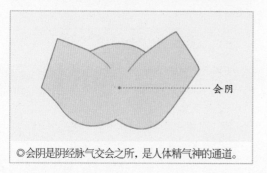

◎会阴是阴经脉气交会之所，是人体精气神的通道。

会阴保健法

做法：①点穴法②意守法③提肾缩穴法。

功效：疏通体内脉结，促进阴阳气的交接与循环，对调节生理和生殖功能有独特的作用。

人体大气所归的性命之祖——气海穴

武侠作品里经常说"丹田之气"，这里的"丹田"就是指气海穴。丹田穴位于身体前正中线上，肚脐正中下1.5寸。此穴与人的元气相通，是元阳之本、真气生发之处，能鼓舞脏腑经络气血的新陈代谢，使之流转循环、自动不息，生命因此得以维持，故又有"性命之祖"之称，也称为"十二经之根""五脏六腑之本"。又因为丹田是"呼吸之门"，又是任、督、冲三脉所起之处，全身气血汇集之所，故此也称为"气海"。

本穴主治性功能衰退，对妇科虚性疾病，如月经不调、崩漏、带下，或者男科的阳痿、遗精以及中风脱症、脱肛都有很好的防治作用，特别对中老年人有奇效。古代医家认为，丹田之气由精产生，气又生神，神又统摄精与气，作用非常重要。精是本源，气是动力，神是主宰，丹田内气的强弱，决定了人的盛衰存亡。气功中所谓的"气降丹田"，其实就是腹式呼吸，是将所吸入的氧气运至丹田深处并逐渐下降到小腹脐下，这时会感到有一团热气汇聚在丹田处，热气再往下沉至会阴间，这样的呼吸能使全身血液鼓荡，加速流通，从而起到上述功效。

刺激气海穴可用按揉或艾灸的方法，还可以通过腹式呼吸达到保健功效。日常生活中，人们采用的多是靠胸廓的起伏达到呼吸的目的，即胸式呼吸，这样肺的中下部就得不到充分的利用，同时也限制了人体吸入的氧气量。而腹式呼吸是加大腹肌的运动，常有意识地使小腹隆起或收缩，从而增加呼吸的深度，最大限度地增加氧气的供应，就可以加快新陈代谢，减少疾病的发生。正确的腹式呼吸应首先放松腹部，用手抵住气海，徐徐用力压下。在压时，先深吸一口气，缓缓吐出，缓缓用力压下，6秒钟后再恢复自然呼吸。如此不断重复，则可强身健体、延年益寿。

气海 ————

◎气海穴就是"丹田"，它是"呼吸之门"，又是任、督、冲三脉所起之处，全身气血汇集之所。

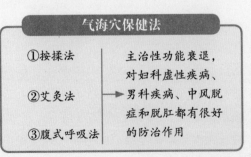

气海穴保健法	
①按揉法	主治性功能衰退，对妇科虚性疾病、男科疾病、中风脱症和脱肛都有很好的防治作用
②艾灸法	
③腹式呼吸法	

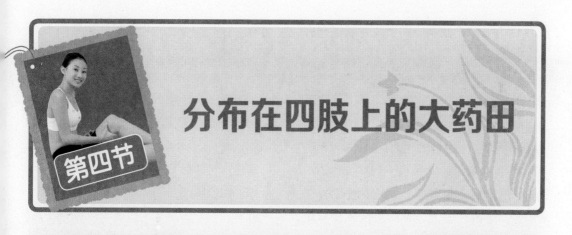

分布在四肢上的大药田

第四节

要延年益寿，就好好"伺候"足三里

足三里被视为"人体第一长寿穴"，位于膝盖边际下三寸，这里的"三寸"指的是人四个手指并在一起的宽度，因人而异，在胫骨和腓骨之间。足三里是足阳明胃经的合穴，胃的下合穴。

所谓"三里"，是指理上、理中和理下。因为胃处在肚腹的上部，胃胀、胃脘疼痛的时候就要"理上"，按足三里时要同时往上方使劲；腹部正中出现不适时，就"理中"，往内按；小腹在肚腹的下部，所以小腹上的病痛，需要在按住足三里的同时往下方使劲，即"理下"。

大量的实践证明，足三里是一个很重要的穴位，不仅能防治多种疾病，还能够强身健体。民间有"肚腹三里留"这种说法，可见从古至今，人们非常重视足三里的保健作用。经常刺激足三里穴，可使胃肠蠕动有力而规律，并提高多种消化酶的活力，增进食欲，帮助消化；可以改善心脏功能，调节心律，增加红细胞、白细胞、血色素和血糖量；对垂体—肾上腺皮

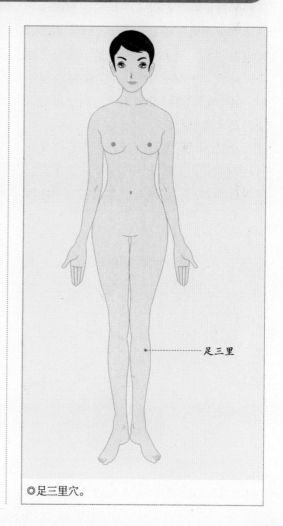

足三里

◎足三里穴。

质系统有双向良性调节作用，并能提高机体防御疾病的能力。

现代人通常气血不足，身体处于亚健康状态，这在很大程度上都是受了消化不好的影响。胃肠功能不好，人体的吸收能力就低，吃进身体里的食物经常因为无法吸收而直接排出，营养得不到充分利用，身体自然就不好。所以，每天用手指揉上5分钟，坚持10多天，你的食欲就会有改善，身体也会明显感觉舒服。

按揉足三里穴能预防和减轻很多消化系统的常见病，如胃十二指肠球部溃疡、急性胃炎、胃下垂等，解除急性胃痛的效果也很明显，对于呕吐、呃逆、嗳气、肠炎、痢疾、便秘、肝炎、胆囊炎、胆结石、肾结石绞痛以及糖尿病、高血压等，也有很好的作用。

刺激足三里也可用艾灸，就是把艾炷直接放在穴位上面灸，皮肤上面不放置任何导热的东西。这样对提高人体自身免疫

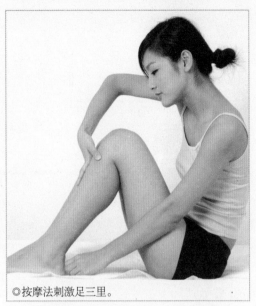

◎按摩法刺激足三里。

力有好处，对于那些由于机体免疫力下降导致的慢性疾病效果很好，比如哮喘。

艾条在中药店里可以买到。每星期艾灸足三里穴1~2次，每次灸15~20分钟，艾灸时让艾条离皮肤大概2厘米就行，灸到局部的皮肤发红，并缓慢地沿足三里穴上下移动，注意不要烧伤皮肤。

还可以用手或按摩锤经常按揉敲打足三里，每次5~10分钟，做到使足三里穴有一种酸胀、发热的感觉即可。

总之，不管使用哪种方法，一定要每天都坚持，并按要求去做。

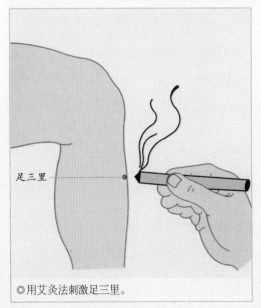

足三里

◎用艾灸法刺激足三里。

足三里保健法

做法：①艾灸法②按摩法。

功效：可使胃肠蠕动有力而规律，并提高多种消化酶的活力，增进食欲，帮助消化；可以改善心脏功能，调节心律，增加红细胞、白细胞、血色素和血糖量；对垂体—肾上腺皮质系统有双向良性调节作用，并能提高机体防御疾病的能力。

经常按摩涌泉穴，能防止未老先衰

我们每个人都有多个"长寿穴"，"涌泉穴"就是其中之一。若常"侍候"这个穴位，便可以身体健康，延年益寿。

中医认为，肾是主管生长发育和生殖的重要脏器，肾精充足就能发育正常，耳聪目明，头脑清醒，思维敏捷，头发乌亮，性功能强盛。反之，若肾虚精少，则记忆减退，腰膝酸软，行走艰难，性能力低下，未老先衰。

因此，经常按摩此穴，有增精益髓、补肾壮阳、强筋壮骨之功，并能治疗多种疾病，如昏厥、头痛、休克、中暑、偏瘫、耳鸣、肾炎、阳痿、遗精、各类妇科病和生殖类病。

涌泉穴与人体生命息息相关。涌泉，顾名思义就是水如泉涌。水是生物体进行生命活动的重要物质，水有浇灌、滋润之能。据现代人体科学研究表明，人体穴位的分布结构独特，功用玄妙。人体肩上有一"肩井"穴，与足底涌泉穴形成了一条直线，二穴是"井"有"水"上下呼应，从"井"上可俯视到"泉水"。有水则能生气，涌泉如山环水抱中的水抱之源，给人体形成了一个强大的气扬，维护着人体的生命活动。

涌泉的正确位置是在足底：正坐或者仰卧，跷足，在足底部，当足趾向下卷时足前部的凹陷处，约相当于足底二、三趾趾缝纹头端与足跟连线的前1/3与后2/3交界处。涌泉穴的保健手法主要是按摩。方法：睡前端坐，用手掌托来回搓摩涌泉及足底部108次，要满面搓，以感觉发烫发热为度，搓毕，再用大拇指指肚点按涌泉49下，以感觉酸痛为度，两脚互换。末了，再用手指点按肩井穴左右各49次即可。

另外，再向大家介绍几种涌泉的常用方法：

①口腔溃疡时，将吴茱萸粉碎以后用醋调成糊状，贴在涌泉穴上，外面再用胶布固定，效果很好。

②采用艾灸，每天至少一次，每次10～15分钟，灸过后喝点儿温开水。如果是穴位贴敷的话就要买些中药，打成细粉，然后用鸡蛋清调成糊状，每天睡觉前贴敷在穴位上，两侧的穴位交替使用。常用的药物有以下几种：桃仁、杏仁、栀子、胡椒、糯米。

③把中指屈曲，用指间关节或者牙签、圆珠笔之类的去点涌泉穴，可治心绞痛。每次20分钟，坚持一周，可防治呼吸道疾患。

涌泉穴保健法

功效：增精益髓、补肾壮阳、强筋壮骨，并能治疗多种疾病。

主治疾病：①治疗口腔溃疡②治疗高血压③防治呼吸道疾病。

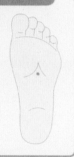

合谷穴止痛，内关穴护心

❶ 抗击疼痛的自然疗法——刺激合谷穴

合谷穴位于手背，第一掌骨间隙之中点处，或第二掌指关节与阳溪穴之间的中点处，稍靠近食指侧。

中医认为，合谷穴能够调节人体生命活动的原动力。坚持按揉刺激合谷穴，可以获得自然治愈疾病的功效。可疏风止痛，通络开窍。

合谷穴适用于缓解各种疼痛，无论外伤还是内科疾病引起的疼痛，均有良好的镇痛作用，尤擅缓解晚期癌症病人的恶性疼痛。此外，还可以治疗头晕、恶心等各种异常症状。它是实行针灸麻醉时最常用的穴位。

按摩方法：用对侧拇指按揉即可，也可用三指拿捏合谷穴处皮肤，随时随地都可以操作。力量可以大些，没有副作用和危险。以感到酸胀且能够忍受为度。

但体质较差的病人，不宜给予较强的刺激，孕妇一般不要按摩合谷穴。

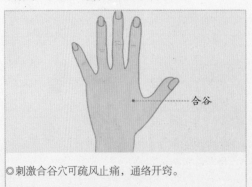

◎刺激合谷穴可疏风止痛，通络开窍。

❷ 内关穴，时刻为心脏保驾护航

寻找内关穴，这里有个简单的方法：

手掌朝上，在腕横纹上两寸(同身寸相当于三指并拢的宽度)，当握拳并且手腕上抬时，就能在手臂中间看见两条"筋"，内关就在腕上两寸的两筋之间。内关穴有"宁心安神、理气止痛、和胃降逆"的作用。鉴于它的这些功用，它的主治范围为心脏系统疾病、胃肠不适等。

首先，内关穴可调节心律失常。每天花两分钟左右按揉，感觉有酸胀感即可。

内关作为冠心病的日常保健穴位之一，经常按揉该穴位，可以增加心脏的无氧代谢，增强其功能。

其次，内关穴可止住打嗝和呕吐。在中医里，呕吐和打嗝的病机是一样的，都属于"胃气上逆"。本来胃气应该是向下的，就是说"脾主升清，胃主降浊"，但是胃气不降反升，浊气上泛，就会产生恶心呕吐、呃逆等病症。

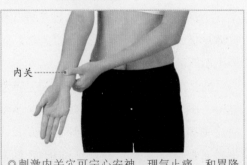

◎刺激内关穴可宁心安神、理气止痛、和胃降逆，可调节心律失常，还可以止住打嗝。

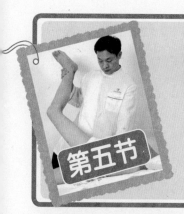

外科病症应该找哪些大药

第五节

半身不遂，推拿人体大药效果最好

半身不遂又叫偏瘫，是指一侧上下肢、面肌和舌肌下部的运动障碍，它是急性脑血管病的一种常见症状。

中医认为，偏瘫的原因是由于湿痰内盛，气虚吹盛，以致肝阳上亢、肝风内动而导致机体的气血阴阳失调。中医把凡是偏瘫又见昏迷的叫中脏腑；颜面局部或颜面与肢体的偏瘫，但无昏迷的叫中经络。推拿治疗多适用于后者。

半身不遂的临床常见症状是：半身肢体不遂，口眼歪斜，语言障碍，口角流涎，吞咽困难，并伴有颜面、手足麻木，肢体沉重或手指震颤等。

可用推拿穴位疗法改善，具体操作方法如下：

①对上肢半身不遂的患者，穴位推拿以点揉法最好，用力拉其患肢，抖其臂，并活动其肩关节、肘及腕后，再捏合谷穴10余下。然后用手托患肢，用一只手拨动腋窝下大筋，使其有麻木感，可传到手指部，再揉搓十指，使血贯通到指尖。最后用双手搓其臂百余下，至皮肤发热为止。每天上下午各施治一次，健肢及患肢一同进行。在施治中对患肢要根据病情做适度的按摩。

②于下肢患者，其操作次序基本相同。但仍先施治穴位，后进行拉、抖及转动屈伸其上中下关节，但着重于血脉及膝眼四脉的按摩。

③血根四脉的按摩采用扣法。用两手大拇指按住血根二脉(在膝肌内前面皮肤上面，左右距离约1寸多)，并在腿后侧用食指或中指对准上血根二脉位置扣紧，和下血根二脉两筋正中的穴位，迫使血液在筋脉血管中得到逐步流畅，促使患肢血液循环畅通无阻。每一穴位点揉轻重各6次，共36次，以加至108次为准则。应以患者体质强弱来增减活动次数，每天上下午各施治一次为宜。同时可轻轻拍打患肢，使萎缩塌陷的肌肉兴奋膨胀并继续发育。

只要按照以上方法长期坚持，半身不遂患者的病情必然会有好转。

遇小腿抽筋，点压腿肚承山穴即刻缓解

生活中，不少人经常会突然出现小腿抽筋。别小看小腿抽筋，厉害时，还真让人难受，使人动弹不得。发生在小腿和脚趾的肌肉痉挛最常见，发作时让人疼痛难忍，尤其是半夜抽筋时人往往会痛醒，好长时间不能止痛，且影响睡眠。此时如果采取中医的点穴法，还真能起到立竿见影的效果，那就是点按承山穴。

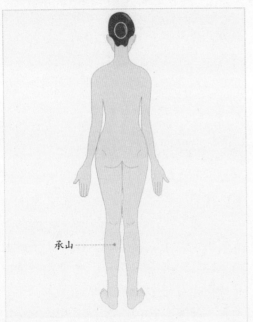

◎承山穴属于足太阳膀胱经，有疏通经络、散热通积的功效。

承山穴是位于人体小腿后面，腓肠肌两肌腹之间的凹陷顶端，左右小腿各一穴。"承"指承接，"山"指山路，其所处位置形如山谷，因而得名。承山穴属于足太阳膀胱经，有疏通经络、散热通积的功效。对治疗痔疮、肛裂、下肢疼痛麻木、肩周炎、无器质性病变的便秘都有很好的疗效。

这个穴位找起来也比较方便，顺着小腿后面往下推，肌肉变薄处或者感觉到一个尖儿的地方就是。在进行点按时小腿会感到酸、胀或者疼，但点完之后效果很好。

具体操作方法：当发生小腿抽筋时，患者首先选好椅子取轻松的坐姿，自己或请他人帮忙，以大拇指稍用力点按患腿的承山穴，用力要大，力达肌肤深层，接着按顺、逆时针方向旋转揉按各60圈；然后，大拇指在承山穴的直线上下擦动数下，令局部皮肤有热感；最后，以手掌（虚掌）拍打小腿部位，使小腿部位的肌肉松弛。几分钟甚至几秒钟后，小腿转筋症状即可消失。

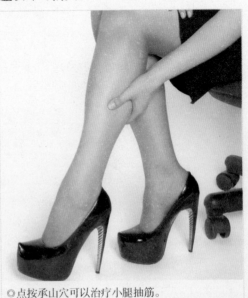

◎点按承山穴可以治疗小腿抽筋。

六味大药治颈肩痛，四味大药防治膝关节骨刺

1 治愈颈肩痛，六味大药就足够

若脖子和肩膀出现疼痛，但程度并多不剧烈，以酸胀不适或轻度的几个点痛为主，常反复发作；到了活动的时候，能听到关节"咔嗒、咔嗒"的响，就是我们所谓的颈肩痛，这种疼痛常在疲劳时加重，休息后减轻。

治疗颈肩痛的六味妙药：风池、风府、天柱、颈百劳、肩井、阿是穴。

颈肩痛的治疗非常简单，你可以先用轻柔的手法自我按摩颈部，放松局部肌肉。然后，可以自己用手指点按颈背部的风池、风府、天柱、颈百劳、肩井和阿是穴六味妙药，也可以请家人帮忙，每穴点按3分钟左右即可。

治疗颈肩痛，除了按摩外，还可以配合颈项部的保健操，即颈部轻缓地左右旋转或前后俯仰，可以用双手护住颈部并给予一定的对抗力。当然，如果有条件也可以用热毛巾或热敷袋进行局部的热敷，这样有助于增加指压的效果。

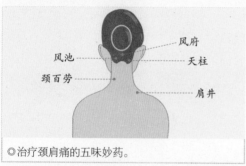

◎治疗颈肩痛的五味妙药。

2 四味大药，专门防治膝关节骨刺

有一种老先生刚刚退休就查出膝关节长了骨刺，无论内服药，还是外敷药，效果都不明显。后来，他经朋友介绍，找中医做了3个多月的穴位按摩，结果疼痛疾病消失了。

防治这种骨刺的基本穴位主要分布在膝部，按摩方法很简单。用自己的手掌，先从内、外膝眼(髌骨下，髌骨韧带两旁凹陷中)开始各按摩100～200次，再接按摩梁丘穴(髌骨之上外侧直上二寸凹陷处)、鹤顶(髌骨中直上一寸处)各100～200次，用手掌以顺时针用点儿力旋转按摩即可。按摩十天半月即可见效果，但也可继续按摩，直至不疼为止。

事实上，这种防治的原理就是通过按摩加速血液循环，增强膝关节肌肉的韧力，迫使骨刺收敛、软化，从而减轻或减少了疼痛。更值得的一提的是，即使膝关节没病经常按摩按摩，同样可起到保健作用。

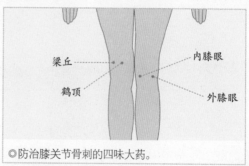

◎防治膝关节骨刺的四味大药。

落枕，随手便可治愈的小病

我们在生活中常遇到这样的情况，某天早晨起床突然感到脖子痛，头只能歪向一侧，活动不利，不能自由旋转后顾，如向后看时，须向后转动整个躯干。其实，这就是我们常说的落枕，或称"失枕"，是一种常见病，轻者4～5天自愈，重者疼痛严重，可延至数周不愈。

为什么我们会落枕？

落枕一方面可因肌肉扭伤所致，如夜间睡眠姿势不良，或因睡眠时枕头不合适使头颈处于过伸或过屈状态，引起颈部一侧肌肉紧张，时间较长即可发生静力性损伤，从而导致肌筋强硬不和，气血运行不畅，局部疼痛不适，动作明显受限等。另一方面可因外感风寒所致，如睡眠时受寒，盛夏贪凉，使颈背部气血凝滞，筋络痹阻，以致僵硬疼痛，动作不利。同时，

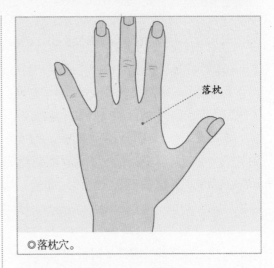

◎落枕穴。

颈椎病也可引起反复"落枕"。

巧除落枕的三位大药：风池、肩井、落枕关于落枕的按摩，具体操作手法为：将左手或右手的中、食、无名三指并拢，在肩颈部疼痛处找准压痛点(多在胸锁乳突肌、斜方肌等处)，以此为中心由轻到重按摩5分钟，也可左右手交次进行；用手掌侧(小鱼际部)在肩颈部自上而下，自下而上轻轻快速打击2分钟左右；用拇指或食指拿捏左右风池穴、肩井穴2分钟；用拇指或食指点按落枕穴，待有酸胀感觉时再持续按压3分钟；最后进行头颈部前屈、后仰，左右侧偏及旋转等活动，要注意缓慢进行，切不可用力过猛。同时，若再配合局部热敷可能疗效更佳。

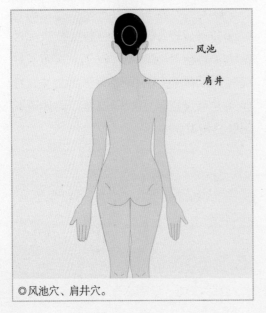

◎风池穴、肩井穴。

落枕的原因

①因肌肉扭伤所致

②因外感风寒所致

治牙疼，人体大药比消炎药更管用

俗话说："牙疼不是病，病起来真要命"，相信受过牙疼折磨的朋友都对这句话有深刻的体会。去看西医，医生会告诉你是炎症，然后开一堆消炎药让你回家吃，如果牙坏了，就会建议你把坏牙拔掉。牙坏了，失去了它的正常功能，当然可以拔掉，但是对于一般的牙疼，我们大可不必如此"伤筋动骨"，因为我们人体有自生的消炎药，而且比药店买来的药更管用。

中医认为，牙疼主要是由风热侵袭、胃炎上蒸、虚火上炎三种原因造成的，因此，在治疗时，只要弄清牙疼的病因，就可以对症治疗了。

❶ 风热侵袭

风热侵袭，火郁牙龈，淤阻脉络，故

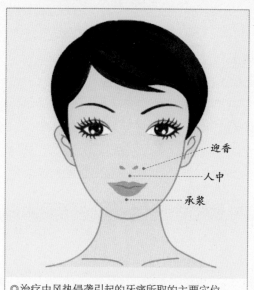

◎治疗由风热侵袭引起的牙痛所取的主要穴位。

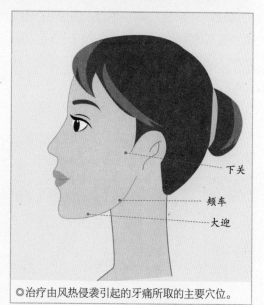

◎治疗由风热侵袭引起的牙痛所取的主要穴位。

牙齿疼痛。宜疏风清热、消肿止痛。

临床表现： 牙痛突然发作，阵发性加重，得冷痛减，受热加重，牙龈肿胀；形寒身热，口渴；舌红苔白或薄黄，脉浮数。

选穴： 前三齿上牙痛取迎香、人中，下牙痛取承浆；后五齿上牙痛取下关、颧突凹下处，下牙痛取耳垂与下颌角连线中点、颊车、大迎。以指切压，用力由轻逐渐加重，施压15～20分钟。

❷ 胃炎上蒸

足阳明胃经循行到牙齿，由于胃火炽盛，循经上蒸到齿龈，"人身之火，惟胃最烈"，故牙齿痛，牙龈红肿比较严重。宜清胃泻热、凉血止痛。

临床表现： 牙痛剧烈，牙龈红肿或出脓血，得冷痛减，咀嚼困难；口渴口臭，溲赤便秘，舌红苔黄燥；脉弦数或洪数或滑数。

选穴：按揉二间、内庭，症状立刻就会减轻很多。

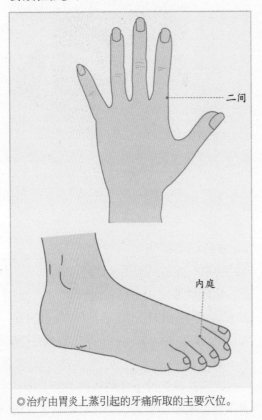

◎治疗由胃炎上蒸引起的牙痛所取的主要穴位。

❸ 虚火上炎

肾阴虚，虚火上炎，结于齿龈，故牙齿隐隐作痛或微痛，午后阳明经气旺盛，更助虚火上炎，因此午后疼痛较重。宜滋阴益肾、降火止痛。

临床表现：牙痛隐隐，时作时止，日轻夜重，牙龈暗红萎缩，牙根松动，咬物无力；腰膝酸软，五心烦热；舌嫩红少苔，脉细数。

选穴：每天刺激双侧合谷、手三里、太溪穴。其中，太溪宜在每天晚上泡脚后按揉，每次5分钟，合谷和手三里不定时地按揉可以帮助减轻疼痛。

除穴位疗法外，牙疼患者平时还应注意饮食调节，饮食不宜过温、过冷，并宜食清淡食物，忌辛辣煎炒及过酸、过甜。要注意口腔卫生，每日早晚刷牙，除去牙面和牙间隙中污垢及食物碎屑。保持牙齿洁净，是防治牙病的重要措施。

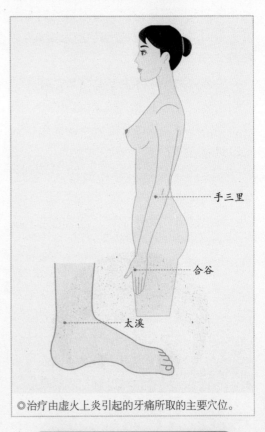

◎治疗由虚火上炎引起的牙痛所取的主要穴位。

引起牙疼的主要原因

①风热侵袭

②胃炎上蒸

③虚火上炎

腰痛，有无原因均可下手

关于腰痛，一方面，中医认为"腰为肾之府"，肾气的盛衰直接决定腰的状态，人年轻时，肾气旺，腰几乎都没问题，但上了年纪，就会出现不同程度的肾虚，腰的毛病也就花样百出了；另一方面，当人体受到寒湿之邪，体内气血便出现凝结，造成经脉阻塞，于是腰部就会酸痛不舒服。

肾虚型腰痛，通常起病缓慢，隐隐作痛，腰膝酸软乏力，劳累则会加重病情。其经络按摩取足太阳和督脉经穴为主，选用穴位包括肾俞、委中、夹脊、阿是穴、命门、志室及太溪，每天请家人帮忙按摩几分钟，尤其是疼痛发作时，非常有效。

寒湿型腰痛，多因坐卧冷湿之地、涉水冒雨、身劳汗出或衣着冷湿而致，这类患者多逢气候骤变，阴雨风冷，疼痛增剧。其经络按摩取足太阳和督脉经穴为主，选用穴位包括肾俞、委中、夹脊、阿是穴、风府及腰阳关穴。

另外，各种莫名腰痛同样可以找经络帮忙，而且一穴即可。

专家发现，按摩、针灸或敲打右臂少海穴，可以治疗莫名的腰痛症状。右少海

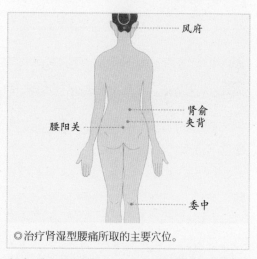
◎治疗肾湿型腰痛所取的主要穴位。

穴在手少阴心经上，在右手臂的肘弯处，只此一穴，其他辅助穴位都不需要，很奏效，也很神奇。具体的按摩或敲打时间，可以依病情而定，10分钟或以上均可。

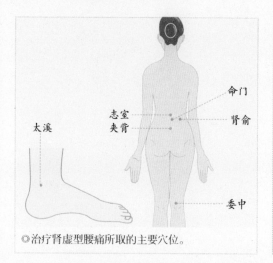
◎治疗肾虚型腰痛所取的主要穴位。

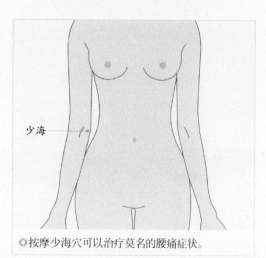
◎按摩少海穴可以治疗莫名的腰痛症状。

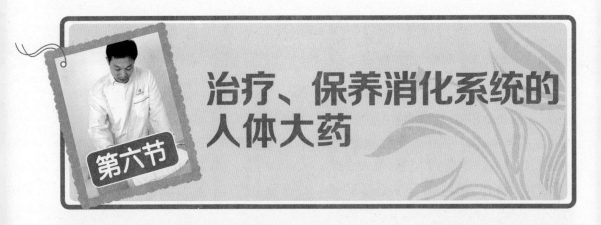

治疗、保养消化系统的人体大药

第六节

暴饮暴食胃难受，找到极泉便解决

暴饮暴食是满足了口腹之欲，却让身体很不舒服，胃胀、胃酸、胃疼、打嗝等是最常见的症状。这时，只要按摩刺激左侧极泉穴，症状就会很快缓解并消失。

中医认为"胃如釜"，胃能消化食物，是因为有"釜底之火"。这釜底之火是少阳相火。显然人体的少阳相火不是无穷的，大量的食物进入胃里后，使得人体用于消化的少阳相火不够，于是人体便调动少阴君火来凑数，即"相火不够，君火来凑"。可惜少阴君火并不能用于消化，其蓄积于胃首先是导致胃胀难受。所以，要想消除胃胀，就得让少阴君火回去。左侧极泉穴属于手少阴心经上的穴位，刺激这个穴位，就可以认为造成心经干扰，手少阴心经自身受扰，就会赶紧撤回支援的少阴君火以保自身。当少阴君火撤回原位了，胃胀自然就顺利解除了。

具体操作方法（选择一种或多种并用）：

①用右手在穴位处按压、放松，再按压、再放松，如此反复5分钟左右。

②用筷子的圆头在穴位处按压、放松，反复进行，至少5分钟。

④用小保健锤在该穴位处敲打，至少5分钟。

暴饮暴食也是疾病之根，一般在暴饮暴食后会出现头昏脑涨、精神恍惚、肠胃不适等症状，严重的还会引起急性胃肠炎、胃出血，甚至还有可能诱发多种疾病，因此体质虚弱者尤其要小心，要应控制饮食。

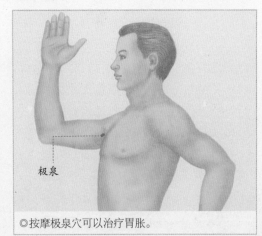

极泉

◎按摩极泉穴可以治疗胃胀。

补脾气虚，只需脾俞、足三里两味药

说起脾虚，想必很多人还是一头雾水，其实这种症状很常见：脘腹胀满，食后更甚；口不知味，甚至不思饮食；大便溏薄；精神不振；形体消瘦，肢体倦怠；少气懒言；面色萎黄或苍白；肢体浮肿；舌淡苔白；脉缓软无力。这些表现体现了两个方面的病理变化：一为脾脏运化功能减弱，脾失健运，精微不布，水湿内生，故纳少腹胀，便溏；脾虚失运，水湿泛滥，故肢体浮肿。二为气血生化不足，脾主四肢肌肉，脾气不足，肢体失养，故肢体倦怠；气血亏虚，中气不足，故精神不振，少气懒言，形体消瘦，面色萎黄。不同年龄，脾气虚证的临床表现有所不同：婴幼儿脾气虚证，多表现为消化不良、呕吐、肚腹胀大、身体消瘦、面色萎黄；年老体弱或大病、久病者见脾气虚证，多表现为身体沉重、四肢无力、倦怠嗜卧或消瘦乏力、语声低微、面色萎黄。

脾虚的分类和病因主要有以下几类：

①脾气虚：多因饮食不节，或劳倦过度，或忧思日久，损伤脾土，或抵抗力不足，素体虚弱。

②脾阳虚：多因脾气虚衰进一步发展而成，也可因饮食失调，过食生冷，或因寒凉药物太过，损伤脾阳，或肾阳不足，命门火衰，火不生土而致。

③中气下陷：中气亦指脾气。脾气上升，将水谷精微之气上输于肺，以荣养其他脏腑，若脾虚中气下陷，可出现久泻、脱肛、子宫脱垂等症。

④脾不统血：脾气虚弱，不能摄血，则血不循经。

此外，对于老年人来说，一些生理上的变化，比如牙齿松动、脱落，味觉减退；胃肠道平滑肌开始萎缩，弹性减低，蠕动变慢，同时胃肠道内的表面的枯膜逐渐变薄，消化腺也逐渐萎缩，消化液分泌减少，而导致消化不良，也会造成脾虚。

脾气虚证的治疗以益气健脾为主，在经络治疗方面，应该选用脾俞和足三里两穴。

脾俞：是足太阳膀胱经的穴位，是脾脏的精气输注于背部的位置，和脾直

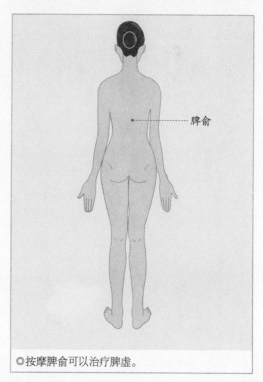

◎按摩脾俞可以治疗脾虚。

接相连，所以刺激脾俞可以很快恢复脾的功能。《针灸大成》中说它可治"善欠，不嗜食"，也就是老打哈欠，总是昏昏欲睡。

刺激脾俞最好的办法是拔罐，其次是按揉，也可以艾灸。但是因四季的不同，采用的方法也有所不同。早春和晚秋最好拔罐，夏末和冬季应该艾灸，夏冬两季艾灸不但可以温补脾气，还可以祛湿，尤其是夏末，这时候的天气有湿有寒，艾灸最为合适。其他时候则以按揉为主。

每天晚上8点左右刺激最好，因为这是脾经精气最旺盛的时候。这时，一天的工作已基本结束，而且运转了一天的"脾气"已经有些疲惫了，这时补，一来可以缓解白天的劳累，二来可以为第二天蓄积力量。

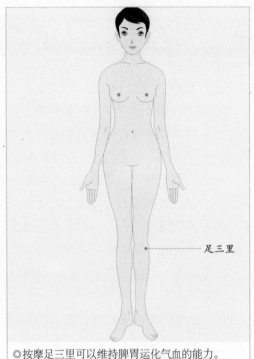

足三里

◎按摩足三里可以维持脾胃运化气血的能力。

脾俞在脊柱旁开两指的直线上，平对第十一胸椎棘突(肚脐正对着脊柱的地方为第二腰椎，向上四指处即为十一胸椎)。

足三里：这是古今公认的"长寿第一穴"，是胃经的合穴，"所入为合"，它是胃经经气的必经之处。要是没有它，脾胃就没有推动、生化全身气血的能力。

足三里一定要每天坚持刺激，也可以找一个小按摩锤等东西进行敲击，力量要以产生酸胀感为度，每次至少揉3分钟。冬天的时候也可以艾灸。

操作方法：每天饭前饭后各半小时的时候按揉两侧足三里穴3分钟，可以左右交替着刺激，然后晚上8点左右再在两侧脾俞上拔罐15分钟，起罐之后喝一小杯温开水。

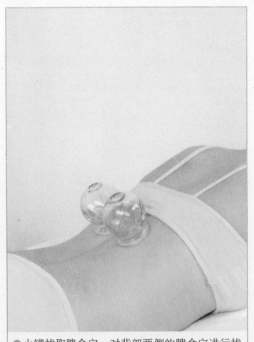

◎火罐拔取脾俞穴。对背部两侧的脾俞穴进行拔罐，有祛湿排毒的作用。

摩腹和天枢穴让便秘从此绝根

便秘是一种很常见的临床症状，不是一种疾病，主要是指排便次数减少、粪便量减少、粪便干结、排便费力等。上述症状同时存在2种以上时，可诊断为症状性便秘。很多人都被它折磨过。便秘是指大便秘结不通，排便间隔时间延长，或有便意而排出困难的一种病症。令人感到奇怪的是，便秘存在于女性的各个年龄段。许多人虽然采取了多种积极的措施，如多吃水果、喝保健茶、吃保健品等，但大都没有见到明显疗效，但是通过刺激身体中的重要穴位就可以缓解或治愈便秘。

胃肠蠕动减慢是所有便秘的共同特点，所以每天摩腹和按揉两侧天枢应该是最重要的。我们知道经常摩腹可以促进胃肠血液循环和胃液分泌，增强胃肠消化功能。摩腹简单易行，通常每天早

晚各一次，方法是：仰卧在床上，先用右手五指并拢，以肚脐为中心，面积由小到大，手由轻到重、由慢到快，顺时针方向绕肚脐旋转摩腹100圈。再改用左手反方向摩腹100圈，两手轮换交替摩腹15～20分钟，以肚皮发红、有热感即可。早上摩腹前最好先喝一杯温开水，摩腹时间增加一倍为佳。

天枢是足阳明胃经的穴位，同时也是大肠经气血的主要来源之处，故为大肠经

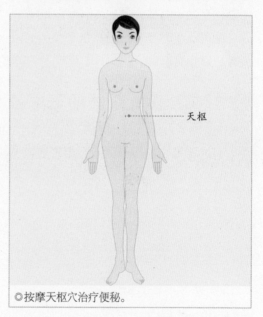
◎按摩天枢穴治疗便秘。

募穴。而且天枢的位置向内对应的就是大肠，所以每天饭后按揉两侧天枢穴可以很好地改善胃肠蠕动，每次3分钟。

在便秘状况有所改善后，敲打头顶的百会穴2～5分钟，或者按压拇指与食指之间的合谷穴，可以较好地巩固治疗效果。

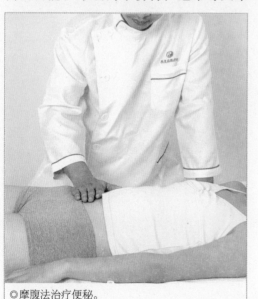
◎摩腹法治疗便秘。

口臭敲胃经，经期腹泻按脾俞

① 口臭——敲胃经让你口气清新

现代社会，谈话交流非常重要，口臭常给患者造成精神负担，影响社交活动。

其实，口臭是胃热引起的。驱除口臭最好的办法是敲胃经，敲胃经可驱胃火，一直敲到小便颜色恢复为淡黄清澈为止。

若伴有口干、牙床肿痛、腹胀、大便干结症，应充分按揉足二趾趾面，并按揉足部内庭、冲阳、公孙穴各1分钟；再从小腿向足趾方向推足背及其两侧各30次。

此外，平时还要注意口腔卫生，定期洗牙，以预防口臭。

② 经期腹泻，灸脾俞祛虚寒就会好

有的年轻女性在经期还会出现腹泻的情况。中医认为，出现这些状况完全是脾气虚的缘故，因为年轻的女孩子为了保持好身材常常会节食减肥，常吃一些青菜水果之类的食物，而远离肉类和主食，时间长了就会使脾虚寒，当来月经的时候，气血就会充盈冲脉、任脉，脾气会变得更虚。因为脾是主运化水湿的，脾不能正常工作了，那么水湿也会消沉怠工，不好好工作，也就不能正常排泄，所以就会出现腹泻，若泛滥到皮肤就会出现脸部浮肿。

可见，要想经期不腹泻就要补脾气，而补脾气最好的办法就是灸脾俞穴。脾俞穴位于人体的背部，在第十一胸椎棘突下，左右旁开两指宽处。每天坚持灸此穴3分钟就能缓解经期腹泻的症状。灸此穴最佳时间应在早上7～9点进行。另外，还可以用拔火罐法，每天拔脾俞穴5分钟。

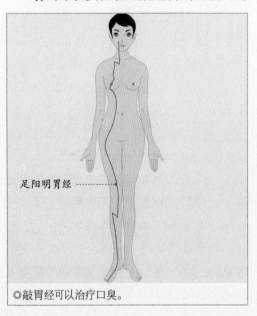

足阳明胃经 ------

◎敲胃经可以治疗口臭。

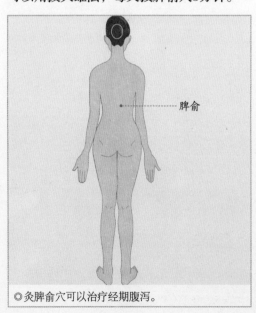

脾俞

◎灸脾俞穴可以治疗经期腹泻。

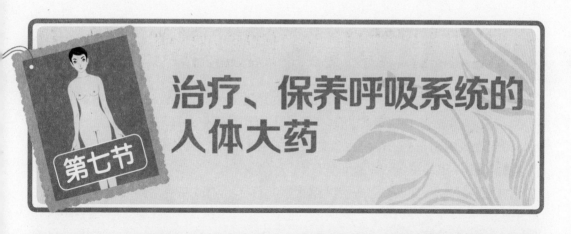

治疗、保养呼吸系统的人体大药

第七节

根除肺阴虚，每天按掐合谷3分钟

中医上常说的肺阴虚主要是指阴液不足而不能润肺，从而导致干咳、痰少、咽干、口燥、手足心热、盗汗、便秘等一系列生活中常见的症状。

中医有"肺为娇脏"之说，指出肺是娇嫩，容易受邪的脏器。肺既恶热，又怕寒，它外合皮毛，主呼吸，与大气直接接触。外邪侵犯人体，不论从口鼻吸入，还是由皮肤侵袭，都容易犯肺而致病。即使是伤风感冒，也往往伴有咳嗽，说明肺是一个娇嫩的脏器，故名。所以，肺对外邪的抵抗力是很低的，尤其是老年人和小孩，抵抗力就更低了。

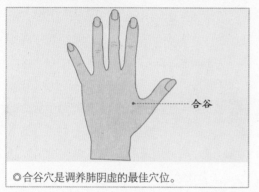

◎合谷穴是调养肺阴虚的最佳穴位。

因此，在平时，我们一定要注重肺的保养。肺不阴虚了，抵抗力强了，这些症状也就自愈了。在人体的经穴中，合谷穴是调养肺阴虚的最佳穴位。

合谷穴是大肠经上的穴位，俗称"虎口"。在手背，第1、2掌骨间，第2掌骨桡侧的中点处。只要坚持每天按摩两侧合谷穴3分钟，就可以使大肠经脉循行之处的组织和器官的疾病减轻或消除，胸闷气短、多咳多痰、爱发高烧、多出虚汗等症状慢慢消失。但要注意的是体质较差的病人，不宜给予较强的刺激，孕妇一般不要按摩合谷穴。

另外，在饮食上，肺虚时要多吃酸味的东西，少吃辛辣的东西。因为肺喜欢收敛，不喜欢发散。顺着肺的喜好就是补，跟肺反着干的就是泻。酸性收敛，正投肺所好，所以能补肺虚；辛味发散，正为肺所恶，会将肺泻得更虚。青梅、杨梅等，都有去虚火、敛肺止咳的功效，是肺虚者日常保健最佳选择。

这样按摩将感冒赶跑

谁都得过感冒，轻者鼻子不通气，流鼻涕，头痛；重者怕冷，发热，全身没劲。由于发病率高，有可能并发其他疾病，必须引起足够的重视。推拿按摩不仅

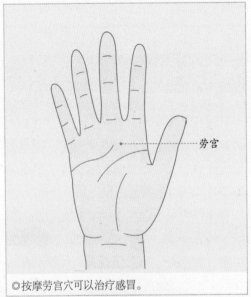

◎按摩劳宫穴可以治疗感冒。

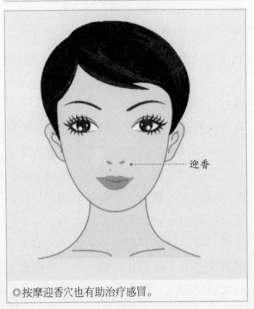

◎按摩迎香穴也有助治疗感冒。

能预防感冒，还有治疗感冒的功效。

用左手中指在右手掌心，即"劳宫穴"用劲摩擦，直到自己觉得发烫，然后把中指按在左边鼻翼的下方，即"下迎香穴"，反复3～4次。然后再用右手中指在左手"劳宫穴"摩擦发烫后，按在右边鼻翼的下方，同样次数。

如患重感冒，用上述方法疗效欠佳，可按摩脚心即"涌泉穴"，两三天即可治愈。这是因为人的脚部经脉密集，两脚的穴位占全身穴位数的1/10。现代医学认为，脚心远离心脏，血液供应少，表面脂肪薄，保温力差，且与上呼吸道，尤其是鼻腔黏膜有着密切的神经联系。所以脚心受了寒暖，就会因反射而引起上呼吸道局部温度降升和抵抗力减弱或增强，对感冒有直接作用。

按摩脚心时可取坐式，左（右）脚置放在右（左）膝上，一手紧贴脚心，推力由轻渐重，持续按摩2～3分钟，两脚交替，重复2～3次。这既能治感冒，还能预防感冒，又能增强记忆力，使头脑清晰。

预防感冒，可按摩"人中穴"和"风府穴"。具体方法是，用大拇指和食指在二穴各捏几下即可。按摩可以在以下两个时刻进行：一是每次脱衣前或起床穿衣前；二是从室内到室外前。"人中穴"又称"水沟穴"，位于鼻唇沟上中三分之一交界处，是常用的急救穴；"风府穴"在枕骨上隆凹陷处，为风寒入侵的门户，又

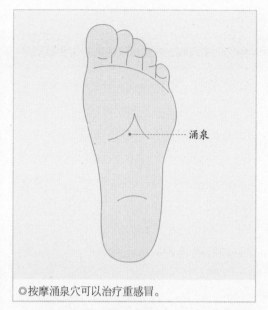

◎按摩涌泉穴可以治疗重感冒。

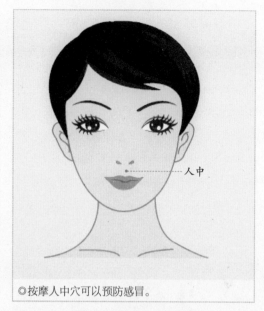

◎按摩人中穴可以预防感冒。

为治疗感冒或伤寒的要穴，两穴均属督脉，督脉主一身之阳。祖国医学的"阳气"就是指人体的正气，包括现代医学的免疫力、抵抗力等。使用本法，可以扶助正气，抵御风寒，起到"正气存内，邪不可干"的作用。摩擦这两个穴位，在局部可产生生物电，加速血液循环，增强人体

抵抗力。另外，洗脸前按摩迎香穴10下左右也可预防感冒。迎香穴位于鼻旁开1.6厘米的地方。

按摩印堂穴可以起到缓解鼻塞的效果，方法是用右手拇指从额头中下方开始从下至上按摩，然后以轻柔的力量在从上至下按摩一次，反复数次即可缓解鼻塞。

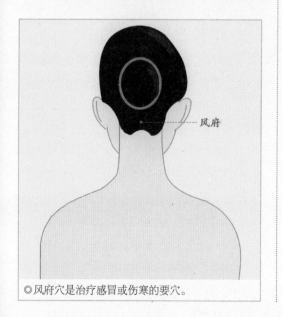

◎风府穴是治疗感冒或伤寒的要穴。

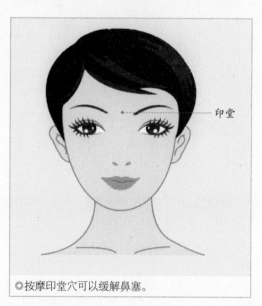

◎按摩印堂穴可以缓解鼻塞。

秋季护肺，找鱼际、曲池和迎香三宝穴

在中国的传统医学观念里，秋气与人体的肺脏相通，肺脏开窍于鼻，而其表现在皮毛。秋天，秋高气爽也带着燥气，若肺气失调，则容易出现鼻干口燥、干咳、喉咙痛等上呼吸道疾病。所以，秋季养生要注意呼吸系统的维护，特别要注意肺部的调养。

在刚刚过去的夏天里，人们喝冷饮，穿衣盖被都尽量轻薄，使得脾胃虚寒，而脾又为"肺之母"，脾受凉必然会对肺有影响。中医还有"肺为娇脏"的说法，就是说肺既怕冷也怕热，既怕干也怕湿。即使在其他季节里没有注意养肺，在秋季也要对肺特别关注，因为在适合养肺的季节里多呵护肺，可能会收到事半功倍的效果。

秋季护肺，按揉穴位是一个很好的选择，这些穴位包括鱼际、曲池和迎香穴。

鱼际可以不拘时地进行按压，每天最少3～5分钟，并要长期坚持。

曲池有很好的清热作用，每天下午1～3点按揉这个穴位最好，因为这段时间是阳气最盛的时候，按揉此穴位可以使阳气降下来。

曲池的位置：屈肘成直角，在肘横纹外侧端与肱骨外上髁连线中点。完全屈肘时，在肘横纹外侧端处。

迎香穴属手阳明大肠经。"不闻香臭从何治，迎香二穴可堪攻"。顾名思义，如果鼻子有毛病，例如因为感冒或鼻子过敏等引起鼻腔闭塞，以致不闻香臭，治本穴有直接效果。每天双手按在两侧迎香穴上，往上推或反复旋转按揉2分钟，鼻腔会明显湿润、通畅很多。迎香穴就在鼻翼两侧。

秋季护肺除了要按揉以上三个穴位之外，还要注意饮食。

人们在饮食中还要注意少吃刺激性的食物，甜酸苦辣咸都不要过分。除了温肺外，还应尽量吃些润肺的东西，如杏仁、桃仁等干果，对肺都有滋润作用。

另外，还要多喝水，这也是秋季养肺最简便的一招。秋天每日至少要比其他季节多喝水500毫升，以保持肺脏与呼吸道的正常湿润度。也可以直接从呼吸道摄入水分，方法是将热水倒入杯中，用鼻子对准杯口吸入蒸气，每次10分钟，早晚各一次即可。

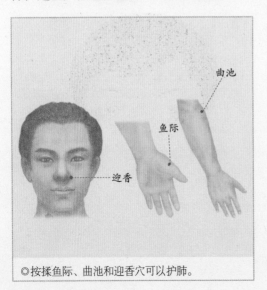

曲池

鱼际

迎香

◎按揉鱼际、曲池和迎香穴可以护肺。

家庭推拿法治好小儿咳嗽

听到孩子咳嗽，父母总是很揪心，又没有什么一吃就灵的特效药，只能看着干心疼。咳嗽是小儿的常见病症，这是因为小儿脏腑娇嫩，所以极易受到外感、内伤等的侵袭而使肺脏受伤，最终导致咳嗽。换句话说，咳嗽也是机体对抗侵入气道的病邪的保护性反应。因此，年轻的父母们不必担心，只要掌握了一套经络推拿法，自己在家就可以治好孩子的咳嗽。

❶ 外感咳嗽

咳嗽有痰，鼻塞，流涕，恶寒，头痛。若为风寒者，兼见痰、涕清色白，恶寒重而无汗。若为风热者兼见痰、涕黄稠，汗出，口渴，咽痛，发热。治疗应健脾宣肺，止咳化痰。

推拿手法主要有：

（1）推坎宫

眉收至两眉梢成一横线为坎宫穴。操作时，术者用两拇指自眉心向两侧眉梢做分推，约30～50次。有疏风解表、醒脑明目的作用，常用于治疗外感发热、头痛等。

（2）下推膻中

膻中穴位于两乳头连线中点，胸骨正中线上，平第四肋间隙。操作时，术者用食指、中指自胸骨切迹向下推至剑突约50～100次。具有宽胸理气、止咳化痰的功效，适用于治疗呕吐、咳嗽、呃逆、嗳气等疾病。

（3）揉乳根

操作时，术者以拇指螺纹面按揉两侧乳根穴各30～50次。具有宣肺理气、止咳化痰的功效，适用于治疗咳嗽、胸闷、哮喘等疾病。

（4）揉肺俞

肺俞穴位于第三胸椎棘突下，督脉身柱穴旁开15寸。操作时，于两侧的肺俞穴上按揉50次左右。具有益气补肺、止咳化痰的功效，能调肺气，补虚损，止咳嗽，适用于一切呼吸系统疾病。

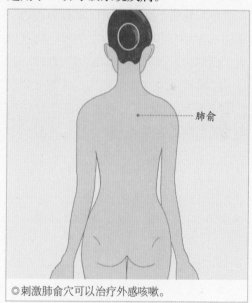

◎刺激肺俞穴可以治疗外感咳嗽。

（5）揉丰隆

丰隆穴位于外踝尖上8寸，胫骨前缘外侧，胫腓骨之间。操作时，揉50次左右。具有和胃气、化痰湿的功效，适用于治疗痰涎壅盛、咳嗽气喘等病症。

若是风寒者可加推三关，风热者可加

清天河水，痰多者可加揉小横纹。

❷ 内伤咳嗽

久咳不愈，身微热，或干咳少痰，或咳嗽痰多，食欲不振，神疲乏力，形体消瘦。治疗应健脾养肺，止咳化痰。

推拿手法主要有：

（1）补肺经

肺经穴位于无名指末节螺纹面。操作时，术者以拇指螺纹面旋推患儿此穴约100~300次。具有补肺气的功效，适用于治疗虚性咳喘、自汗、盗汗等病症，常与补脾土合用。

（2）运内八卦

内八卦位于手掌面，以掌心为圆心，从圆心至中指根横纹2/3为半径，所作圆周。操作时，术者以拇指顺圆周推动，约100~500次。具有宽胸理气、止咳化痰、行滞消食的功效，主要用于治疗痰结咳嗽、乳食内伤等病症。

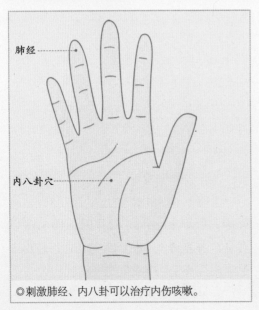

◎刺激肺经、内八卦可以治疗内伤咳嗽。

（3）揉乳根、乳旁

乳旁穴位于乳头外旁开0.2寸。揉两侧此穴30~50次。能宽胸理气、止咳化痰，适用于治疗胸闷、咳嗽、痰鸣、呕吐等病症。

（4）揉中脘

中脘穴位于前正中线，脐上4寸。操作时，患儿仰卧，术者以掌根揉此穴约100~200次。具有健脾和胃、消食和中的功效，适用于脾胃升降失调所致诸症，如呃逆、胃痛、腹胀等。

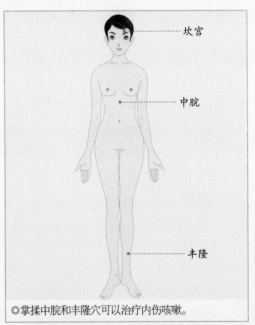

◎掌揉中脘和丰隆穴可以治疗内伤咳嗽。

久咳体虚可加用推三关、捏脊，阴虚咳嗽可加用揉上马，痰吐不利可加用揉丰隆。

为配合经络疗法，父母在孩子的饮食上也要多加注意，多给孩子吃清淡的食物，一切寒凉、甜酸的食物都不要吃。孩子咳嗽时需忌发物，父母不能给其吃鱼、海鲜等，也不能给孩子吃补品。

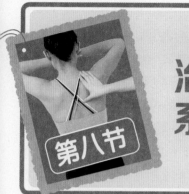

治疗、保养心脑血管系统的人体大药

第八节

高血压——肝经和肾经两座大药房里全是降压药

中医经络学说认为，高血压发病的原因是经络失控引起肝阳上亢和肾气阴虚。既然这样，只要通过敲肝经和肾经，就能使血气畅通，使失控的经络恢复其调控作用，使高亢的肝经阳气下降，心情平和，同时肾阴逐渐充实，阴升阳降，实现阴阳平衡，血压自然会下降。所以只要您每天

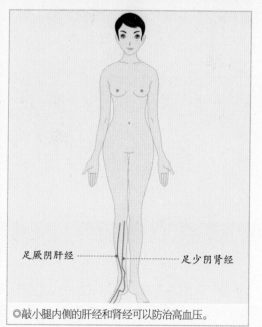

足厥阴肝经 ⋯⋯⋯⋯⋯⋯ 足少阴肾经

◎敲小腿内侧的肝经和肾经可以防治高血压。

敲肝经和肾经，同时操作方法得当，辅以良好的心情与合理的膳食，不用多久就可以实现治疗高血压的梦想。

除了敲小腿内侧的肝经和肾经外，还可捏颈后肌肉，手向后伸就能捏到——几乎所有的经络都直接或间接地与颈项发生关系，有数十个重要的腧穴分布在颈项部，形成一个相对独立的人体全息胚——所以捏这里也可达到降低血压的目的。

另外，再向高血压患者推荐几种简便的按摩方法，可以进行自我按摩：

①推头：用两手大小鱼际按住头部两侧揉动，由太阳穴揉到风池穴，然后改用两手拇指揉风池穴，以达到酸胀感为度。

②干梳头：取坐式，双手十指从关发际梳至后发际，次数不限，但至少10遍。

③抹前额：取坐式，双手食指弯曲，用食指的侧面，从两眉间印堂穴沿眉外抹到太阳穴外，至少10遍。

④揉腹：将掌心放在肚脐上，另一手

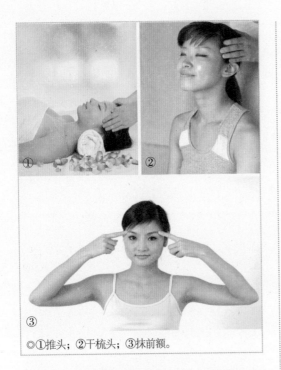

◎①推头；②干梳头；③抹前额。

掌叠压，先按顺时针缓慢平稳地按揉腹部3分钟，然后逆时针揉腹3分钟。也可适当延长揉腹时间，以腹部暖热微鸣为佳。

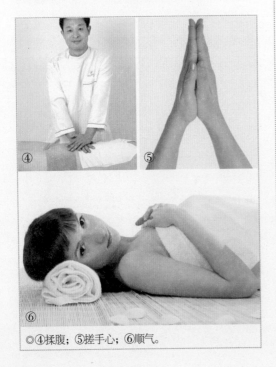

◎④揉腹；⑤搓手心；⑥顺气。

⑤搓手心：站、坐位均可，双手掌心相贴，用力搓动，至掌心发热为度。

⑥顺气：双手平放在胸上，掌心贴胸部，用鼻深吸一口气，接着用口呼气，双手慢慢向下抚到小腹部，反复做10遍。

⑦按腰：两掌手指并拢，并按腰背脊柱两侧，从上往下挤压至臀部尾骨处，每次20遍。

⑧捏手掌心：血压急剧上升时，捏手掌心可作为紧急降压措施。其做法：先从右手开始，用左手的大拇指按右手掌心，并从手掌心一直向上按到指尖，从手掌各个部位起至每根指尖。然后再照样按左手掌。

⑨按摩涌泉穴：晚上睡前，端坐，用两手拇指分别按摩两足底中心的涌泉穴，或者用左足跟搓右足的涌泉穴，用右足跟搓左足的涌泉穴，各按摩100次，按摩时只能搓向足趾方向，不可回搓。

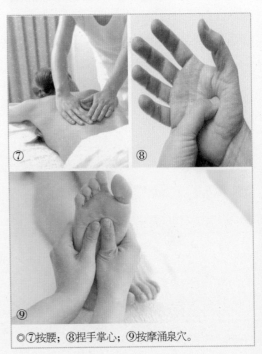

◎⑦按腰；⑧捏手掌心；⑨按摩涌泉穴。

冠心病按内关，心肌炎按心俞穴

① 冠心病并非只靠药，按压内关也有效

冠心病是脂肪物质的沉积，使冠状动脉管腔变窄或梗死，影响冠状动脉的血液循环，使心肌缺血、缺氧而造成的高血压、高血脂、内分泌疾病。

按摩内关穴对症状的缓解和消除也有一定的作用。

按压内关穴的方法是，以一手拇指指腹紧按另一前臂内侧的内关穴位，先向下按，再做按揉，两手交替进行。对心动过速者，手法由轻渐重，同时可配合震颤及轻揉；对心动过缓者，用强刺激手法。平时则可按住穴位，左右旋转各10次，然后紧压1分钟。

压内关对减轻胸闷、心前区不适和调整心律有帮助，抹胸和拍心对于消除胸闷、胸痛有一定效果。

② 治疗心肌炎，单味心俞穴大药就有疗

老年人身体虚弱、免疫功能下降，患感冒后病毒侵入心肌，导致心肌炎。这时，只要快速按摩心俞穴，就可起到缓解病情的良好疗效。

具体操作方法：患者脱掉上衣后，趴在平板床上，双下肢并拢，双上肢放入肩平横线上。术者或家属可利用双手大拇指直接点压该穴位，患者自觉局部有酸、麻、胀感觉时，术者开始以顺时针方向按摩，坚持每分钟按摩80次，坚持每日按摩2～3次，一般按摩5次左右，可起到明显疗效，再按摩2～3天可起到治疗效果。

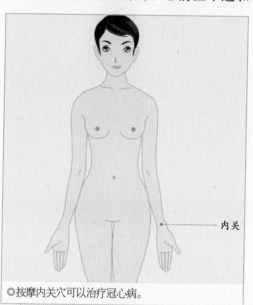

◎按摩内关穴可以治疗冠心病。

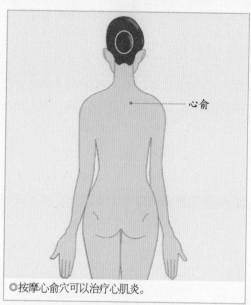

◎按摩心俞穴可以治疗心肌炎。

治疗脑出血需要哪些大药

脑出血是脑的动脉破裂，脑内的某一处发生出血的现象。这是一种威胁生命的病，死亡率很高。脑出血常见于中老年人，主要是由高血压引起的。另外，饮酒过多，不注意健康及动脉硬化的人也会引起脑出血。

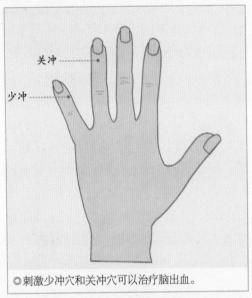

◎刺激少冲穴和关冲穴可以治疗脑出血。

关冲

少冲

在患者的指甲上，如果有红色甚至黑色的斑点出现，就意味着体内血行出现了障碍，这即是脑出血前兆。当出现这种情况的时候可采用穴位治疗法，刺激患者的商阳穴，此穴位于食指指甲靠拇指侧下方(靠第一关节处)约2毫米处，是大肠经的井穴。

另外，小指上的少冲穴和无名指上的关冲穴，也是非常重要的穴位。点压刺激手法的力度以能忍受为准，若斑点消失，则表示危险期已过。经常刺激这些穴位，

能在较大程度上防止脑出血的发生。

而能够帮助脑出血患者迅速复原的穴位主要是眼点、颈根、肩井、涌泉等。一面缓缓地吐气，轻轻地按压这些穴位，眼点反复做5次，颈根、肩井、涌泉各做10次。若能每日借穴道实行治疗，则脑出血的复原会很快。

脑出血患者恢复期的饮食应予以清淡、低脂、适量蛋白质、高维生素、高纤维食物，少食多餐，不可食用动物内脏、动物油类，每日食盐量不超过6克，多吃蔬菜、水果。尤其应多吃茄子，因为茄子中富含维生素P和钾，维生素P对微血管有保护作用，能增加微血管韧性和弹性；钾则帮助平衡血压，防治高血压，缺钾则易引起脑血管破裂。

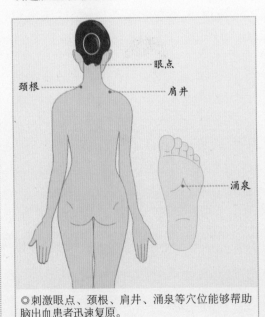

眼点

颈根

肩井

涌泉

◎刺激眼点、颈根、肩井、涌泉等穴位能够帮助脑出血患者迅速复原。

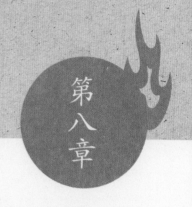

第八章

有问题找厨房，食物是最好的药

——安身之本在于食

●饮食是供给机体营养物质的源泉，是维持人体生长、发育，完成各种生理功能，保证生命延续的不可缺少的条件。《汉书·郦食其传》所说的"民以食为天"，就是这个意思。

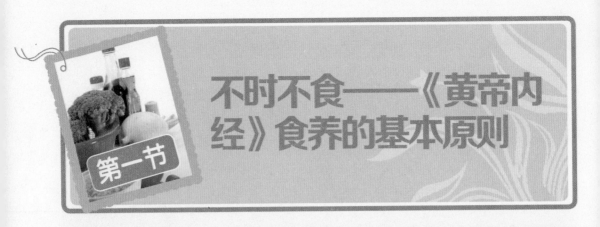

不时不食——《黄帝内经》食养的基本原则

第一节

大自然什么时候给，我们就什么时候吃

《黄帝内经》中说："不时不食"，就是要求我们，饮食一定要顺应大自然的规律，说白了就是大自然什么时候给，我们就什么时候吃。吃时令菜是对自然馈赠的一种尊重，时令的食物不仅味道鲜美，而且携带着大自然的信息，被认为是对人体非常有益的食物。

目前，我们有各种先进的栽培技术，通过一些栽培技术在别的季节也能吃到，但是只有其形而没有神。有些催熟的食物，不光味道不好，人吃了还会作病，就是因为它的生长过程中用了很多化学药剂。所以，我们吃东西一定要吃应季的，不仅经济实惠而且对身体有好处。在关于什么季节该吃什么食物方面，很多民间习俗就是很好的答案：韭菜有"春菜第一美食"之称，"门前一株椿，春菜常不断"……这些都是符合自然规律的；夏天有"君子菜"苦瓜，"夏天一碗绿豆汤，解毒去暑赛仙方""夏季吃西瓜，药物不用抓"……夏天多吃这些食物可以

解暑除烦，对身体是有好处的；秋天各种水果都上市了，"一天一苹果，医生不找我""新采嫩藕胜太医"还有梨、柑橘等都是不错的选择；冬天最常吃的就是大白菜，此外冬季是进补的好时节，可以多吃些羊肉、狗肉等温补的食物，可以补中益气，来年有个好身体。

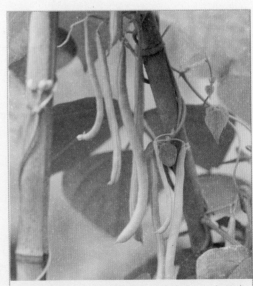

◎吃时令菜是对自然馈赠的一种尊重，一如孔夫子的教令"不时不食"。

食物也有"身份证"——四性、五味和归经

中药有四气五味和归经之说，中医认为食物同中药一样，不同的食物具有不同的性味与归经。食物的性味指的就是就是食物的"寒、热、温、凉"四性，和"酸、苦、甘、辛、咸"五味。归经则是指不同的食物对五脏六腑产生不同的滋养和治疗作用。了解食物的四性、五味与归经对合理膳食具有重要意义。

❶ 食物的"四性"

寒凉性的食物。大多具有清热、泻火、消炎、解毒等作用，适用于夏季发热、汗多口渴或平时体质偏热的人，以及急性热病、发炎、热毒疮疡等。例如，西瓜能清热祛暑，除烦解渴，有"天生白虎汤"之美称；绿豆能清热解毒，患疮疡热毒者宜多选用之；其他如梨、甘蔗、莲藕等，都有清热、生津、解渴的作用。

温热性的食物。大多具有温振阳气、驱散寒邪、驱虫、止痛、抗菌等作用，适用于秋冬寒凉季节肢凉、怕冷，或体质偏寒的人，以及虫积、脘腹冷痛等病症。例如，生姜、葱白二味煎汤服之，能发散风寒，可治疗风寒感冒；大蒜有强烈的杀菌作用，对肺结核、肠结核、急慢性肠炎、痢疾等都有很好的补养作用；韭菜炒猪肾能治肾虚腰疼；当归生姜羊肉汤能补血调经。

平性的食物。大多能健脾、和胃，有调补作用，常用于脾胃不和、体力衰弱者。例如，黄豆、花生仁均饱含油脂，煮食能润肠通便，为慢性便秘者的最佳食补方法。平性的食物，无偏盛之弊，应用很少禁忌。但寒凉与温热两种性质的食物，因其作用恰好相反，正常人亦不宜过多偏食。如舌红、口干的阴虚内热之人，忌温热性的食物；舌淡苔白、肢凉怕冷的阳气虚而偏寒的人，就应忌寒凉性的食物。

食物的温热寒凉属性也要因人、因时、因地而异，灵活运用，才能维持人体内部的阴阳平衡，维持生命的健康运转。因人而异来食补尤为重要，不同工作性质的人群食补方式也不一样。建筑工人等体力劳动者因为经常晒太阳，体内容易有热气，需要多进食寒凉食物以滋阴降火；而办公室一族因为有空调等设备调节室内气候，温度适宜，极少出汗，经常食用寒凉食物就可能伤身。

❷ 食物的"五味"

酸味的食物。具有收敛、固涩、安蛔等作用。例如，碧桃干(桃或山桃未成熟的果实)能收敛止汗，可以治疗自汗、盗汗；石榴皮能涩肠止泻，可以治疗慢性泄泻；酸醋、乌梅有安蛔之功，可治疗胆管蛔虫症等。

苦味的食物。具有清热、泻火等作用。例如，莲子心能清心泻火、安神，可治心火旺的失眠、烦躁之症；茶叶味苦，能清心提神、消食止泻、解渴、利尿、轻身明目，为饮料中之佳品。

甘味的食物。具有调养滋补、缓解痉挛等作用。例如，红枣能补血、养心神，配合甘草、小麦为甘麦红枣汤，可治疗悲伤欲哭、脏燥之症；蜂蜜、饴糖均为滋补之品，前者尤擅润肺、润肠，后者尤擅建中气、解痉挛，临症宜分别选用。

辛味的食物。具有发散风寒、行气止痛等作用。例如，葱姜善散风寒、治感冒；芫荽能透发麻疹；胡椒能祛寒止痛；茴香能理气、治疝痛；橘皮能化痰、和胃；金橘能疏肝解郁等。

咸味的食物。具有软坚散结、滋阴潜降等作用。例如，海蜇能软坚化痰；海带、海藻能消瘿散结气，常用对治甲状腺肿大有良好功效。早晨喝一碗淡盐汤，对治疗习惯性便秘有润降之功。

其实，辛酸味也好，苦甘咸味也罢，只有适度食用才能滋养身体。五味过甚，就需要我们用身体内的中气来调和，这就是火气，"火"起来了自然要"水"来灭，也就是用人体内的津液去火，津液少了阴必亏，疾病便上门了。因此，吃任何东西都要有节制，不要因为个人喜好而多吃或不吃，要每种食物都吃一点儿，这样才能保证生命活动所需。

❸ 食物的"归经"

食物的归经是指不同的食物对五脏六腑会产生不同的滋养与食疗作用。食物的五味与归经有着密切的联系，"酸入肝，苦入心，辛入肺，咸入肾，甘入脾"。具体来说，就是酸味归肝经，中医上常用酸味食物（如乌梅、山楂等）来治疗肝胆等方面的疾病；苦味的食物归心经，中医上常用苦味的食物（如苦瓜、绿茶等）来治疗心火上炎或移热小肠症；辛味的食物归肺经，中医上常用辛味发散性食物（如葱、姜等）来治疗表证、肺气不宣、咳嗽等症状；咸味的食物归肾经，中医上常用咸味的食物（如甲鱼、海藻等）来治疗肝肾不足、糖尿病等病症；甘味的食物归脾经，中医上常用甘味的

食物五味的属性和功能

五味	脏腑归经	功效	代表食物	疾病主治
辛	肺、大肠	发散、行气、行血、健胃	生姜、香菜、陈皮、薤白、胡椒、辣椒	风寒感冒、胃痛、腹痛、痛经、风寒湿痹
甘	脾、胃	滋养、补脾、缓急、润燥	山药、红枣、粳米、鸡肉、饴糖、甘草	气虚、血虚、阴虚、阳虚、拘急腹痛
酸	肝、胆	收敛、固涩	乌梅、酸石榴、李子、金樱子	遗精、久泻、久咳、久喘、多汗、虚汗、尿频
苦	心、小肠	清热、泄降、燥湿、健胃	苦瓜、陈皮、鱼腥草、桔梗	热病烦渴、中暑、目赤、疮痈疖肿、气逆
咸	肾、膀胱	软坚、润下、补肾	海带、海蜇、鸭肉、乌贼鱼	瘰疬、痰咳、痞块、大便燥结、热病津伤、燥咳

食物（如红枣、蜂王浆、山药等）来治疗贫血、体弱等症状。

❹ 食物的补泻

食物的补泻是食物的两大重要特性，是指食物在补虚和泻实两方面的作用。补主要用于治疗虚证，补虚的食物一般具有补气、助阳、滋阴、养血、生津、填精的作用，常见的补虚扶正的食物有山药、红枣、蜂蜜、牛肉、马肉、羊肉、花生、百合、龟肉等，适合体质虚弱的人经常使用。泻主要用于治疗实证，泻性食物一般具有解表、清热、开窍、防疫、泻火、燥湿、解毒、利尿、凉血、祛痰、活血化瘀等功效，常见的泻性食物有芹菜、苦瓜、菊花、鸡内金、谷芽、慈姑、西瓜、绿豆等，适合体质强实或是体内有实邪的人食用。在日常生活中，泻性的食物多于补性食物。从饮食养生的角度来讲，一般人的食补不仅要补虚扶正，也要泻实祛邪，但重要的是能辨别机体的阴阳虚实，从而选择对症的食补方法。中医素有"虚则补之，实则泻之，热则寒之，寒则热之"的说法，通俗地讲，就是不同的病症表现需用不同的药，日常食物进补也应该遵循这个道理。

❺ 五味偏嗜及其危害

食物之甘、酸、苦、辛、咸五味，既能满足各人的不同嗜好，又常带有迥异的功效。

辛味食物，如生姜、辣椒等，大多含有挥发油，有散寒、行气、活血之功，但过食则有气散和上火之弊。过食辛辣食物，还会刺激口舌身体，对眼疾、口腔炎及痔疮、便秘不利。

甘味食物，如白糖、大米等，多富含糖类，有补气血、解除肌肉紧张和解毒的功能，但过食则会影响食欲。

酸性食物，如青梅、柠檬等，含有机酸多，可健脾开胃、增强肝脏功能，但过食则会使消化功能紊乱，引起筋伤。

苦味食物，如苦瓜、杏仁等，多含有生物碱、苷类、苦味质等物，有燥湿、泻下之益，对调节肝、肾功能有益，但多食则骨重。

咸味食物，如食盐、紫菜等，含钠盐较多，有软坚、润下之功，但多食则血凝。《素问·生气通天论》中说："味过于咸，大骨气劳，短肌，心气抑。"意思是说，如果咸味吃得太多，会发生骨骼受损、肌肉萎缩、心气抑郁等现象。

食之五味，五味调和才能相得益彰，《黄帝内经》中载："五味调和，不可偏嗜"。从实际生活看，许多食物往往不限于一味，而有两种以上的味道。食物的性与味关系密切，且烹饪方法的不同又可使食物之性味改变。然而，日常饮食坚持五谷、五果、五畜、五菜和四性五味的合理搭配、荤素兼吃，不偏食偏嗜、不过食暴食，患病时讲究热症寒治、寒症热治地进食，这些都是古而不老的中医食疗学观点，也是现代饮食科学大力提倡的。只要我们在日常饮食生活中注意平衡饮食，对促进人体健康和长寿是大有裨益的。

五味走向与四季养生

一切食味都具有其不同的特点，味辛的有发散作用，味酸的有收敛作用，味甜的有缓和作用，味苦的有坚燥作用，味咸的有软坚作用等。所以根据四季特点饮食也要调和五味。

苦瓜、芹菜、咖啡、绿茶等。

夏苦养心

五味调和，脏腑得益；五味偏嗜，身体受损。

番茄、柠檬、葡萄、山楂、菠萝等。

春酸养肝

米、面、糕点等。

长夏甜养脾

海蜇、海带等一些海产品含盐较多。

冬咸养肾

生姜、辣椒、茴香、白酒等。

秋辛养肺

四气、五味与养生

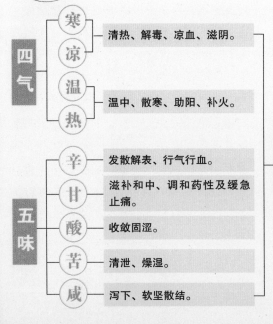

四气

寒 凉 温 热

寒凉：清热、解毒、凉血、滋阴。

温热：温中、散寒、助阳、补火。

五味

辛 甘 酸 苦 咸

辛：发散解表、行气行血。

甘：滋补和中、调和药性及缓急止痛。

酸：收敛固涩。

苦：清泄、燥湿。

咸：泻下、软坚散结。

饮食

调理阴阳 谨察阴阳所在而调之，以平为期。

谨和五味 五味可养生，但偏嗜五味，则导致五味太过损伤人体。

因人制宜 必知形之肥瘦，营卫血气之盛衰，视其寒温盛衰而调之。

因时制宜 四时之气，各有所在。春夏养阳，秋冬养阴，以从其根。

因地制宜 地有高下，气有温凉，高者气寒，下者气热，故应杂合以治，各得其所宜。

你想吃什么，就是身体需要什么

大概每个人都有这样的感觉：某段时间特别想吃辣的，某段时间就很想吃甜的，有时候很喜欢吃某种东西，有时候又很讨厌，飘忽不定，很少有人长年累月总是喜欢吃一种口味一种东西，这是怎么回事呢？

这是因为口味和身体状态息息相关。想吃甜食，证明体内能量缺乏；爱吃肉，可能是缺铁；吃得太咸，是过度疲劳的表现。中国古语说，"想吃什么就是缺什么"，现在，大量营养学研究证实，这句话确实有一定道理。因此，想吃什么就是身体需要什么，不用想太多，想吃就去吃。食物都有自己的性味，如酸味的食物入肝经，具有收敛、固涩、安蛔等作用；苦味的食物入心经，可清热去火、安神养心；甘味的食物可养肺，具有调养滋补、缓解痉挛等作用；辛味的食物具有发散风寒、行气止痛等作用；咸味的食物入肾经，具有软坚散结、滋阴潜降等作用。

五味入五脏，当身体哪个脏腑虚弱时，反映到身体上就是想吃某种食物。比如，爱吃咸鱼，其实也就是爱吃咸味。因咸鱼中含有高盐分，人体肾脏在排出这些过高的盐分的时候，负担非常重。爱吃咸鱼的人应注意肾脏病、高血压。肾脏不好的人最忌讳吃得太咸，对咸鱼，能不碰就不碰。爱吃冰淇淋。冰淇淋是乳制品，含有钙质，砂糖含量很高，低血糖患者和嗜吃甜食的人，很难抵挡它的诱惑。另外，还有一些饮食偏好的信号，详见下表。

总之，如果你的口味突然发生了变化，这是身体内部的反应，这也是身体的智慧，可能医生都不知道你体内缺什么，但身体已经用口味偏好的方式告诉你了。而你所要做的，除了想吃什么就吃什么之外，更要注意自己的健康状况，一旦有什么不适，应及时就医。

饮食偏好的信号	
甜	爱吃甜食是脾脏的需要，突然爱上甜食，可能是脾脏功能退化的征兆。当你脾虚的情况改善了，你就不会那么爱吃甜食了
酸	女性爱吃酸味，可能是怀孕，这是由于体内荷尔蒙变化而改变口味。胆道功能和肝功能不佳，也会偏爱酸味
苦	苦味入心脏，当心脏功能衰退的时候，会突然变得"能吃苦"或"爱吃苦"
咸	口味重，爱吃咸味的人，可能是体内缺碘。口味过咸会有损肾脏，造成高血压
辣	阴阳五行说中有辣入肺的说法，即如果想吃辣的食物，则表示肺脏的气过虚。科学资料显示，口腔癌癌前病变的前兆——口腔白斑，正是因为人群喜吃烫、辣食物而致

中医认为，五脏与五味有一一对应的关系，当某一脏发生病变时，就是根据五脏所喜之味采取或补或泻的方法。

中医认为

肝气喜散，应服用辛味药物促其散，用辛味药补，用酸味药泻。

心适宜软，应服咸味药使其软，用咸味药补，用甜味药泻。

脾喜弛缓，应服甜味药使其缓，用甜味药补，用苦味药泻。

肺喜收敛，要服酸味药使其收。用酸味药补，用辛味药泻。

肾喜坚实，应立刻服苦味药使其坚实，用苦味药补，用咸味药泻。

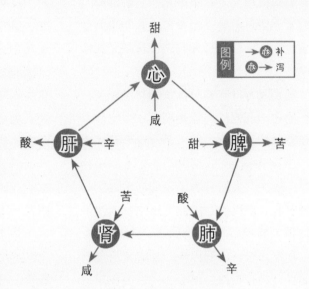

五味与五脏疾病的治疗

《黄帝内经》中多次提到五味与五脏的关系，五味分别归走五脏，五脏分别有各自的喜好之味，五味又分别滋养五脏，具体内容为：

分类	五味与五脏的关系	内容出处
五味所入	酸入肝，辛入肺，苦入心，咸入胃，甘入脾。	《素问·宣明五气篇》
五脏所欲	心欲苦，肺欲辛，肝欲酸，脾欲甘，肾欲咸。	《素问·五脏生成篇》
五味所生	酸生肝，苦生心，甘生脾，辛生肺，咸生肾。	《素问·阴阳应象大论》
五味所走	酸走筋，辛走气，苦走血，咸走骨，甘走肉。	《灵枢·九针论》

吃饭也要讲究"先来后到"

吃饭的"先来后到"，这是一个很容易被忽略的问题。不知你是否注意过，不管我们去餐馆就餐还是在别人家做客，吃东西的顺序似乎已经约定俗成：先给孩子来点儿甜饮料，大人们则专注于鱼肉主菜和酒品；吃到半饱再上蔬菜，然后吃主食；主食后面是汤，最后还有甜点或水果。

但是，这种大众公认的进食顺序却是最不科学、最不营养的。先从甜饮料说起，这类饮料营养价值甚低，如果用它们给孩子填充小小的胃袋，后面的食量就会显著减少，容易造成孩子营养不良。

对于成年人来说，在饥肠辘辘的时候，如果先摄入鱼肉类菜肴，会把大量的脂肪和蛋白质纳入腹中，不仅浪费营养素，还会使身体摄入过多的脂肪。看看那些常下馆子的中年男人，有几个不是大腹便便、脂肪堆积的呢？

吃了大量咸味菜肴之后，难免感觉干渴。此时喝上两三碗汤，会觉得比较舒服。可是，餐馆中的汤也一样含有油盐，有增加血压、血脂上升的风险。等到胃里已经没有空闲之处，餐厅会端上一盘冰冷的水果或冰淇淋，而它们会让负担沉重的胃部血管收缩，消化功能减弱。

如果把进餐顺序变一变，情况会怎么样呢？

不喝甜饮料，就座后先上一小碗开胃汤，再吃清淡的蔬菜类菜肴，把胃填充大半；然后上主食，最后上鱼肉类菜肴，此时可饮少许酒类。

如此一来，既不会油脂过量，也不会鱼肉过量，轻而易举地避免了肥胖的麻烦；同时保证足够多的膳食纤维，延缓了主食和脂肪的消化速度，也能帮助避免高血脂、高血糖的麻烦。从食物类别的比例来说，这样的顺序可以控制肉类等动物性食物的摄入量，保证蔬菜和水果的摄入量，提供大量的抗氧化成分，并维持成酸性食物和成碱性食物的平衡。对比"中国居民膳食宝塔"，每天最应当多摄入的是蔬菜和主食，而最应当少摄入的是动物性食品，把它们放在最后进食，当是合情合理的。

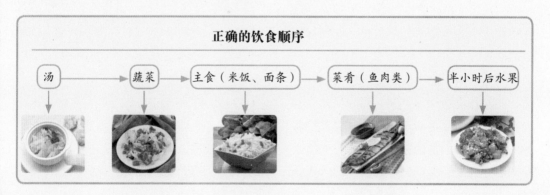

正确的饮食顺序

汤 → 蔬菜 → 主食（米饭、面条） → 菜肴（鱼肉类） → 半小时后水果

膳食中暗藏科学的黄金分割法

所谓"黄金分割"最初是古希腊人毕达哥斯拉的重大发现，又称黄金比，是一种数学上的比例关系。现代饮食学提倡平衡膳食也应采用0.618的黄金分割比例，即主食6，副食4；粗粮6，细粮4；植物性食物6，动物性食物4。

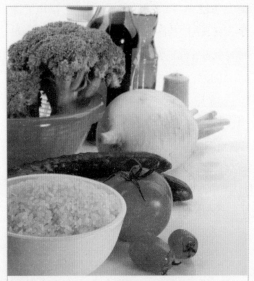

◎饮食数量的分配应采用0.618的黄金分割比例，如主食6，副食4的分配比例。

❶ 主食6，副食4

在现代人的饮食观念里，很多人主食吃得很少，甚至几乎不吃主食，认为这样不但能控制体重，而且营养更加丰富。但从科学营养的角度来看，如果长期这样下去，对身体健康极为不利。因为米饭以及面食的主要成分是碳水化合物，是我们身体所需的主要"基础原料"。人一天所需要的总热能的50%至60%来自于碳水化合

物。因此，必须保持6分主食、4分副食才有益健康。

❷ 粗粮6，细粮4

我们平时习惯把大米、白面称为"细粮"，玉米面、小米、高粱米等称为"杂粮"或"粗粮"。过食细粮会使肠胃的消化能力降低，容易导致营养素缺乏症。过食粗粮，也会影响人体功能对蛋白质、无机盐以及某些微量元素的吸收。所以粗粮和细粮搭配着来吃，才是最适宜的。研究发现，日常饮食以6分粗粮、4分细粮最为适宜。

❸ 植物性食物6，动物性食物4

植物性食物主要是指包括水果、蔬菜、粮食、豆类为主的食物，动物性食物是指主要包括鸡、鸭、鱼、肉、蛋、奶为主的食物。只有植物性食物和动物性食物合理搭配，才能全面满足人体对各种营养物质的需要。植物性食物6，动物性食物4的比例就非常科学合理。

具体到每天的饮食标准，医学营养专家建议每人每天吃一个鸡蛋，一瓶250毫升牛奶，500克蔬菜，增加大豆摄入以及提高蛋白质含量，豆制品蛋白质含量高于牛奶，且易于消化吸收，除了含有脂肪、碳水化合物外，并含有一定量的B族维生素和矿物质。每星期餐桌上应有一顿鱼食，这样可以保证营养摄入的均衡。

一日三餐，必须要吃得科学

一日三餐对人体健康至关重要，要定时、定量、饥饱适中，才能有好的身体。对一日饮食的要求，《黄帝内经》主要从人体阴阳盛衰的变化角度出发，认为白天阳气旺盛，食量需多；晚上阳衰阴盛，以少食为宜。

而根据现代营养学理论，一般情况下，早餐安排在6：30-8：30，午餐在11：30-13：30，晚餐在18：00-20：00。三餐能量分布应为30%、40%、30%，亦可按不同的生活和工作强度进行适当调整。两餐间隔的时间要适宜，时间间隔太长常会引起高度饥饿感，影响人的劳动和工作效率。间隔时间如果太短，会使消化器官得不到适当的休息，消化功能就会逐步降低，影响食欲和消化。一般食物在胃里停留的时间是4～5小时，两餐的间隔以4～5小时比较合适，如果是5～6小时基本上也合乎要求。

① 生物钟与一日三餐

人体内的消化酶在早、中、晚这三段时间里特别活跃，就说明了在什么时候吃饭是由生物钟控制的。

② 大脑与一日三餐

人脑每天占人体耗能的比重很大，而且脑的能源供应只能是葡萄糖，每天需要110～145克。而肝脏从每顿饭中最多只能提供50克左右的葡萄糖。经过一日三餐，肝脏才能为人脑提供足够的葡萄糖。

③ 消化器官与一日三餐

固体食物从食道到胃需30～60秒，在胃中停留4小时才到达小肠。因此，一日三餐间隔4～5小时，从食物的消化时间上看也是比较科学的。

④ 三餐中食物的选择

一日三餐的主食和副食应该荤素搭配，动物食品和植物食品要有一定的比例，最好每天吃些豆类、薯类和新鲜蔬菜。一日三餐的科学分配是根据每个人的生理状况和工作需要来决定的。如按食量分配，早、中、晚三餐的比例为3：4：3，如果按照每天吃500克主食来算，那么早晚各应该吃150克，中午吃200克比较适合。

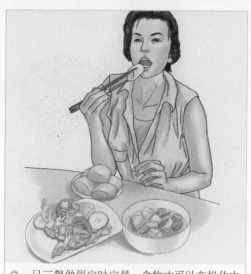

◎一日三餐做到定时定量，食物才可以在机体内有条不紊地被消化、吸收，并输布全身。

中医养生告诉我们：食物也分阴阳

在中国古代医学家的观念中：自然界的任何事物都是分阴阳的，食物当然也是如此。东方人从食物的外形与味道，食物进入人体产生的寒热温凉作用，向上向外或向下向内作用的方向，以及食物生长的地点、气候、季节的不同，来判断食物的阴阳属性。

❶ 区分阴阳4个小原则

（1）辨味道

具有甘、辛味的生姜、紫苏、韭菜、大蒜、葱类、猪肝等属阳，咸味的鱼类、蛤类、海藻类则偏属阴性。

（2）看形状

根属阳，茎叶属阴。因此，牛蒡、洋葱、人参、藕、红薯、芋头、土豆等根菜

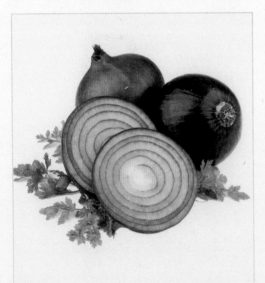

◎根属阳，大部分的根菜，如洋葱、人参等根菜属阳。

属阳。在根菜当中，牛蒡的阴性较强，藕和芋类的阴性也比较强。

另外，萝卜虽是根菜，但由于含水分较多，其性属阴与此相反，白菜、菠菜、卷心菜等叶菜和含水分较多的黄瓜、茄子、西红柿等果菜与根菜相比，皆属阴。不过，卷心菜由于靠近根部，水分较少，在叶菜当中，却偏于阳性。

（3）看生长环境

生产于温暖的地区及塑料大棚中的食物属阴，这些场所以外的地方生产的食物属阳。因此，像土豆、大豆等生长在寒冷地方的食品属于阳性，而香蕉、西瓜、甘蔗等生长在温暖地方的食物属于阴性。海洋中的海产品属于阳性，而陆地上产的肉类食品及普通的植物食品。属于阴性。

（4）看季节

食物的盛产期在冬季还是在夏季决定了其阴阳属性。比如盛产于夏季的西瓜、西红柿、茄子等食物与盛产于冬季的胡萝卜和藕相比较，当然应属阴性。

但是，世界上没有纯阴之体，也没有纯阳之体。任何物质总有阴阳两个方面，但阴阳不可能绝对相等，总有差异，而且阴阳之间是可以相互转化的，所以在区分食物的阴阳属性时，要全方位、多方面地考虑食物生长的地带与气候、生长方式与速度、外形大小、颜色、气味、口感、体温、主要化学成分，以及烹饪所需时间的长短等诸多因素，最后才能给食物进行阴

阳定性。

❷ 看体质，挑选阴阳食物

中医讲究阴阳平衡，阴阳互补，并有一套根据体质选择阴性食物和阳性食物的营养理论。前面我们已经了解到人的体质和食物都是分阴阳的，我们摄取的食物应该与体质相契合，达到阴阳调和的目的，这样才能在获得食物中充足阴阳的同时，保持平和，改善体质，获得健康。

正常情况下，阴性体质的人应该以摄取较多的阳性食品为宜，比如胡椒、胡萝卜、羊肉、鲫鱼；如果阴虚，你就该多吃阴性食物，比如醋、白萝卜、柿子、甲鱼等。如果外感风、寒、湿这些阴邪，你就吃一些阳性食物来平衡，比如葱姜陈皮水；如果外感暑、燥、火这些阳邪，那就吃一些阴性食物来补救吧，比如冰糖炖梨水。

而阳性体质的人应以摄取较多的阴性食品为原则。比如桑葚、马齿苋、蒲

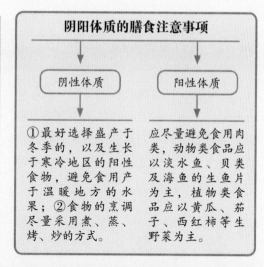

阴阳体质的膳食注意事项
阴性体质	阳性体质
①最好选择盛产于冬季的，以及生长于寒冷地区的阳性食物，避免食用产于温暖地方的水果；②食物的烹调尽量采用煮、蒸、烤、炒的方式。	应尽量避免食用肉类，动物类食品应以淡水鱼、贝类及海鱼的生鱼片为主，植物类食品应以黄瓜、茄子、西红柿等生野菜为主。

公英、苦菜、白菜、黄花菜、冬瓜、西瓜、苦瓜、紫菜、海带等。

不管是阴性体质还是阳性体质，都是因为靠近了阴或阳的两个极端，呈现了明显的身体偏性才会导致身体不适甚至患病。对此，我们要善于借助饮食的力量进行调节，将靠近阴阳两个极端的身体恢复到中性平和的体质。事实上，食用的阴阳互补原则，也会让我们感觉到：那些被身体所需的食物吃起来味道会更好。

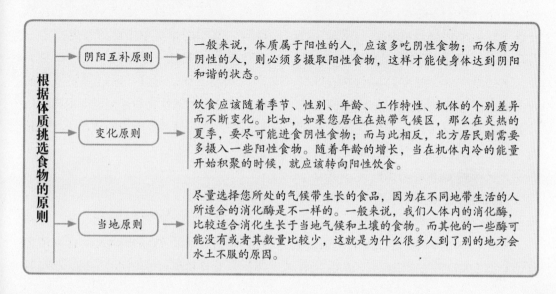

根据体质挑选食物的原则		
	阴阳互补原则	一般来说，体质属于阳性的人，应该多吃阴性食物；而体质为阴性的人，则必须多摄取阳性食物，这样才能使身体达到阴阳和谐的状态。
	变化原则	饮食应该随着季节、性别、年龄、工作特性、机体的个别差异而不断变化。比如，如果您居住在热带气候区，那么在炎热的夏季，要尽可能进食阴性食物；而与此相反，北方居民则需要多摄入一些阳性食物。随着年龄的增长，当在机体内冷的能量开始积聚的时候，就应该转向阳性饮食。
	当地原则	尽量选择您所处的气候带生长的食物，因为在不同地带生活的人所适合的消化酶是不一样的。一般来说，我们人体内的消化酶，比较适合消化生长于当地气候和土壤的食物。而其他的一些酶可能没有或者其数量比较少，这就是为什么很多人到了别的地方会水土不服的原因。

合理膳食的"三二三一"原则

2008年，世界癌症研究基金会在北京发布了《食物、营养、身体活动与癌症预防》的报告，其中对改变不合理的膳食结构、科学饮食提出了意见和建议，这就是"三二三一"原则。

❶ "三"是三种食物多多益善

这多多益善的三种食物一种是十字花科蔬菜像花椰菜、甘蓝、卷心菜，花椰菜和羽衣甘蓝都是抗癌明星。研究显示，十字花科蔬菜可以减低患直肠癌、肺癌和胃癌的危险，专家认为，卷心菜等蔬菜中含有激活人体内天然的解毒酶的化学物质。而密歇根州大学的一项研究也表明，在患乳腺癌的概率上，一周吃三份以上生的或者稍微烹调一下的卷心菜的人，比那些一周只吃1.5份甚至更少的人患癌症的危险低了72%。

另外一种是多吃高纤维食物。膳食纤维不仅能够促进肠道蠕动，还对女性乳房有益。瑞典研究人员跟踪调查了6万多名妇女，发现每天吃4.5份膳食纤维较多的全谷类食物的人患结肠癌的概率降低了35%。粗粮中不仅膳食纤维含量高，还可以清理掉两种与乳腺癌有关的激素——雌激素和胰岛素的多余部分。传统富含纤维的食物有麦麸、玉米、糙米、大豆、燕麦、荞麦、芹菜等。

还有一种是多吃富含维生素D和钙的食物。维生素D和钙的结合有保护乳房和结肠的作用。乳制品富含维生素D和钙，美国《国家癌症研究所》杂志显示，经常食用乳制品的人降低了患直肠癌的危险，科学家认为是钙发挥了保护作用。维生素D和钙能抑制激素的影响，可以使人们在早期避开乳腺癌。维生素D主要存在于动物肝脏、蛋黄、瘦肉、牛奶、鱼肝油、坚果和海产品中。日常补钙的主要食物有牛奶、海带、大豆、动物骨头、芹菜等。

❷ "二"是两种食物要经常吃

一是西红柿。西红柿能够降低罹患胃癌、卵巢癌、胰腺癌和前列腺癌的危险，其所含有的番茄红素有助于预防细胞受到损害。据营养学家研究测定：每人每天食用50克－100克鲜番茄，即可满足人体对几种维生素和矿物质的需要。

二是浆果。主要浆果作物包括草莓、蓝莓、黑莓、树莓、醋栗、葡萄、猕猴桃等。浆果的果实中主要含有维生素、有机酸、无机盐、碳水化合物、微量元素、果胶、纤维素等，通过多年研究证实，这些生物活性物质能促进、提高肌体的新陈代谢、增强免疫力的作用，还可预防癌症。

❸ "三"是有三种食物要少吃

一是红肉要少吃，包括猪、牛、羊肉等。研究显示，结肠癌同饮食有密切关系，每天食用热狗等肉制品的人，患结肠癌的概率高于一般人。《美国医学协会》杂志调研显示，10年间每周吃两三次肉制品的女性，患结肠癌的概率增加了50%；而长时间每天吃2盎司红色肉类的女性患直肠癌的危险增加了40%。除了结肠癌以外，还可能患上其他癌症，原因是肉类在高温烹调下和用硝酸钾等加工过程中，会产生致癌物质。

二是不要过量饮酒。过量饮酒会增加乳腺癌、结肠癌、食道癌、口腔癌和咽喉癌的危险。当然，酒并非一无是处，少量饮酒对心脑血管有益。但是，大量饮酒就适得其反，每饮必醉，不醉不归会直接损伤各部脏器。

三是脂肪含量高的食品要少吃。高脂肪食物不仅使人容易患心脑血管疾病，也容易患上癌症。少吃一些富含脂肪的食品可以减少患乳腺癌的概率。专家建议，由

脂肪产生的热量不应该超过体内总热量的30%。一天食用60克脂肪食品，就可以产生1800卡路里的热量，所以不宜过多摄入。但是，也不能因此就不吃含有脂肪的食物，因为脂肪中的饱和脂肪有益于心脑血管。所以，我们可以通过一些健康食品摄取饱和脂肪，比如富含饱和脂肪的鱼、坚果、橄榄油等等。

❹ "一"是要留意观察一种食物

这种食物就是大豆。人们知道，大豆中含有大豆异黄酮，是著名的植物雌激素，对缓解中年女性衰老有很大意义。而且，似乎没有长期服用雌激素易患女性特有的癌症的弊病。但是，研究人员发现，乳腺癌细胞在大豆分离化合物中会分裂增殖，食用之后是否会促进乳腺疾病的发生呢？这还尚待观察。

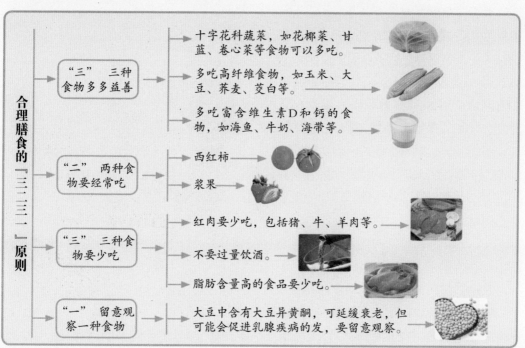

合理膳食的「三三三一」原则

"三" 三种食物多多益善
- 十字花科蔬菜，如花椰菜、甘蓝、卷心菜等食物可以多吃。
- 多吃高纤维食物，如玉米、大豆、荞麦、茭白等。
- 多吃富含维生素D和钙的食物，如海鱼、牛奶、海带等。

"二" 两种食物要经常吃
- 西红柿
- 浆果

"三" 三种食物要少吃
- 红肉要少吃，包括猪、牛、羊肉等。
- 不要过量饮酒。
- 脂肪含量高的食品要少吃。

"一" 留意观察一种食物
- 大豆中含有大豆异黄酮，可延缓衰老，但可能会会促进乳腺疾病的发，要留意观察。

食养冷热原则：热无灼灼，寒无沧沧

中国人一向讲究"趁热吃"，这是怕吃了寒凉的东西会生病，但是热食也要有限度，不能一味地贪热，更不能贪凉，要把握"热无灼灼，寒无沧沧"的原则。古代医学家孙思邈在《千金翼方》中就指出："热食伤骨，冷食伤肺，热无灼唇，冷无冰齿。"所以，膳食应当注意冷热平衡。

❶ 热食的危害

从冒着热气的面条，到热乎乎的粥，以及滚烫的火锅，中国人的饮食一直离不开"热"这个字。这是因为亚洲人的体质相对较弱，吃热食可以为身体提供更多的能量，帮助人们御寒保持体温。但是，现在却有越来越多的研究显示，饮食过热和食道癌等多种消化道疾病息息相关。这是因为人的食道壁是由黏膜组成的，非常娇嫩，只能耐受50℃～60℃的食物，超过这个温度，食道的黏膜就会被烫伤。像刚沏好的茶水，温度可达80℃～90℃，很容易烫伤食道壁。如果经常吃烫的食物，黏膜损伤尚未修复又受到烫伤，可形成浅表溃疡。反复地烫伤、修复，就会引起黏膜质的变化，进一步发展变成肿瘤。

❷ 凉食更不可取

在炎热的夏天，人们往往会通过吃冷饮的方式来为身体降温，缓解燥热。但总是吃冷饮会伤害"胃气"，降低身体的抵抗力。中医所说的胃气并不单纯指"胃"这个器官，而是包含脾胃的消化、吸收能力，后天的免疫力和肌肉的功能等。

其实，夏天喝点儿绿豆汤就是很好的清凉解暑方，适当增加莲子、黄瓜、冬瓜、香蕉等凉性食物的摄入，就可以调和体内摄入的高热量、高油脂食物。此外，有关学者研究证实，喝凉开水对人体大有好处。冬季若每天都喝点儿凉开水，还有预防感冒和咽喉炎的作用。

总的说来，最健康最合适的食物温度是"不凉也不热"。许多家长在给小宝宝喂饭时，都会吹至微温后再喂，其实，这个温度对成人来说同样是最合适的。用嘴唇感觉有一点点温，也不烫口，就是最适宜的。

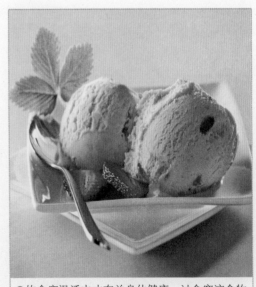

◎饮食寒温适中才有益身体健康，过食寒凉食物可导致脾胃虚弱，诱发疾病。

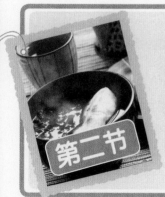

以食为补——如何用食物来补精气神

第二节

人有三宝精气神，食补补的就是"精气神"

古人认为，天有三宝"日月星"，地有三宝"水火风"，人有三宝"精气神"。养生，主要养的就是人的"精气神"。古代养生家遵循正确的修炼方法，往往能够获得健康和高寿。中医有"精脱者死""气脱者死""失神者亦死"的说法，可见"精气神"三者，是人体生命存亡的关键所在。只要人能保持精足、气充、神全，自然会祛病延年。《灵枢·本藏篇》云："人之血气精神者，所以养生而周于性命者也。"（人体血气精神的相互为用，是奉养形体，维护生命的根本。）可见古人对这三方面的调护、摄养极为重视。

那么，精气神到底是什么呢？"精"就是食物的精华，说明养生首要在于良好的饮食，充沛的营养；"气"可以当作是外在之气，如"地气""清气"等，代表了人们生存的外在环境，气还可以当作是人体的元气；而神则代表了人的思想、心灵、精神和灵魂及其表现。

精气神，构成中国传统养生和生命学说的重要部分。那么，我们如何来养护我们的精气神呢？可以说方法有很多种，而食补则是其中极为重要的一环。

所谓"食补"，就是根据身体的需要，调整膳食结构，科学配餐。注重蛋白质、碳水化合物、脂肪、矿物质、维生素、水、膳食纤维等营养素的比例，粮食、果蔬和动物性食物的合理搭配。食补的根本目的，就是调养人体的精气神，最终达到精气神的统一和圆满，使身心得到健康，成就养生的最高境界。

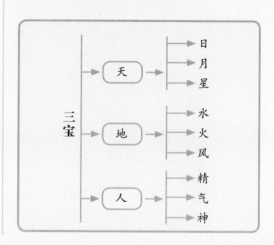

为什么说"药补不如食补"

中医一向有"药补不如食补"之说，虽然中药的补益作用十分显著，对人体具有保健作用，但是药三分毒，绝对不能长期"补药"。相对而言，食补具有单纯用药物不能具有的作用，甚至比单纯用药物补益的效果更为显著，为什么会这样说呢？关于食补的作用，《内经》中有很多相关论述，其中《素问·六元正纪大论》是这样论述的："食岁谷以全其真，避虚邪以安其正。"这就是说，在饮食方面，要食用与发气所宜的谷类，这样，才能保全体内真气。这是由于人体的气血是维持生命活动的主要能量物质，而饮食五味中的精微营养物质则是气血的主要组成部分，是人体气血的直接外源。对此，《素问·痹论》是这样论述的："荣者，水谷之精气也，和调于五藏，洒陈于六腑，乃能入于脉也.故循脉上下，贯五藏，络六腑也。卫者，水谷之悍气也，其气悍疾滑利，不能入于脉也，故循皮肤之中，分肉之间，熏于肓膜，散于胸腹，逆其气则病，从其气则愈。"这就是说，营卫二气在人体内发挥着极其重要的作用，营气行于血脉之中，荣养五脏六腑，并将五脏六腑乃至全身的代谢废物排出体外；卫气则发挥其温煦、防护卫外功能，可以阻止外邪侵入人体。而营卫二气的生成都依赖于饮食水谷的滋养。

事实上，生活中常见的疾病和病态体质，都可以通过食物有效改善。比如一个人食欲不振、倦怠乏力、气短懒言，这是气虚的症状，可以食用羊肉、牛肉、花生、核桃、松子等具有补气效果的食物来"补气"。只要不是非常严重或者长期存在的气虚证，都可以通过食补很快得到缓解。此时如果盲目服用药物，则很可能导致副作用的发生，对人体有害。尤其是年老体弱者，如果不适当地进补药物，很可能因为"虚不受补"而产生不良反应。

综上所述，药补并不是理想的进补方式，相比而言，食补能更加安全有效地对人体进行补益。在选择食补或药补进行调理的时候，应该掌握正确辨证的方法。如果食补无效，再进行药补。对于不同的病症要遵循辨证施治的原则，以药、食相结合，对症施用，才更安全、有效。

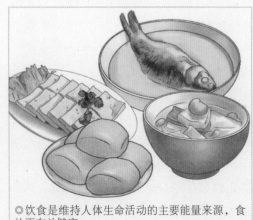

◎饮食是维持人体生命活动的主要能量来源，食补更有益健康。

滋养脏腑第一名——粥

粥被古代医家和养生家称为"第一补人之物"，是中国饮食文化中的一绝。经常喝粥，可以滋养脾胃，保护元气，健体治病，延缓衰老。在中国三千多年的粥文化中，粥有很多种，各有不同的功效，但归纳起来主要分两类：养生类与治病类。

❶ 养生类粥

大米粥：选择好大米熬制而成，有健脾益气的作用，对保护胃粘膜、促进胃溃疡的愈合有疗效。

小米粥：具有健脾、益气、补血的功效，可保护胃气，对产后和大病体虚之人最适宜。

玉米糁粥：香甜可口，养脾胃，利大小便，对预防老年人心血管疾病有一定作用。

绿豆粥：用大米和绿豆熬制而成，有清热解毒的作用，还可以养脾清胆，解暑止渴，润肤消肿，利小便。

赤豆粥：用红小豆和大米熬制而成，营养价值高，有健脾利水作用，对脚气病、心脏病引起的水肿疗效较好，也可治老年肥胖病。

莲子粥：用莲子、大米、江米熬制成的粥。具有益精气、强智力、聪耳目之功效。

腊八粥：我国农历腊月初八家家都要喝这种粥。用多种谷类、豆类、果仁、红枣、栗子、莲子搭配熬制而成。营养极为丰富，可以养胃气，益气血，益健康，是一种食疗佳品。

❷ 治病类粥

治病类粥就是在粥中有选择的加入相应的药物，这种养生方式不同于常用药物祛邪治疗，也不单纯靠米谷饮食来扶正调理，而是一种以食扶正，以药辅疗的简便易行、双重效应的食疗佳法。按其治疗保健的作用可制成各种"药粥"。

补血药粥：糯米阿胶粥、桑仁粥、菠菜粥、益母草粥、何首乌粥、海参粥等。

壮阳药粥：韭菜粥、芡实粥、羊骨粥、鹿鞭粥、虾肉粥、益智仁粥等。

妇科病药粥：麻雀粥、白狗骨粥、安胎鲤鱼粥、肉桂粥、茴香粥、猪蹄粥等。

清热药粥：无花粉粥、绿豆粥、芹菜粥、决明子粥、生地黄粥、竹叶粥等。

散寒药粥：椒面粥、干姜粥、防风粥、附子粥、吴茱萸粥、荆芥粥等。

止咳药粥：枇杷叶粥、真君粥、百合粥、乌梅粥、珠玉二宝粥等。

健胃药粥：山楂粥、梅花粥、生地粥、山药粥、苡仁粥、芋头粥等。

养心安神粥：枣仁粥、小麦粥、龙眼肉粥、莲实粥等。

益气药粥：补虚正气粥、人参粥、红枣粥、黄芪粥、鹿尾粥等。

滋阴药粥：木耳粥、黄精粥、天门冬粥、沙参粥、枸杞叶粥、银耳粥等。

甲鱼，滋阴补阳之上上品

甲鱼又称鳖，俗称水鱼、团鱼，《养鱼经》中称"神守"。它的肉具有鸡、鹿、牛、羊、猪5种肉的美味，故素有"美食五味肉"的美称。自古以来，甲鱼就是备受人们喜爱的滋补食品，战国时代的伟大爱国诗人屈原在《招魂》中写下了这样的诗句："腼鳖炮羔，有拓浆些；酸鹄脯凫，煎鸿鸧些，露鸡臑蟾些，厉而不爽些。"大意是：文炖甲鱼，烧烤羔羊，调味有甘蔗的甜浆;醋烹天鹅，红烧野鸭，鸿雁灰鹤煎得酥黄，蒸凤鸡，焖肥龟，香味浓烈而又吃不伤。

《本草纲目》中记载甲鱼"性平，味寒；滋补肝肾、益气补虚"。中医认为，甲鱼可滋阴补肾、清热凉血、益气健胃，对子宫下垂、痢疾、脱肛等有很好的防治作用。甲鱼的壳、血都有很大的药用价值，甲鱼背壳可散结消痞、滋阴壮阳，对骨蒸劳热、闭经等功效明显；其血可作为滋阴退热的良方。甲鱼的腹板称为"龟板"，是名贵的中药，有滋阴降火之功效。用于治疗头晕、目眩、虚热、盗汗等疾患。还对头颅外伤(例如新生儿头颅血肿等)遗留下来的顽固性头痛有很好的疗效。龟板胶是大分子胶原蛋白质，含有皮肤所需要的各种氨基酸，有养颜护肤、美容健身之效。当然，龟板是中药，应该由医生视具体的情况决定是否使用。

①甲鱼肉及其提取物能有效地预防和抑制肝癌、胃癌、急性淋巴性白血病，并用于防治因放疗、化疗引起的虚弱、贫血、白细胞减少等症。

②甲鱼亦有较好的净血作用，常食者可降低血胆固醇，因而对高血压、冠心病患者有益。

③甲鱼还能"补劳伤，壮阳气，大补阴之不足"。

④食甲鱼对肺结核、贫血、体质虚弱等多种病患亦有一定的辅助疗效。

⑤甲鱼富含动物胶、角蛋白、铜、维生素D等营养素，能够增强身体的抗病能力及调节人体的内分泌功能，也是提高母乳质量、增强婴儿的免疫力及智力的滋补佳品。

注意： 凡脾胃虚弱、消化功能低下及便溏腹泻之人忌食甲鱼肉。孕妇及产后便秘的人也不宜食用。另外，食用甲鱼时不能同时吃苋菜、薄荷以及鸡蛋、鸭蛋、兔肉等。幼甲鱼有毒，不可食，严重者可致人死亡。

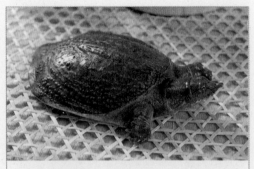

◎甲鱼性平味寒，可滋阴补肾、清热凉血、益气健胃，对骨蒸劳热、子宫下垂、痢疾、脱肛等有很好的防治作用。

男人的"肾之果"——板栗

板栗又称毛栗、栗子、瑰栗、风栗，为壳头科木本植物栗子的种仁。它是我国的特产，素有"干果之王"的美誉；在国外，它还被称为"人参果"。它对人体有着很强的滋补功能，对肾虚有良好疗效，可与人参、黄芪、当归等媲美，故又被称之为"肾之果"。

每年八九月间，栗子成熟上市，入秋吃栗，已是民间习俗。栗子味甘、咸，性温，有健脾养胃、补肾强筋、活血止血等作用，主治：脾胃虚弱或脾肾阳虚，便溏腹泻，久泻不止或便血；肾气虚亏，腰腿软弱无力。历代著名中医都认为栗子味甘，性温，无毒，入脾、胃、肾三经，功能为补脾健肾、补肾强筋、活血止血，适用于脾胃虚寒引起的慢性腹泻，肾虚所致的腰膝酸软、腰肢不遂、小便频数以及金疮等症。唐代孙思邈说："栗，肾之果也，肾病宜食之。"《本草纲目》中指出："治肾虚、腰脚无力，以袋盛生栗悬干。每日吃十余颗，次吃猪肾粥助之，久必强健。"因而，肾虚者不妨多吃栗子。

栗子中含有丰富的不饱和脂肪酸和维生素、矿物质，能预防高血压、冠心病、动脉硬化、骨质疏松等疾病，是抗衰老、延年益寿的滋补佳品。栗子含有核黄素，常吃栗子对日久难愈的小儿口舌生疮和成人口腔溃疡有益。栗子是碳水化合物含量较高的干果品种，能供给人体较多的热能，并能帮助脂肪代谢，具有益气健脾、厚补胃肠的作用。栗子含有丰富的维生素C，能够维持牙齿、骨骼等的正常功用，可以延缓人体衰老，是老年人理想的保健果品。

但是，栗子含糖分高，糖尿病患者应当少食或不食；脾胃虚弱、消化不良或患有风湿病的人也不宜食用。凡气滞腹胀，湿热盛者也均不宜食。

下面，我们为大家推荐一款"板栗煲鸡汤"：

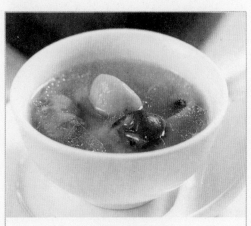

板栗煲鸡汤

原材料 鸡肉100克、生姜5克、枸杞10克、板栗15~20粒

调味料 食盐和鸡精少许

做法 ①先将整鸡拆散，把鸡剁成寸块，选有骨肉100克，把鸡肉在开水中焯一下，然后放入汤锅内。②把枸杞、板栗、生姜依次放入锅中，倒入高汤适量，大火将锅烧开后，文火再将汤煲一个小时。③出锅时，把食盐、鸡精调入汤中。

功效 益气补血、补肝益精。

人参杀人无过——补品的正确吃法

中医认为，"虚者补之"。适当进补对人体或脏器在受到损伤或发生病变的情况下，具有某种程度的代偿和增益作用。但是在生活中，很多人把"进补"当成了日常生活中的一种保健方法，不分季节，不分体质，不分虚实……完全忽略了"补"是中医用来补养人体气血、平衡阴阳、治疗各种虚证疾病的方法。

专家指出，如果我们不能根据自己身体的具体情况和补品的性能特点有针对性地进补，往往会因进补不当反而误伤了自己的身体。

❶ 人参——大补元气，固本培元

人参在人们心目中占有重要的地位，认为它能长精力，是大补元气的要药，更认为多年生的野山参药用价值最高。

人参用量的多少与服用什么种类的人参、什么情况下服用等因素有关。红参性偏热，西洋参性偏凉，一次服用量不宜超过3克；生晒参性较平和，剂量可适当增大，一次可服用6克。如较长时间服用，

量宜减半。如欲用于祛病补虚，或补虚救脱，量可增至2倍或3倍，甚至更多，但须在医生指导下服用。

值得注意的是，切忌长时期连续服用人参。一些特殊情况需常服人参者，可以10日为一个周期，每日服用1～3克，在连续服用10日后停服一周，然后继续服用10日，如此反复进行。另外，服用人参要避"实"，即体质壮实者，无须服用人参。

❷ 灵芝——延年益寿，扶正固本

灵芝，自古以来就被认为是吉祥、富贵、美好、长寿的象征，素有"仙草"之誉。古今药理与临床研究均证明，灵芝确有防病治病、固本扶正、延年益寿之功效。

灵芝对人体具有双向调节作用，能增强免疫功能，提高机体抵抗力，促使全部的内脏或器官功能正常化。所治病种，涉及心脑血管、消化、神经、内分泌、呼吸、运动等各个系统，尤其对肿瘤、肝脏病变、失眠以及衰老的防治作用十分显著。

灵芝用量一般是每天1.5～3克，研碎

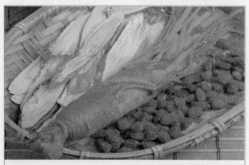

◎服用人参要避"实"，体质壮实者无须服用。

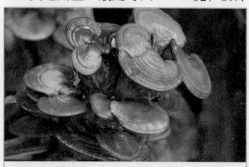

◎灵芝药性平和，有延年益寿之功效。

冲服、浸酒服或水煎服。

灵芝药性平和，补益作用和缓，长时间服用才起作用。另外，灵芝滋补作用很强，一般高血压患者不宜多服。

❸ 莲子——补脾止泻，养心安神

莲子是一味以补为主，以收为辅，兼有一定清热作用的药物和食品。莲子性平、味甘涩，入心、脾、肾经。含有丰富的淀粉、蛋白质、脂肪、钙、磷、铁等营养物质。

莲子善于补五脏不足，通利十二经脉气血，使气血畅而不腐；莲子所含氧化黄心树宁碱对鼻咽癌有抑制作用；莲子所含非结晶形生物碱N－9有降血压作用；莲子芯味道极苦，却有显著的强心作用，能扩张外周血管，降低血压；莲心还有很好的去心火的功效，可以治疗口舌生疮，并有助于睡眠；莲子中所含的棉子糖，是老少皆宜的滋补品，对于久病、产后或老年体虚者，更是常用营养佳品；莲子碱有平抑性欲的作用，青年人梦多、遗精频繁或滑精者，服食莲子有良好的止遗涩精作用。

莲子的服用方式，主要以煎汤内服为主，常规剂量为6～12克。另外，莲子还可煮成各种药粥，或制成多种营养丰富的佳肴和点心。

莲子以个大、饱满、无皱、整齐者为佳；变黄发霉的莲子不要食用。另外，平素大便干结难解，或腹部胀满之人忌食。

❹ 桂圆——补血安神，养心益智

桂圆是一种家喻户晓、历史悠久的药物和食品，对人体具有良好的补益、调节作用，是防病治病、养生保健的常用品。

桂圆味甘，性温，含有大量的葡萄糖、蔗糖和多种维生素等物质，还含有蛋白质及多种氨基酸。中医认为桂圆有补血安神、健脑益智、补养心脾的功效；另有研究发现，桂圆对子宫癌细胞的抑制率超过90%，妇女更年期是妇科肿瘤好发的阶段，适当吃些龙眼有利健康；桂圆还有补益作用，对病后需要调养及体质虚弱的人有辅助疗效。

桂圆的服用方法主要有三种：生食（每次10个左右）、煮汤服用（每次10～15克）和制剂服用。每次服用不可过量，否则会生火助热。

值得注意的是，桂圆性属大热，凡阴虚内热体质者不宜食用。

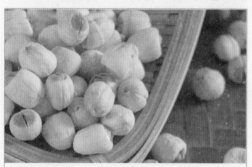
◎莲子的服用方式，主要以煎汤内服为主。

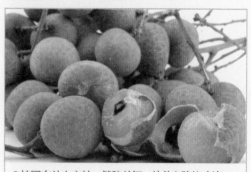
◎桂圆有补血安神、健脑益智、补养心脾的功效。

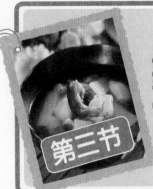

药食同源治百病——最常用的食疗方

第三节

胃溃疡，可用蜂蜜来调治

《本草纲目》中有"蜂蜜能清热也，补中也，解毒也，止痛也"的记载。现代医学研究发现，蜂蜜味甘，有缓急症、止痛的作用。另外，蜂蜜性平、味甘，有补益脾胃之气的功效，能帮助溃疡愈合，减少溃疡复发。蜂蜜还有促进食物的消化和同化作用，从而减轻胃肠负担。

胃溃疡急性发作时，胃黏膜的保护作用下降，当甜食进入胃内时，会变酸进而增加胃的酸度，这就是胃溃疡病人不宜吃甜食的原因。不过，蜂蜜对胃酸的分泌有双向调节作用。服用蜂蜜后，胃酸不会马上增加，而是有一个滞后期。因此，如果想吃蜂蜜的话，可以在饭前1小时吃，量也不宜太多，1小时后再进餐，食物就可以中和过多的胃酸了。

在吃蜂蜜时，还可以试着加上一些药物治疗溃疡病。如用丹参15克、木香6克、炙甘草6克，或生甘草9克、陈皮6克，煎汁冲蜂蜜服，可治疗胃、十二指肠溃疡以及各种胃痛症。治疗期间应戒烟、酒，少吃辛辣食物。

此外，针对胃溃疡等症，《本草纲目》还特别介绍了一款食疗方——马铃薯蜂蜜膏。

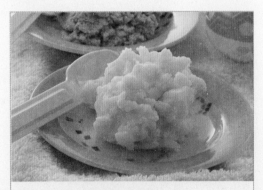

马铃薯蜂蜜膏

原材料 鲜马铃薯1000克

调味料 蜂蜜适量

做法 将鲜马铃薯洗净，用搅肉机搅烂，用洁净纱布包好挤汁；放入锅内先以大火煮沸，再以文火煎熬；当浓缩至黏稠状时，加入一倍量的蜂蜜一同搅拌，再以文火煎成膏状，冷却后待用。空腹时服用，每日2次，每次1汤匙，20天为一个疗程。

本草动口不动手，轻松吃掉糖尿病

对于现代人来说，最常见的脾病就是糖尿病。人的脾本来应该把精华送给心肺，但是脾不好好工作，亵渎职责，却把这些精华往下送，人体所需的糖分都随尿排走了，使肌肉不能正常工作。

饮食不当、运动不足是糖尿病致病的主要原因，其中饮食不当最为重要。经常买菜的朋友可能知道，现在的菜场菜样丰富，很多菜不管什么季节都有，乍一看市场丰富了，却违反了植物的自然生长规律，反季节的蔬菜与水果与自然的五行之气相驳，对人体的健康影响是潜移默化的，久而久之便有可能成为致病的因素。

因此，要对付糖尿病，还得从饮食下手。糖尿病饮食的主要的原则就是少吃太甜、太咸、太油的食物，最好是不吃。同时，多吃有益糖尿病恢复的食物。如南瓜，据《本草纲目》中记载："南瓜性温，味甘，补中益气，解毒杀虫，降糖止泻。"南瓜含有丰富的钴，钴能活跃人体的新陈代谢，促进造血功能，并参与人体内维生素B$_{12}$的合成，是人体胰岛细胞所必需的微量元素，对防治糖尿病、降低血糖有特殊的疗效。

除此之外，我们还为大家推荐两款消灭糖尿病的食疗方。

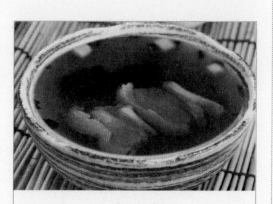

女贞子鸭汤

原材料 鸭肉500克，枸杞30克，熟地黄、淮山各100克，女贞子50克

调味料 盐适量

做 法 ①将鸭肉洗净切块。②将枸杞、熟地黄、淮山、女贞子洗净，与鸭肉同放入锅中，加适量清水，煎至白鸭肉熟烂。③最后加入盐调味即可，饮汤吃鸭肉。

功 效 本品有滋阴补肾，养胃除虚的功效，适合肾阴亏虚型的糖尿病者食用。

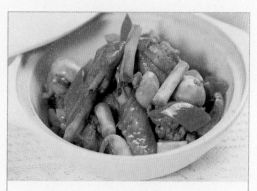

草菇烧鸭

原材料 鸭肉300克，草菇200克

调味料 植物油6克，姜片、葱段、红椒、盐、高汤、米酒、淀粉各适量

做 法 ①草菇洗净，对切；红椒洗净，切斜片；鸭肉洗净切块，用盐、姜片略腌。②起油锅，爆香姜片、红椒，放入草菇、鸭块，大火炒熟。③注入高汤、米酒焖至熟，下葱段，以淀粉勾芡，即可。

功 效 本品有降血糖、补血养颜等功效。

应对肾病，从吃开始

肾位于腰部，左右各一，腰为肾之府。肾藏有"先天之精"，为脏腑阴阳之本、生命之源，故称为"先天之本"。《黄帝内经》中说，肾有藏精、主生长、发育、生殖、主水液代谢等功能。饮食不当，以致肾亏精损是引起脏腑功能失调，产生疾病的重要因素之一。

因此，要预防肾病，就要采取合理适度的饮食，以保持"肾气"的旺盛，避免肾精亏损，增进健康，加速疾病的痊愈。

对于肾病饮食，根据肾病患者的情况，在饮食中宜食清淡易消化食物，宜食新鲜蔬菜和适量水果水。忌食牛肉、羊肉、荔枝等热性食物；忌食辣椒、大蒜等辛辣刺激性食物；忌食一切补品、补药；忌食海鲜、咖啡、香菜等发物。

另外，不同性质的肾病饮食忌讳也不同。阴虚的患者，即表现为舌红、脉洪大、盗汗、大便干、血尿等症的肾病患者，要忌热性食物。特别是阴虚内热如舌紫、脉滞、胸闷、腹胀等有症的患者。但阳虚的患者，即表现为舌淡苔白、脉沉、身寒肢冷、便稀等症的肾病患者，可食热性食物。

另外，为帮助肾病快速痊愈，下面介绍两款养气益肾的食养方。

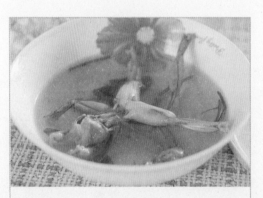

金钱草煲蛙

原材料 金钱草30克，田鸡2只（约200克）
调味料 盐5克
做 法 ①金钱草洗净入砂锅，加清水，用文火煲30分钟后，滤取药汁。②田鸡宰洗干净，去皮斩块，投入砂锅内。③加入盐与药汁，一同煲至熟烂即可。

功 效 除热毒，利尿通淋，消肿软坚。对膀胱结石、肾结石、淋病尿道涩痛、小便急迫、尿道刺痛等病症有较好的疗效。

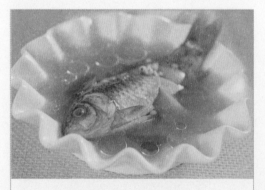

薏米瓜皮鲫鱼汤

原材料 冬瓜皮60克，薏米30克，鲫鱼250克
调味料 生姜3片，盐少许
做 法 ①将鲫鱼剖洗干净，去内脏，去鳃；冬瓜皮、薏米分别洗净。②将冬瓜皮、薏米、鲫鱼、生姜片放进汤锅内，加适量清水，盖上锅盖。③用中火烧开，转小火再煲1小时，加盐调味即可。

功 效 利水消肿，清热解毒，适用于肾虚水肿等症。

食疗是对肺脏最好的呵护

在胸腹之中，肺脏位居最高，主持呼吸，上通喉咙，开窍于鼻。鼻是呼吸出入的门户，首当其冲地接受外界各种空气的刺激和影响，易受寒风暑浊，弥漫烟尘，毒邪燥烈之气等的影响，罹患疾病。要想通过饮食保养肺脏，主要需要做到以下几点。

多吃滋阴润燥的食物：肺为"娇"脏，喜润恶燥，主皮毛，朝百脉。燥气与肺喜润的娇嫩之性相违背，最易伤津耗液，而肺燥阴亏。所以，干燥的秋季人们最易患咽喉部、呼吸道疾病。故中医认为，秋季最需要多吃滋阴润燥的食物，以滋润肺脏。常见的滋阴润燥的食物有雪梨、甘蔗、柿子、马蹄、银耳、燕窝、蜂蜜、乌骨鸡、鸭蛋等食物。

多吃生津养肺的食物：人体津液缺乏，人们就会出现咳嗽、咽喉疼痛、口渴心烦、发热、便秘、口唇发干、眼睛干涩等症状。而胡萝卜、梨子、木耳、蜂蜜等食物，可生津止渴，清肺止咳。

宜食酸甘食品和水果：石榴、葡萄、杧果、苹果、柚子、柠檬、山楂等酸甘食品和水果，有利于润燥护阴。

另外，下面为你推荐了两款养肺的食疗方，可根据需要选择。

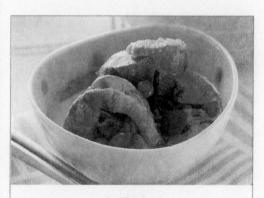

虫草鸭汤

原材料 虫草2克，枸杞10克，鸭肉500克

调味料 盐6克

做 法 ①鸭肉入沸水汆烫后洗净。②将鸭肉、虫草、枸杞一道放入锅中，加水至盖过材料，以大火煮开后转小火续煮60分钟。③待鸭肉熟烂，加盐调味即成。

功 效 此汤具有滋补肺肾、滋阴润燥的功效。

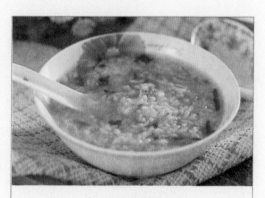

复方鱼腥草粥

原材料 鱼腥草、金银花、生石膏各30克，竹茹9克，粳米100克，冰糖30克

做 法 ①将粳米淘洗备用；鱼腥草、金银花、生石膏、竹茹洗净用水煎汤。②下入粳米及适量水，共煮为粥。③最后加冰糖，稍煮即可。

功 效 此粥具有清热润肺、消炎化痰的功效。

吃掉这个万病之首——感冒

感冒与自身免疫能力下降不无关系。尽管许多人患的是普通感冒而非流感,但同样受到鼻塞、流鼻涕、咳嗽等症状的困扰。感冒病并没有特效药可言,主要通过食物和药物的配合,或者是仅仅依靠食物的疗养,就能驱逐感冒病毒于体内,重返健康身体。

感冒是由于人体自身免疫力弱,病毒入侵体内所致。只要注意建立科学合理的饮食结构,养成良好的饮食习惯,就能筑起坚固的人体免疫系统"长城",御感冒于体外。

感冒后饮食宜清淡、稀软少油腻,如白米粥、牛奶、玉米面粥、米汤等。高热、食欲不好者,适宜流食、半流食,如米汤、蛋花汤、豆腐脑等。流感高热、口渴咽干者,可进食清凉多汁食物,如莲藕、百合、荸荠等。

风寒感冒忌食生冷瓜果及冷饮;风热感冒发热期,应忌用油腻荤腥及甘甜食品;风热感冒恢复期,也不宜食辣椒、狗肉、羊肉等辛辣的食物;暑湿感冒,除忌肥腻外,还忌过咸食物如咸菜、咸带鱼等。

下面,再为大家推荐两款对治感冒的食疗方:

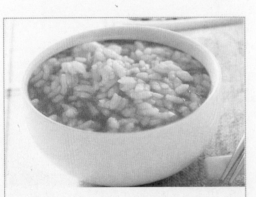

石膏退热粥

原材料 生石膏50克,葛根25克,淡豆豉2克,麻黄2克,桑叶5克,粳米100克

调味料 生姜3片

做 法 ①将生石膏、葛根、淡豆豉、麻黄、生姜片、桑叶等洗净后,放进锅中,加入清水煎煮取汁去渣。②将洗净的粳米加清水煮沸后,加入药汁煮成粥。

功 效 本品具有解表、发汗、清热的作用,适用于感冒发热、头痛等症。

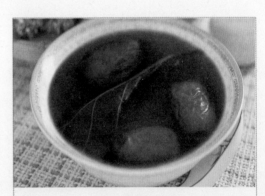

桑叶发汗汤

原材料 红枣10颗,生姜5片,桑叶20克

调味料 葱白2根,红糖适量

做 法 ①红枣、桑叶洗净;用300毫升水加生姜、红枣煎煮半小时。②放入桑叶、葱白,煮至水再次沸腾。③最后加入红糖调味即可。

功 效 本品具有发汗解表、祛邪散寒的功效。适合风寒型感冒无汗、全身酸痛、头痛的患者食用。

肠炎是个慢性症，运用食疗最合适

慢性肠炎病人多是身体虚弱、抵抗力差，尤其胃肠道易并发感染，因而更应注意饮食卫生，不吃生冷、坚硬及变质的食物，禁酒及辛辣刺激性强的调味品。

同时，慢性肠炎患者要注意补充蛋白质及维生素。在日常饮食中应选用一些易消化的优质蛋白质食品，如鱼、蛋、豆制品及富含维生素的新鲜嫩叶菜等。最好食用菜汁，以减少纤维的摄入，因为慢性肠炎病人的消化吸收功能差，应采用易消化的半流少渣饮食、少量多餐的方法，以增加营养，改善症状。慢性结肠炎急性发作时，应食粥类、精米面类、鱼虾、蛋及

豆制品和易消化的食物，以使肠道得以休息。慢性肠炎如有脱水低钠现象时，应及时补充淡盐水，食用菜叶汤以补充水、盐和维生素的丢失。排气、腹泻过强时，应少食糖及易产生发酵的食物：如薯类、豆类、牛奶等。柿子、石榴、苹果都含有鞣酸及果胶成分，均有收敛止泻作用，慢性结肠炎可适量食用。

肠炎是一种慢性炎症，治愈起来比较困难。针对这种病症，还是运用食疗最为妥当。

下面介绍两款关于肠炎的食疗方，肠炎患者不妨试试。

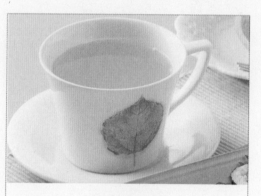

谷芽消食汁

原材料 葡萄柚2个，柠檬1个，谷芽、石榴皮各10克，天门冬8克

调味料 清水100毫升，蜂蜜1大匙

做法 ①将谷芽、天门冬、石榴皮放入锅中，加水，小火煮1分钟，滤取药汁。②葡萄柚和柠檬洗净后切开，榨出果汁。③将药汁、果汁、蜂蜜拌匀即成。

功效 本品具有补脾消食、祛湿止泻的功效，可用于食后恶心、呕吐、泄泻等症。

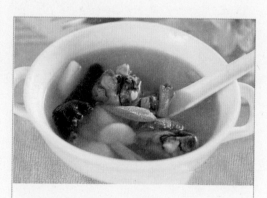

田七郁金炖乌鸡

原材料 田七6克，郁金9克，乌鸡500克

调味料 料酒适量，蒜瓣10克，姜片、葱段、盐各5克

做法 ①乌鸡洗净，剁成块，用料酒、盐腌渍10分钟。②将乌鸡块放入砂锅中，加入田七、郁金、姜片、葱段、蒜瓣，加入适量水，炖煮50分钟，即成。

功效 本品有活血化瘀等功效，可用于肝郁型泄泻、月经不调等症。

赶走体内毒素，告别便秘烦恼

凡是粪便干燥坚硬、排便不畅，或数日才排便一次，严重丧失正常频率者，称为便秘。食物在胃肠道经消化吸收后，其残渣形成粪便，规则地定期由结肠顺利排出，是机体的基本生理过程，如果粪便在体内潴留过久，就会产生各种中毒症状，严重者可导致电解质和酸碱平衡紊乱，引起各种疾病。

中医认为，便秘多因大肠积热，或气滞，或寒凝，或阴阳气血亏虚，使大肠传导功能失司所致。另外，因肺与大肠相表里，故而肺气的闭塞也可影响大肠的排便功能。

一般临床上多见的是习惯性便秘，多因饮食、排便习惯不良、肠道蠕动减退、应激性减退而逐渐形成的。因此，便秘患者在日常生活中应注意良好的饮食生活习惯，平时可多吃含纤维素丰富的食品，如各种新鲜蔬菜、水果、笋类等，以增加食物残渣。应多喝开水，有助于大便的软化。可适当吃一些有润肠通便作用的食物，如蜂蜜、芝麻、核桃、牛奶、奶油等。在烹调菜肴时可适当多放一些食油，如豆油、菜油、麻油、花生油等。适当进食一些含B族维生素的食物，如豆类、粗粮、甘薯、马铃薯等，以促进肠道的蠕动。忌食烈酒、浓茶、咖啡、韭菜、蒜、辣椒等刺激性食物，少吃荤腥厚味的食物。

另需注意的是，一旦有便意之后，最好及时排便，不要因工作紧张、厕所条件所限而忽视，否则时间一长也容易导致便秘。当然，长期便秘者，还须去医院检查，明确病因，以便及时治疗。

有效减轻便秘的饮食疗法

1.温开水一杯，每日清晨起床后空腹饮用。适用于习惯性便秘者。

2.香蕉一根，每日早晚各吃一次。适用于习惯性便秘者。

3.牛奶250克，鸡蛋一个，蜂蜜适量。将鸡蛋打入牛奶中，煮沸后待温，调入适量蜂蜜，顿服，每日早晨服一次。适用于习惯性便秘者。

4.白萝卜250克，洗净去皮，切块，加水煮烂后食用。适用于习惯性便秘。

5.菠菜100克，麻油适量。将菠菜用开水烫熟，捞出，加入麻油拌匀后食用。适用于大便不畅者。

6.蜂蜜50克，麻油25克。先将麻油倒入蜂蜜中拌匀，接着边搅拌边加入温开水，将其稀释成均匀的液体后即可服用。适用于肠燥便秘、大便干结者。

7.将韭菜籽炒出香味，研末，每次用开水冲服3克，一日三次，适用于老年人肠麻痹无力的便秘。

8.核桃仁、芝麻、蜂蜜各50克。先将核桃仁打碎与芝麻一起炒熟，然后调入蜂蜜，拌匀后食用，每日两次，每次两匙。适用于老年人气血不足引起的便秘、头晕。

点名防癌食物，让癌症"避而远之"

尽管人们"谈癌色变"，但癌症可以通过前期的饮食调节，降低罹患癌症的概率。我们身边预防癌症的食物也是随处可见，比如螺旋藻、蜂蜜和蜂乳、菜、蔬菜、海产品、真菌和果品等。

① 深海藻

海藻性味咸寒，具有清热、软坚散结的功效，脾胃虚寒者忌食用。海藻是指生长在潮间带及亚潮间带肉眼可见的大型藻类，通常包括绿藻、褐藻及红藻三大类。在古代中国及日本就有利用海藻作为食物的证据，古医典包括《本草纲目》《本草经集注》《海药本草》及《本草拾遗》等都有用海藻治疗各种疾病的记载。

② 蜂蜜

蜂蜜是蜜蜂从植物的蜜腺采集来的花蜜，经过蜜蜂酿制贮存在蜂巢里的一种具有甜味的黏稠液体，营养丰富又有抗癌作用。美国《癌症研究》杂志上报道，蜂蜜的衍生物能阻止已服过致癌剂的小鼠不发生结肠癌前期病变。这种咖啡脂取自蜂胶，即蜜蜂从花丛中采集的棕色树脂状物质，蜜蜂常用它来构筑蜂巢。实际上，蜂巢是由蜜蜂采集的树脂、花粉和有机物质等组成。日本国立预防卫生研究所的研究人员已经从中提取出了一种抗癌物质，称为二萜，经临床试用，有明显抗癌效果。用这种二萜类物质给肝癌、宫颈癌患者服用3个月至1年不等，都获得了良好的疗效。而且还发现这种物质对正常细胞没有任何不良影响。

③ 大蒜

许多研究都证实大蒜具有防癌抗癌能力，大蒜中的脂溶性挥发性油能激活巨噬细胞，提高机体的抗癌能力，大蒜还含有一种含硫化合物，也有杀灭肿瘤细胞的作用。葱头也能抗癌，可能是含有谷胱甘肽以及多种维生素的缘故。对淋巴瘤、膀胱癌、肺癌和皮肤癌等均有防御作用。

④ 银耳

银耳同许多菌类物质都能减轻化疗的毒副反应，增强化疗对肿瘤的抑制作用。银耳属于药食两用品，具有清肺热、益脾胃、滋阴、生津、益气等功效，内含蛋白质、碳水化合物、无机盐、B族维生素、粗纤维及银耳多糖等成分，适用于肺热咳嗽、肺燥干咳、胃肠燥热、血管硬化、高血压等症。

⑤ 薏米

薏米又叫薏苡仁。它既是食品，也是常用的中药。薏米性味甘淡，有补益作用，能补益脾、肺、肾等多脏功能，另外薏米还有清热利湿作用，是常用的健脾利尿药，在热天我国南方居民还喜欢用薏米煮粥食用，就是利用它的清热作用。在40多年前，医学家们又发现它有抗癌作用，因此薏米就经常出现在抗癌的中药处方中。

⑥ 真菌

杏仁可提高机体的免疫功能，抑制细胞癌变。杏仁对口腔干燥等症状有缓解作用，但口腔有炎症、溃疡以及鼻出血的病人不宜食用。

⑦ 红枣

近年来发现，红枣的热水提取物对体外培养的肿瘤细胞有抑制作用，其抑制率可达90%。但这种提取物对正常细胞也有轻微的抑制作用。这种抑制特点与该种提取物的使用剂量有关。红枣的抑癌作用与红枣中含有丰富的环式-磷酸腺苷和丰富的维生素有关。

⑧ 番茄

番茄中的番茄红素具有抗癌作用。番茄红素是一种抗氧化剂。西红柿、西瓜、杏仁中均含有该物质，它能消除人体内诱发癌症的氧自由基。如果人的血液中番茄红素的含量太少，便会大大增加其患胰腺癌的危险性。研究发现，血液中番茄红素含量过低的人，其患胰腺癌的危险性要比正常人高5倍。

此外，乌梅也有抗癌作用。无花果的提取物可治疗胃癌、咽喉癌、宫颈癌、膀胱癌等。苹果中含有果胶多，可与放射性元素结合，促使其排出。木瓜能阻止癌瘤扩散、发展。山芋中提取类固醇物质能抑制乳腺癌的发展；玉米粉能抑制肿瘤生长，减轻抗癌药物的副作用；薏苡仁中的多糖体和薏苡脂能增强机体免疫功能及抑制肿瘤细胞的作用。

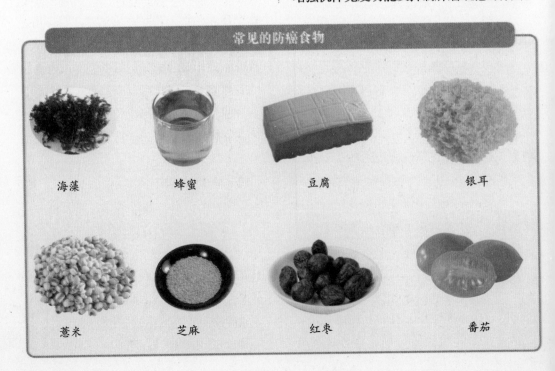

常见的防癌食物

海藻	蜂蜜	豆腐	银耳
薏米	芝麻	红枣	番茄

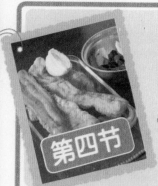

饮食不当，会致病减寿
——《黄帝内经》论食忌

第四节

病从口入，80%以上的病都是吃出来的

　　我们都知道"病从口入"这句话，意思是很多疾病都是由入口的食物不当所引起的。我们每天都要摄取充足的食物来提供生命活动所需的能量，如果这些食物本身是不健康、不干净的东西，就会对我们的身体造成伤害，再加上不健康的饮食习惯，日积月累，不当影响就会渐次累积，疾病也就会由此引发。

　　世界卫生组织指出，高血压、高胆固醇、体重过重或肥胖、水果和蔬菜摄入量不足，是引起慢性非传染性疾病最重要的危险因素，而这些疾病都和我们每天的"吃"关系密切。如：脂肪、胆固醇摄入量过高，而维生素、矿物质、纤维素等食入过少；各种营养素之间搭配比例不合理，偏重于肉食和高蛋白、高胆固醇、高脂肪食品，却罕见五谷杂粮；一日三餐的热量分配不合理，饮食不规律、无节制，大吃大喝、暴饮暴食、食盐摄入量过高。这些不良的膳食习惯都会在你的身体里埋下疾病的"根"。所以说，80%以上的病

都是吃出来的，这并不夸张。

　　不健康的吃法之一：在外就餐

　　随着生活节奏的加快，人们为了节省用餐的时间，总是青睐于在外就餐。殊不知，这些外卖食品是你节省了你的用餐时间可同时也毁了你的健康。据统计，长期在外面就餐的人，身体内的脂肪含量比在家就餐的人高5%~10%，这是导致肥胖的直接原因。另外，餐馆重视饭菜的色、香、味，往往加很多盐、味精、香料，这都是引发心脑血管疾病、高血压、高血脂等慢性病的危险因素。

　　不健康的吃法之二：饮食结构不合理。

　　目前人们在饮食方面几个最大的问题就是：过食猪肉、谷物量少、大豆和奶制品匮乏、碳酸饮料泛滥、不吃早餐等。

　　在我国，大约40%的居民不吃杂粮，16%的人不吃薯类；对健康无益的油炸面食，却占了居民食用率的54%；猪肉的脂肪含量最高，却占居民食用率的94%；奶及奶制品、大豆及其制品在贫困地区的消

费依然较低；碳酸饮料导致发胖和骨质疏松，而青少年饮用饮料的比例高达34%，而且其中大部分是碳酸饮料；不吃早餐容易缺乏维生素，而有32%的人却基本不吃早餐。这种不合理的饮食习惯是导致各种疾病的罪魁祸首。

不健康的吃法之三：偏爱"肥甘厚味"。

"肥甘厚味"既是指动物性食品及油炸、烟熏类食品，又指一切口味过重，太咸、太甜的食品。偏好重口味也是中国人饮食中的一大问题。脂肪和盐虽然是人类生存必需的重要物质，但摄取过量同样会诱发各种疾病。事实上多吃脂肪和盐会引起高血压、心脏病、胃肠道疾病已经是广为人知的常识了。

解决之道：回归传统饮食。

相对于目前的饮食习惯，我们从前以谷物和蔬菜为主体的膳食结构式非常健康而科学的。但是，人们的生活水平提高以后，却在认识上产生了很多误区，认为每天大鱼大肉才是富裕的标志，其实这是不符合中国人体质的。

饮食要清淡，不宜厚味。统计资料显示中国人每天食盐摄入量达到8～20克，而高盐饮食是引致高血压的重大隐患，成人每天摄盐量不宜超过5克。饮食要清淡，一方面说的是人不宜吃太多动物性食物及油腻油炸、烟熏食物。另一方面，是指饮食口味宜清淡不宜过咸、过甜。

另外，从烹调方式上来讲，蒸、煮要远远好过煎、炒、炸等方式，烟熏、油炸、火烤的食物相对来说不易消化，而且在烹制过程中还会在高温下发生变异，形成一些有害物质，其中就包括很多致癌物。但是现在很多人为了满足口味的需要，往往喜欢高盐多油的食物，背离了传统的健康饮食习惯，出现了很多之前少见的富贵病、罕见病。所以，中国人的很多病就是吃出来的，我们迫切的需要一场膳食革命来改变现已形成的状况，回归自然，回归传统，找回健康与长寿。

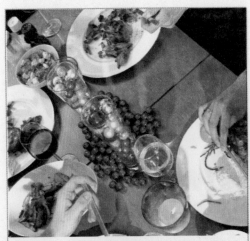

◎经常在外就餐会增加脂肪和盐的摄入，增加患脂肪肝、高血压等疾病的概率。

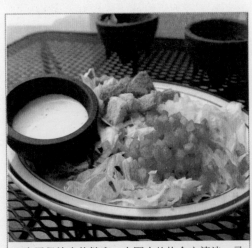

◎为了保持身体健康，中国人的饮食宜清淡，忌油腻、生冷及刺激性食物。

食品安全问题——最大的健康杀手

不安全的"问题"食品会给人体带来很大的伤害。据统计，中国每年食物中毒报告案例人数约为2～4万人，而实际上的中毒人数比这还要高出许多。一些慢性隐蔽性的成分会长期潜伏在人体内积淀下来，当积累到一定程度，就会爆发某种疾病。比如，经常食用有农药残留的蔬菜，会增加肝脏的负担，久而久之，肝脏就会发生病变。为了避免或是减少中毒的概率，这里告诉大家几招。

改变饮食观念。食品安全问题与饮食观念也有很大的关联，比如：中国传统饮食讲究"色、香、味"俱全，人们常在饮食问题上"舍本取末"，不讲究食品安全和营养，以食物的色、香、味作为评判标准。这样一来，就使那些不法商家有机可乘，不法商家就是钻了这个空子，他们用化工染料将本来不漂亮的食品美容后送上市场，结果是销路大好。再比如在食品中添加过量的食品添加剂，以便使食物吃起来够"味"。诸如此类的问题，我们的生活中已屡见不鲜，究其根本在于一些人利用了人们统落后的饮食观念。使中国引以为荣的饮食文化成了危害健康的刽子手。

目前市场上有三种食品相对来说是比较安全的，它们是无公害农产品、绿色食品、有机食品。

无公害农产品是指产地环境、生产过程、产品质量符合国家有关标准和规范的要求，经认证合格获得证书并允许使用无公害农产品标识的未经加工或初加工的食用农产品。严格来讲，无公害是食品的一种基本要求，普通食品都应达到这一标准。

绿色食品是按照特定的生产方式生产，经专门机构认证，许可使用绿色食品标志的无污染的安全、优质、营养类食品。之所以称为"绿色"，是因为自然资源和生态环境是食品生产的基本条件，在良好的自然生态环境生长的。

有机食品，踏实指来自于有机农业生产体系，根据国际有机农业生产要求和相应的标准生产加工的、并通过独立的有机食品认证机构认证的一切农副产品，包括粮食，蔬菜，水果，奶制品，禽畜产品、水产品、调料等。在生产过程中，不使用任何人工合成的化肥、农药、添加剂。

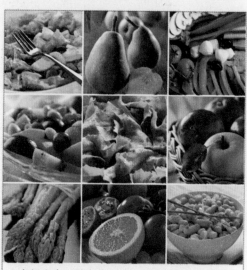

◎市场上有三种食品相对来说是比较安全的，它们是无公害农产品、绿色食品、有机食品，生活中可适当选择。

"方便食品" 损害健康到底有多方便

随着生活节奏的加快，人们为了节省用餐的时间，总是青睐于快餐，方便食品。殊不知，这些方便食品是你节省了你的用餐时间可同时也毁了你的健康。由于缺乏营养，机体的免疫能力下降就诱发了各种疾病。下面就让我们看看这些方便食品的罪行。

① 方便面

许多人因为方便面很方便就以它为主食，尤其是中小学生、住校学生、出差人员以及熬夜者。然而，你知道吗？你的健康正在被它蚕食着。方便面属于典型的"高盐、高脂、低维生素、低矿物质"食物。一方面，因盐分含量高增加了肾负荷，使血压升高；另一方面，方便面含有一定量的人造脂肪（反式脂肪酸），对心血管有相当大的负面影响；加之含有防腐剂和香精，可能对肝脏等都有潜在的不利影响。

② 洋快餐

"洋快餐"具有三高（高热量、高脂肪、高蛋白质）和三低（低矿物质、低维生素和低膳食纤维）的特点。营养学家为"洋快餐"取了个绰号——"能量炸弹"和"垃圾食品"。因为吃一顿洋快餐，就等于你一天能量消耗的下限。可以想象，如果你天天吃炸弹，还能健康吗？

某些"洋快餐"用的是把植物油加氢生产出的油。这种油中含一些自然界本不存在的反式脂肪酸，反式脂肪酸会影响人类内分泌系统，危害健康。

2002年4月24日瑞典国家安全管理局公布了最新的研究结果，发现炸薯条、汉堡包、薄脆饼、烤猪肉等含有大量的丙烯酰胺，由于丙烯酰胺损害中枢神经系统，可以诱发良性或恶性肿瘤，所以有学者认为这是西方国家肿瘤高发的原因。美国药品与食品管理局2004年3月24日公布了对750种食品的检查结果，再度证实了炸薯条、炸薯片、爆米花、炸鸡这类致癌物质含量最高。相比之下，中国传统的低温烹饪方法则是非常安全的。

总之，在"洋快餐"的美食面前，请你一定要顶住诱惑，别上了它的当！

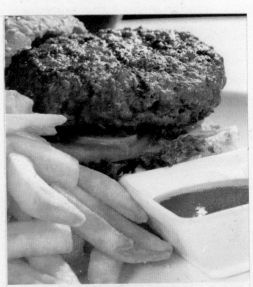

◎方便食品如方便面、洋快餐等食物，营养成分低，多吃还会诱发各种疾病。

不良饮食习惯伤身亦伤神

不同的人会有不同的生活方式，这些生活方式不断地被重复就形成了特定的习惯。一个人的命运与习惯的好坏是息息相关的，而健康也取决于良好的习惯。印度的谚语中曾有这样一句："播种行为，便收获习惯；播种习惯，便收获性格；播种性格，便收获命运。"好习惯如同健康的良药，无时无刻不防卫疾病入侵、摆脱病魔困扰，使人体有一个良好的免疫系统；而坏习惯却是健康的毒药，它们看似微乎其微的小事，却在不知不觉的日积月累中啃噬我们的健康，消磨我们的生命。

从现在开始，审视自己饮食的习惯，并对其去粗取精，择优废劣，将好的习惯继续发扬，尽快纠正坏的习惯，才能保证并维持我们的健康。

以下的坏习惯中，看一看，你有几种呢？

❶ 无规律的饮食习惯

为了适应现代社会快节奏的生活，许多人在饮食上极其不规律，经常暴饮暴食；不按时吃饭，或者不吃早餐，吃很少的午餐，而晚上则大快朵颐，力求弥补前两餐的营养损失。这种无规律的不良饮食习惯，可能会引起脂肪代谢紊乱、内分泌异常。晚餐摄入过多的食物则可能导致营养过剩，这些过剩的营养转化成脂肪，就导致肥胖。

解决这个问题最好的方法是实行一日三餐或四餐制，定时定量，分配合理，做到"早餐吃好，中午吃饱，晚餐吃少"的膳食原则，养成规律的饮食习惯。

❷ 挑食

许多人存在挑食的习惯，对于喜欢的食物就拼命多吃，不喜欢的食物不是少吃就是完全摒弃。过于偏食容易造成某些营养素过剩，某些营养素缺乏，使身体内营养素的失衡，同时也破坏了身体免疫系统的正常运转，疾病由此乘虚而入。偏食的饮食习惯多是营养不良和肥胖症的症结。

偏食者要遵守科学的膳食原则，平衡膳食，在饮食上做到荤素多样、粗细搭配、营养丰富、比例均衡。

❸ 快餐快吃

快节奏的生活总是使人们神经处于紧绷的状态，连吃饭也不例外。许多人吃饭速度比较快，经常在不知不觉中吃下很多食物，超出了身体的负荷能力，导致能量超额，造成营养过剩而导致肥胖症出现。然而身体各器官的承受能力也是有限的，身体所需的营养也要适量，所以人们需要注意控制进食的量，摄取适量的营养。吃饭时要细嚼慢咽，一般七八成饱即可，不仅利于控制饮食量，也可减少肥胖的发生。

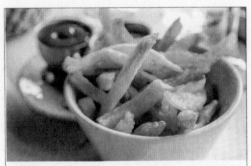

◎油炸食物脂肪量高、营养价值低，平时应减少食用。

④ 远蔬菜和水果，亲肉食、油炸食品、甜食

肉食、甜食和油炸食物都是高热量、高脂肪、高糖食物，多食或过食，都易造成营养过剩，导致肥胖。而疏果类食物低热量，又富含维生素、矿物质和微量元素等物质，维生素、微量元素能促进脂肪分解代谢，消除脂肪的堆积，有利于预防肥胖的发生，故应少食肉食、甜食和油炸食物，多食蔬菜、水果。

⑤ 零食源源不断入口

当下的年轻一族尤其是年轻女性对零食情有独钟的情况比比皆是，她们常常是零食不离口。但零食大多属于高糖、高脂食物，过多摄入易造成营养过剩而转化成脂肪进而形成肥胖。

对此，可采取少吃多餐，控制零食的摄入；或用水果、高纤维食品替代，逐渐克服喜食零食的不良饮食习惯。

⑥ 睡前不忌口

临睡前吃点心、零食，容易摄入过多的热量，超出机体的需要，多余的热量会转化为脂肪而储存于体内。因此，为了你的体态美和健康，睡前还是尽量不要再进食了。

⑦ 习惯"吃了就睡"

现代人工作压力极大，经过一天的工作劳累之后，人们往往极为倦乏，吃完晚饭后往往不去运动，而是直接睡觉。但这种不良的习惯对我们的健康影响极大，晚上摄入高能量食物后，机体代谢减慢，活动量减少，没有足够的活动来消耗多余的热量，易造成营养过剩。故晚饭后应适当地活动或锻炼，如散步、慢跑等，既能促进食物消化，又能增加热量的消耗，预防肥胖的形成。

⑧ 对咸食和辛辣食物舍不得说"不"

清淡饮食才是健康饮食的主旋律，咸食和辛辣食物只能作为饮食生活中的调剂品，偶尔为之。咸食中包含过多的钠盐，易使血液中钠离子含量增高，增加心脏负担，导致水肿性肥胖、高血压等疾病。应逐渐减少钠盐的摄入量，控制在每日6克以内。如有高血压、冠心病及肾病等，则更应严格控制钠盐的摄入，以低钠饮食为主。

科学的饮食习惯是健康的基石，只有建立起规律的科学饮食习惯，才能让我们的身体永葆健康。要想赢得健康身体，就必须和不良的饮食习惯说"拜拜"。

忌口——服药期间的饮食禁忌

在我国，据统计每年有500万人因服药方法错误而住进医院，其中有20万人因此丧命。每年约500万聋儿中也有近50万源于此。另外，还有很多是由于服药与饮食搭配错误而导致的危险，"服药不忌嘴，医师跑断腿"这个俗语，也是最好的说明。下面我们就重点谈谈服药的饮食禁忌。

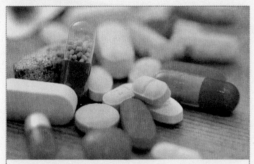
◎掌握服药期间的饮食禁忌，有助于身体更快恢复。

①服用铁剂（如硫酸亚铁、富马酸亚铁等）时，切忌喝茶、饮牛奶，因为茶叶中的鞣酸和牛奶中的磷酸盐均会与铁离子产生化学反应而形成复合物或发生铁质沉淀，妨碍铁的吸收而降低药效。同时，服用铁剂还应少吃猪肝、花生米等高钙、高磷食物，以免妨碍人体对铁的吸收。可多食富含维生素C的蔬菜和水果，以增加铁盐的溶解度，有利于人体对铁质的吸收。

②服用驱虫药后，忌吃油腻食物，并以空腹服药为宜。应多食纤维素多的食物，如地瓜、萝卜、土豆等，以增强肠道蠕动，促进虫体排出体外。

③服用含有地黄、何首乌、人参等药物，忌服葱、蒜、萝卜。

④服钙片，忌吃菠菜。

⑤服用维生素D时，应多食含钙质较多的食物，如黄豆、鸡蛋黄、乳类、动物肝脏、骨头汤等，以促进骨骼生长，辅助疗效。久服甲状腺片的人，会增加人体钙质排出量，因此也要多吃含钙高的食物，以免出现骨质疏松、龋齿等缺钙症。

⑥服用维生素C时，不宜同食动物肝脏，因为动物肝脏中含有丰富的铜，如果同时食用可因铜的存在使维生素C氧化而失效。

⑦服用维生素K时不宜同时食用富含维生素C的水果和蔬菜（如苹果、鲜枣、山楂、西红柿、芹菜、茄子等），因为维生素C可破坏维生素K，降低其药效。

⑧服用镇静安眠药如安定、氯氮、阿普唑仑、硝西泮、苯巴比妥等药物，洋地黄类药物以及帕吉林、胍乙啶、苯乙双胍、苯妥英钠、阿司匹林、硝酸甘油、异山梨酯、呋喃唑酮等药物均应忌酒（一切酒类）。否则会增加药物的毒副作用，甚至导致药物失效。

⑨服用四环素类、红霉素、小檗碱、利福平、胰酶、淀粉酶、复合B族维生素、胃蛋白酶等药物时应忌茶，因为茶叶中的鞣酸会与药物起作用而降低疗效。

⑩服用磺胺类药物如磺胺嘧啶、复方新诺明以及碳酸氢钠时，不宜食用酸性水

果、醋、茶、肉类、禽蛋类，否则会使这些药物在泌尿系统形成结晶而损害肾脏或降低药物疗效。

⑪服用四环素类、红霉素、甲硝唑、西咪替丁时，应忌食牛奶、乳制品、黄花菜、黑木耳、海带、紫菜等高钙食物。因为这些食物中的钙离子可与上述药物发生反应，生成难溶的结合物而降低药效；服用洋地黄、地高辛、强心苷时也不宜同吃高钙食物。否则会引起强心甙中毒。

⑫服用索米痛片、散利痛、优散痛、阿尼利定、含氨基比林的药物时忌食腌肉，以免药物中的氨基与腌肉中的亚硝酸盐结合生成有致癌作用的亚硝胺。

⑬服用健胃散、龙胆酊等苦味健胃药时，不宜拌糖服用或服药后立即吃糖。因为苦味健胃药可借助其苦味刺激胃神经末梢，反射性地帮助消化和促进食欲，服糖后就会降低药效；服用可的松类药物时，也不可同吃高糖食品，否则会使血糖升高，出现糖尿。

⑭异烟肼是一种常用抗结核药物，当服用这种药物时不宜同时吃鱼类食品。因为鱼类含有大量组氨酸，这种组氨酸在肝脏里变成组织胺。异烟肼能抑制组织氨的分解使其在体内堆积发生中毒，出现头痛、头晕、心慌、皮肤潮红、眼结膜出血以及面部麻胀等不适。

⑮服用左旋多巴、茶碱类、安茶碱等药物时，不宜同时食用牛肉、鸡蛋、奶制品等高蛋白物，以免降低其疗效。

⑯保泰松是一种抗风湿药物，服用该药时忌高盐饮食。因为高盐食物易导致血

钾增高而引起水肿，血压升高；服用降压药物时，也必须严格控制食盐量，以免阻碍血压下降。

⑰服用激素类药物例如泼尼松、地塞米松等以及抗凝药物如华法林、双香豆素、醋硝香豆素等时，忌食动物肝脏，以免失效。

⑱螺内酯、氨苯喋啶是两种常用的保钾利尿剂，使用这两种药物时体内血钾容易升高，故不宜同时食用香蕉、橘子、葡萄干、菠菜、土豆、海带、香椿芽、紫菜、红糖等含钾量高的食物，以免引起高钾血症。

⑲服用感冒退热冲剂时，不宜吃蜂蜜、麦芽糖、枣子、狗肉等含热量高的食品，否则会降低退热效果。

⑳帕吉林是一种降血压药物，服用该药时不宜同吃动物肝脏、鱼、巧克力、奶酪、香蕉、豆腐、牛肉、葡萄酒等，否则可引起血压升高，甚至发生高血压危象和脑出血等。

㉑服苦味健胃药，忌喝糖水。

㉒服降脂类药物不要吃动物油。植物类食油，可增强降脂药物的效果。可是动物油，主要是猪、羊、鸡油等，却会增加体内脂肪存贮，降低某些治疗及降血脂药物的功效。所以在吃降脂类药物时，应吃植物油以利增强降脂药物的功效。

㉓碱性药物不宜吃醋：由于醋为酸性食物，在服用碳酸氢钠、碳酸钙、氢氧化铝、胰酶、红霉素、磺胺类这些属碱性类药物时，食醋会使药物失去药效。所以服用上述药物时必须忌食醋。

女性经期过程中的饮食宜忌

女性月经，每月一次失血。在月经期注重饮食的保健，与"月经周期"变化相吻合，调理气血，补充适当的营养，非常必要。

❶ 经期前：宜清淡低盐

女性月经来潮前，常伴有乳房胀痛、腹胀、疲劳、烦躁易怒、失眠等症，主要与体内雌激素分泌过多等因素相关。科学合理的饮食，可消除这些不适。

月经来潮前一周，可选吃清淡、易于消化、富有营养的食品，如豆类、鱼类等高蛋白食物，并多吃绿叶蔬菜及水果。平时多饮开水，保持大便通畅，减少盆腔充血。不宜吃辛辣等刺激性食物，少吃肥肉、动物油和甜食，避免影响脾胃功能，保证经期正常。

月经来潮前10天，可开始低盐饮食。食盐太多，体内水分需要增强，对肾脏和

血管不利，更可能导致头痛、激动易怒、下肢浮肿等。

❷ 经期中：营养与"温""和"

经期间饮食，以"通经水、加强营养"为主要目的，同时避免便秘。最好遵循以下四大饮食原则：

忌生冷，稍宜温热：月经期如食生冷食物，一则伤脾胃碍消化，二则损伤人体阳气，易生内寒。寒气凝滞，使血液运行不畅，造成经血过少，甚至痛经。所以，即使在酷暑盛夏季节，月经期间也不宜吃生冷食物。饮食应以温热为宜，有利于气血运行畅通。冬季可适当吃些具温补作用的食物，如牛肉、鸡

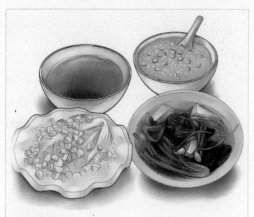

◎月经来潮前，应采取低盐饮食，多吃绿叶蔬菜及水果。

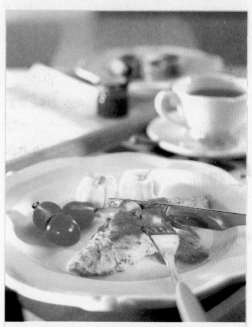

◎经期易疲劳，宜多吃营养高易消化的食物。

肉、桂圆、枸杞子等。

忌酸辣，宜清淡新鲜：经期易疲劳，消化功能减弱，食欲欠佳，为保持营养，饮食以新鲜为宜。新鲜食物不仅味道鲜美，易于吸收，而且营养破坏较少。

经期饮食的制作，以清淡易消化为主，少吃或不吃油炸、酸辣等刺激性食物。

荤素搭配，防止缺铁：经期一次失血，通常损失铁质15～25毫克。因此，要多吃含铁丰富和利于消化吸收的食物，如鱼类、各种动物肝、血、瘦肉、蛋黄等，它们含铁丰富、生物活性高、容易被人体吸收利用。

忌喝浓茶：茶叶中含有茶碱、鞣酸、粗蛋白、粗纤维、维生素、无机盐、芳香物质和茶色素等，日常饮用有助身体健康。但是茶叶中的鞣酸会与铁结合成不溶性鞣酸铁盐，形成不被吸收的复合物，从而妨碍黏膜对铁质的吸收。在月经期，因为经期本来就出血失铁，鞣酸会加剧女性经期缺铁，导致妇女缺铁性贫血的发生。鞣酸还有收敛作用，抑制消化液的分泌，令经期食欲不振、大便秘结。

❸ 经期后：小补

在月经干净后的1～5天，补充蛋白质、矿物质等营养物质，并吃一些补血物，例如，既有益肤美容又有补血活血作用的牛奶、鸡蛋、鹌鹑蛋、牛肉、羊肉、猪胰、芡实、菠菜、樱桃、龙眼肉、荔枝肉、胡萝卜、苹果、当归、红花、桃花、熟地、黄精，等等。

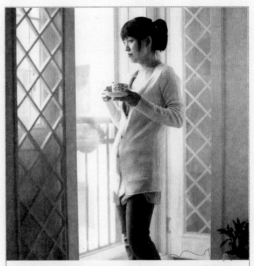

◎经期后，宜补充蛋白质、矿物质等营养物质，并吃一些补血物。

女性月经期间的注意事项

1.不要刻意吃甜食，如饮料、蛋糕、红糖、糖果，防止血糖不稳定，避免加重经期的各种不适。

2.多吃高纤维食物，例如，蔬菜、水果、全谷类、全麦面、糙米、燕麦等食物。摄入足够的高纤维食物，可促进动情激素排出，增加血液中镁的含量，可调整月经和镇静神经。

3.在两餐之间吃一些核桃、腰果等富含维生素B群的食物。

4.摄取足够的蛋白质。多吃肉类、蛋、豆腐、黄豆等高蛋白食物，以补充经期所流失的营养素、矿物质。

5.饮食应定时定量。可避免血糖一下升高、一下降低，减少心跳加速，缓解头晕、疲劳、情绪不稳定等不适。

6.避免食用含咖啡因的饮料，例如，咖啡、茶等，因这类饮料会增加焦虑和不安的情绪，可改喝大麦茶、薄荷茶。

7.有大失血情形的女性，应多摄取菠菜、蜜枣、红菜（汤汁是红色的菜）、葡萄干等高纤维食物，以利补血。

8.即将面临更年期的妇女，应多摄取牛奶、小鱼干等钙质丰富的食品。

避开饮茶十忌，才能喝出健康

饮茶作为中国的传统饮食文化，深受中国人的欢迎。21世纪是人类对生命科学、生物医学工程学研究的重要发展阶段，由于茶中含有多种抗氧化物质与抗氧化营养素，对于消除自由基有一定的效果。因此喝茶也有助防老，但是喝茶也要讲究科学，否则不但收获不大，而且会伤及身体。饮茶有十忌，具体包括：

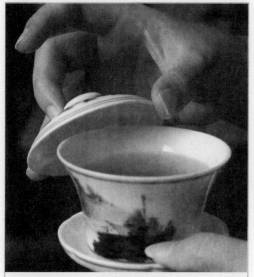

◎茶具有人体所需要的营养成分和有利于人体健康的生物活性物质，但喝茶也要讲究科学，以免伤害身体。

① 不宜空腹或饭前喝茶

空腹喝茶对胃的伤害非常大，可使茶叶中的不良成分大量入血，引发头晕、心慌、手脚无力等症状。喝茶时若能搭配一些小点心对肠胃很好。同样的，饭前半小时也不宜喝茶。

② 不宜喝头遍茶

很多人认为，茶叶第一遍泡出来的茶水营养最充足，而随着泡的次数越多，茶叶的营养价值就越低。其实，懂茶的人一般都不喝"头遍茶"。这是因为茶叶在栽培与加工过程中可能会受到农药等有害物的污染，表面会有一定残留。而茶叶中农药残留量超标，从外观、气味上是很难辨别的，为保险起见，"头遍茶"做好作洗涤之用，应弃之不喝。

③ 饭后不宜立即喝茶

饭后立即喝茶，刚吃过饭，胃里装满食物，大量的水进入正在消化食物的胃中，就冲淡了胃分泌的消化液，从而影响了胃对食物的消化。同时，还加重了胃的累赘，使腹压增长，对心脏也不利。茶叶中含有大量的单宁酸。饭后喝茶，就会使胃中未来得及消化的蛋白质同单宁酸结合成一种不易消化的凝固物质，而影响蛋白质和铁的消化和吸收。长期如此，就要影响人的消化功能，甚至引起缺铁性贫血。

④ 患有溃疡不宜喝茶

茶叶中含有的咖啡因会促进胃酸分泌，升高胃酸浓度，尤其是对十二指肠溃疡患者，这种作用更为明显。胃酸分泌过多，便抵消了抗酸药物的疗效，不利于溃疡的愈合。因此，为了促进溃疡面的愈合，奉劝溃疡病患者最好是不饮茶。尤其是浓茶刺激性大，可能会加重内脏器官的负担并且扰乱内分泌，加重溃疡疾病。

⑤ 忌饮烫茶冷茶

太烫的茶水对人的咽喉、食道和胃刺激较强。如果长期饮用太烫的茶水，可能引起这些器官的病变。据国外研究显示，经常饮用温度超过62℃茶水者，胃壁较容易受损，易出现胃病的病症。冷茶对身体则有滞寒、聚痰的副作用。饮茶的温度宜在56℃以下，温茶能使人神思爽畅，耳聪目明。

⑥ 忌冲泡时间太久

茶冲泡时间过长，茶叶中的茶多酚、类脂、芳香物质等可以自动氧化，不仅茶汤色暗、味差、香低，失去品尝价值；而且由于茶叶中的维生素C、维生素P、氨基酸等因氧化而减少，使茶汤营养价值大大降低；同时由于茶汤搁置时间太久，受到周围环境的污染，茶汤中的微生物(细菌和真菌)数量较多，很不卫生。

⑦ 忌冲泡次数过多

一般茶叶在冲泡3～4次后就基本上没有什么茶汁了。据有关试验测定，头开茶汤可含水浸出物总量的50%，二开茶汤含水浸出物总量的30%，三开茶汤则为10%，四开茶汤却只有1%～3%，再多次冲泡就会使茶叶中的某些有害成分也被浸出，因为茶中的微量有害元素往往是在最后泡出。

⑧ 忌饮隔夜茶

因隔夜茶时间过久，维生素已丧失，而且茶里的蛋白质、糖类等会成为细菌、霉菌繁殖的养料。当然，未变质的隔夜茶在医疗上还是有它的作用的。如：隔夜茶含丰富的酸素、氟素，可以阻止毛细血管出血；如患口腔炎、舌痛、湿疹、牙龈出血、皮肤出血、疮口脓肿等可用隔夜茶治；眼睛出现红丝或常流泪，每天用隔夜茶洗眼多次，可奏奇效；每天早上刷牙前后或吃饭以后，含漱几口隔夜茶，不仅可以使口气清新，还有固齿的作用，等等。

⑨ 忌浓茶

浓茶中咖啡因、茶碱浓度过高，使中枢神经系统的兴奋性增高，引起失眠；同时还可以引起心动过速，对患有心动过速、期前收缩和房颤的冠心病患者不利，还可引起胃蠕动加快，胃壁细胞分泌亢进，胃酸增加，对胃黏膜刺激加强，易导致胃溃疡。

⑩ 忌用茶水服药

茶叶中的某些成分，如茶碱、咖啡因、可可碱、鞣酸等，其化学性质十分活跃，很容易与药物发生作用或破坏药性，从而影响疗效。茶叶中的成分也有生理、药理作用，如果这些作用与药物作用相反，则是"茶叶解药"的道理。如鞣酸有收敛作用，可治疗腹泻，但如果病人服用通便药或泻火药时饮用茶叶，那通便作用就会减低了。因此，不要用茶水服药。

根据个人体质，掌握饮食宜忌

中医讲究阴阳调和，不同体质的人在日常饮食中都有各自的宜忌，"量体"进食也是保持健康的重要原则，不然，吃了不适合自己的食物，不仅吸收不了营养，还会火上浇油，对自身体质造成损害。

❶ 瘀血体质

这类人平素面色晦滞，口唇色暗，肌肤甲错，常有出血倾向，皮肤局部有瘀斑，或身体某部刺痛，固定不移，或有包块，推之不动，舌质有瘀斑或瘀点，脉细涩，或结代。此类体质，重在气血畅通，为此，要常常加强体育锻炼，尤其是一些中度的运动，

饮食上多吃些活血养血的食品；治疗上应活血化瘀，并配以补气行气。

此类人适宜常吃茄子、红苋菜、猪血、猪肝、海带、虾；忌吃黄花菜、大蒜、鸡蛋、肥肉、蟹黄、奶油、动物油等生冷的食物也不能吃，另外还应注意太冷、太势的环境刺激。

❷ 虚热体质

这类人形多瘦小，面色多偏红或有颧红，常有灼热感，手足心热，口咽干燥，多喜饮冷，唇红微干，冬寒易过，夏热难受，舌红少苔，或无苔，脉细弦或数。本

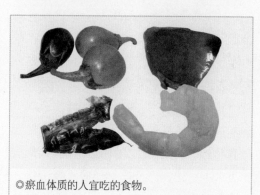

◎瘀血体质的人宜吃的食物。

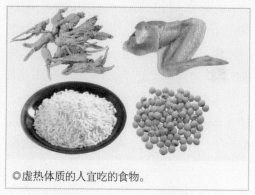

◎虚热体质的人宜吃的食物。

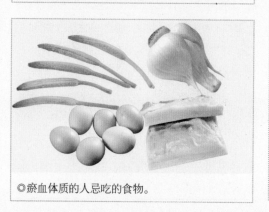

◎瘀血体质的人忌吃的食物。

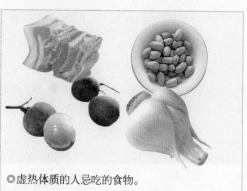

◎虚热体质的人忌吃的食物。

体质中医主张长期服用首乌延寿丹，认为本方有不滋腻、不寒凉、不刺激、不蛮补四大优点，且服后有食欲增进，精神轻松愉快的效果。

这类人适宜：早睡晚起，做中量的运动，宜食用西洋参、麦门冬、鸡肉、糯米、大豆、红枣、鲫鱼等。忌吃狗肉、羊肉、雀肉、獐肉、炒花生、炒黄豆、爆米花、荔枝、龙眼肉、佛手柑、杨梅、大蒜、不应多饮凉茶，食用过于寒冷之品。

❸ 虚冷体质

这类人宜早睡晚起，微量运动、多食有辛味的食物，如姜、葱、蒜、辣椒、十全大补汤、八珍汤、高热量的巧克力、姜母鸭、羊肉炉，素食者可食用红毛苔、小麦草，忌食生冷食物：冰品、白菜、西瓜少吃，忌食麦门冬、生地等、忌牛蒡根。

❹ 痰湿体质

这类人平素身体肥胖，或嗜食肥甘，嗜睡恶动，口中粘腻。食量较大，多汗，既畏热，又怕冷，适应能力差。病则胸脘痞闷，咳喘痰多；或恶心呕吐，大便溏泄；或四肢浮肿，小便不利或浑浊；或身头重困，关节疼痛重着，肌肤麻木；或妇女白带过多，苔多腻，或舌面罩一层黏液。此类人宜多参加体育运动，让疏松的皮肉变致密结实一些。药物方面，当用温药调补；饮食上宜多食芦笋、荸荠、慈姑；日常起居中应多走路，且作有效运动（汗出、心跳加速）。忌食伤肠胃的食物：牛乳、芋头、汽水、橘子、海鲜。

❺ 实热体质

强壮的，声高气粗的，好动的人，一般都属于此体质。此类人平素喜凉怕热，神旺气粗，口渴喜冷饮，尿黄便结，病则易发高热，脉洪数有力，舌红苔薄黄。本体质之人不易患病，一经患病，多为急性病、暴发病。故饮食方面多用滋阴、清淡之品；运动量也要大一些，让体内积蓄的阳气尽快散发出运河，条件许可，每天进行凉泉，须常清其过盛之热，适当补其耗伤之阴。此类人宜晚睡早起，易吃清凉的食物、生菜色拉、果菜汁、凉茶等蒸、煮之物。忌食冰淇淋，炸、烤的食物等。

❻ 气郁体质

此类人形体消瘦或偏胖，面色萎黄或苍暗，平素性情急躁易怒，容易激动，或忧郁寡欢，胸闷不舒，时欲太息。病则胸胁胀痛或窜痛；或乳房小腹胀痛，月经不调、痛经；或咽中梗阻，如有异物；或气上冲逆，头痛眩晕；或腹痛肠鸣，大便泄利不爽，舌淡红苔白，脉弦。这类人相当于现代所称的抑郁型或抑郁质。药治疗，以疏肝理气为主；平时应常去旅游，以使心胸愉快，从而排除多愁善感的抑郁状态；多听一些轻松、开朗、激动的音乐，以提高情绪。这类人宜早睡早起，多晒太阳（晨曦与傍晚）、做微量运动、多食用人参、黄芪、枸杞等补气之药。忌吃加工食品、过量运动、感冒药不宜多服，此等人最易外感及过敏现象，忌用泻下剂，不宜针灸。

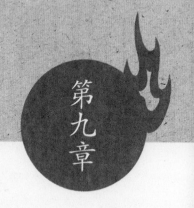

第九章

以内养外，美不胜收

——《黄帝内经》中的女人养颜经

●爱美之心，人皆有之，女人尤甚。然而，稍一不注意，就会出现比如痘痘、黑头、长斑等面部问题，身材肥胖、体形走样等身材问题。不要慌，只要以内养外，就可以让你美不胜收。

养血安内才能打造芬芳容颜

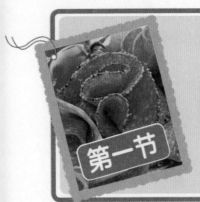

第一节

养颜的根本：善补女人血

女人以血为用，养颜的根本就是滋阴补血，血足才能使面色红润、经血正常、精力旺盛，否则就容易出现面色萎黄、唇甲苍白、头晕眼花、倦怠乏力、经血量少、经期延迟等症状。严重贫血时，还容易使皱纹早生、华发早白、更年期提前等。

女性贫血多为缺铁性贫血，这是因为女性每个月生理期会固定流失血液。平均有20％的女性、50％的孕妇都有贫血的情形。如果贫血并非十分严重，就不必吃各种补品，调整饮食就可以改善。

比如首先要注意饮食，均衡摄取肝脏、蛋黄、谷类等富含铁质的食物。如果饮食中摄取的铁质不足或是缺铁严重，就要补充铁剂。维生素C可以帮助铁质的吸收，也能帮助制造血红素，所以维生素C的摄取量要充足。其次多吃各种新鲜的蔬菜。许多蔬菜含铁质很丰富，如黑木耳、紫菜、荠菜等。

这里给女性朋友推荐几样补血食物：

❶ 黑豆

我国古人向来认为吃豆有益，黑豆也可以生血，吃法随个人喜好，如果是在产后，建议用黑豆煮乌骨鸡。

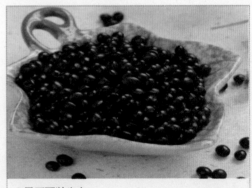

◎黑豆可以生血。

❷ 胡萝卜

胡萝卜含有很高的维生素B和维生素C，同时又含有一种特别的营养素——胡萝卜素，胡萝卜素对补血极有益。用胡萝卜煮的汤，是很好的补血汤饮。不爱吃胡萝卜的人，可以把胡萝卜榨汁，加入蜂蜜当饮

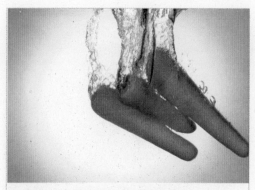

◎胡萝卜所含的胡萝卜素对补血极有益。

料喝。

❸ 菠菜

它是最常见的蔬菜，也是有名的补血佳品，菠菜含有丰富的胡萝卜素，有助于补血。如果不爱吃胡萝卜，那就多吃点儿菠菜吧！

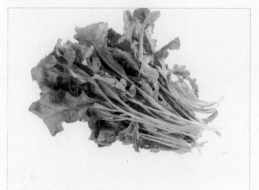

◎菠菜含有丰富的胡萝卜素，有助于补血。

❹ 桂圆肉

这是民间熟知的补血食物，含铁质丰富而且还含有维生素A、B族维生素、葡萄糖、蔗糖等，能治疗健忘、心悸、神经衰弱导致的不眠症，是很好的补血食物。

需要注意的是：贫血者最好不要喝茶，多喝茶会使贫血症状加重。因为食物

中的铁是以三价胶状氢氧化铁形式进入消化道的，经胃液的作用，高价铁转变为低价铁，才能被吸收。可是茶中含有鞣酸，饮后易形成不溶性鞣酸铁，从而阻碍铁的吸收。其次，牛奶及一些中和胃酸的药物会阻碍铁质的吸收，所以尽量不要和含铁的食物一起食用。

最后我们讲一下怎样判断自己体内的气血是否充足，这从指甲上的半月形就可以得到答案。正常情况下，半月形应该是除了小指甲以外，其他手指都有的。大拇指上，半月形应占指甲面积的 $1/4 \sim 1/5$，食指、中指、无名指应不超过1/5。如果手指上没有半月形或只有大拇指上有半月形则说明人体内寒气重、循环功能差、气血不足，以致血液到不了手指的末梢，在这种情况下，补气血就是势在必行的了。但如果半月形过多、过大也不是非常健康的表现，这种情况易患甲亢、高血压等病。不过，现代人还是以气血不足的类型居多，特别是女性，因为工作、生活的劳累以及缺少必要的运动，大多数都"气虚""血虚"，亟须补养。

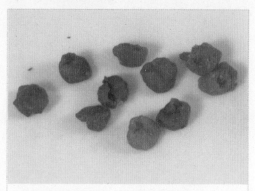

◎桂圆肉含铁质丰富，是很好的补血食物。

家常食物大盘点

补血的家常食物有如下几种:

① 花生——补血乌发

中医认为花生的功效是调和脾胃,补血止血,降压降脂。

其中补血止血的作用主要就是花生外那层红衣的功劳。现代医学认为,花生红衣能抑制纤维蛋白的溶解,增加血小板的含量,改善血小板的质量,改善凝血因子的缺陷,增强毛细血管的收缩功能,促进骨髓造血功能。所以对各种出血及出血引起的贫血、再生障碍性贫血等疾病有明显效果。

处于经期、孕期、产后和哺乳期的女性更应该常吃多吃。同时,花生红衣还有生发、乌发的效果。

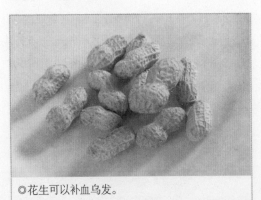

◎花生可以补血乌发。

② 大枣——气血双补

大枣富含蛋白质、脂肪、糖类、胡萝卜素、B族维生素、维生素C、维生素P以及钙、磷、铁和环磷酸腺苷等营养成分。

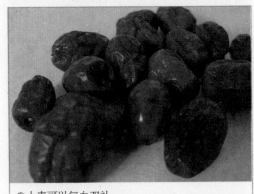

◎大枣可以气血双补。

其中维生素C的含量在果品中名列前茅,有"天然维生素丸"的美誉。

枣能气血双补,而且含有丰富的铁元素。对于女性来说,在月经期可以补血补气,平时还能帮助延缓衰老,所以有"一日食三枣,红颜永到老"的说法。

③ 红豆——益气补血

红豆含有多种营养成分,尤其是维生素C含量丰富,另外还含多种矿物质。李时珍称红豆为"心之谷",可健脾益胃,通气除烦,益气补血,还有很

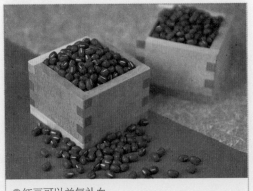

◎红豆可以益气补血。

好的利尿作用。

红豆富含铁质，能使人气色红润，多吃红豆还可补血、促进血液循环、增强抵抗力等，同时还有补充经期营养、舒缓经痛的效果，是女性健康的良好伙伴。

❹ 黑木耳——补血养颜

黑木耳营养丰富，质地柔软，味道鲜美，是现代营养学家极力推荐的黑色食品，有"素中之荤"和"素食之王"的美誉。

现代研究表明，黑木耳含有能清洁血液并具解毒作用的物质，能帮助消除体内毒素，故有健身、美容、乌发等作用。因此对于女人来说，黑木耳是很好的排毒、补血养颜食物。

此外，黑木耳还可增强人体免疫功能，并具有抗氧自由基和抗衰老的作用。

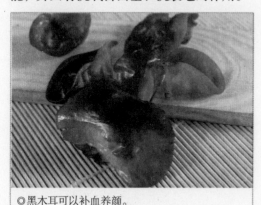
◎黑木耳可以补血养颜。

❺ 驴肉——滋阴补血

驴肉营养价值相当高，是典型的高蛋白、低脂肪食物，含有碳水化合物、钙、磷、铁及人体所需的多种氨基酸，能为体弱、病后调养的人提供良好的营养素。

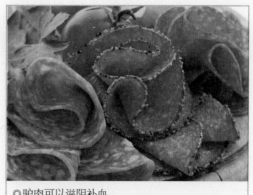
◎驴肉可以滋阴补血。

中医认为，驴肉性味甘凉，有补气养血、滋阴壮阳、安神去烦功效。享誉中外的著名滋补药品阿胶，就是用驴皮熬制的，是女人常用的补血佳品。

❻ 桃子——补血养阴

中医认为，桃味有甜有酸，属温性食物，具有补气养血、养阴生津、止咳杀虫等功效，可用于大病之后气血亏虚、面黄肌瘦、心悸气短者。

桃子含铁量较高，其所含的丰富果酸具有保湿功效，还可以清除毛孔中的污垢，防止色素沉着，预防皱纹。另外，桃子中还含有大量的维生素B和C，可促进血液循环，使面部肌肤健康、红润。

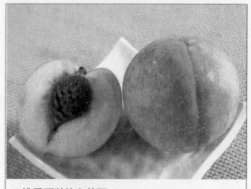
◎桃子可以补血养阴。

养肺润燥，成就一生美丽容颜

中医认为，肺外合皮毛，皮毛是肺的外延。所以，一个人的皮肤好不好、头发好不好都和肺有关。

皮肤是由肺经的气机来充养的，如果肺经气机太足，血液循环就会加快，导致皮肤发红、怕热、容易过敏；如果肺经气机长期虚弱，皮肤血液循环不足，就会失去光泽，肤色比较暗淡。这时，只用化妆品是达不到美容目的的，首先要将肺经的气机养起来，这样内外兼修，效果才会好。

怎样保养肺脏，使气机条达呢？

《本草纲目》里说："燕窝甘淡平，大养肺阴，化痰止咳，补而能清，为调理虚劳之圣药，一切病之由于肺虚，而不能肃清下行者，用此皆可治之。"燕窝是燕子的唾液，凝结后成为胶状，用来保护小燕。一旦被采摘，燕子妈妈只好再吐，到没有唾液了，就会吐血，也就是人觉得最滋补的血燕。燕窝是滋补养颜的圣品，但其价格昂贵，不适合普通的消费者。

不过没关系，《本草纲目》里提到的银耳也有同等功效，被称为"穷人的燕窝"。银耳能润肺止咳、益气和血，再加上它的滋阴作用，长期服用可以润肤，并有祛除脸部黄褐斑、雀斑的功效。

如果银耳和红枣一起熬成汤，食用起来效果更好。

银耳红枣汤的做法：将银耳泡发去蒂后加水，小火炖两个小时，然后将洗净

的红枣以及少许冰糖放入，继续熬煮半小时，放温后即可食用。

中医认为大蒜味辛性温，可健胃、杀菌、散寒，适于肺病患者食用。

饮食养肺还应多吃玉米、黄豆、黑豆、冬瓜、番茄、藕、甘薯、猪皮、梨等，但要根据个人体质、肠胃功能酌量选用。

中医认为，肺主悲，当我们悲伤过度时常会有喘不过气来的感觉，这就是太过悲伤使肺气受损了。

反过来，肺气虚时，人也会变得多愁善感，而肺气太盛时，人容易骄傲自大。

所以说，过犹不及，平衡才是最好的状态，身体也是一样。

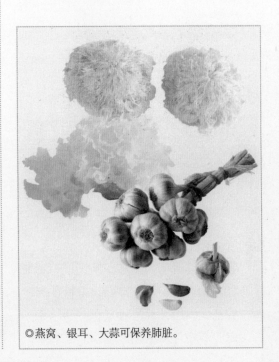

◎燕窝、银耳、大蒜可保养肺脏。

排出毒素，从骨子里散发美

　　无论是外来毒素还是内生毒素，都会导致容颜的衰老。所以，想要美容养颜，首先应该排毒。

　　这里，我们为女性朋友介绍一种"早盐晚蜜的排毒养颜法"。

　　所谓"早盐"，就是每天早上空腹喝一杯加了1小勺竹盐的纯净水。能促进肠蠕动，解除便秘，减少脂肪在肠道中的堆积和过量吸收，减少肥胖。竹盐比一般的盐更具有解毒排毒功能的原因是它的提炼技术。韩国女人皮肤都很好，主要是她们在生活中使用竹盐和相关的产品，内服可以清肠，帮助消化，外用还能消炎排毒，瘦身减脂，改善酸性体质。

　　另外，美容竹盐按摩能消肿，这是因为竹盐中的有机物能够渗入皮肤，促进皮肤的新陈代谢，排出体内多余的水分和废物，当你在按摩的过程中感觉到浑身发热就表明体内垃圾正在伴随着汗水和你说拜拜了！另外，竹盐中含有大量矿物质，可以让你的肌肤变得紧绷、细滑、粉嫩。还

可以直接选用含有竹盐成分的沐浴乳和身体磨砂膏，均匀涂抹在身上再进行适度按摩，尤其是大腿、腹部、臀部等部位要重点"照顾"。坚持下去，你会感觉身体逐渐变轻了，竹盐香皂也有同样的效果。

　　所谓"晚蜜"，就是睡前用温开水调服10～20毫升蜂蜜。蜂蜜味甘，性平，自古就是滋补强身、排毒养颜的佳品。蜂蜜富含维生素B₂、维生素C，以及果糖、葡萄糖、麦芽糖、蔗糖、优质蛋白质、钾、钠、铁、天然香料、乳酸、苹果酸、淀粉酶、氧化酶等多种成分，对润肺止咳、润肠通便、排毒养颜有显著功效。蜂蜜中的主要成分葡萄糖和果糖，很容易被人体吸收利用。常吃蜂蜜能达到排出毒素、美容养颜的效果，对防治心血管疾病和神经衰弱等症也很有好处。不过，"早盐晚蜜"的排毒效果虽好，但每个人也要考虑自身的体质，因为竹盐中含有较多的钠，会引起血压增高，而蜂蜜中含糖量较高，所以，高血压、糖尿病患者要慎用此法。

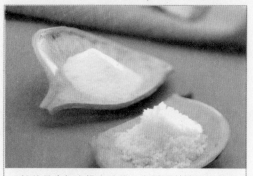

◎竹盐具有解毒排毒功能，内服可以清肠，外用可消炎排毒，瘦身减脂。

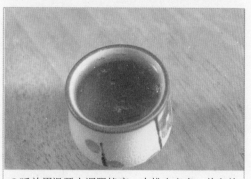

◎睡前用温开水调服蜂蜜，有排出毒素、美容养颜的效果。

让"后花园"祥和安定的四部曲

有人曾比喻女性拥有两座"花园":"前花园"是脸,"后花园"是卵巢。每个女人都渴望花园的花季,期待花季不败,更加追求永远的保鲜。然而,身体曲线变形、局部脂肪堆积、妇科问题多多、情绪易于波动、精神状态欠佳、睡眠质量差等一系列问题却总是不断困扰着爱美的女人们。

其实,所有的这一切都是卵巢衰退造成的。

卵巢分泌的雌激素,让女人更女人、更青春、更健康……女人保养好了卵巢,也就留住了美丽。以下就是为你提供的"护巢四步走":

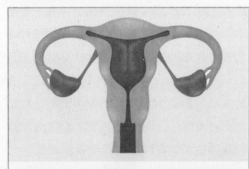

◎卵巢是女人的"后花园",卵巢分泌的雌激素让女人更青春和健康,保养好了卵巢,也就留住了美丽。

① 饮食保养卵巢

《本草纲目》里记载了很多食物,如胡萝卜、牛奶、鱼、虾、大豆、红豆、黑豆等,它们都可为卵巢提供充足的营养物质。

② 练瑜伽保养卵巢

听人说在脐部进行香薰精油按摩,有助于卵巢功能的稳定,有的女性朋友就急匆匆地效仿去了。

实际上,与其花大把的钱去做一次按摩,还不如去练瑜伽呢!练瑜伽可温补子宫,改善卵巢功能,而且学会了就是自己的了,即使不用来保养卵巢,也可以修炼气质。

③ 拒绝久坐,不穿紧身内衣

现在很多女性都是上班坐着、回家躺着,运动的时间很少。殊不知,这样很容易使卵巢功能衰退。

坐得太久,血都淤在小腹部位。流水不腐,老是不流动的腐血积压在盆腔,就会引发炎症。炎症上涌,脸上就会长斑。就算不至于发炎,不畅通的血堵在皮肤的毛细血管里,也会让肤色显得怪异。此外,要少穿塑身内衣,否则会导致卵巢发育受限,使卵巢受伤。

④ 保持良好的生活习惯

良好的生活习惯是健康的保证,对卵巢保养来说也一样。保证睡眠、饮食得当是最基本也最有效的方法。

想让自己永远年轻,脐下三寸之地就是美丽的后花园,所以,女性朋友们要尽早保养卵巢,让美丽的"后花园"不再有残枝败叶落花。

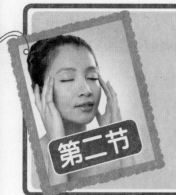

从头到脚，打一场美丽的自卫反击战

第二节

"唇"情女人护唇有方

"指如削葱根，口若含珠丹"是古代美女的典范。嘴唇是人脸上一道亮丽的风景线，关系着女人的美丽，所以我们不仅要养护脸部肌肤，也要好好养护唇部。

《本草纲目》记载，蜂蜜味甘、性平和，有清热、补中、解毒、润燥、止痛的功效。嘴唇干燥时，可在就寝前细心地让蜂蜜渗入嘴唇。几天后，嘴唇就可恢复柔嫩光滑。当然，你也可以涂唇油，但一定要厚点儿，再剪一小片保鲜膜贴在唇上，然后用热毛巾敷在上面，直到毛巾冷却，这样可以使唇油中的精华被嘴唇彻底吸收。

生活中，很多女性很关心眼角的皱纹，却鲜少注意到唇部的皱纹。其实皮肤的老化松弛，以及表情肌的过度收缩，常会造成嘴角、唇部皱纹丛生，这会对脸部的美观造成极大的影响。以下唇部护养法值得一试：

毛巾用温水沾湿后，轻轻敷在双唇上（两三分钟）——用儿童型软毛牙刷刷掉死皮——用棉棒蘸温水洗去残留的死皮——

涂抹蜂蜜（居家）或者护唇膏（外出）。

嘴唇是非常娇弱的部位，干燥、低温、冷风的环境都会损伤到它，尤其是秋冬季节，空气干燥、气温低，特有的干风很容易使唇部起"干皮"。因此，外出、游泳的时候，要涂上一层润唇膏，让娇弱的双唇得到适当的保护。爱美的女人不要忘记在临睡前给双唇涂一层保湿型润唇膏。

健康红润的双唇是女人特有的标签。你用双唇的美丽弧度带出内心的微笑，世界在这一弧度中倾倒，而干裂、脱皮的嘴唇会让你的笑容也变得干涩。所以，我们要好好呵护双唇，为世界留住灿烂的弧度。

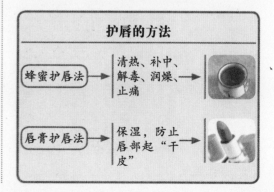

护唇的方法

蜂蜜护唇法 → 清热、补中、解毒、润燥、止痛 →

唇膏护唇法 → 保湿，防止唇部起"干皮"

吹响战"痘"号角，向美丽进发

面鼻及胸背部属肺，所以青春痘常常是由肺经风热阻于肌肤导致的，也可能因食用了过多的肥甘、油腻、辛辣食物，脾胃蕴热，湿热内生熏蒸面部诱发了青春痘。中医认为，治疗青春痘的秘诀就是内外兼治，一是内里调节，靠补来完善，因为人体容易内热，一旦内热有的毒素就会往脸上发，所以一定要去火，多喝滋补汤一定会有效果；二是外补，除了基本的护肤品和个人卫生以外，还可以去美容院做定期的保养。

如果你嫌去美容院麻烦，在家也可以自己做保养。下面介绍几款去痘印的方法。

① 珍珠粉+鸡蛋清

取一个鸡蛋的蛋清，与10克珍珠粉混合。然后均匀涂抹在脸上，注意避开眼部和唇部。尽量涂厚一点儿，15~20分钟后洗掉。每星期坚持做2次。珍珠粉和鸡蛋清都具有镇静和美白肌肤的功效，将两者混合在一起当面膜用，不但肌肤会越来越柔滑，痘痘的痕迹也能慢慢变淡。珍珠粉在一般的中药店有售。

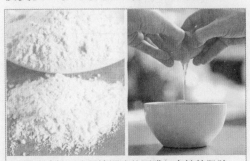

◎用珍珠粉、鸡蛋清调成的面膜，有镇静肌肤、消除痘痕的功效。

② 苹果消痘贴

用一个新鲜的苹果，切片。然后泡在沸水中，等几分钟直至苹果片变软。再将之从水中取出，待其冷却至温热时贴于痘印上，保持20分钟，取下将脸清水洗净，也是每个星期2次。

值得注意的是，抗击痘痘是一场持久战，所以一定要耐心。只要你坚持，一定可以看到改变。

另外，很多美女脸上长了痘痘总是忍不住用手去抠，这是绝对要避免的，如果你实在想把其中的脏物挤出来，就要使用特殊工具，以免挤压伤害皮肤。打一盆热水，把经洗面奶或细砂磨砂膏（敏感型肌肤不适用）净面后的脸置于升腾的蒸汽中，而后用热毛巾包裹面部3分钟。这样可以促使毛孔打开，再用事先以75%酒精棉球消毒过的医用注射针头的针帽或粉刺器柔和地挤压粉刺边缘的皮肤，即可将粉刺挤出来。千万不要用手乱挤乱压，否则容易留下很多难看的小疤。

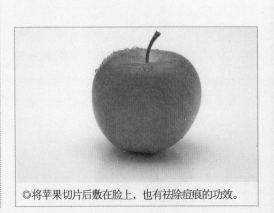

◎将苹果切片后敷在脸上，也有祛除痘痕的功效。

要美丽，不要"孔"慌

所谓"草莓鼻"就是鼻子上布满黑头粉刺，整个鼻子看起来就像是长着颗颗黑粒的草莓。这也是很多年轻女孩子很头痛的问题。

原本细嫩的皮肤因为这些黑色小点而显得粗糙起来。其实这也是一种毛孔问题，粗大的毛孔更容易藏污纳垢，让脸显得不光洁。

后天造成毛孔粗大的原因有很多，比如污物阻塞、油脂分泌旺盛、挤压痘痘、干燥等，对于年轻女孩子来说还不存在因肌肤老化而导致的毛孔粗大问题，所以只要你细心调理，收缩毛孔，细致肌肤也不是难事。

拒绝"孔"慌，首要问题就是要保证彻底清洁。洗脸如果没能将脸上多余的油脂污垢洗干净，就容易让油脂和脏污滞留在毛孔内，造成毛孔粗大等一系列问题。不过也不能矫枉过正，过于勤快地洗反而会让肌肤的油水失去平衡，导致外油内干的情况。

四指并拢在脸上轻轻向上打圈，尤其是T字部位一定要仔细清洁。水温要低一些，比手温稍高即可，用手捧水向脸上泼，一定要将洗面奶洗干净。洗好后不要用毛巾擦干，要用手拍干。

毛孔粗大的女孩子在洗脸之后最好能用冰冻后的毛巾敷一下脸，这个程序能让毛孔收缩，很有必要。之后再在脸上拍一点儿收敛水。

除了每日的清洁程序，毛孔粗大的女孩子还需要每周做1～2次面膜，帮助皮肤补水和紧致毛孔。

这里给你介绍一款柠檬蜂蜜面膜。《本草纲目》记载，蜂蜜有清热、补中、解毒、润燥、止痛功效，酵母能将坏死细胞去除，而柠檬更可吸收多余的油脂。将10滴新鲜柠檬汁，3茶匙蜂蜜，3茶匙酵母粉调和在一起制成面膜，经常敷用能收紧毛孔，亦能促进血液循环，使肌肤恢复光亮。

另外，蜂蜜鸡蛋面膜有美白、祛斑和紧肤的功效，也能起到收缩毛孔的作用。蜂蜜鸡蛋面膜的做法很简单，原材料是一勺蜂蜜、一个鸡蛋和适量的糯米粉。将上述材料混合在一起，赋敛20分钟。两周做一次即可。

从上面的分析中我们也可以发现，毛孔粗大与油脂分泌有很大的关联。所以如

收缩毛孔的方法

①每日保证彻底清洁	②每周做1～2次面膜	③进行脸部按摩

果我们在日常生活中吃得太油腻也会加重问题。常吃辛辣、油炸食品，就会使皮肤燥热，皮脂分泌旺盛，所以要尽量避免。此外多喝水，多吃新鲜蔬果，都是不错的选择，可以从内到外改善肌肤。

另外，对脸部进行按摩也可以紧致肌肤，收缩毛孔。

①双手洗净后，稍微将手掌搓热，然后用手掌在两颊部位往外画大圆，动作一定要轻柔，做10次。

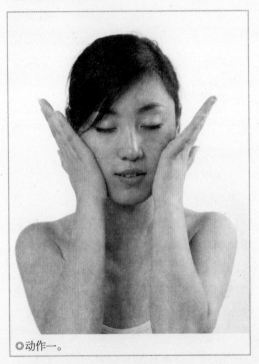

◎动作一。

②以指腹来进行按摩，自下巴、鼻子与额头部位逐一开始轻轻地螺旋按摩，每个部位重复3次。

③再利用指腹的力量，自下巴开始往上轻轻推向两颊边，重复5次，给予肌肤刺激同时带来活化效果。

毛孔问题虽然让人困扰，但也并非不

可以解决，坚持以上的做法，你就能看到效果。

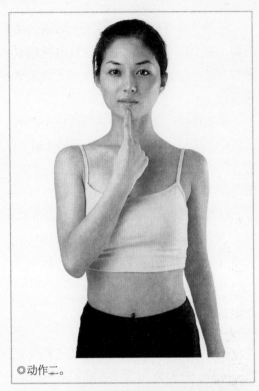

◎动作二。

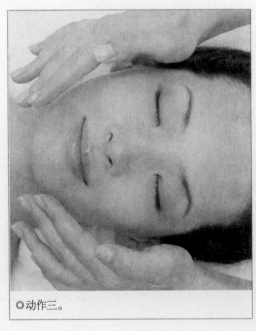

◎动作三。

下"斑"以后更美丽

很多女性过了30岁，就发现两颊长了蝴蝶斑。要拯救你的美丽，就要"斑门"弄斧，驱除这些美丽的祸患。

❶ 内服祛斑

容易长斑的人，应经常食用富含维生素C、维生素A、维生素E、维生素B₂的食物，这些食物包括香菜、油菜、苋菜、芹菜、白萝卜、黄豆、豌豆、鲜枣、杧果、刺梨、杏、牛奶、酸奶及奶油等。一定要少喝含有色素的饮料，如浓茶、咖啡等，因为这些饮料都可增加皮肤色素沉着，让你的斑点问题越来越严重。

介绍一道美容祛斑佳品：

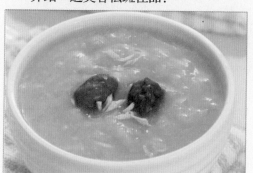

黄瓜粥

原材料 黑大米100克，鲜嫩黄瓜300克，食盐2克，生姜10克

做法 将黄瓜洗净，去皮去心后切成薄片。然后将大米淘洗干净，生姜洗净拍碎后待用。锅内加水约1000毫升，将大米和姜末加入，大火烧开后，改用文火慢慢煮至米烂时下入黄瓜片，再煮至汤稠，入食盐调味即可。

功效 每天2次温服，可以润泽皮肤、祛斑、减肥。

❷ 外敷祛斑

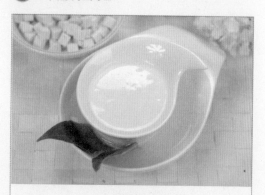

茯苓面膜

原材料 白茯苓15克，蜂蜜30克

做法 将白茯苓研成细细的粉末，然后将蜂蜜与茯苓调成糊状即成。洁面后用茯苓蜂蜜糊敷脸20分钟，然后用清水洗去即可。

功效 茯苓面膜有营养肌肤，消除老年斑黄褐斑的功效。古代医家认为茯苓能化解一切黑斑，与蜂蜜搭配使用，既能营养肌肤又能淡化色素斑。

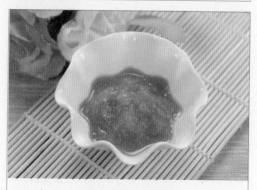

苹果番茄面膜

原材料 苹果1个或者番茄1个，淀粉5克

做法 将苹果去皮，捣成果泥，敷于脸部，苹果面膜。每日1次，20分钟后清水洗净。将鲜番茄捣烂，调入少许淀粉增加黏性，敷于面部。每日1次，20分钟后用清水洗去。

和地心引力作战，拒绝肌肤松弛

让你看起来显老的只有皱纹吗？当然不是，还有你突然之间发现的皮肤松弛。或许你一直没有注意过，但某天你会突然发现，自己的皮肤不像以前那么紧致了，并不胖的你开始有双下巴了，眼角似乎也有点儿耷拉……这些都是肌肤松弛的迹象，是皮肤在地心引力的作用下下垂的结果。特别是女人过了30岁以后，这种现象更明显。其实肌肤松弛的问题可能从二十几岁就开始了，只是你没有注意而已。

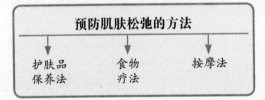

做做这个小测试，自己检测肌肤的紧致程度。

方法：早晨起床洁面后取一面小镜子，分三个角度观察自己的脸。

①抬头举起镜子观察面部容貌。

②低头镜中观察面部容貌。

③最后平视镜中容貌。

如果你在1中的样子明显比3中的皮肤紧致许多，而2中的样子与3相差不多的话，说明你已经有了明显的肌肤松弛现象。而如果1、2、3中的皮肤状态相差比较小，说明皮肤的紧致度较好。

此外，毛孔增大也是肌肤松弛的征兆。因为女人随着年龄的增长，皮肤血液循环开始变慢，皮下组织脂肪层也开始变

得松弛而欠缺弹性，从而导致毛孔之间的张力减小，使得毛孔彰显。所以当你过了25岁，发现自己的毛孔越来越明显时，就要开始警惕肌肤的松弛问题了。

首先要补充水分，提升保湿度与角质层抵抗力，让肌肤组织结构饱满有弹性。其次，要控制肌肤衰老速度，使用含高营养滋润成分同时兼具收紧面部松弛功效的抗衰老精华，配合按摩促进吸收；另外，滋润、清爽而无刺激的毛孔紧致爽肤水是必不可少的。

在日常生活中也要更加注意保养皮肤。多摄取含抗氧化物的蔬果，如胡萝卜、番茄、葡萄等。葡萄是一种抗衰老的水果，而且它味道甜美，深受一些女性的喜爱，多吃一些葡萄也能为你的肌肤上一道锁。

适当的按摩也能有效缓解脸部肌肤松弛的状况，试试这套按摩操。

①用双手中指，上眼眶从眉头到眉梢各1次；下眼眶从内眼角到外眼角各1次。先上后下，每圈各2次共做20次。可以消除眼睛的疲劳，预防眼部产生皱纹，预防眼袋的出现，也有助于预防颊部皮肤松弛。

②用两手的中指沿着嘴唇边缘动作，分别由中间向两侧嘴角轻抹。上唇由人沟抹至嘴角，下唇由下颏中部抹至嘴角，抹至下唇外侧时，两手指略向上方轻挑。重复20次。可以预防嘴角表情皱纹，防止嘴角下垂。

③轻轻吸一口气含住把面颊鼓起来，然后用两手轻轻拍打两侧颊部数次。可以使面颊肌肉结实，不易松弛。

④抬高下颏，用两手由下向上轻抹颈部。重复20次。可以防止颈部皱纹产生，防止因肌肉下垂而产生的双下巴。

当然，肌肤松弛不仅仅是脸上的问题，全身的肌肤都有这些症状。所以，关注了脸的女性也别忘了呵护身体其他部位的肌肤。你可以考虑全身泡澡的方式，用生姜、米酒以及醋煮开后，加进洗澡水中，身体洗净后入内浸泡。不要让水漫过心脏，每泡5分钟要起来休息一下，每回泡30分，1星期泡1次即可。泡这样的澡有紧肤、减肥和美白功效。

缓解肌肤松弛问题就要和地心引力作战，千万别等到无可挽回时才动手，越早预防，你的青春才能驻留得越久。

紧致肌肤的按摩操

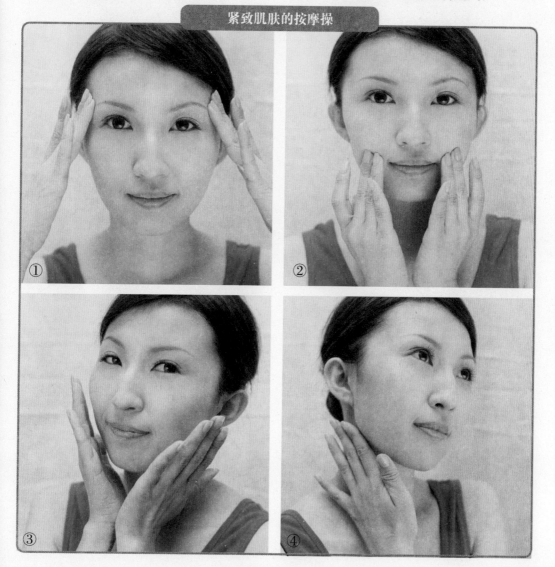

只留岁月不留"纹"

当皮肤上的第一道细纹出现，就表明衰老就已经光临你了。

女人过了25岁，皮肤就开始逐渐衰老；到30岁左右，最脆弱的眼部皮肤开始出现细纹；40岁后，额头开始产生皱纹；到了50岁以后，整个面部就能明显看到岁月雕琢的痕迹。所以，皱纹是最易泄露女人年龄秘密的，聪明女人总有抹平皱纹的办法。

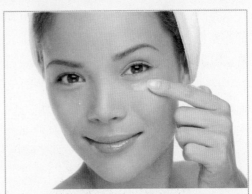

◎预防眼角细纹，一定要给眼部肌肤供给足够的养分和水分，这就需要你选择一款适合自己肌肤的眼霜，并坚持涂抹。

① 眼角皱纹

眼睛四周的皮肤脂肪含量很少，眼皮是人体最脆弱的皮肤，又易水肿，所以很容易长出皱纹。眼角皱纹，产生的原因不尽相同。眼角干纹主要是由于皮肤的缺水造成的，它常出现于眼角干燥时，随着面部表情的变化时隐时现。

细纹主要是环境因素造成的，如吸烟、熬夜，长期处于密闭空调房间，以及长期在阳光下暴晒等。

鱼尾纹是眼角皱纹中最严重的一种，衰老是它最大的原因。

眼部运动可以强化眼部四周肌肤，使之富有弹性。

首先尽量睁大眼睛，持续3～5秒钟，然后慢慢闭上双眼，到上下眼皮快要接触时再睁开，动作要缓和，连续重复五次。这个动作早中晚各做1次。

同时要给眼部肌肤供给足够的养分及补充失去的水分，你可以选择一些合适的眼霜。涂眼霜的手法要轻柔。正确的方法是：首先以无名指沾上少许眼霜，用另一手的无名指把眼霜匀开，用"打点"的方式在轻轻点在眼皮四周，最后以打圈方式按摩5～6次即可。动作一定要轻，而且不可以拉扯眼部肌肤。

方法：尽量睁大眼睛，持续3～5秒钟，然后慢慢闭上双眼，到上下眼皮快要接触时再睁开，动作要缓和，连续重复五次。这个动作早中晚各做1次。

② 嘴角皱纹

皮肤在夜晚不能得到养分和休息，就很容易在嘴角出现弹性下降、松弛及早衰现象。

因此，养成良好的作息习惯，避免熬夜、过度紧张、疲劳对改善嘴角皱纹非常重要。同时也要注意日常饮食营养均衡，多吃富含维生素A、维生素C、维生素E的食物，多喝水。

用番茄汁涂擦嘴部皮肤，不仅能增加嘴部皮肤表皮细胞的水分，还能起营养细胞的作用，从而增加其弹性。

涂抹的方式是用中指指腹，由下往上以画圆的方式按摩，做3～5次。依照嘴角皱纹垂直方向按摩，当皱纹呈横态时，就要纵向按摩；皱纹呈纵态时，就要横向按摩。

方法：用中指指腹，由下往上以画圆的方式按摩，做3～5次。依照嘴角皱纹垂直方向按摩，当皱纹呈横态时，就要纵向按摩；皱纹呈纵态时，就要横向按摩。

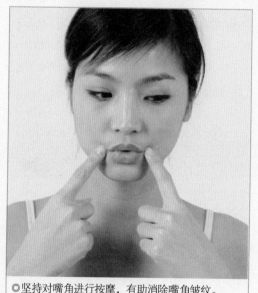

◎坚持对嘴角进行按摩，有助消除嘴角皱纹。

❸ 法令纹

法令纹出现在鼻子的两旁，像一个大写的"八"字横亘在你的脸庞上，是衰老最明显的标志。要预防和消除法令纹，可以采用这些办法。

你可以深吸一口气，然后闭紧嘴巴做漱口状鼓张两面颊，就像在嘴里含了一大口水一样。然后用舌头在口内移动并推抵两颊。每天重复这些动作，坚持早中晚各做1次。

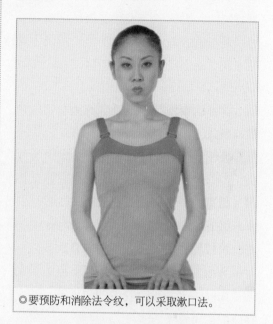

◎要预防和消除法令纹，可以采取漱口法。

除了改变不良生活习惯，保持乐观开朗的良好心境外，饮食疗法也可起到较好的防皱、消皱作用。

皮肤真皮组织绝大部分是由具弹力的纤维构成的，皮肤缺少了它就失去了弹性，皱纹也就聚拢起来。

鸡皮及鸡的软骨中含大量的硫酸软骨素，它是弹性纤维中最重要的成分。把吃剩的鸡骨头洗净，和鸡皮放在一起煲汤，不仅营养丰富，常喝还能消除皱纹，使皮肤细腻。

另外，多吃蔬菜瓜果，比如丝瓜、香蕉、橘子、番茄、西红柿、草莓、苹果等瓜果、蔬菜对皮肤有最自然的滋润、祛皱效果。

牙齿更美白的秘诀就是挑"食"

挑食，可以让牙齿更加美白吗？答案是肯定的，因为一些天然食物里的成分，可以对抗造成蛀牙的口腔细菌、强化牙齿珐琅质，还能消除恼人的坏口气，让你的牙齿洁白坚固。

这样的食物有哪些呢？其实它们就在你的身边。

爱吃芹菜吗？虽然芹菜有特殊的气味，但是当你大口嚼着芹菜时，它正帮你的牙齿进行一次大扫除，让你减少蛀牙的机会。因为，这些粗纤维的食物就像扫把，可以扫掉一部分牙齿上的食物残渣。另一方面，当你愈是费劲咀嚼，就愈能刺激分泌唾液，平衡口腔内的酸碱值，达到自然的抗菌效果。

如果你常常饮绿茶，你的牙齿也会变得更健康。一方面是绿茶含有大量的氟（其他茶类也有），可以和牙齿中的磷灰石结合，具有抗酸防蛀牙的效果。另一方面是，研究显示绿茶中的儿茶素能够减少在口腔中造成蛀牙的变形链球菌，同时也可除去难闻的口气。这样清爽的饮品怎能不多喝一些，在手边准备一壶绿茶吧。

还有乳酪，乳酪是钙的良好来源之一，缺钙也会耗损牙齿健康，所以每天要从各种天然食物里补充钙。乳酪里含的钙及磷酸盐可以平衡口中的酸碱值，避免口腔处于有利细菌活动的酸性环境，造成蛀牙。而且经常食用乳酪能够增加齿面的钙质，有助于强化及重建珐琅质，使牙齿更为坚固。

在你的食谱中有洋葱和香菇吗？洋葱里的硫化合物是强有力的抗菌成分，洋葱能杀死多种细菌，其中包括造成我们蛀牙的变形链球菌，而且以新鲜的生洋葱效果最好。香菇对保护牙齿也有帮助，原因是香菇里所含的香菇多糖可以抑制口中的细菌制造牙菌斑。

如果你还希望口中有淡淡的清香，可以含一些薄荷，薄荷叶里含有一种单帖烯类的化合物，可以经由血液循环到达肺部，让你在呼吸时感觉气味清新。在欧美国家，许多家庭用薄荷叶自制漱口水，缓解牙龈发炎、肿胀的不适感。

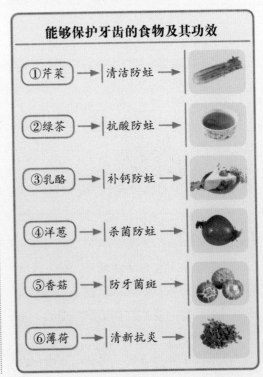

能够保护牙齿的食物及其功效

①芹菜	→ 清洁防蛀 →	
②绿茶	→ 抗酸防蛀 →	
③乳酪	→ 补钙防蛀 →	
④洋葱	→ 杀菌防蛀 →	
⑤香菇	→ 防牙菌斑 →	
⑥薄荷	→ 清新抗炎 →	

颈部——最危险的年龄泄密者

颈部支撑着整个头部的重量，又经常暴露在外面，是最需要保养的部位，但是很多女性却疏于对颈部的保养，平时洗脸只洗面部而不洗颈部，涂化妆品也是只涂面部不顾颈部。"要想知道女人的年龄，只需看她有多少条颈纹！"颈部是最容易泄露女人年龄的一个重要部位，看女人颈部上的皱纹有几圈，就能推算出她的年龄。所以，做好颈部保养吧，让它只彰显魅力，不泄露年龄！

橄榄油具有祛皱功效，适合全身涂抹。洗澡时，将少许橄榄油涂于颈部，然后轻轻按摩，5分钟后冲洗干净即可。好莱坞顶级影星奥黛丽赫本喜欢把檀香精油、天竺葵精油6～8滴，滴于10毫升甜杏仁油中，在秋冬干燥的季节，每天或隔天按摩颈部，以保持颈部滋润和弹性，减少褶皱。你渴望拥有奥黛丽赫本天使般的脸、高挑的身材、皇室贵族的优雅仪态吧，那为什么不学学她的美容护肤方法呢？

用法：洗澡时，将少许橄榄油涂于颈部，然后轻轻按摩，5分钟后冲洗干净即可。

"我也很注重颈部保养啊，可为什么脖子上的皮肤还是这么粗糙啊？"你也许有这样的疑问，为什么保养了，颈部肌肤还很差，和脸部相差还这么大呢？角质！你给脸定时去死皮，那脖子呢，你同等对待了吗？颈部也需要去角质。将燕麦磨成粉，加蜂蜜、水搅拌成糊状涂于颈部，以螺旋的方式由下往上按摩，10分钟后以清水洗净，每周1次，你会发现暗沉的颈部肌肤渐渐有了光泽！燕麦在《本草纲目》中又称雀麦，是一种古老而又具有神奇功效的作物，它富含蛋白质、氨基酸以及多种微量元素，是养颜的佳品。

所以，保养颈部你可以试试燕麦。

用法：将燕麦磨成粉，加蜂蜜、水搅拌成糊状涂于颈部，以螺旋的方式由下往上按摩，10分钟后以清水洗净，每周1次。

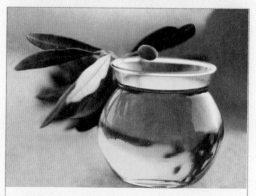

◎橄榄油具有祛皱功效，将橄榄油涂于颈部并进行按摩，有助防治颈部皱纹。

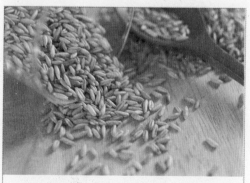

◎将燕麦磨成粉，加蜂蜜、水搅拌成糊状涂于颈部，再以螺旋的方式由下往上按摩，也有助于消除颈部皱纹。

做女人就要做"胸猛"女人

女性不论哪个年龄阶段，都想拥有曲线的身材。饱满挺拔的胸部是女人美丽的资本，于是丰胸就被女人提上了日常。

市面上的丰胸产品很多，外涂内服都有。这些产品中大多含有激素，对人体容易产生副作用。所以还是以食补的方式更为安全可靠，既享受了美食，又在不经意间达到了丰胸的目的，一举两得，何乐而不为呢！

《本草纲目》中记载了很多具有丰胸功效的食物，比如木瓜性温味酸，平肝和胃，舒筋活血，女性经常食用就能实现丰胸的愿望。

下面就给大家一一列举具有丰胸功效的食物：

❶ 植物类

苹果、木瓜、番茄、樱桃、葡萄干、梅子、枸杞、黄豆芽、花生、山药、马铃薯、胡萝卜、玉米、南瓜、香菜、豌豆、燕麦、人参、绿豆、红豆、橄榄、松子、芝麻、葵花子、蒜、白果、红枣、扁豆、桂圆肉等。

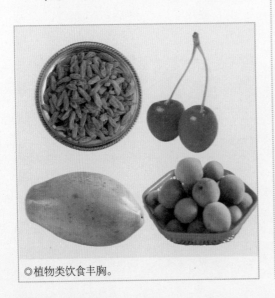

◎植物类饮食丰胸。

❷ 动物类

猪脚、鸡汤、虾、奶酪、鱼、瘦肉、小鱼干、蹄筋、鸡爪、猪尾巴、海参。

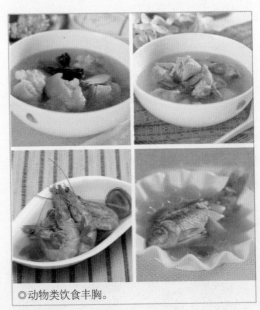

◎动物类饮食丰胸。

❸ 自制美食

（1）酒酿蛋

把酒酿加入煮好的蛋中，并加入少许糖，月经来前早晚吃一碗。甜酒酿中含有糖化酵素，是天然的荷尔蒙，而营养丰富的蛋也是热量来源。

（2）木瓜牛奶

木瓜、牛奶都有助于胸部发育，木瓜加牛奶，丰胸效果会加倍。

（3）清宫丰胸小点心

花生100克、去核红枣100克、黄豆100克。将花生及黄豆连皮烘干后，磨成粉，红枣切碎，充分拌匀，加少许水使其成形；将其揉成小球后，再压成小圆形状；放入烤箱预热10分钟，以摄氏150度烘烤15分钟。

青春期的女性可以多吃一些富含维生素E、B族维生素、蛋白质以及能促进性激素分泌的食物，从而达到乳房健美的目的。有些成年女性体形偏瘦，乳房中脂肪积聚也较少，故乳房不够丰满。此时应多吃一些热量高的食物，如蛋类、肉类、豆类和含植物油的食品。

当然，除了饮食丰胸，按摩也是个不错的选择，女性朋友们可以试一试：

①直推乳房

先用左右手掌面分别放在左右侧乳房

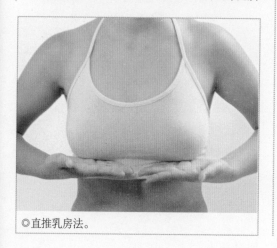

◎直推乳房法。

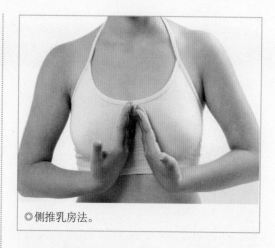

◎侧推乳房法。

上部，即锁骨下方着力，均匀地向下直推至乳房根部，再向上沿原路线推回，做20～50次。

②侧推乳房

用左右手掌根和掌面自胸中部着力，分别横向推按左右侧乳房直至腋下，回来时用五指指面将乳房扣住带回，重复20～50次。

大多数女性希望自己胸部丰满，乐此不疲地为着更大的尺码奋斗，琳琅满目的丰胸广告也昭示着众多女性的私密追求。只是，偏方搜集了一大堆，精力也耗费不少，却收效甚微。其实，丰胸也要选对时间，在正确的时间里丰胸，会收到事半功倍的效果。

丰胸的最佳时机在每月经期之后。你可以这样计算：把每月经期开始作为第一天，往后推，第11～13天就是最佳时期，稍微次之的是第18～24这7天。所以，女性朋友们可要记住了，不管是食补丰胸，还是按摩丰胸，一定要在恰当的时间进行，这样效果才会显著。

让双手如玉之润，似绸之柔

手是人的第二张脸，拥有一双美丽的手，对女性来说是相当重要的。尤其是初次见面与人握手时，如果自己的双手非常漂亮，不但可以显现出魅力，还能给对方以美的享受。所以，我们要保养，让双手如玉之润，似绸之柔。

羊乳自古就被视为极佳的营养补品，现代医学研究证明它还是美容的佳品。《本草纲目》说羊乳可益五脏、补老损、养心肺、利皮肤，所以，女性朋友可以多喝些羊奶。另外，《本草纲目》里说牛奶有"返老还童"之功效。我们可以在喝完牛奶或酸奶后，将剩在包装里的奶抹到手上，约15分钟后用温水洗净双手，这时你会发现双手嫩滑无比。另外，还可以取鸡蛋清，加入适量牛奶、蜂蜜调和均匀后敷在手上，15分钟左右洗净双手，再抹护手霜。每星期做一次，有祛皱、美白的功效。

此外，坚持用淘米水洗手，可收到意想不到的好效果。煮饭时将淘米水贮存起来，临睡前用淘米水浸泡双手几分钟，再用温水洗净、擦干，涂上护手霜即可。

如果你想让自己的手变得柔嫩健美，可以这样做：用温肥皂水洗手，擦干后浸入温热盐水中约5分钟，擦干后再浸入温热的橄榄油中，慢揉5分钟，再用肥皂水洗净，接着再涂上榛子油或熟猪油。过10~12小时后，双手会变得柔软细嫩。

生活中我们可能留意到这样一个现象：刚出生的小孩都是攥着手的，人老了去世的时候，手又是撒开的。手是人体最有特色的器官之一，是智慧的象征，所以，做好手部保养和护理是很有必要的。

老年人有个很好的锻炼方法——揉核桃，就是把两个核桃放在手心里，揉来揉去，这种方法可以很好地活动每根手指。多活动手指不仅可以起到护手的作用，还可以缓解疲劳，避免老了以后患痴呆症。上班等车、坐车之际，你也可以取两个核桃或者乒乓球练习练习。

与揉核桃有异曲同工之妙的是十指相敲法，就是让双手的十指相对，互相敲击。这种方法能锻炼手指上的井穴，既锻炼了手的灵活性，也练了肝气，对养生十分有好处。手脚冰凉的女人一定要经常十指相敲，这样，血脉可以通到四肢末梢。

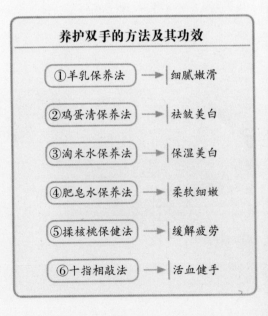

养护双手的方法及其功效

方法	功效
①羊乳保养法	细腻嫩滑
②鸡蛋清保养法	祛皱美白
③淘米水保养法	保湿美白
④肥皂水保养法	柔软细嫩
⑤揉核桃保健法	缓解疲劳
⑥十指相敲法	活血健手

将健壮手臂按摩出柔美线条

夏天就要来临，当你看着别人结实的臂膀裸露，却只能把自己两臂赘肉藏在袖子里，心里真不是滋味！这里告诉你一种简单的瘦手臂的妙方，只要持之以恒，坚持一个月，就能减掉手臂上的脂肪，锻炼出结实的臂肌，届时可别忘记买一件无袖衫来秀秀你的美臂哟！

皮下脂肪不易消除，这种顽固的皮下脂肪必须借由按摩及锻炼肌肉的训练才能减少。纤细匀称的双臂需要从基本的按摩开始，小臂的按摩以平直柔和为佳，上臂的按摩以手半握抓紧为佳，以促进皮下脂肪软化。你不妨每天花十几分钟为双臂进行按摩，在疏通淋巴组织之余，还可减轻浮肿现象，配合具消脂去水功效的纤手产品，效果更佳。

具体按摩步骤如下：

①由前臂开始，紧握前臂并用拇指之力，由下而上轻轻按摩，做热身动作。

②利用大拇指和食指握着手臂下方，以一紧一松的手法，慢慢向上移，直至腋下。

③以打圈的方式从手臂外侧由下往上轻轻按摩。

④再沿手臂内侧由上往下，继续以打圈的方式按至手肘位置。

⑤在手臂内侧肌肉比较松弛的部位，用指腹的力量，以揉搓的方法向上拉。

⑥用手由上而下轻抚手臂，令肌肉得以放松。整套动作可每晚做一次，每只手臂各做一次。

天下没有丑女人，只有懒女人！只要坚持做运动，就能去掉臂膀的赘肉，使皮肤光洁圆润，手臂修长、无赘肉，拥有美臂不是梦！但在做这些动作之前，别忘了先做暖身操，否则会有运动伤害之虞。

紧致手臂的按摩操

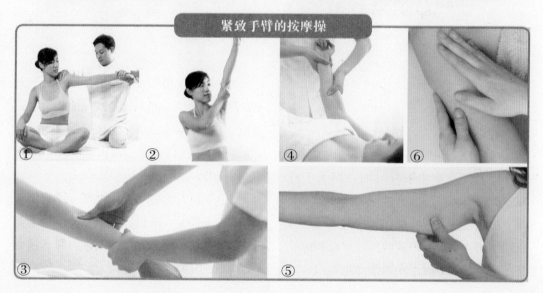

①　②　④　⑥

③　⑤

关节死角不护理，美丽就会"打折"

因为自己看不见，对肘关节也很少关注，更少保养，我是不是说到你的"要害"了呢？其实关节处的皮肤是美丽的"死角"，粗糙的关节与柔滑的玉臂是那么格格不入，所以，现在起开始修整它吧。

改善关节粗糙的办法很简单，就是去角质。如果是刚刚开始，可以天天抹。在这里我要强调的是，身体用的磨砂膏跟脸部用的是不同的，最大的不同就是脸部用的磨砂膏颗粒是圆的，而身体用的则是不规则的，所以它的去死皮功能比较强。

超市一般有去角质的磨砂产品，选用时不妨选择含薰衣草精华的产品，因为薰衣草有很好的消炎功效，也有一定的美白作用和促进细胞再生的作用。

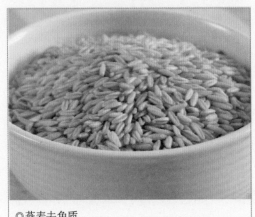
◎燕麦去角质。

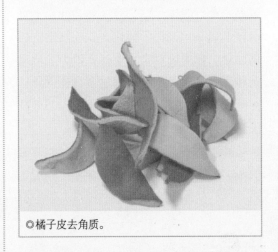
◎橘子皮去角质。

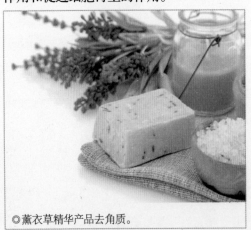
◎薰衣草精华产品去角质。

其实在熬燕麦粥的时候，留下一点儿，加一小勺橄榄油，就是最好的去角质霜了。油性皮肤的女性在使用时可以加一点儿牛奶。燕麦的小颗粒可以很温和地按摩皮肤，所以平时用来做按摩也可以。如

果你不太喜欢这个方法，也可以将晒干的橘子皮磨成粉，加入盐及橄榄油拌匀后，抹在身体有厚皮的部分，如脚跟、胳膊肘等，打圈按摩5分钟，再用水清洗干净便可将死皮去除了。

一个女人的美不仅在脸部，还应该美在细枝末节上。所以，如果你是一个爱美的女性，一个要求完美的女性，那么就多关注一下肘关节部位吧。

千万别忽略那一"膝"之地

说到肘关节，你是不是也想到腿关节了呢？膝盖是美腿的黄金点，如果你的膝部由于脂肪积聚或赘肉过多而显得浑圆臃肿，破坏了美腿的线条，就会被人们称为"馒头膝部"。要知道，女人在穿短裙短裤时，最引人注目的地方是膝盖部位，特别是膝盖上部松弛的肌肉更显眼。如果这里有多余的脂肪，会使腿部显得又短又粗，而对于"象腿"美女来说，既缺少了骨感，又堆积着大量脂肪的膝盖更无美丽可言。

综上所述，膝盖的美容养护也不可忽视。

① 去角质

这是老生常谈的问题了，不过还得唠一下。将膝盖洗净，涂抹上去角质品，你可以去超市购买，也可以用上节我提到的橄榄燕麦去角质，然后顺着同一方向，好像画圆圈一样仔细摩擦整个膝盖部位。需

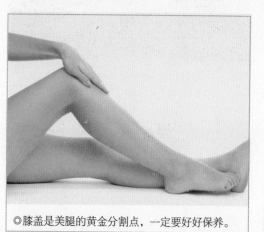
◎膝盖是美腿的黄金分割点，一定要好好保养。

要注意的是，膝盖部位很容易浮肿或是出现松弛现象的，而且会让本来就粗壮的腿部看起来更粗壮。每天早晚用佛手柑精油或迷迭香精油按摩膝盖四周约20分钟，1周后就可改善膝盖四周皮肤松弛的现象。

② 膝盖按摩

每次洗完澡后，你可以用双手均匀涂些乳液，搓揉到温热。然后以指腹的力量由下往上在膝盖上画小圈，最后用手掌包住膝盖按压。

③ 消除膝部赘肉的运动

膝部脂肪积聚或赘肉过多的女性可以多参加活动膝部的运动，如慢跑、健身操、跳高、跳远、游泳等，并在运动过程中有意加力，使膝部聚积的脂肪加速消耗，最后使膝部周围的赘肉变得结实。

要养护膝盖，手心捂膝盖是最简单的方法。因为手心的劳宫穴是人体的火穴，而膝盖容易受寒凉，所以没事时，比如阅读书籍，或看电视聊天时用手握揉膝盖，可促进局部血液循环，增加皮肤所需的营养，也能逐渐改善其生理功能和光泽度。不过，要长期坚持才会有效果。

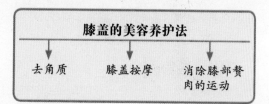

膝盖的美容养护法

去角质	膝盖按摩	消除膝部赘肉的运动

修"腹"之路

腹部处在身体的最中央，也是特别引人注目的部位。所以一定要注意腹部不要松弛，不要堆积过多脂肪。

首先在饮食上要注意，多吃杏仁、鸡蛋以及豆制品。

杏仁中所含的矿物质镁是身体产生能量、塑造肌肉组织和维持血糖的必需品。稳定的血糖能有效防止过度饥饿引起的暴食及肥胖。不过，杏仁最神奇的功能是它可以阻止身体对热量的吸收。研究发现，杏仁细胞壁的成分可以降低人体对脂肪的吸收，因此，在胃要消化杏仁之前，它已经把你变"瘦"了。所以，女性朋友要想让腹部平坦，可以每天吃十几粒杏仁。

鸡蛋所含的蛋白质和脂肪会让人有过饱的假象，所以经常吃鸡蛋的女性，在一整天里会较少感到饥饿。大豆富含抗氧化物、纤维及蛋白质。

其次，经常做腹部锻炼。一般可以采用以下四个动作。

收腹运动：躺在地上伸直双脚，然后提升、放回，不要接触地面。每天保持3～4次，重复做15遍。

仰卧起坐：膝盖屈成60度，双手握着后脑勺，抬起身，使肩膀离地，做20次。

呼吸运动：放松全身，用鼻子吸进大量空气，再用嘴慢慢吐气，吐出约7成后，屏住呼吸。缩起小腹，将剩余的气提升到胸口上方，再鼓起腹部，将气降到腹部。接着将气提到胸口，再降到腹部，再慢慢用嘴吐气，重复做5次，共做两组。

转身运动：左脚站立不动，提起右脚，双手握拳用力扭转身体，直到左手肘碰到右膝。左右交替进行20次。

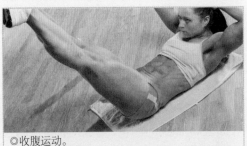
◎收腹运动。

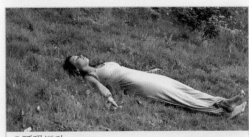
◎呼吸运动。

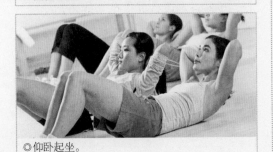
◎仰卧起坐。

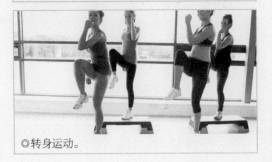
◎转身运动。

如何解决臀部问题

很多女性的臀部都不理想，要么扁平无形，要么松弛没有弹性，还有的严重下垂，有什么解决方法吗？其实，如果你不是天生的臀部不完美，那肯定事出有因，美臀要根据原因来采取措施。

① 饮食不当造成的臀部问题

造成臀部下垂的最重要诱因，从很大程度上来说还是不合理的饮食。要知道，若摄取了过多的动物性脂肪，就很容易在下半身囤积，进一步造成臀部下垂。既然找到了臀部下垂的原因，就让我们先从一日三餐着手，注意多吃一些植物性脂肪或含有植物性蛋白质的食物。例如豆腐，就是防止臀部下垂的最佳食品。鱼肉可以紧致肌肤，可以常吃以提臀。另外，用橄榄油涂抹臀部并按摩可以活肤祛皱。

② 长时间站立造成的臀部问题

站得太久也不好，因为血液不易自远端回流，造成臀部供氧不足，新陈代谢不好，长久下去还可能会引起小腿的静脉曲张。挺胸、提肛、举腿是良好的站姿。脊背挺直，收腹提气，此时再做一下肛门收缩的动作，可收缩臀部。需要长时间站立的美女，不时动一下，做做抬腿后举的动作，对塑造"S"曲线大有好处。

③ 久坐造成的臀部问题

上班族女性，因久坐办公室不常运动，脂肪渐渐累积在下半身，这样容易造成臀部下垂。这类女性可以试试这个提臀法：休息站立，或者等公交车时，脚尖着地，脚后跟慢慢抬起，同时用力夹紧臀部，吸气，然后慢慢放下，呼气，坚持做就会见到成效。

④ 斜坐造成的臀部问题

斜坐时压力集中在脊椎尾端，造成血液循环不畅，使臀部肌肉的氧气供给不足，对大脑不利。也不能只坐椅子前端1/3处，因为这样坐全身重量都压在臀部这一小方块处，长时间下来会感觉很疲惫。坐时应脊背挺直，坐满椅子的2/3，将力量分摊在臀部及大腿处，如果坐累了，想靠在椅背上，请选择能完全支撑背部力量的椅背。尽量合并双腿，长久分开腿的姿势会影响骨盆形状。坐时经常踮起脚尖，对塑造臀部线条很有好处。尽量不要长时间双腿交叉坐，否则会造成腿及臀部的血液循环不畅。

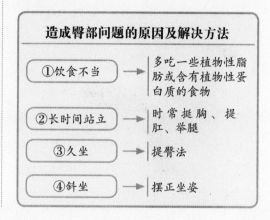

造成臀部问题的原因及解决方法

原因	解决方法
①饮食不当 →	多吃一些植物性脂肪或含有植物性蛋白质的食物
②长时间站立 →	时常挺胸、提肛、举腿
③久坐 →	提臀法
④斜坐 →	摆正坐姿

漂亮女人的纤腿按摩秘笈

进行腿部按摩，可以让双腿拉长！

第一课：按摩膝盖

膝盖周围很少累积脂肪，因为膝盖是骨骼相连的关节部位，只是这个部位很容易浮肿或出现松弛的现象，而使得腿部变粗。具体改善方法是：由膝盖四周开始按摩，可以改善膝盖周围皮肤松弛现象，不过，按摩的次数要频繁，否则是无法达到改善曲线的功效的。

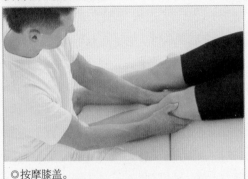

◎按摩膝盖。

第二课：紧实大腿线条

大腿内侧的皮下脂肪是很容易堆积松弛的，按摩大腿的方法是取坐位，腿部全部离开地面，臀部支撑身体平衡，双手按住膝盖上部大腿中部，轻轻按摩。这样可

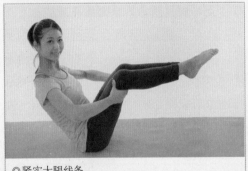

◎紧实大腿线条。

以消除腿部的浮肿，让双腿肌肤更加有弹性，使腿部线条变修长。

第三课：改善小腿微循环

方法一：减小腿要由打松结实的小腿肥肉开始。双手掌心紧贴腿部，四指并拢，大拇指用力压住腿部肌肉，从脚跟的淋巴结处中速向上旋转，两手旋转的方向必须相反。每条腿各2～3分钟。

方法二：睡前将腿抬高，成90度直角，放在墙壁上，坚持二三十分钟再放下，将有助于腿部血液循环，减轻脚部浮肿。

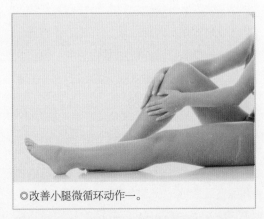

◎改善小腿微循环动作一。

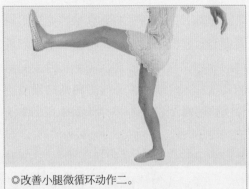

◎改善小腿微循环动作二。

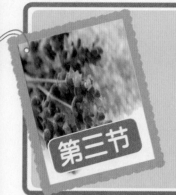

叶绿喜人，花香勾魂
——本草美容秘方荟萃

第三节

花粉：天然的美容师

花粉在欧洲被称为"完全营养性食品"，在日本、西德等国有"黄金般食品"的美誉，是受到世界各国重视的首屈一指的天然补品。其实，我国是世界上最早发现和研究花粉的国家。

《神农本草经》把香蒲花粉列为上品，并认为它"甘平无毒，久服轻身，益气力延年"。

李时珍在《本草纲目》中说："今人收松黄，和白砂糖印为糕饼，充果品，食之甚佳。"可见，花粉作为营养性食物，在我国已由来已久。

花粉可分为三种类型，一种是天然花粉，即蜂蜜采集的蜜源花粉：另两种是"蜂粮"和人工花粉。

目前研制的花粉食品和花粉滋补营养药品，一般是采用蜜蜂采集的花粉。

花粉的营养成分丰富全面，营养价值极高的天然补品，也有很高的药用价值。

据国内外近代科学研究，花粉中含有8％～40％的蛋白质。其中，有21种人体所需的氨基酸，8种人体必需的氨基酸在花粉中全部具备，而且这8种氨基酸的含量相当高，是牛肉、鸡蛋含量的4～6倍：花粉还含有维生素B，维生素C、叶酸、泛酸等15种维生素，尤其是水溶性的B族维生素，维生素C和肌醇，比蜂蜜的含量竟高出100倍；还含有钙、磷，铁、铜、钾，锌等14种人体不可缺少的矿物质和50种以上的酶、辅酶及活性物质；此外，还含有生长素、抗生素、糖，具有与激素一

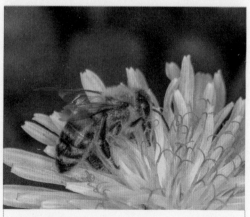

◎花粉被称为"完全营养性食品"，具有很高的营养价值、药用价值和美容价值。

样的作用。

因此，经常服用花粉，可以增强体力和精神，可以降低胆固醇，防治脑血管硬化和高血压，并能调节新陈代谢，治疗神经衰弱、胃肠功能紊乱、肝炎、老年性慢性支气管炎、卒中后遗症、贫血等疾病，对延年益寿、助长儿童生长发育、提高人体的免疫功能，增强机体对疾病的抵抗力均有显著效果。

除了营养价值，花粉还具有很高的美容价值。

国外称颂花粉是"上帝赐给人类的无价之宝"，"天然的美容师"。瑞典的皮肤学家已将花粉列为美容食品。花粉用于美容，主要抑制老年斑等色素沉着，抗衰老，改善皮肤细胞功能，防止和减少面部皱纹，保持容颜红润，维持皮肤细腻有弹性，防止肥胖。

花粉的美容养颜作用是其他食品望尘莫及的，它在防止皮肤色素沉着、皮肤粗糙、皱纹出现以及皮肤过敏、雀斑、粉刺、黑斑等方面，具有独到之功，这是由于花粉含有较多的肌肤美容所需的维生素。

维生素A对促进上皮细胞代谢和保持上皮组织健康具有特殊生理作用；维生素B可增强皮肤的新陈代谢；维生素C可增强皮肤弹性和生肌的胶原合成；维生素E可防止皮肤衰老和避免过早出现皱纹。所以经常服用花粉和花粉食品，能使人的新陈代谢增强，皮肤滋润、细腻、纤嫩、皱纹推迟，雀斑、蝴蝶斑、黄褐斑、老年斑等脱落或消退，使人容光焕发，显得年轻和漂亮。

花粉不仅内服能美容养颜，就是外用也有良好的效果。它所含的诸多天然营养物质，能够直接被皮肤吸收利用，保持上皮细胞的良好状态，改善皮肤的弹性和韧性，延缓皱纹的产生，达到健肤嫩肤的目的。

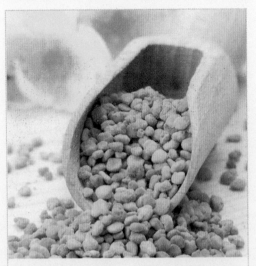

◎花粉是天然的美容师，坚持服用花粉，有助抑制色素沉着，延缓衰老。

花粉的食用方法

1.花粉营养价值高，可以直接食用，一般每天服2次，每次5～10克，可直接用温开水送服，也可以用温开水、牛奶或蜂蜜水调服。如治疗疾病可加大服用量至10～30克。

2.一般在早、晚空腹时服用最佳，若饭前服用蜂花粉后胃有不舒服的感觉，则可改在饭后半小时内服用。

3.过敏体质者慎用。

薰衣草：留住宁静的心境

匆忙、紧张、高压是都市女性的生活写照，怎么放松呢？薰衣草是个万能的"博士"，任何问题到了它手里，都能大事化小，小事化了。

抓一把薰衣草，用水煮过，洗澡时倒入，即使不泡澡只闻着淡淡的香味就足以让你身心宁静。如果你怕薰衣草在浴缸里不好清理，可以事先将薰衣草用纱布或是毛巾包住，再来煮。这种薰衣草包还有一个妙用，就是可以在洗澡的时候，当作按摩袋，用来敷面或是针对皮肤需要保养的部位特别呵护。使用完毕后不用丢掉，可以当作香味包，不过要注意不要放置过久或过湿而生霉哦！你也可以用薰衣草泡茶喝，取5～10朵小花，就可以让两个人喝一下午。

你也可以在睡觉前将1～2滴薰衣草精油滴于枕头上，但是千万别滴多了，因为多了反而会影响睡眠。另外，洗澡前在浴缸中加入3～4滴薰衣草精油，然后泡澡20分钟能减轻压力，消除忧郁，缓解神经紧张，并可有效治疗失眠。

此外，你还可以试试从头到脚放松法。

首先，躺在床上先放松头部，从头发开始，放松头发，然后放松眼眉（当你有意识地注意到这一点的时候，你会发现，刚才的眉头是紧锁着的）。眼眉放松后做深呼吸，慢慢地深呼吸。然后再慢慢地放松肩膀。肩膀是我们最不容易放松的地方，这个部位经常是抽紧的，现在我们要让自己的肩膀有意识地放松。再然后是心、肾……就这么一直想下去，想到最后，每根手指和每根脚趾都放松了。所谓的睡眠一定要先睡心，先让心静下来，心先睡下，身体才能听从心的安排而睡下。

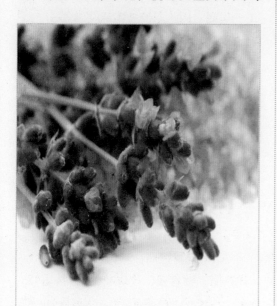

◎薰衣草既可以美容养颜，又可以静心安神，消除忧郁，缓解神经紧张，治疗失眠。

薰衣草精油的使用注意事项

1. 未经稀释之100%薰衣草精油，本身浓度极高、挥发性强，必经与媒介油混合调配后，再使用，否则会灼伤肌肤。

2. 孕妇、高血压、癫痫症、身体或肌肤敏感者，不宜使用精油，使用前必需测试肌肤的接受程度。

玫瑰：美容花茶中的皇后

这世间，不爱化妆品不爱珠宝不爱时装的女人可能有很多，但很少有哪个女人不爱玫瑰的。但是，不要认为玫瑰只是爱情的象征啊，即使暂时还没有获得爱情，你也可以送自己一束玫瑰花，它可能在给你带来爱情的同时，更带给你美丽的惊喜。

玫瑰是美容花茶中的皇后，其芳香甘美，令人神清气爽，还可活血化瘀，对肝脏和脾脏都有好处。早在隋唐时期，玫瑰的美容作用就备受宫廷贵人的青睐。杨贵妃就在她沐浴的华清池内，长年浸泡着鲜嫩的玫瑰花蕾，以保持肌肤柔嫩光泽。《本草纲目》中说：玫瑰花有行气、活血、化瘀、调和脏腑的作用，经常饮用可使气血顺畅运行，面色红润。

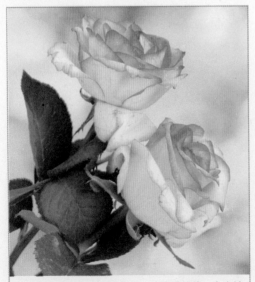

◎玫瑰是美容花茶中的皇后，其芳香甘美，令人神清气爽，还可活血化瘀，对肝脏和脾脏都有好处。

玫瑰的价值已得到了进一步开发，其花可提取玫瑰油，其根可入药，果实富含维生素可作天然饮料及食品。用科学方法加工而成的玫瑰花干，具有颜色鲜艳、味香等特点，可制成玫瑰酒、玫瑰露、玫瑰酱，对于清热消火、美容养颜有奇效。

我们比较常见的就是玫瑰花茶，因玫瑰花性质温和，所以其制成的花茶也适宜天天饮用：取玫瑰花15克泡水，气虚者可加入大枣3~5枚，肾虚者可加入枸杞子15克。然后根据个人的口味，调入冰糖或蜂蜜，以减少玫瑰花的涩味，加强功效。经常用玫瑰花泡水喝的美女，慢慢就可以拥有如玫瑰一样娇嫩的容颜。

不过，玫瑰花最好不要与其他茶叶泡在一起喝，因为茶叶中有大量鞣酸，会影响玫瑰花疏肝解郁的功效。此外，由于玫瑰花活血散瘀的作用比较强，月经量过多的人在经期最好不要饮用。

玫瑰花的使用方式

1.做甜品，煮粥，做饮料，目前也有大量菜肴以玫瑰花做原料或辅料。

2.治气滞，胸胁胀闷作痛：玫瑰花6克，香附6克，水煎服。

3.治肝胃气痛；玫瑰花阴干，冲汤代茶服；治胃痛，玫瑰花9克，香附12克，川楝子、白芍各9克，水煎服。

芦荟：埃及艳后的青春之泉

芦荟的美容功效相信大家都不陌生，目前芦荟也被广泛用到化妆品当中。其实，早在数千年前，芦荟就已经受到埃及艳后的青睐，被称作"埃及艳后的青春之泉"。这里就介绍一下芦荟的美容功效。

❶ 营养保湿

芦荟中氨基酸和复合多糖物质构成了天然保湿因素，它可以补充水分，恢复胶原蛋白的功能，防止面部皱纹，保持皮肤柔润、光滑、富有弹性。

❷ 防晒

芦荟中的某些成分能在皮肤上形成一层无形的膜，可防止因日晒引起的红肿、灼热感，保护皮肤免遭灼伤。

❸ 清洁皮肤

芦荟中有些物质具有抗炎作用，既可清洁皮肤，又可防止细菌生长，促进细胞新陈代谢和皮肤再生，减轻疼痛和瘙痒，对一些皮肤病有明显疗效。

❹ 具有化妆品的效果

收敛剂及水分，是任何一种化妆水或乳液都不可欠缺的物质。收敛剂的功用是紧缩肌肤，水分的功用是供给及保持肌肤适当的湿气(水分)。芦荟里就含有大量的收敛剂和水分。除了这两种成分外，芦荟还含有黏蛋白成分，这种成分能调节皮肤的水分与油分，使它们保持在平衡状态。

❺ 使雀斑、肝斑变淡

因为皮肤细胞如果全部新陈代谢最少要花三个月，所以，使用芦荟达到使肝斑、雀斑变淡的效果要很有耐心。

此外，芦荟还有很多药用功能，它可以抗细菌、真菌；抗滤过性病原体；可提高机体免疫力；消炎镇痛；促进伤口愈合；噬菌、解毒及清洁；免疫与抗肿瘤等。芦荟还能净化空气，美化居室环境。

有些品种的芦荟也可内服，是溃疡病、心血管疾病、糖尿病、癌症患者的健康食品，也是肥胖者的瘦身佳品。但体质虚弱者和少年儿童不要过量食用，否则容易发生过敏。孕、经期妇女要严禁服用，因为芦荟能使女性内脏器官充血，促进子宫运动。患有痔疮出血、鼻出血的患者也不要服用芦荟，否则会导致病情恶化。

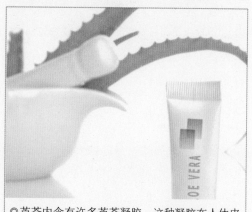

◎芦荟内含有许多芦荟凝胶，这种凝胶在人体皮肤的渗透性很强，具有美白、保湿、祛痘、控油等美容功效。

百合：让美丽容颜衰老得再慢些

夏天，是百合的收获季节，采摘下的新鲜百合可以洗净剥开，晾晒风干，制成百合干，既便于保存，又方便人们在一年四季中都能吃到它。将百合加工成百合粉、百合精冲剂或者百合饼干食用，是老幼咸宜的药食佳品。

这里我们着重介绍一下百合的美容功效：

❶ 润肺止咳

百合鲜品富含黏液质，具有养阴润肺、润燥清热的作用，中医用之治疗肺阴虚久咳、痰中带血、肺结核、肺气肿、咽喉等症常能奏效。单味百合煎服或与其他药物一并煎服均可。

❷ 宁心安神

中医认为，百合味甘，微苦，性微寒，入心、肺二经，能清心除烦，宁心安神，用于热病后余热未消、神思恍惚、失眠多梦、心情抑郁、喜悲伤欲哭、虚烦惊悸等。凡事心情抑郁，或是心难静养，心浮气躁可用百合煮稀粥，百合养阴，米粥益气生津。

❸ 美容养颜

百合洁白娇艳，鲜品富含黏液质及维生素，对皮肤细胞新陈代谢有益，常食百合，有一定提亮肤色、改善暗黄等作用。另外，用百合花泡的水拍脸也有一定的美容养颜作用。

❹ 防老抗衰

百合中所含的蛋白质、维生素B、维生素C、多种矿物质以及蔗糖、果胶、胡萝卜素、生物碱等物质，对防止皮肤衰老和治疗多种皮肤疾病，都有很好的效果。并且可以舒展皮肤，逐渐消除面部皱纹，治愈一些如皮疹、痱子等皮肤病。

百合常用来制作羹汤，可以与绿豆、莲子、肉类等不同食物同煮成汤，各具风味，在一饱口福的同时，还能达到养颜美容的效果。单用一味百合，加糖煮烂制成百合羹也相当爽口，可谓美容佳肴。

下面介绍百合参耳汤的做法和功效：

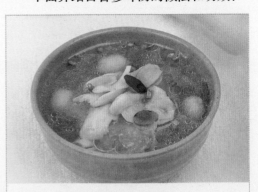

百合参耳汤

原材料 取百合15克，银耳12克，太子参15克，冰糖适量

做 法 先将银耳用清水泡发，去杂质洗净，与洗净的百合、太子参一同放入砂锅内，加水适量，先用武火煮沸，再转用文火炖至银耳熟烂，加冰糖调味，分2次温服，日服1剂。

功 效 具有滋阴益气的功效。适用于肺胃气阴不足所致的咳嗽、少气、口干等。

柠檬：时尚女孩的美白主打歌

柠檬可以说是天然美容品中，名气最大、最深入人心的。柠檬生食味极酸，口感不佳，但若用得好，实用价值极大。作为唾手可得的美容水果，柠檬受到越来越多美女的关注，其美容作用可以概括为以下几方面：

①减少色素生成，使皮肤白。

②营养护肤作用。

③消毒去垢、清洁皮肤的作用。

不过，柠檬的美容功效主要集中在皮肤美白上。白嫩肌肤的水果之王，柠檬当仁不让。柠檬是美白的圣品。它含有丰富的维生素C，柠檬有漂白作用，对肌肤美白、皮肤老化，具有极佳的效果，对消除疲劳也很有帮助。其蕴涵的柠檬酸成分不但能防止和消除色素在皮肤内的沉着，而且能软化皮肤的角质层，令肌肤变得白净有光泽。

为了美白肌肤，你是不是经常会大片

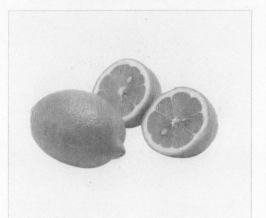

◎柠檬是天然美容品中名气最大、最深入人心的，具有极大的实用价值。

大片地敷柠檬片或喝柠檬汁呢？现在告诉你，这样做非常危险，不正确地使用柠檬，可能会无法达到你想要的效果。因为柠檬中含大量有机酸，对皮肤有刺激性，因此，切莫将柠檬原汁直接涂面，一定要稀释后或按比例配用其他天然美容品才能敷面。

下面介绍一款柠檬美白面膜。做法是将1只鲜柠檬洗净去皮切片，放入一只广口瓶内，加入白酒浸没柠檬，浸液1夜。次日用消毒脱脂棉蘸浸泡酒液涂面，15分钟后用温水洗净，1周后可见面容光滑洁白。

如果是做柠檬面膜的话，切忌用整个柠檬，在有其他成分混合的情况下，使用的柠檬果肉原汁最多不超过3汤匙(要用咖啡小汤匙）。

值得注意的是，用柠檬进行美容护理最好选择在晚上进行。日晒前应避免用柠檬、芹菜等敷脸，或饮用柑橘类果汁。

咸柠檬果的使用方法

1.将柠檬鲜果洗净切片,泡水饮用。

2.烹饪有膻腥味的食品,可将柠檬鲜片在起锅前放入锅中,可去腥除腻。

3.将柠檬洗净切片后,放入凉开水中浸泡3~5分钟,用柠檬水于敷脸、擦身、洗头,有美容养颜的作用。

4.将柠檬鲜果裸置于冰箱或居室内,可有效清除冰箱或居室中的异味。

樱桃：自古以来女人的"美容果"

颜色鲜红可爱、味道甘美的樱桃一直受到美女们的青睐，其实不仅外形非常吸引人，樱桃的美容功效也是备受推崇的。自古以来，含铁量高，滋润皮肤的樱桃就被叫作"美容果"，中医古籍里称它能"滋润皮肤""令人好颜色，美态"，常吃能够让皮肤更加光滑润泽。经现代科学提取发现，樱桃含有减缓衰老的维生素A；有活化细胞、美化肌肤，令双眼有神的维生素B$_2$；还有补充肌肤养分的维生素C。

樱桃的美容功效主要是因为其含铁量非常丰富，每百克果肉中铁的含量是同等重量的枣的10倍、山楂的13倍、苹果的20倍，居各种水果之首。铁是血红蛋白的原料，而妇女又以阴血为本，因此樱桃除能美肤红颜外，还有助治疗孕妇、乳母贫血及月经过多、崩漏等多种妇科病症。

樱桃中丰富的维生素C还能滋润嫩白皮肤，有效抵抗黑色素的形成。另外，樱桃中所含的果酸还能促进角质层的形成。

樱桃美容的方法：

❶ 去雀斑

樱桃、青梅各30克，猪牙皂角、紫背浮萍各30克，鹰屎白9克（鸽屎白亦可）。共研为细末，早晚用少许，水调擦面，良久，以温水洗面，约10日即可。或霜梅肉、樱桃枝、牙皂、紫背浮萍各等份。研为末，搽脸。

❷ 补血养肝，护肤养颜

鲜樱桃60克，龙眼20克，枸杞子20克，白糖适量。龙眼肉切块，樱桃去核，切碎块，在干净的锅中放入适量清水，倒入龙眼肉、枸杞子，旺火烧沸，去浮沫，再用小火煮30分钟，再放入樱桃，煮约15分钟，待汤汁稠浓后加入白糖和匀，即可食用。注意：此羹须用小火煮。

樱桃汁外涂还可以治疗冻疮。在生冻疮的地方，用成熟的樱桃汁涂抹，同时按揉并晾干，24小时后洗去，坚持一个月，明年冬天冻疮就不会再复发了。

除去美容功效，樱桃还有药用价值，其根、枝、叶、核、鲜果皆可入药，能治疗多种疾病，特别是具有能促进血红蛋白再生的作用，对贫血患者有一定补益。需要注意的是：樱桃性温热，不宜多食；特别是有上火者、虚热咳嗽者一定要忌食。

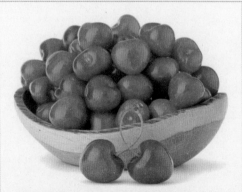

◎樱桃含铁极其丰富，居各种水果之首，铁是合成人体血红蛋白的原料，因此，多吃樱桃不仅可以缓解贫血，还能治疗由此带来的月经过多、崩漏等多种妇科病症。

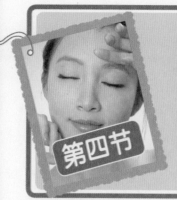

驻颜有奇术——历代传承的美容经方

第四节

老祖宗留下的美丽秘方：经络美容

经络美容法就是根据经络控制自律神经，联系五脏六腑的理论，对相应的经络部位施以适当刺激，进而达到美容的目的。由于女性对皮肤的触摸特别敏感，而且敏感的时间比较长，经络美容法不仅能美化女性肌肤的外表，还能彻底消除妨碍女性肌肤美的隐患，促进肌肤发生质的变化，使女性无须在本身秀丽的肌肤上过多化妆，就会显得自然脱俗、光彩照人。

"只有实现了内在的健康，才能实现外在的美"，这是经络美容理论的核心。

经络美容法是通过对人体阴经中的肾经、肝经，阳经中的胃经、大肠经、小肠经、三焦经、膀胱经的刺激，来达到美容的目的。

刺激膀胱经可改善胖的体质，改善因子宫发育不全或妊娠期、产褥后引起的雀斑，改善皮肤过敏等；刺激肝经可以去除肥胖者的雀斑，改善灰黑色的皮肤，并能减肥；刺激胃经可以防止皮疹，令皮肤白嫩、改善瘦弱体质；刺激三焦经可以预防化脓，治疗粉刺，提早消除皮肤疾患；刺激小肠经和大肠经可治愈皮疹，改善瘦弱体质；刺激肾经可以去除瘦弱体质的雀斑。

除了刺激经络外，还可以刺激穴位，即在经络上，对于自律神经特别有强刺激的点位，用指压作强刺激或用电刺激。此外，用毛刷或手掌刺激肌肤表面也可。

经络美容是一种从根本上美容的方法，适合各种体质类型的人使用，美容的同时还可达到强身健体的目的，是给女人带来美丽容颜的最好方法。

所以，不要把自己的身体全部交给医生，也不要把自己的脸都交给化妆品，经络就是我们体内随身携带的大药。任何疾病的发生都是由于经络阻塞引起的。让我们的全身通畅起来，经络是运行身体内气和血的通路，经络畅通就是健康的关键、祛除疾病的关键。命要活得长，全靠经络养，疏通经络就能让你保持健康，让你的青春再延长十年。

若要颜如玉，就找足三里

每个爱美的女人都希望自己的皮肤如桃花般粉嫩，富有光泽，那么如何改善脸色苍白、浑身没劲的状况呢？

其实，脸色不好看，没精打采都是因为脾胃功能弱。脾胃是"水谷气血之海"，是全身能量的来源。脾胃功能弱的时候，身体为了保护自己，会自发调节，少吃东西以减轻脾胃的负担，同时再好的东西吃进去也不能充分吸收，这样就造成

气血生成少，不能滋养皮肤，所以脸上看起来没有血色和光泽。

朱丹溪在《丹溪心法十二正经》中指出"恶与火，闻木声则惊狂，上登而歌，弃衣而走，颜黑，不能言，唇肿"，可见，足阳明胃经掌管着女人的面容气色。要想使自己的皮肤富有光泽，就要增强脾胃功能，而增强脾胃功能就要按揉足三里，因为足三里是胃经上的保健穴。

足三里在小腿的外侧，小腿骨外侧一横指处即是。用大拇指或者中指按揉3～5分钟，或者用按摩锤之类的东西进行敲打，使足三里有酸胀和发热的感觉，时间最好选在早上7～9点，因为这时胃经气血最旺盛。

其实，人体自身就是自己的仙药田，可以不求医，可以不买昂贵的化妆品，只要找准自己身上的穴位，进行按摩，就可以达到健身美容的效果，关键是有意识地去做并坚持下去，这两方面只要具备了，你就可以达到目的。所以美女们大可不必为昂贵的化妆品发愁，也不用为没有时间和金钱去美容院而犯愁，只要你利用好自己的身体就足够了。

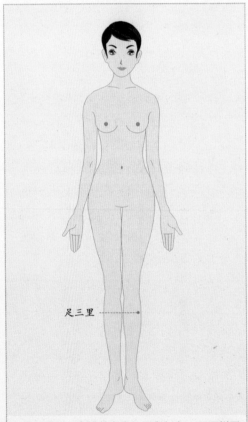

足三里

◎足阳明胃经掌管着女人的面容气色，而要增强脾胃功能就要按揉足三里，因为足三里是胃经上的保健穴。足三里在小腿的外侧，小腿骨外侧一横指处即是。

足三里按摩法

用大拇指或者中指按揉3～5分钟，或者用按摩锤之类的东西进行敲打，使足三里有酸胀和发热的感觉，时间最好选在早上7～9点，因为这时胃经气血最旺盛。

按摩天枢和内庭祛痘，按摩阴陵泉和足三里去黑头

❶ 按摩天枢和内庭将脸上的痘痘一扫而光

健康专家称，痘痘是一种毒，它是人体内积聚的众多毒素在面部皮肤上的一个表现。脸颊、前额上长痘痘，而且颜色偏红，口气重，肚胀，有时还便秘，是由胃火旺造成的。改善这种状况的办法就是按揉天枢和内庭穴。

天枢穴位于肚脐两边两个大拇指宽度的地方。要用大拇指指肚按揉天枢穴，使的力量要稍大一点儿，直到感到疼痛为止，同时按在穴位上轻轻旋转。

内庭在两脚背上第二和第三趾结合的地方。要每天用手指肚向骨缝方向点揉200下，力量要大，依据个人的承受能力，以能接受为度，早上7～9点按摩最佳。

具体操作方法：每天早晨起床后，先用大拇指点按两侧内庭2分钟，泻胃火；再按揉两侧天枢2分钟，通便。饭后半小时，再按揉天枢2分钟。

❷ 按摩阴陵泉穴和足三里彻底赶跑黑头

黑头主要是由皮脂、细胞屑和细菌组成的一种"栓"样物，阻塞在毛囊开口处而形成的。加上空气中的尘埃、污垢和氧化作用，使其接触空气的一头逐渐变黑。

《黄帝内经》说："脾热病者，鼻先赤。"从五行看，脾胃属土，五方中与之相对的是中央，而鼻子为面部的中央，所以鼻为脾胃之外候。脾土怕湿，湿热太盛时就会在鼻子上有表现。季节与脾土相对应的正是长夏，所以黑头在夏季表现最突出。所以要去黑头就要除脾湿，而除脾湿的最好穴位就是阴陵泉穴和足三里了。

阴陵泉穴在膝盖下方，沿着小腿内侧骨往上捋，向内转弯时的凹陷就是阴陵泉穴的所在。每天坚持按揉阴陵泉穴10分钟，就可以除脾湿。

对于足三里，要除脾湿最好是用艾灸，因为艾灸的效果会更好，除脾湿的速度会更快。建议你空闲的时候按揉阴陵泉穴，每天坚持10分钟。晚上睡觉前，用艾条灸两侧的足三里5分钟，只要长期坚持，就可以除脾湿，使黑头消失。

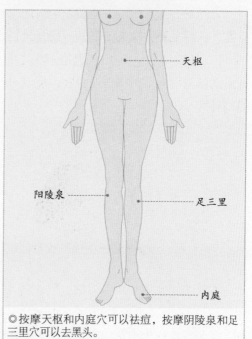

◎按摩天枢和内庭穴可以祛痘，按摩阴陵泉和足三里穴可以去黑头。

按摩大鱼际、太阳穴等是祛斑的法宝

色斑是可怕，但是不要慌，只要经常进行面部按摩就可以使面部色斑颜色变淡甚至消失。你可以去美容院让美容师按摩，也可以自己在家中进行。

爱美的、想要祛斑的女士请让我们一起按摩吧：

①以双手大鱼际在双侧颧骨部由内向外做环形按揉1分钟。

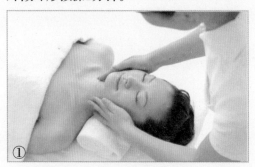

②以双手拇指指腹由前额正中向两边分推，从眉毛上方推至太阳穴，反复进行1分钟，然后用双手中指指腹由睛明穴开始沿两侧鼻背向下推抹至迎香穴，反复进行1分钟。

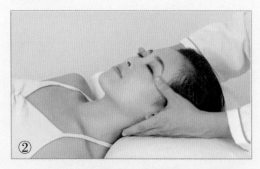

③双手手掌置于两颊外侧，以食指、中指、无名指、小指指腹贴于两侧面颊部，手指按次序地由下向上运动，做扫的动作，反复进行1分钟。

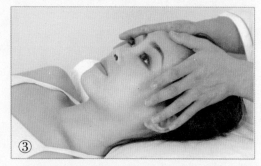

④用拇指指腹按揉印堂穴1分钟。再用双手中指指腹分别按揉两侧四白、迎香、颧髎穴各1分钟。

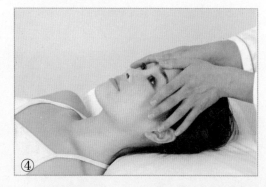

⑤微闭双眼，让人用双手大鱼际从前额向两侧分抹至太阳穴，然后向内下抚摩至颧部，经两侧面颊到下巴处，反复进行1分钟。

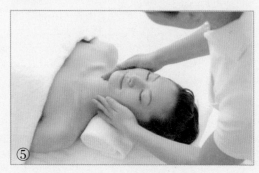

按摩太溪和涌泉，留住乌黑秀发

头发美是人体美的显著标志，拥有一头漂亮的头发无疑会为健康的你锦上添花。但是有些女性的发质干枯且无光泽，有的大把大把地掉，原因是什么呢？

头发的盛衰和肾气是否充盛有很大关系。头发伴随着人的一生，从童年、少年、青年、壮年到老年的演变，均和肾气的盛衰有直接和密切的关系。也就是《素问·六节脏象论》中"肾者……其华在发"的含义。

肾藏精，精生血，说明血的生成，本源于先天之精，化生血液以营养毛发。人的元气源于肾，乃由肾中精气所化生。元气为人体生命运化之原动力，能激发和促进毛发的生长。可见要想使自己的秀发飘逸有光泽就要注意补肾，补肾最好的办法就是按摩太溪和涌泉穴。

太溪是肾经的原穴，它是补肾的近道儿。太溪穴在脚踝内侧，从脚踝内侧中央起，往脚趾后方触摸，在脚踝内侧和跟腱之间，有一个大凹陷，这凹陷中间，可感到动脉跳动之处的即是太溪穴。每天坚持用手指按揉太溪穴，除了要有酸胀的感觉之外，还要有麻麻的感觉。涌泉穴是人体少阴肾经上的要穴。它位于脚底中线前三分之一交点处，即当脚趾屈时，脚底前凹陷处。每天睡前用手指按压涌泉穴3分钟，或者艾灸，都有很好的疗效。

建议你每天睡觉之前先用热水泡脚，然后按揉太溪穴3～4分钟，再按压涌泉穴，只要能长期坚持下去一定会有很好的效果。

◎头发的盛衰和肾气是否充盛有很大关系，要想秀发飘逸有光泽，就要注意补肾。

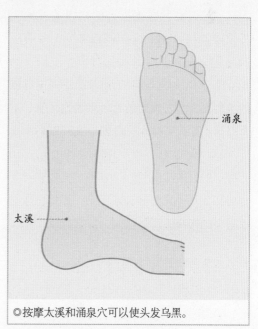

◎按摩太溪和涌泉穴可以使头发乌黑。

神厥穴和关元穴帮你美唇，肝经、脾经帮你减肥

❶ 按摩神厥穴和关元穴让嘴唇红润有光泽

中医学讲，寒主凝滞，体内太寒，血液流动太慢，就会形成血瘀，使血行变慢。新鲜的血液，也就是动脉血不能及时补充，因此，嘴唇会表现出静脉血的颜色。也就是暗红色，所以受寒的女性的唇色会发紫和发暗。要驱寒就要温阳，就要点燃身体内的小火炉，最简便的方法就是灸神厥穴和关元穴。

神厥穴就在肚脐眼的位置，我们可以取少量的盐放在肚脐内，上面放一块硬币大小的生姜片，再放满艾绒，点燃。但要注意的是，当你感觉很烫的时候，可以把姜片拿下来，绕着肚脐上下左右移动。每天睡觉之前灸，因为此时阳气最少。

关元穴在肚脐正下方四横指的地方，每天要灸10分钟，可以隔着姜灸，也可以只用艾条灸。

除了灸神厥穴和关元穴之外，还可以刺激血海，因为刺激血海可以活血化瘀，用大拇指点揉或者按揉，直到感到疼痛为止。

建议你每天坚持灸神厥穴和关元穴10分钟，然后按揉血海2～3分钟，直到感觉浑身暖和为止。只要你长期坚持，相信，你的双唇会如樱桃般鲜嫩红润，富有光泽。

❷ 想安全减肥吗？肝、脾经帮助你

爱美之心人皆有之，为了美追求瘦本无可厚非，但瘦也要瘦得健康、瘦得结实、瘦得精神才好。朱丹溪曾经说过，病之有本，犹草之有根，去叶不去根，草犹在也。修炼"魔鬼身材"也是这个道理，靠吃减肥药是治标不治本。其实，通过穴位按摩消除肝郁和脾虚，是最好的减肥方法，也是最安全有效的方法。

下面就让我们一起看看如何解除肝郁、脾虚吧。

（1）肝郁的穴位按摩消除法

常揉肝经的太冲至行间，大腿赘肉过多的人，最好用拇指从肝经腿根部推到膝窝曲泉穴100次，这通常会是很痛的一条经；每日敲带脉300次，用拳峰或指节敲打大腿外侧胆经3分钟，拨动阳陵泉一分钟，揉"地筋"3分钟。

（2）脾虚的穴位按摩消除法

每天按摩小腿脾经，并重点刺激公孙穴。

爱美的女士可千万别忽视这个天然的美容减肥方式，只要按照要求的步骤去做，一定会收到意想不到的效果。

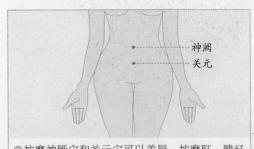

神阙
关元

◎按摩神厥穴和关元穴可以美唇，按摩肝、脾经可以减肥。

塑造浑圆而富有弹性的臀部

女人最优美的线条是腰身到臀部的曲线，浑圆而富有弹性的臀部是女性健美的标志之一。要想使臀部肌肉结实，可以每天做下面的臀部按摩，只需三个星期就能有显著效果。

①双掌叠加按揉一侧臀部，反复操作两分钟。同法操作对侧臀部。

②双手分别捏住两侧臀部肌肉，反复用力捏揉两分钟。同法操作对侧臀部。

③双手分别将掌根置于两侧臀部上方关元俞穴处，向外下方推，经胞肓穴至环跳穴止，反复推按1分钟。

④以一手掌根部置于大腿后侧臀下方的承扶穴处，反复按揉1分钟。

⑤以一手握成拳置于一侧环跳穴处，将身体上半部的重量集中于拳头，由轻而重地持续按压1分钟。

⑥双手十指相对靠拢，手腕放松，双前臂做主动的旋转运动，用小指侧有节律地叩击臀部，反复操作1分钟。

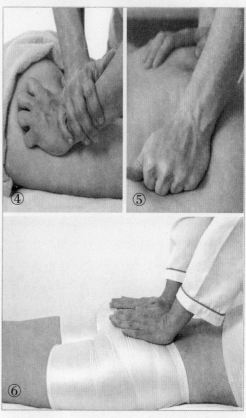

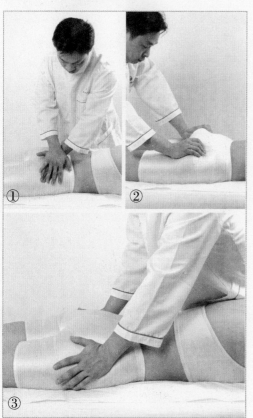

另外，取仰卧体位，两足跟用力下蹬，同时提气收臀，2秒钟后放松，然后再蹬足提气收臀放松，反复20次。有收缩臀部肌肉和运动臀、腿脂肪的作用。

按摩腰部穴位，让你拥有小蛮腰

裙衫飘飘，婀娜体态尽显风光，赏心悦目当属苗条如柳的玲珑俏佳人。粗腰者看在眼里，心头急似火：节食、减肥药、减肥茶、拼命健身出汗，招数使尽求苗条，也不管是否科学。结果未能如愿，反而带来诸多不良后果，可谓"衣带渐宽终不悔，为'美'消得人憔悴"。怎样才能拥有健康又美丽的小蛮腰呢？

按摩腰部的经络和穴位，不仅可以促进局部的气血运行，还可以调节脏腑的功能，使全身的肌肉强健、皮肤润滑、形体健美，具体步骤如下：

①以一手或双手叠加，用掌面在两侧腰部、尾骶部和臀部上下来回按揉2分钟，然后双手掌根部对置于腰部脊柱两侧，其他四指附于腰际，掌根部向外分推至腋中线，反复操作2分钟。

②以一手的小鱼际推擦足太阳膀胱经第一侧线，从白环俞穴开始，至三焦俞穴止，重复操作2分钟。然后再推擦膀胱经第二侧线从秩边穴至肓门穴，反复操作1分钟。

③双手掌叠加，有节律地用掌根部按压命门、腰阳关穴各半分钟。

④双手拇指端分置于腰部脊柱两侧的肾俞穴，向内上方倾斜用力，持续点按1分钟。

⑤左手的拇指摁住腰眼，右手的食指和中指压在左手拇指上，着力于一侧腰部的腰眼处，由轻而重地持续压腰眼半分钟，然后压对侧腰眼。

⑥用双手拇指指腹按揉气海俞、大肠俞、关元俞和次髎穴各半分钟。

⑦五指并拢，掌心空虚，以单掌或双掌拍打腰部和尾骶部1分钟。

纤纤细腰是所有女性的渴望。练出美丽腰际线，才能更好地彰显你的靓丽身姿和窈窕身段。努力吧。

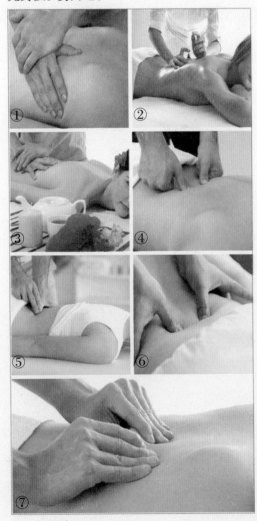

哪些穴位能帮你除腹部的小肚肚

被"小腹婆"困扰的女性朋友，相信不在少数。而实际上，偏偏腹部的赘肉最难消除，让很多女性束手无策。但对于使用按摩方法来说，却是成效最显著的部位。

手法一：拇指叠按法

将两个拇指上下重叠，在腹部及相关穴位按压，按压的轻重应以手指感觉到脉搏跳动，且被按摩的部位不感觉疼痛为宜。

手法二：波浪推压法

两手手指并拢，自然伸直，一只手掌放在另一只手掌背上，右手在下，左手在上。在下的那只手掌和手指平贴腹部，用力向前推按，然后在上的手掌用力向后压，一推一回，由上而下慢慢移动，好像水中的浪花，故而得名

手法三：腹部穴位按摩

腹部按摩并不是简单的揉肚子，选准基本穴位实施按摩，会起到事半功倍的效果，让你可以更自信地露出小蛮腰。

穴位一：中脘穴：腹部正中线肚脐以上大约4寸处。

穴位二：水分穴：腹部正中线肚脐以上大约1寸处。（按摩水分穴有助于排出体内多余的水分，避免水肿，并且可以帮助肠胃蠕动、锻炼腹肌，避免小腹突出）

穴位三：气海穴：腹部正中线肚脐以下大约1～5寸处。

穴位四：关元穴：腹部正中线肚脐下大约3寸处。

穴位五：水道穴：肚脐以下大约3寸，关元穴左右两侧各向两旁大约2寸处。

穴位六：天枢穴：肚脐左右两侧各向两旁大约2寸处，以左天枢为重点。

按摩气海、关元穴能有效地抑制食欲，有利于腹部脂肪均匀分布；而按摩天枢穴则可以帮助消化、排气，促进肠胃蠕动、废物排泄，当然更有利于消除小腹赘肉。

穴位按摩方法及时间：每天早晚仰卧在床上，先以手法二由上腹部向小腹推压3～4次，再先后以手法一和手法二依次按摩以上6个穴位，每个穴位各按摩2分钟左右。

值得注意的是，经期妇女不能按摩腹部，否则会加大出血量。孕期妇女同样也不能按摩腹部，还有一些穴位如三阴交、至阴穴等都不能按摩。但是经期、孕期妇女可以接受四肢按摩。

你想要拥有完美的腹部吗？你想要自信满满地穿紧身衣展示自己的美好身材吗？那么就试试以上的按摩方法吧。

减少腹部赘肉的按摩法

①拇指叠按法

②波浪推压法

③腹部穴位按摩法

最简易的瘦脸按摩术

经过不懈地努力锻炼，腰是细了，腿也瘦了很多，如果还有一张肥嘟嘟的脸，那就"大煞风景"了。不过，不用担心，无论是天生的肥脸还是因水肿造成的肿胀，都可较快、较有效地利用按摩法解决问题。

按照下面的步骤做，很快就会拥有纤瘦嫩白的小脸，变得不同凡响！

具体手法：

①从额头到太阳穴，双手按压3~4次。

②双手中指、无名指交替轻按鼻翼两侧，重复1~2次；再以螺旋方式按摩双颊：由下颌至耳下，耳中、鼻翼至耳上部按摩，重复两次。

③以双手拇指、食指轻捏下颌线，由左至右反复3次。

④以双手掌由下向上轻抚颈部，然后沿耳后向上升，在头顶交汇于百会穴，用指尖轻轻按压两分钟。

⑤手指移至眼睛与眉毛间的侧面，向后约1横指处，快接近发际处轻轻按压3分钟，能促进面部新陈代谢。

⑥沿脸部下颌轮廓向上滑，就可发现一凹陷处(颊车穴)，它可以有效消除因摄取过多的糖分所造成的肥胖。

⑦将手放到喉斜下方肌肤的内侧(天突穴)。按压天突穴能刺激甲状腺，促进新陈代谢，去除脸部多余的水分。

只要你长期坚持上面的脸部按摩，就可以减少面颊的皮下脂肪而使脸形变瘦。

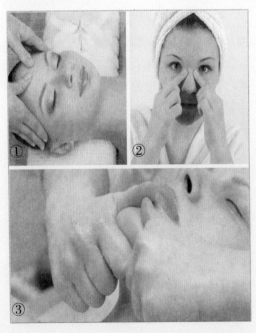

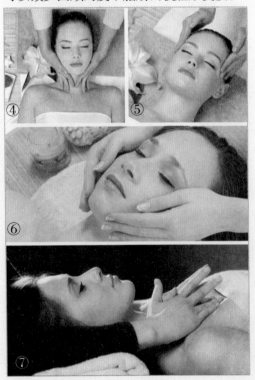

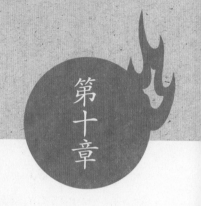

第十章

自愈有道，曙光在前

——《黄帝内经》自然疗法大揭秘

● 自然疗法是以人体健康为核心，教育患者采用健康的生活方式，增强机体的自愈能力，应用自然和无毒的疗法。在医疗过程中尽量避免使用任何削弱机体自愈能力的医疗手段，重点强调激活身体的自愈能力，以维持身体健康和预防疾病。《黄帝内经》是最早推崇自然疗法的书籍之一，其中提到的自然疗法主要有推拿、针灸、药浴等。

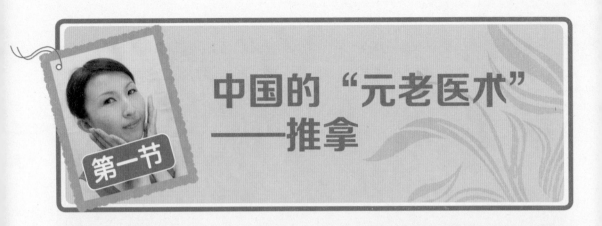

中国的"元老医术"——推拿

第一节

中国的"元老医术"——推拿

推拿，是中国古老的医治伤病的方法，是一种非药物的自然疗法、物理疗法，有学者赞之为"元老医术"。它作为以人疗人的方法，通常是指医者运用自己的双手作用于病患的体表、受伤的部位、特定的腧穴、疼痛的地方，具体运用推、拿、按、摩、揉、捏、点、拍等形式多样的手法，以期达到疏通经络、推行气血、扶伤止痛、祛邪扶正、调和阴阳的疗效。

推拿保健有很多作用：

❶ 疏通经络

《黄帝内经》里说"经络不通，病生于不仁，治之以按摩"，说明按摩有疏通经络的作用。如按揉足三里、推脾经可增强消化液的分泌功能等。从现代医学角度来看，按摩主要是通过刺激末梢神经，促进血液、淋巴循环及组织间的代谢过程，以协调各组织、器官间的功能，使机体的新陈代谢水平有所提高。

❷ 调和气血

《万寿仙书》里说："按摩法能疏通毛窍，能运旋荣卫。"运旋荣卫，是指调和气血。因为按摩就是以柔软、轻和之力，循经络、按穴位，施术于人体，通过经络的传导来调节全身，借以调和营卫气血，增强机体健康。推拿手法的机械刺激，通过将机械能转化为热能的综合作用，以提高局部组织的温度，促使毛细血管扩张，改善血液和淋巴循环，使血液黏滞性减低，降低周围血管阻力，减轻心脏负担，故可防治心血管疾病。

❸ 提高机体免疫能力

有人曾在同龄组儿童中进行保健推拿，经推拿的儿童组，发病率下降，身高、体重、食欲等皆高于对照组。临床实践及其他动物实验皆证明，推拿按摩具有抗炎、退热、提高免疫力的作用，可增强人体的抗病能力。

中式推拿的特点

中式推拿主要有以下几个特点：

❶ 简单易操作

推拿疗法不需要任何特殊设备，只要学会各种常用手法，就可以随时随地进行治疗。

❷ 安全有效

推拿疗法不会产生一般药物治疗所产生的各种副作用，操作时只要掌握手法要领，认真施行，即可起到治病保健的效果，是一种比较安全可靠，无副作用的治疗方法。当然，推拿疗法并非适用于各种疾病，有时也会发生医疗事故(马尾神经损伤、骨折等)，所以推拿也有一定的适应证。非适应证者，绝对禁止使用。

❸ 适应证广泛

目前我国的推拿疗法已经适用于临床各科的某些疾病，主要包括：扭伤，关节脱位，腰肌劳损，肌肉萎缩，偏头痛，三叉神经痛，肋间神经痛，股神经痛，坐骨神经痛，腰背神经痛，四肢关节痛（包括肩、肘、腕、膝、踝关节疼痛），颜面神经麻痹，颜面肌肉痉挛，腓肠肌痉挛，因风湿而引起的如肩、背、腰、膝等部的肌肉疼痛，以及急性或慢性风湿性关节炎、关节滑囊肿痛和关节强直等症。其他如神经性呕吐，消化不良症，习惯性便秘，胃下垂，慢性胃炎，失眠，遗精，以及妇女痛经与神经官能症等，都可考虑使用或配合使用按摩手法。

当然还有一些不适合用推拿疗法的禁忌证，包括：各种急性传染病，急性骨髓炎，结核性关节炎，传染性皮肤病，皮肤湿疹，水火烫伤，皮肤溃疡，肿瘤，以及各种疮疡等症。此外，妇女经期，怀孕五个月以上的孕妇，急性腹膜炎、急性化脓性腹膜炎、急性阑尾炎患者，某些久病过分虚弱的、素有严重心血管病的或高龄体弱的患者，都是禁用按摩法治疗的。

不适用推拿疗法的病症

1	各种急性传染病，急性骨髓炎，结核性关节炎，传染性皮肤病，皮肤湿疹，水火烫伤，皮肤溃疡，肿瘤，以及各种疮疡等症
2	妇女经期，怀孕五个月以上的孕妇，急性腹膜炎、急性化脓性腹膜炎、急性阑尾炎患者
3	某些久病过分虚弱的、素有严重心血管病的或高龄体弱的患者

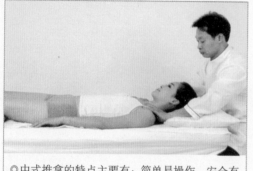

◎中式推拿的特点主要有：简单易操作，安全有效，适应证广泛。

推拿基本手法

推拿疗法，大致有如下两种：一种是主动推拿，又叫自我推拿，是自己对自己进行推拿的一种保健方法；另一种是被动推拿，是由医生对患者进行推拿疗法。我们这里所介绍的推拿手法是针对被动推拿来说的，归纳起来，有以下八种常用手法：按、摩、推、拿、揉、捏、颤、打等法。但各种手法常常相互配合进行，并不是单纯孤立地使用。

❶ 按法

利用指尖或指掌，在患者身体适当部位，有节奏地一起一落按下，叫作按法。通常使用的，有单手按法、双手按法。临床上，在两肋下或腹部，通常应用单手按法或双手按法，背部或肌肉丰厚的地方，还可使用单手加压按法。也就是左手在下，右手轻轻用力压在左手指背上的一种方法；也可以右手在下，左手压在右手指背上。

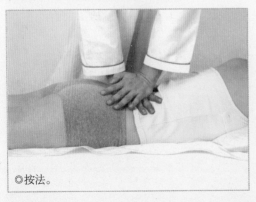

◎按法。

❷ 摩法

用手指或手掌在患者身体的适当部

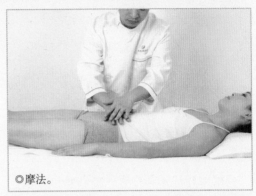

◎摩法。

位，给以柔软的抚摩，叫作摩法。摩法多配合按法和推法，有常用于上肢和肩端的单手摩法，以及常用于胸部的双手摩法。

❸ 推法

向前用力推动叫推法。临床常用的，有单手或双手两种推摩方法。因为推与摩不能分开，推中已包括摩，所以推摩常配合用，如两臂两腿肌肉丰厚处，多用推摩法。中医流传下来的推拿小儿方法，实际上就是用的推摩法。推摩的手法是多样的，把两手集中在一起，使拇指对拇指、食指对食指，两手集中一起往前推动，叫作双手集中推摩法，这是推摩法中最常用的一种手法。

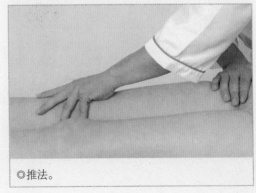

◎推法。

❹ 拿法

用手把适当部位的皮肤，稍微用力拿起来，叫作拿法。临床常用的有在腿部或肌肉丰厚处的单手拿法。如果患者因情绪紧张、恼怒，突然发生气闷，胸中堵塞，出现类似昏厥的情况，可在锁骨上方肩背相连的地方，用单手拿法，把肌肉抓起来放下，放下再抓起，以每秒钟拿两下的速度，连拿20次，稍为休息，再连拿20次，则胸中通畅，气息自渐调和了。

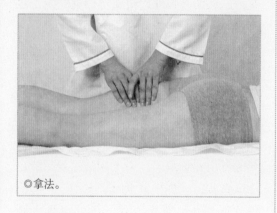

◎拿法。

❺ 揉法

医生用手贴着患者皮肤，作轻微旋转活动的揉拿，叫作揉法。揉法分单手揉和双手揉。如太阳穴等面积小的地方可用手

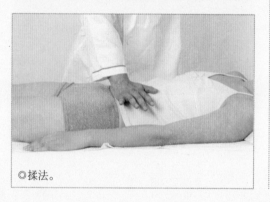

◎揉法。

指揉法，对于背部面积大的部位可用手掌揉法。还有单手加压揉法，比如揉小腿，左手按在患者腿肚处，右手则加压在左手背上，进行单手加压揉法。揉法具有消瘀去积、调和血行的作用，对于局部痛点，使用揉法十分合适。

❻ 捏法

在适当部位，利用手指把皮肤和肌肉从骨面上捏起来，叫作捏法。捏法和拿法有某些类似之处，但是拿法要用手的全力，捏法则着重在手指上。拿法用力要重些，捏法用力要轻些。捏法是推拿中常用的基本手法，常常与揉法配合进行。捏法实际包括了指尖的挤压作用，能使皮肤、肌腱活动能力加强，改善血液和淋巴循环。

❼ 颤法

颤法是一种震颤而抖动的推拿手法。动作要迅速、短促而均匀，以每秒钟颤动10次左右为宜，也就是一分钟达到600次左右为宜。颤法与"动"分不开，所以又叫它颤动手法。将大拇指垂直地点在患者痛点，全腕用力颤动，带动拇指产生震颤性的抖动，叫单指颤动法。用拇指与食指

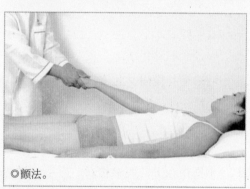

◎颤法。

或食指与中指，放在患者疼处或眉头等处，利用腕力进行颤动叫双指颤动法。

❽ 打法

打法又叫叩击法。打法手劲要轻重有准，柔软而灵活，主要用的是双手。常用手法有侧掌切击法、平掌拍击法、横拳叩击法和竖拳叩击法等。主要用于肌肉较丰厚的地方，如项、肩、背、腰、大腿、小腿等处。叩打的力量，应该先轻后重，再由重而轻。在打法的速度上，一般是先慢后快，慢时一秒钟两下，快时逐渐加到六下或八下。开头第一下不能使太用力，应软中有硬，刚柔相济，而后逐渐转强。两手掌落下时，既要有力，又要有弹性，使患者感觉舒服。叩打时间一般是1~2分钟，个别情况下，可根据病情延长或缩短一些时间。

（1）侧掌切击法

把两手掌侧立，大拇指朝上，小指朝下，指与指间要分开1厘米许，手掌落下时，手指合拢，抬手时又略有分开，一起一落，两手交替进行。

（2）平掌拍击法

两手掌平放在肌肉上，一先一后有节奏地拍打。

（3）横拳叩击法

两手握拳，手背朝上，拇指与拇指相对，握拳时要轻松活泼，指与掌间略留空隙。两拳交替横叩。此法常用于肌肉丰厚处，如腰腿部及肩部。

（4）竖拳叩击法

两手握拳，取竖立姿态，大拇指在上，小拇指在下，两拳相对。握拳同样要轻松活泼，指与掌间要留出空隙。本法常用于背腰部。

以上四种打法，主要用于肌肉较丰厚的地方，如项、肩、背、腰、大腿、小腿等处。叩打的力量，应该先轻后重，再由重而轻，总之，以使患者有舒服感为宜。在打法的速度上，一般是先慢后快，慢时一秒钟两下，快时逐渐加到六下或八下。

但是无论使用哪一种打法，开头第一下都不能使太用力，应软中有硬，刚柔相济，而后逐渐转强。两手掌落下时，既要有力，又要有弹性，使患者感觉舒服。叩打时间一般是1~2分钟，个别情况下，可根据病情延长或缩短一些时间。这种手法，可在推拿后配合进行，也可与推拿手法夹杂进行。

最后，还要掌握推拿保健的时间，每次以20分钟为宜。最好早晚各一次，如清晨起床前和临睡前。为了加强疗效，防止皮肤破损，在施推拿术时可选用一定的药物作润滑剂，如滑石粉、香油、推拿乳等。若局部皮肤破损、溃疡、骨折、结核、肿瘤、出血等，禁止在此处作推拿保健。推拿后有出汗现象时，应注意避风，以免感冒。

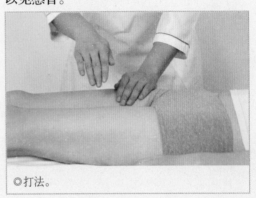

◎打法。

推拿可能出现的异常情况及处理

推拿疗法简单、安全、易操作，容易被人接受，但手法使用不当，操作时间过长或病人精神紧张等原因会导致异常情况发生，必须及时处理。

❶ 晕厥

病人晕厥的表现是：突然感到头晕、恶心，继而面色苍白，四肢发凉，出冷汗，神呆目定，甚至意识丧失而昏倒。

推拿时发生晕厥，主要可能是病人处于过于紧张、体质虚弱、疲劳或饥饿的情况下，因推拿手法过重或时间过长而引起。一旦病人出现晕厥，应立即停止推拿，让病人平卧于空气流通处，头部保持低位，经过休息后，一般就会自然恢复。如果病人严重晕厥，可采取掐人中、拿肩井与合谷、按涌泉等方法，促使其苏醒，也可配合针刺等方法。如属于低血糖引起的晕厥，可让受术者喝些糖水。

❷ 破皮

在使用擦法时操作不当，有时可导致受术者皮肤破损，此时应做一些外科处理，且避免在破损处操作，并防止感染。

❸ 皮下出血

推拿一般不会出现皮下出血，若病人局部皮肤出现青紫现象，可能是由于推拿手法太重或病人有易出血的疾患。出现皮下出血，应立即停止推拿，一般出血会自行停止，2～3天后，可在局部进行推拿，也可配合湿敷，使其逐渐消散。

❹ 骨折

推拿手法过重或粗暴，病人易发生骨折，对怀疑有骨折的病人，应立即诊治。对小孩、老年人推拿时手法不能过重。做关节活动时，手法要由轻到重，活动范围应由小到大（不能超过正常生理幅度），并要注意病人的耐受情况，以免引起骨折。

总之，推拿师应认真做好推拿的一切工作，尽量避免可能出现的异常情况。

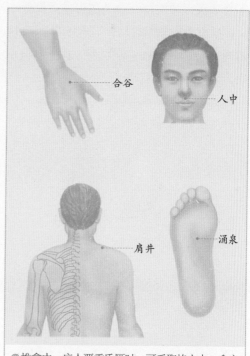

◎推拿中，病人严重昏厥时，可采取掐人中、拿肩井与合谷、按涌泉的方法，促使病人苏醒。

推拿按摩胸背法

❶ 推拿按摩胸部法

除了用一些药物调节外，擦胸也是调节胸腺素、提高免疫力的一条重要途径。经常擦胸能使"休眠"的胸腺细胞处于活跃状态，增加胸腺素分泌，作用于各脏器组织，提高免疫功能，对防治疾病，推迟衰老极为有益。

擦胸的方法很简便，取坐位或仰卧位均可。将双手擦热后，用右手掌按在右乳上方，手指斜向下，适度用力推擦至左下腹；然后再用左手掌从左乳上方，斜推擦至右下腹，如此左右交叉进行。一上一下为一次，共推擦36次。还可兼做擦背动作，用双手反叉于背后，沿着腰背部(脊柱两旁)用力上下来回擦背，一上一下为一次，共擦36次。

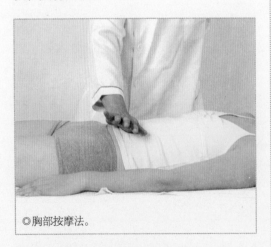

◎胸部按摩法。

❷ 推拿按摩背部法

人体背部有丰富的脊神经，摩擦背部可以刺激背部神经及皮下组织，促进血液循环，并通过神经系统的传导，增强内分泌系统功能，提高抗病防病能力。

人体背部有两条经脉，经脉上有大椎、命门等穴位。摩擦背部可以刺激这些重要穴位，有通经活络、养心安神、调整各脏器的功能。擦背对失眠、便秘、高血压、高脂血症等慢性病有治疗作用。老年人如能坚持长期摩擦背部，定能祛病健身，益寿延年。

具体做法是：用温热的湿毛巾自上而下，反复揉擦从风府穴沿颈椎、胸椎、腰椎、骶椎，以感觉舒服为佳。每天1~2次，每次3~5分钟。

擦背有助于激活背部免疫细胞，促进气血流通，调适五脏功能。擦胸摩背通常在每天起床和晚上睡前各做一次。可在中饭后1小时后加做一次。

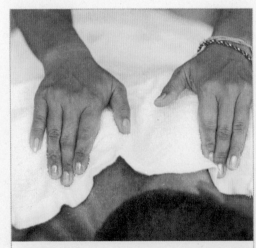

◎背部按摩法。

推拿按摩面部法

面部按摩是用手指对面部皮肤施以轻柔的按摩，它可以促使皮肤血管扩张、血液循环加强，面部温度升高，使皮肤有效地吸收养分。

长期坚持面部按摩，还可使皮肤光滑红润，减少皱纹，延缓衰老。

面部按摩防皱操的主要动作包括五部分。

① 嘴部按摩

用两手中指和无名指从人中处开始向两侧轻轻推摩至下巴正中处，然后，又用中指和无名指从下巴处正中开始向两侧轻轻推摩做4个8拍。

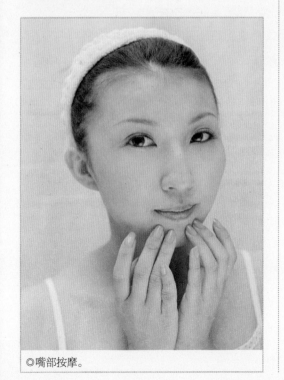

◎嘴部按摩。

② 鼻部按摩

两手食指放在两边颧骨结节上，两手中指和无名指自上而下沿着鼻翼两侧向下轻轻推摩，做4个8拍。

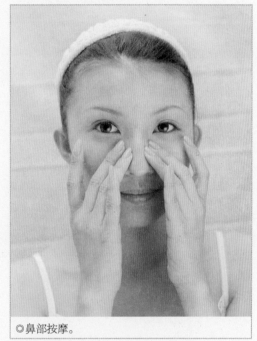

◎鼻部按摩。

③ 眼部按摩

端坐，两手掌心相对，用两手食中指和无名指从内眼角处开始，沿着眼眶向两侧轻轻刮摩至太阳穴，做4个8拍。

④ 额部按摩

除了大拇指外，其余四指位于前额正中，手指从前额正中开始，分别向左右轻轻推摩至太阳穴，并用两手食指在太阳穴

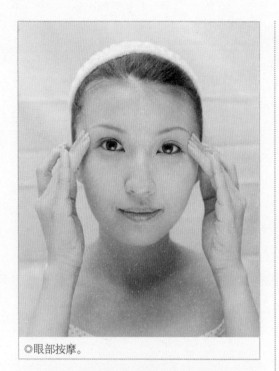

◎眼部按摩。

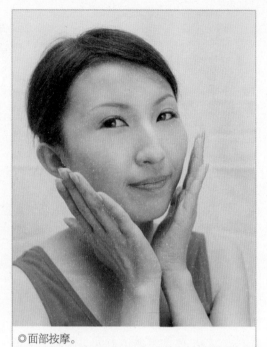

◎面部按摩。

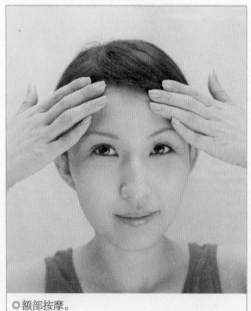

◎额部按摩。

轻轻按摩4次。如此反复做4个8拍。

⑤ 面部按摩

手掌捂住两边脸颊，成圆圈形轻揉。

共做8个8拍。

按摩面部应注意：

①按摩前应把手清洗干净，将指甲修齐。冬季按摩时，手温不能低于面部温度。

②按摩时应顺着肌肉纹路的方向。

③当按摩部位的皮肤出现损伤时，应暂停按摩。

④人处于饥饿状态时，不宜按摩。

脸部按摩的注意事项

①按摩前应把手清洗干净，将指甲修齐。冬季按摩时，手温不能低于面部温度。

②按摩时应顺着肌肉纹路的方向。

③当按摩部位的皮肤出现损伤时，应暂停按摩。

④人处于饥饿状态时，不宜按摩。

推拿按摩腿足法

加强腿足保健，对于延缓衰老有重要意义。这里介绍七种腿足保健法，供大家参考。

❶ 搓揉腿肚

以双手掌紧夹一侧小腿肚，边转动边搓揉，每侧揉动20次左右，然后以同法揉动另一条腿。此法能增强腿力。

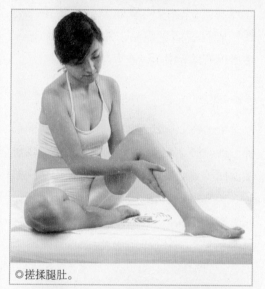

◎搓揉腿肚。

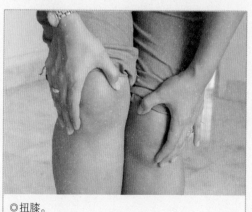

◎扭膝。

❷ 扭膝

两足平行靠拢，屈膝微向下蹲，双手放在膝盖上，膝部前后左右呈圆圈转动，先向左转，后向右转，各20次左右。可治下肢乏力，膝关节疼痛。

❸ 甩腿

一手扶物或扶墙，先向前甩动小腿，使脚尖向上跷起，然后向后甩动，使脚尖用力向后，脚面绷直，腿亦尽量伸直。在甩腿时，上身正直，两腿交换各甩数十次。此法可预防半身不遂，下肢萎缩无力及腿麻，小腿抽筋等。

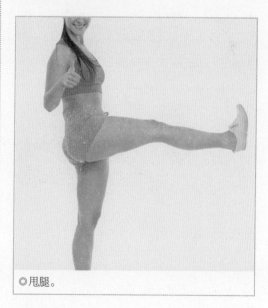

◎甩腿。

❹ 浴足

用热水泡脚，特别是用生姜或辣椒

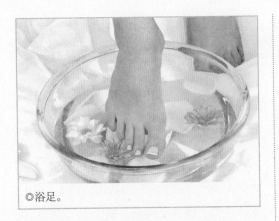

◎浴足。

煎水洗脚，可较快地扩张人体呼吸道黏膜的毛细血管网，加快血液循环，从而使呼吸道黏膜内血液中的白细胞及时地消灭侵袭人体的细菌和病毒，使人体免受感染。

⑤ 扳足

取坐位，两腿伸直，低头，身体向前弯，以两手扳足趾和足踝关节各20～30次，能锻炼脚力，防止腿足软弱无力。

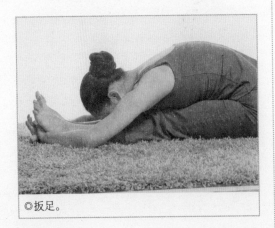

◎扳足。

⑥ 摩脚

洗脚后，双手搓热，轻揉搓相关部位或穴位，可全脚按摩，也可局部

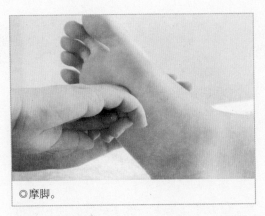

◎摩脚。

按摩，多摩涌泉穴（足心）或太冲穴（一、二足趾关节后）或太溪穴（内踝高点与跟腱之间凹陷处），对头昏、失眠、厌食、面色晦暗、疲劳、高血压、便秘等有防治作用。

⑦ 高抬贵脚

每天将双脚跷起2～3次，平或高于心脏，此时脚、腿部血液循环旺盛，下肢血液流回肺和心脏的速度加快，得到充分循环，头部可得到充足而新鲜的血液和氧，同时对脚部穴位、反射区也是一个良性刺激。部队行军后都知用此法迅速消除疲劳，平时抬脚也有好处。

腿足部按摩注意事项

①饭前30分钟及饭后1小时内不能做足底按摩。

②按摩足部后如觉得口渴，可饮用温开水300～500毫升，但患有严重肾病、水肿、心衰患者应适当减少饮水量。

③按摩后最好不要立刻坐或躺，而是走走，让按摩的效力得到更好的发挥。

推拿可能出现的异常情况及处理

推拿疗法简单、安全、易于操作，容易被人接受，但是这并不说明推拿手法就绝对安全，万无一失。如果对推拿方法、部位等不加注意，也会使病人受到不应有的痛苦，或者造成施术困难。一旦由于手法使用不当，操作时间过长或病人精神紧张等原因导致异常情况发生，必须及时处理。

（1）晕厥。出现这种异常情况时，病人的表现是：突然感到头晕、恶心，继而面色苍白，四肢发冷，出冷汗，身呆目定，甚至意识丧失而昏倒。

晕厥是一种突发性、短暂性、一时性的意识丧失和昏倒，是由于广泛性脑缺血导致大脑皮层由原来的常态供氧，迅速陷入缺氧状态而引起的，在短时间内可自然恢复。推拿时发生晕厥，主要可能是病人处于过于紧张、体质虚弱、疲劳或饥饿的情况下，因推拿手法过重或者时间过长而引起。一旦病人出现晕厥，应立即停止推拿，让病人平卧于空气流通处，头部保持低位，经过休息后一般会自然恢复。如果病人严重欲绝，可以采用掐人中、拿肩井与合谷、按涌泉等方法，促使其苏醒，也可配合针刺等方法。如果属于低血糖引起的晕厥，可以让病人喝一些糖水。

（2）破皮。在使用擦法时，因为操作不当，有时可能导致受术者皮肤破损，此时应做一些外科处理，且避免在破损处操作，并防止感染。

（3）皮下出血。推拿一般不会出现皮下出血，若病人局部皮肤出现青紫现象，可能是由于推拿手法太重，或者病人有易于出血的疾患。出现皮下出血，应立即停止推拿，一般出血会自行停止。

（4）骨折。推拿手法过重或者粗暴，病人容易发生骨折，对怀疑有骨折的病人，应立即诊治。对小孩、老年人推拿时手法不能过重。做关节活动时，手法要由轻到重，活动范围应由小到大，并注意病人的耐受情况，以免引起骨折。

总之，应认真做好推拿钱的一切准备工作，根据患者的病情制定正确的推拿方案，操作过程中应认真细致，主动观察和询问患者的干受，切忌手法粗暴急躁，尽量避免可能出现的异常情况。

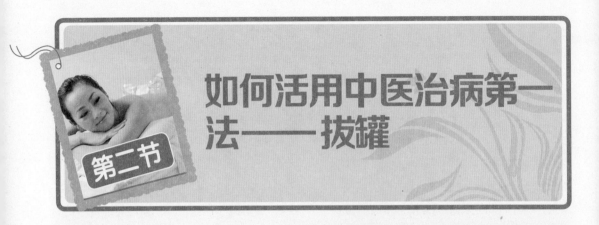

第二节 如何活用中医治病第一法——拔罐

拔罐是最优秀的物理疗法

拔罐与推拿一样，也是一种物理疗法，而且拔罐是物理疗法中最优秀的疗法之一。

拔罐疗法又叫"火罐气"，古称"角法"，通过物理的刺激和负压人为造成毛细血管破裂瘀血，调动人体干细胞修复功能及坏死血细胞吸收功能,能促进血液循环、激发精气、调理气血，达到提高和调节人体免疫力的作用。

当然，拔罐疗法不像针灸那样对穴位定位要求十分准确，主要是点、线、面结合的问题，通过中医的寒、热、虚、实辨证，选择一些经络所过或经气聚集的部位。

拔罐疗法是传统中医常用的一种治疗疾病的方法，这种疗法能祛寒祛湿、疏通经络、祛除瘀滞、行气活血、消肿止痛、拔毒泻热，具有调整人体的阴阳平衡、解除疲劳、增强体质的功能，可以达到扶正祛邪、治愈疾病的目的。所以，许多疾病都可以采用拔罐进行治疗。

拔罐疗法采用的工具"罐"有许多种，有玻璃罐、陶瓷罐、竹罐、橡胶罐等，甚至家中的罐头瓶也可以用于拔罐。临床中用得较多的是玻璃罐、陶瓷罐、竹罐，而橡胶罐在家庭中用得较多，因为它使用方便，用手一捏，即可嘬住，不管你是否懂医，非常容易掌握，只要明白哪里痛拔哪里即可。但橡胶罐没有用火，少了一个重要的环节，效果就要差一些，所以医院一般不用这种。

玻璃罐光滑透明，可以透过玻璃观察罐内皮肤充血、瘀血、起疱及放血时的出血情况等，所以临床中用得最多。

拔罐疗法使用中的另一个工具就是探子，或叫火把。可用一截较粗的铅丝，一头弯成圆圈状，易于用手握住，另一头缠上棉花及纱布，用来蘸酒精、点火。

拔罐的方法很多，主要有四种：拔罐、闪罐、走罐、放血拔罐。

家庭常用的主要有拔罐和走罐。我们在后文将有详细介绍。

拔罐疗法的罐法大全

拔罐疗法，掌握罐法是很重要的。罐法，指的就是拔罐的方法。

❶ 以排气法分类

（1）火罐

用热胀冷缩的原理，排去空气。即借燃烧时火焰的热力，排去罐内空气，使之形成负压而吸着于皮肤上，称火罐法。又可分为四种：

①投火法：用小纸条点燃后，投入罐内，不等纸条燃完，迅即将罐罩在应拔部位上，即可吸于体表。

②闪火法：以镊子夹住点燃的酒精棉球，在罐内绕一圈，迅即将罐罩在应拔部位上，即可有吸住。

③贴棉法：用1厘米见方的棉花一块，不要过厚，略浸酒精，贴于罐内壁中段，点着，罩于选定的部位上，即可吸住。

④架火法：用一不易燃烧及传热的块状物，直径2～3厘米，放在被拔部位上，上置小块酒精棉球，点燃后将罐扣上，可产生较强吸力，使罐吸住。

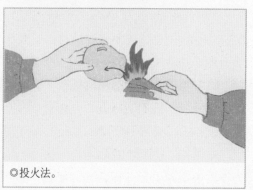

◎投火法。

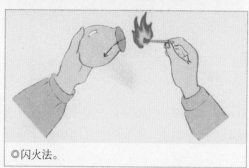

◎闪火法。

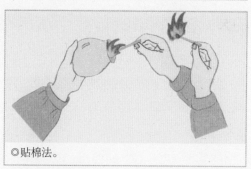

◎贴棉法。

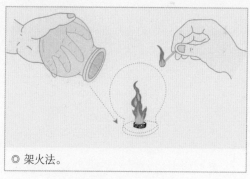

◎ 架火法。

（2）水罐

用煎煮水热力排去空气。一般应用竹罐，先将罐放在锅内加水煮沸，用时将罐倾倒用镊子夹出，甩去水液，或用折叠的毛巾紧扣罐口，趁热扣在皮肤上，即能吸住。

（3）抽气罐

抽出空气。先将抽气罐紧扣于需要拔罐

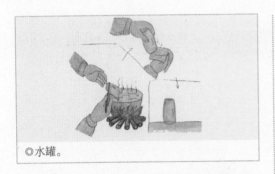
◎水罐。

的部位上，用注射器从橡皮塞中抽出瓶内空气，使产生负压，即能吸住。或用抽气筒套在塑料罐活塞上，将空气抽出，即能吸住。

❷ 以拔罐形式分类

（1）单罐
用于病变范围较小或明显压痛点。可按病变或压痛范围大小，选取适当口径的火罐。

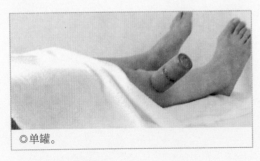
◎单罐。

（2）多罐
用于病变范围较广泛的疾病。可在病变部位吸拔数个乃至排列吸拔十数个罐，

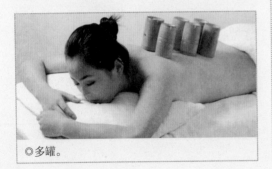
◎多罐。

称为"排罐法"。

（3）闪罐
吸拔后即起去，反复多次。即将罐拔上迅即起下，再拔上，再起下，如此反复吸拔多次，至皮肤潮红为上。

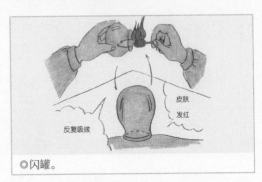
◎闪罐。

（4）留罐
吸拔后留置一定时间。即拔罐后，置5~15分钟。罐大吸拔力强的应适当减少留罐时间，夏季及肌肤瘠薄处，留罐时间不宜过长，以免损伤皮肤。

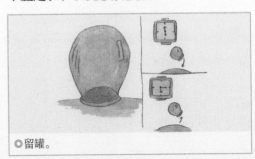
◎留罐。

（5）走罐
吸拔后在皮肤表面来回推拉。一般用于面积较大，肌肉丰厚处，如腰背、臀髋、腿股等部位。须选用口径较大的罐，罐口要平滑，玻璃罐最好，先在罐口涂一些滑润油脂，将罐吸上后，以手握住罐底，稍倾斜，即后半边着力，向按，前半边不用力略向上提，慢慢向前推动，如此

上下左右来回推拉移动数十次，至皮肤潮红或瘀血为止。

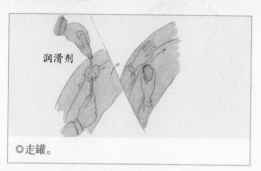

◎走罐。

❸ 以综合运用分类

（1）药罐

用中药煎煮竹罐后吸拔，称煮药罐；或在罐内存贮药液，称贮药罐。

①煮药罐：将配制成的药物装入布袋内，扎紧袋口，放入清水煮至适当浓度，再将竹罐投入药汁内煮15分钟，使用时，按水罐法拔于需要的部位上，多用于风湿病等症。常用药处方为：麻黄、蕲蛇、羌活、独活、防风、秦艽、木瓜、川椒、生乌头、曼陀罗花、刘寄奴、乳香、没药各6克。

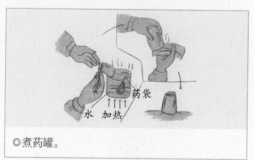

◎煮药罐。

②贮药罐：在抽气罐内或玻璃罐内事先盛贮一定量的药液，药液量约为罐的2/3～1/3，使吸在皮肤上。常用药为辣椒水、两面针酊、生姜汁、风湿酒等。常用于风湿病、哮喘、咳嗽、感冒、溃疡病、慢性胃炎、消化不良、牛皮癣等。

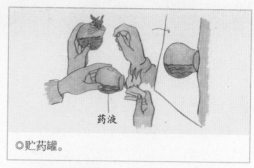

◎贮药罐。

（2）针罐

在留针的过程中，加拔罐。即先在一定的部位施行针刺，待有痠、胀、重、麻等得气感后，留针原处，再以针刺点为中心拔罐。多用于风湿痛。

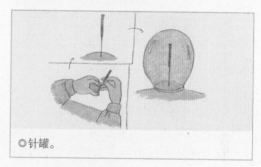

◎针罐。

（3）针药罐

在留针过程中，加拔药罐。即先针刺，得气后留针，再以针刺点为中心，加拔药罐。

（4）刺络拔罐

用三棱针、皮肤针等刺出血后加拔罐。即用三棱针或皮肤针等叩刺病变局部或小血管，使潮红、渗血或出血，然后加拔火罐。

适用各种急慢性软组织损伤、神经性皮炎、皮肤瘙痒、丹毒、神经衰弱、胃肠神经官能症等。

效果独到，拔罐疗法的常用体位

常用的拔罐体位有以下几种：

① 仰卧位

患者自然平躺于床上，双上肢或平放或放于体侧，下肢自然分开，膝下可垫以软枕。此体位适用于头面，胸腹，上肢内侧，下肢前面，内外侧部的拔罐治疗。

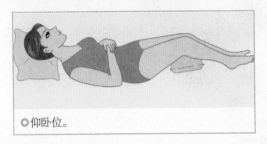

◎仰卧位。

② 俯卧位

患者自然俯卧床上，胸前可垫于软枕，踝关节也可垫软枕。适用于项背腰臀及双下肢后侧的拔罐治疗。

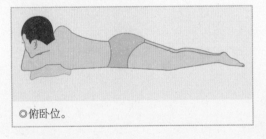

◎俯卧位。

③ 侧卧位

患者自然侧卧于床，双下肢屈曲，上面的前臂下可垫着软枕。适用于肩、胁肋、膝以及上下肢外侧的拔罐治疗。

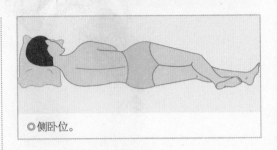

◎侧卧位。

④ 仰靠坐位

患者靠坐于手椅上的座位。适用于前头，面颊，上胸，肩臂，腿膝，足踝等部位的拔罐治疗。

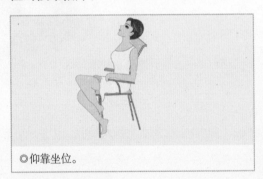

◎仰靠坐位。

⑤ 俯伏坐位

病人俯首而坐，两手平放在桌上，暴露颈背腰部。此体位适于头后部、肩背及腰部的拔罐治疗。

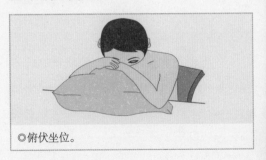

◎俯伏坐位。

家常拔罐的注意事项

由于拔罐简单易操作，很多人都在家里备了拔罐所用的器材，身体不适时就自己拔上几罐，非常方便。但是专家提醒说：作为一种专业的治疗手段，拔罐并不是想象的那么简单。所以，自行在家拔罐还是很容易出现意外，造成危险。如果乱施穴道，有时还会适得其反。所以，家庭拔罐一定要牢记一些注意事项，不能随意乱拔。

首先要注意拔罐所用的器材。中医多用竹筒，家用的如玻璃瓶、陶瓷杯都可以，只是口一定要厚而光滑，以免火罐口太薄伤及皮肉，底部最好宽大呈半圆形。

在拔罐前，要先将罐洗净擦干，再让病人舒适地躺好或坐好，露出要拔罐的部位，然后点火入罐。点火时一般用一只手持罐，另一只手拿一点着火的探子，动作要迅速，将着火的探子在罐中晃几下撤出，将罐迅速放在要治疗的部位；火还在燃烧时就要将罐口捂紧在患处，不能等火熄，否则太松，不利于吸出湿气，要有罐口紧紧吸在身上的感觉才好。但注意不要把罐口边缘烧热，以防烫伤。

拔罐的时间一般掌握在15～20分钟就可取下，取时不要强行扯罐，不要硬拉和转动，动作要领是一手将罐向一面倾斜，另一手按压皮肤，使空气经缝隙进入罐内，罐子自然就会与皮肤脱开。一般拔罐后3小时之内不宜洗澡。

家庭拔罐还可以采用走罐法。走罐是指在罐子捂上以后，用一只手或两只手抓住罐子，微微上提，推拉罐体在患者的皮肤上移动，可以向一个方向移动，也可以来回移动。这样就治疗了数个部位。走罐时应注意在欲走罐的部位或罐子口涂抹一些润滑剂，如甘油、液状石蜡、刮痧油等，防止走罐时拉伤皮肤。

拔罐有很好的医疗和保健作用，一般人只要稍加学习就能很快掌握，现在更是发明了真空吸气的拔火罐，只要把罐子按在想拔的部位，然后提动上面的手柄，罐子就吸附在皮肤上面了，简单易行，甚至自己就能操作，无须他人帮助。这种罐子少了点火的环节，功效就会差一点儿，但安全性非常高，很适合家庭拔罐用。

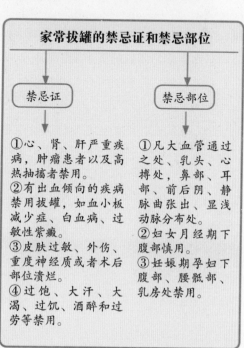

家常拔罐的禁忌证和禁忌部位

禁忌证	禁忌部位
①心、肾、肝严重疾病，肿瘤患者以及高热抽搐者禁用。 ②有出血倾向的疾病禁用拔罐，如血小板减少症、白血病、过敏性紫癜。 ③皮肤过敏、外伤、重度神经质或者术后部位溃烂。 ④过饱、大汗、大渴、过饥、酒醉和过劳等禁用。	①凡大血管通过之处、乳头、心搏处，鼻部、耳部、前后阴、静脉曲张出、显浅动脉分布处。 ②妇女月经期下腹部慎用。 ③妊娠期孕妇下腹部、腰骶部、乳房处禁用。

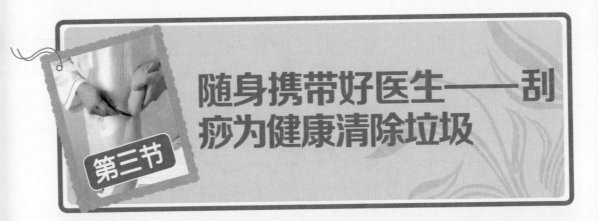

随身携带好医生——刮痧为健康清除垃圾

第三节

神奇的刮痧疗法

现代医学认为，痧是皮肤或皮下毛细血管破裂，是一种自然溶血现象，多出现在经络不通畅、血液循环较差的部位，它不同于外伤瘀血、肿胀。

"刮痧"疗法的具体操作方法就是用刮痧板蘸刮痧油反复刮动，摩擦患者某处皮肤。刮痧可以扩张毛细血管，增加汗腺分泌，促进血液循环，对于高血压、中暑、肌肉酸疼等所致的风寒痹症都有立竿见影之效。经常刮痧，可起到调整经气、解除疲劳、增加免疫功能的作用。

刮痧疗法是传统的自然疗法之一，它以中医皮部理论为基础，根据中医十二经脉及奇经八脉，遵循"急则治其标"的原则，用器具（牛角、玉石、火罐）等在皮肤相关部位刮拭，以达到疏通经络、活血化瘀、解毒祛邪、清热解表、行气止痛、健脾和胃的目的。

现代的刮痧是利用刮痧器具，刮拭经络穴位，通过良性刺激，充分发挥营卫之气的作用，使经络穴位处充血，改善局部微循环，起到祛除邪气，疏通经络，舒筋理气，以增强机体自身潜在的抗病能力和免疫功能，从而达到扶正祛邪、防病治病的作用。

明代医学家张凤逵在其书《伤暑全书》认为，毒邪由皮毛而入，就会阻塞人体的脉络，阻塞气血，使气血流通不畅；毒邪由口鼻吸入的时候，就阻塞络脉，使络脉的气血不通。这些毒邪越深，郁积得越厉害，那么它就越剧烈，如燎原之势，对于这种情况，就必须采取急救的措施，也就是必须用刮痧放血的办法来治疗。

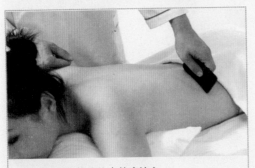

◎刮痧疗法是传统的自然疗法之一。

什么是"痧证"

❶ 痧证的含义

痧证是一个专属于中医的词汇，西医里没有痧证之说。所谓痧，就是刮痧时在病人皮肤上出现的紫红颜色、类似细沙粒的点，人们根据出现的这些症状，把它取名叫痧证。痧证又称为"瘴气"等，包含两方面的含义，从广义来讲，一方面是指痧疹征象，即痧象；另一方面是指痧疹的形态外貌，即皮肤上出现的小红点。痧证不是一种独立的病，而是许多疾病在发展变化过程中，反映在体表皮肤的一种共性表现，故有"百病皆可发痧"之说。痧是许多疾病的共同症候，统称之为"痧证"。

痧证所包括的范围很广，现存中医古籍中，有关痧证的记载涉及内、外、妇、儿等多种疾病。《痧惊合璧》一书就介绍了40多种痧证，连附属的共计100多种。根据其所描述的症状分析："角弓反张痧"类似现代医学的破伤风；"坠肠痧"

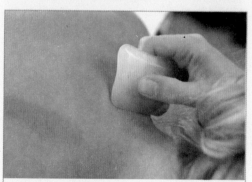

◎痧证，包含两方面的含义，从广义来讲，一方面是指痧疹征象，即痧象；另一方面是指痧疹的形态外貌，即皮肤上出现的小红点。

类似腹股沟斜疝；"产后痧"似指产后发热；"膨胀痧"类似腹水；"盘肠痧"类似肠梗阻；"头疯痧"类似偏头痛；"缩脚痛痧"类似急性阑尾炎等。此外民间还有所谓寒痧、热痧、暑痧、风痧、暗痧、闷痧、白毛痧、冲脑痧、吊脚痧、青筋痧等，名目繁多。

狭义上的痧证就是特指一种疾病。古人认为，痧证主要是内风、湿、火之气相搏而为病。天有八风之邪，地有湿热之气，人有饥饱劳逸。夏秋之际，风、湿、热三气盛，人若劳逸失度，则外邪侵袭肌肤，阳气不得宣通透泄，所以夏秋之际常发痧证。

❷ 痧证的特征

痧证主要有两个特征：一是痧痕明显。刮痧后，皮肤很快会出现一条条痧痕和累累细沙（出血点），并且存留的时间较长。二是痧证多胀。所谓胀，就是痧证多出现头昏脑涨、胸部闷胀、全身酸胀等。

除具有上述两项特征以外，还有许多种病的症状是和痧证有关系的。中暑、日射病、急性肠炎、食物中毒，以及由于窒息引起的血液和组织严重缺氧以及中毒等病，都可用刮痧疗法治疗。

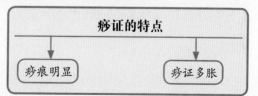

痧证的特点

痧痕明显 痧证多胀

刮痧对人体的功效

❶ 预防保健作用

　　刮痧疗法的预防保健作用又分为健康保健预防与疾病防变两类。健康人常做刮痧可增强卫气，卫气强则护表能力强，外邪不易侵表，机体自可安康。若外邪侵表，及时刮痧可将表邪及时祛除，以免表邪侵入五脏六腑而生大病。

❷ 治疗作用

（1）活血化瘀

　　刮痧可调节肌肉的收缩和舒张，使组织间压力得到调节，以促进刮拭组织周围的血液循环，增加组织流量，从而起到活血化瘀、祛淤生新的作用。

（2）调整阴阳

　　刮痧可以改善和调整脏腑功能，使脏腑阴阳得到平衡。如肠蠕动亢进者，在腹部和背部等处使用刮痧手法可使亢进者受到抑制而恢复正常。反之，肠蠕动功能减退者，则可促进其蠕动恢复正常。

（3）舒筋通络

　　刮痧可以放松紧张的肌肉，消除肌肉疼痛，这两方面的作用是相通的，消除了疼痛病灶，肌紧张也就消除；如果使紧张的肌肉得以松弛，则疼痛和压迫症状也可以明显减轻或消失，同时有利于病灶修复。

（4）信息调整

　　人体的各个脏器都有其特定的生物信息（各脏器的固有频率及生物电等），当脏器发生病变时，有关的生物信息就会发生变化，而脏器生物信息的改变可影响整个系统乃至全身的功能平衡。而刮痧疗法就可以通过刺激体表的特定部位，产生一定的生物信息，通过信息传递系统输入有关脏器，对失常的生物信息加以调整，从而起到对病变脏器的调整作用。

（5）排出毒素

　　刮痧过程可使局部组织高度充血，血管神经受到刺激使血管扩张，血流及淋巴循环加速，吞噬作用及搬运力量加强，使体内废物、毒素加速排出，组织细胞得到营养，从而使血液得到净化，增加全身抵抗力，进而减轻病势，促进康复。

（6）行气活血

　　气血(通过经络系统)的传输对人体起着濡养、温煦等作用。刮痧作用于肌表，可以使经络通畅，气血通达，则瘀血化散，局部疼痛得以减轻或消失。

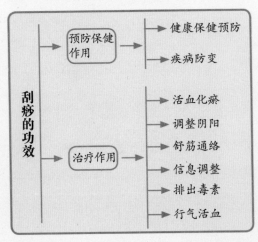

刮痧禁忌及注意事项

刮痧后皮肤上出现的红斑颜色的深浅通常是病症轻重的反映。病表较重，"痧"就出得多，颜色也深；病情较轻，"痧"出得就少，颜色也较浅。一般情况下，皮肤上的"痧"最多一周就会消退。

刮痧过程中有一些事项需要注意，以免影响效果或者损伤身体：

①要根据保健刮痧的适用范围，对适合刮痧的人进行，不宜超出相应范围。

②刮痧时一定要选择合适的体位，这对于正确的刮拭操作、防止晕刮和能否取得良好效果有很大的影响。

③根据接受者的体质，选择好合适的刮痧部位后，尽量暴露。若刮拭部位不清洁，要用消毒用品、热毛巾、卫生纸巾或酒精棉球擦洗干净，预防感染。

④对于初次接受保健刮痧的人，应做必要的解释工作，以消除其紧张心理。

⑤刮痧时应保持室内适宜温度，尤其是在冬季应避免伤风受寒，夏季应回避风扇、穿堂风及空调直吹刮拭部位。

⑥刮痧后，接受者可休息一会儿，并喝适量温开水。不宜即刻食用生冷食物或洗凉水澡。

⑦刮痧时用力要均匀，手法由轻到重，以受者能承受为度，刮到局部潮红或出现痧斑、痧点为止。

⑧有人经过刮拭后不易出痧，不可强求。

⑨年迈体弱、年幼、对疼痛敏感者，应使用轻刮法刮拭，并注意观察受者面色表情及全身情况，随时调整方案。

⑩刮痧后痧斑未退，不宜在原处进行再次刮拭出痧。一般间隔3~5天，待痧退后方可在原部位再刮。

⑪下肢静脉曲张或下肢易肿胀者，宜采用逆刮法，由下向上刮，注意不要从上向下刮。

下面介绍一下刮痧的禁忌证和部位：

	刮痧的禁忌证及禁忌部位
1	原因不明的肿块及恶性肿瘤部位禁刮，可在肿瘤部位周围进行补刮
2	有严重的心脑血管疾病、肝肾功能不全、全身浮肿者禁用刮痧
3	孕妇的腹部、腰骶部禁用刮痧
4	眼睛、口唇、舌体、耳孔、鼻孔、乳头、肚脐、前后二阴等部位禁止刮痧
5	凡体表有疖肿、破溃、疮痈、痣、斑疹和不明原因包块处禁止刮痧
6	急性扭伤、创伤的疼痛部位或骨折部位禁止刮痧
7	有接触性皮肤传染病者忌用本法或注意严格消毒后方可使用
8	出血倾向者（如糖尿病晚期、严重贫血、白血病、再生障碍性贫血和血小板减少等）慎用本法
9	过度饥饱、过度疲劳、醉酒者，不可当时重力大面积刮痧，特殊情况下可用轻刮法或点按刮拭

刮痧的基本手法

刮痧的用具十分简单、方便，只要是边缘比较圆滑的东西，如水牛角、梳子、搪瓷杯盖子等，都可以用来刮痧。

另外，刮痧之前，为了防止划破皮肤，还要在皮肤表面涂一层润滑剂，香油、色拉油都可以用。也有专门的"刮痧活血剂"，这是一种采用天然植物油加十余种天然中药，经传统与现代高科技结合的方法提炼加工而成的刮痧油，具有清热解毒、活血化瘀、开泄毛孔、疏通经络、排毒驱邪、消炎止痛等作用。

介绍完了刮痧前的准备工作，下面我们就详细讲一下刮痧的基本手法：

❶ 握持刮痧板方法

单手握板，将板放置掌心，一侧由拇指固定，另一侧由食指和中指固定，也可由拇指以外的其余四指固定。

利用腕力进行刮拭，刮痧板移动方向与皮肤之间夹角以45度为宜，角度不可太大，也不可使用削铲法。

❷ 刮痧的强度和时间

刮痧手法的轻重、力量的大小、时间的长短，都要依照接受者的年龄、性别、体质、身体状况以及出痧情况等因素而定。刮痧板接触皮肤时力量应适中，以对方能承受为度，做单方向均匀刮拭，每一角度方向刮15～30次，每一部位刮拭3～5分钟。针对性刮痧或局部保健刮痧一般

20～30分钟，全身整体保健刮痧以40～50分钟为宜。个别人不易出痧，不可强求。出痧者一般3～5天痧退，痧退后方可进行再次刮拭。

❸ 几种常用的刮拭手法

（1）边刮法

这是最常用的一种刮痧方法。将刮痧板的两侧长条棱边或厚边或薄边与皮肤接触成45度角进行刮拭。

该法适宜于对大面积，如腹部、背部和下肢等部位的刮拭。

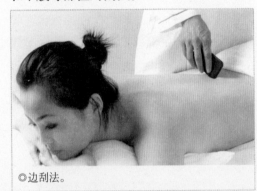

◎边刮法。

（2）轻刮法

初学者常用轻刮法。刮痧时刮痧板接

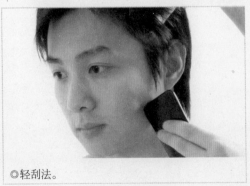

◎轻刮法。

触皮肤面积大，移动速度慢或下压刮拭力量小。一般接受者无疼痛或其他不适感觉，多适应于对儿童、妇女、老年体弱者以及面部的保健刮拭。

（3）重刮法

这主要是针对骨关节软组织疼痛性病症所采取的一种手法。刮痧时刮痧板接触皮肤面积小，移动速度快或下压刮拭力量较大，以接受者能承受为度。

多适应于对年轻力壮、体质较强或背部脊柱两侧、下肢及骨关节软组织较丰满处的刮痧。

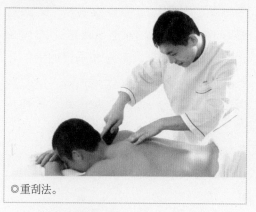

◎重刮法。

（4）快刮法

指刮拭的次数每分钟30次以上，力量有轻重之别。力量重，速度快，多用于体质强壮的人，主要刮拭背部、下肢或其他

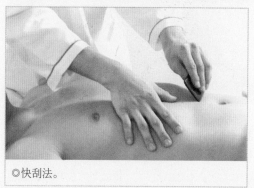

◎快刮法。

明显疼痛的部位；力量轻，快速刮，多用于体质虚弱或整体保健的人，主要刮拭背腰部、胸腹部、下肢等部位，以对方感觉舒适为度。

（5）慢刮法

指刮拭的次数每分钟30次以内，力量也有轻重之别。力量重，速度慢，多用于体质强壮的人，主要刮拭腹部、关节部位和一些明显疼痛的部位；力量轻，速度慢，多用于体质虚弱或面部保健者，主要刮拭背腰部正中、胸部、下肢内侧等部位，以对方不感觉疼痛为度。

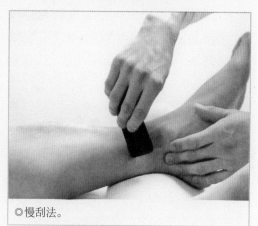

◎慢刮法。

（6）直线刮法

也称直板刮法，是一种常用的手法，就是利用刮痧板的上下边缘在体表

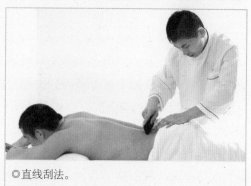

◎直线刮法。

进行直线刮拭。刮痧师一般用右手拿住刮痧板，拇指放在刮痧板的一侧，食指和中指或四指放在刮痧板的另一侧，与体表成45度角，刮痧板薄的一面1/3或1/2与皮肤接触，利用腕力下压并向同一方向直线刮拭，要有一定长度。这种手法适用于对身体比较平坦部位的经脉和穴位（如背部、胸腹部和四肢部位）进行刮痧。

（7）弧线刮法

指刮拭方向呈弧线形，刮拭后体表出现弧线形的痧痕，操作时刮痧板多循肌肉走行或骨骼结构特点而定。对胸部肋间隙、颈项两侧、肩关节前后和膝关节周围刮痧多用此法。

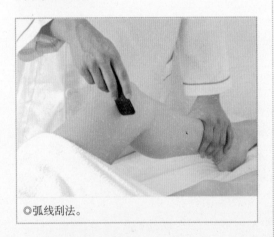

◎弧线刮法。

（8）逆刮法

指刮痧方向与常规的由里向外、由上向下方向相反，即由下向上或由外向里进行刮拭的方法。多用于对下肢静脉曲张、下肢浮肿或按常规方向刮痧效果不理想的部位。逆刮法操作宜轻柔和缓，从近心端部位开始逆刮，逐渐延长至远心端，其方向是由远心端向近心端，其目的是促进静

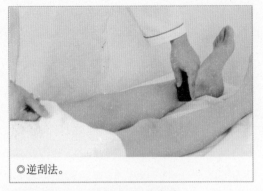

◎逆刮法。

脉血液回流，减轻水肿或疼痛。

（9）梳刮法

使用刮痧板或刮痧梳子，从前额发际处及双侧太阳穴处向后发际处做有规律的单方向刮拭，刮痧板或梳子与头皮成45度角，轻柔和缓地刮拭，如梳头状，故名梳刮法。梳头时力量适中，一般逐渐加力，在穴位或痛点处可适当使用重刮或点压、按揉。此法具有醒神开窍、消除疲劳、防治失眠的作用，患有头痛、疲劳、失眠等病症用该法可以达到良好的效果。

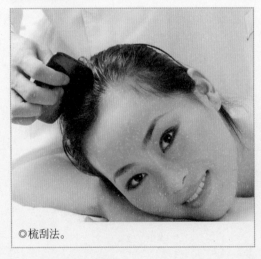

◎梳刮法。

（10）点压法

点压法也叫点穴手法，多用于对穴位

或痛点的点压，与按摩法配合使用。用刮痧板的厚边角与皮肤成90度角，力量逐渐加重，以耐受为度，保持数秒钟后快速抬起，重点操作5~10次。操作时将肩、肘、腕的力量凝集于刮痧板角，施术要灵活，既要有弹力又要坚实。此法适用于肌肉丰满、刮痧力量不能深达或不宜直接刮拭的部位和骨骼关节凹陷部位，如环跳、委中、犊鼻、水沟以及背部脊柱棘突之间等。它是一种较强刺激手法，具有镇静止痛和解痉作用，多用于实证。

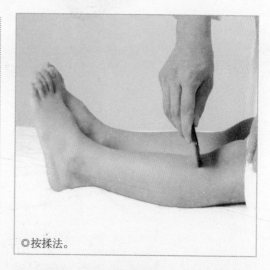
◎按揉法。

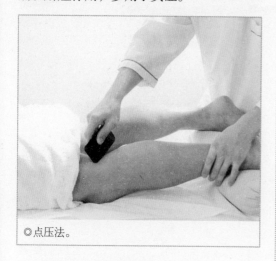
◎点压法。

（11）按揉法

按揉法是用刮痧板在皮肤经络穴位做点压按揉，向下有一定压力，点下后做往复来回或顺逆旋转的手法：操作时刮痧板紧贴皮肤不移，频率较慢，每分抬起，重抬起，操作5~10次。操作时将肩、肘、腕的力量凝集于刮痧板角，施术要灵活，既要有弹力又要坚实。此法适用于肌肉丰满、刮痧力量不能深达或不宜直接刮拭的部位和骨骼关节凹陷部位，如环跳、委中、犊鼻、水沟以及背部脊柱棘突之间

等。它是一种较强刺激手法，具有镇静止痛和解痉作用，多用于实证。

（12）角刮法

使用特制的角形刮痧板或让刮痧板的棱角接触皮肤，并成45度角，自上而下或由里向外刮拭，手法要灵活，不宜生硬，适宜于四肢关节、脊柱双侧经筋部位、骨突周围、肩部穴位（如风池、内关、合谷、中府等）。因角刮接触面积相对小，要避免用力过猛而损伤皮肤。

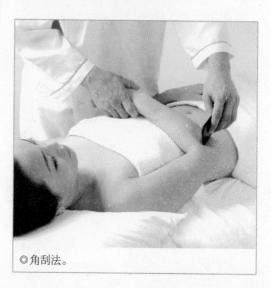
◎角刮法。

银针立世，大医济世
——针灸疗法显神奇

第四节

中医针灸养生的传承价值

针灸疗法是以针刺或艾灸为主,刺激人体的一定部位,调节经络脏腑、气血阴阳,达到防病治病的一种治疗方法。这种疗法是我们祖先的一大发明,已有几千年的历史。针灸为中华民族的繁衍昌盛和健康事业做出了卓越的贡献。

针灸是通过经络、腧穴的作用,以及应用一定的手法,来治疗全身疾病的。针灸是一门古老而神奇的科学。

关于针灸医学的记载,最早见于《黄帝内经》一书。《内经》中有"藏寒生满病,其治宜灸",便是指灸术,其中详细描述了九针的形制,并大量记述了针灸的理论与技术。但是针灸的出现比有记载的时候要更早。

古书上曾多次提到针刺的原始工具是石针,称为砭石。这种砭石出现于距今8000至4000年前的新石器时代,相当于氏族公社制度的后期,那时人们已掌握了挖制、磨制技术,能够制作出一些比较精致的、适合刺入身体以治疗疾病的石器,这种石器就是最古老的医疗工具砭石。人们就用砭石刺入身体的某一部位治疗疾病。砭石在当时更常用于外科化脓性感染的切开排脓,又被称为石针。可以说,砭石是后世刀针工具的基础和前身。

灸法产生于火的发现和使用之后。在用火的过程中,人们发现身体某部位的病痛经火烧灼、烘烤后得以缓解或解除,继而学会用兽皮或树皮包裹烧热的石块、沙土进行局部热熨,逐步发展至以点燃树枝或干草烘烤来治疗疾病。经过长期的摸索,选择了易燃而具有温通经脉作用的艾叶作为灸治的主要材料,于体表局部进行温热刺激,从而使灸法和针刺一样,成为防病治病的重要方法。由于艾叶具有易于燃烧、气味芳香、资源丰富、易于加工贮藏等特点,因而后来成为最主要的灸治原料。

"砭而刺之"渐发展为针法,"热而熨之"渐发展为灸法,这就是针灸疗法的前身。

针灸疗法的适用范围及补泻疗法

针灸通过疏通经络、调和气血、平衡阴阳、强化脏腑功能、扶正祛邪来达到祛病除疾的效果。针灸疗法应用广泛，疗效显著，简便易行，实用经济，副作用极少。在长期的发展过程中，针灸疗法逐渐形成了由十四经脉、奇经八脉、十五别络、十二经别、十二经筋、十二皮部以及孙络、浮络等组成的经络理论，361个腧穴以及经外奇穴等腧穴与腧穴主病的知识，发现了人体特定部位之间特定联系的规律，创造了经络学说，并由此产生了一套治疗疾病的方法。

❶ 针灸治疗的适应范围

针灸治疗的适应范围很广，举凡内、外、妇、儿、五官、皮肤等各科的许多疾患，大部分都能应用针灸来治疗。

❷ 针灸也讲究补和泻

补或泻，是中医学施治的原则，也是针灸时经常施用的治疗方法。

针灸是通过针刺的手法来实现补虚泻实功能的。补法，是泛指能鼓舞人体正气，使低下的功能恢复旺盛的方法；泻法，是泛指能疏泄病邪，使亢进的功能恢复正常的方法。古代医家在长期的医疗实践中，创造和总结出了不少的针刺补泻手法。

还有两种特殊的复式补泻方法——烧天火和透心凉，因为操作比较复杂，临床应用较少。

另外，对于虚实不太显著或虚实兼有的病症，临床上多采用平补平泻，针灸得气后施用均匀的提插捻转手法即可。

世界卫生组织（WHO）公布的43种应用针灸有效的病症	
呼吸系统疾病	鼻窦炎、鼻炎、感冒、扁桃腺炎、急、慢性喉炎、气管炎、支气管哮喘
眼科疾病	急性结膜炎、中心性视网膜炎、近视眼、白内障
口腔科疾病	牙痛、拔牙后疼痛、牙龈炎
胃肠系统疾病	食道、贲门失弛缓症、呃逆、胃下垂、急、慢性胃炎、胃酸增多症、慢性十二指肠溃疡(疼缓解)、单纯急性十二指肠溃疡炎、急、慢性结肠炎、急性（慢性）杆菌性痢疾、便秘、腹泻、肠麻痹
神经、肌肉、骨骼疾病	头痛、偏头痛、三叉神经痛、面神经麻痹、中风后的轻度瘫痪、周围性神经疾患、小儿脊髓灰质炎后遗症、美尼尔氏综合征、神经性膀胱功能失调、遗尿、肋间神经痛、颈臂综合征、肩凝症、网球肘、坐骨神经痛、腰痛、关节炎
其他	祛除青春痘、减肥

针灸时可能出现的异常和处理

针灸虽然是一种简单易操作的治疗方法，但因操作不当或患者过分紧张等原因，也可能出现一些异常情况，下面我们就把针灸出现9种异常情况时的现象、原因及预防、处理措施做一详细讲解，希望能够对大家有所帮助。

针灸时可能出现的9种异常情况及处理

异常情况	原因	症状	预防	处理
晕针	精神紧张、体质虚弱、劳累过度、饥饿空腹、大汗后、大泻后、大出血后等，多见于初次接受针刺治疗的患者	轻度晕针，表现为精神疲倦，头晕目眩，恶心欲吐；重度晕针，表现为心慌气短，面色苍白，出冷汗，脉象细弱，甚则神志不清，唇甲青紫，血压下降，二便失禁，脉微欲绝等症状	对初次接受针治者，要做好解释工作，解除恐惧心理。正确选取舒适持久的体位，尽量采用卧位。选穴宜少，手法要轻。对劳累、饥饿、大渴者，应嘱其休息、进食、饮水后，再予针治。针刺过程中，应随时注意观察患者的神态，询问针后情况，一有不适等晕针先兆，需及早采取处理措施。此外，注意室内空气流通，消除过热过冷因素	立即停止针刺，起出全部留针，扶持患者平卧；头部放低，松解衣带，注意保暖。轻者静卧片刻，给饮温茶，即可恢复。如未能缓解者，用指掐人中、合谷、内关、足三里、涌泉、中冲等，也可灸百会、气海、关元、神阙等，必要时可配用现代急救措施。晕针缓解后，仍需适当休息
滞针	由于患者精神紧张，针刺入后局部肌肉强烈挛缩；或因行针时捻转角度过大过快和持续单向捻转等，而致肌纤维缠绕针身所致	针在穴位内，运针时捻转不动，提插、出针均感困难。若勉强捻转、提插，患者则感到疼痛	对精神紧张者，应先做好解释，消除顾虑，并注意行针手法，避免连续单向捻针	叮嘱患者消除紧张，使局部肌肉放松；或延长留针时间，用循、摄、按、弹等手法，或在滞针附近加刺一针，以缓解局部肌肉紧张。如因单向捻针而致者，需反向将针捻回
弯针	由于术者进针手法不熟练，用力过猛，以致针尖碰到坚硬组织；或因患者在针刺过程中变动了体位，或针柄受到某种外力碰压等	针柄改变了进针时刺入的方向和角度，使提插、捻转和出针均感困难，患者感到针处疼痛	医者进针手法要熟练，指力要轻巧。患者的体位要选择恰当，并嘱其不要随意变动。注意针刺部位和针柄不能受外力碰压	出现弯针后，就不能再行手法。如针身轻度弯曲，可慢慢将针退出；若弯曲角度过大，应顺着弯曲方向将针退出。因患者体位改变所致者，应嘱患者慢慢恢复原来体位，使局部肌肉放松后，再慢慢退针。遇有弯针现象时，切忌强拔针、猛退针

异常情况	原因	症状	预防	处理
断针	针具质量欠佳，针身或针根有损伤剥蚀；针刺时针身全部刺入腧穴内，行针时强力提插、捻转，局部肌肉猛烈挛缩；患者体位改变，或弯针、滞针未及时正确处理等	针身折断，残端留于患者腧穴内	应仔细检查针具质量，不合要求者应剔除不用。进针、行针时，动作宜轻巧，不可强力猛刺。针刺入穴位后，嘱患者不要任意变动体位。针刺时针身不宜全部刺入。遇有滞针、弯针现象时，应及时正确处理	嘱患者不要紧张、乱动，以防断针陷入深层。如残端显露，可用手指或镊子取出。若断端与皮肤相平，可用手指挤压针孔两旁，使断针暴露体外，用镊子取出。如断针完全没入皮内、肌肉内，应在X线下定位，手术取出
针后异常感	肢体不能挪动，可能是有针遗留，未全出完，或体位不当，致肢体活动受限；对过于重、麻、胀针感严重与行针时手法过重，或留针时间过长有关；原有病情加重，多因手法与病情相悖，即"补泻反，病益笃"之由；局部出血、青紫、硬结出现者，都因刺伤血管所致，个别可能由凝血功能障碍引起	出针后，患者不能挪动体位，或重、麻、胀的感觉过强，或原有症状加重，或针孔出血，或针处皮肤青紫、结节等	退针后清点针数，避免遗漏。行针手法要柔和适度，避免手法过强和留针过时。临诊时要认真辨证论治，处方选穴精练，补泻手法适度。要仔细查询有无出血病史，对男性患者，要注意排除血友病。要熟悉浅表解剖知识，避免刺伤血管	如有遗留未出之针，应随即起针，退针后让患者休息片刻，不要急于离开；对原病加重者，应查明原因，调整治则和手法，另行针治；局部出血、青紫者，可用棉球按压和按摩片刻；如因内出血青紫块较明显者，应先作冷敷以防继续出血，再行热敷，使局部瘀血消散
针刺引起创伤性气胸	由于针刺胸部、背部和锁骨附近的穴位过深，刺伤了胸腔和肺组织，气体积聚于胸腔而导致气胸	患者突感胸闷、胸痛、气短、心悸，严重者呼吸困难、发绀，冷汗、烦躁、恐惧，甚则血压下降，出现休克等危急现象	医者针刺时要集中思想，选好适当体位，根据患者体形肥瘦，掌握进针深度，施行提插手法的幅度不宜过大。胸背部腧穴应斜刺、横刺，不宜长时间留针	一旦发生气胸，应立即起针，并让患者采取半卧位休息，要求患者心情平静，切勿恐惧而反转体位。一般漏气量少者，可自然吸收。医者要密切观察，随时对症处理，如给予镇咳、消炎类药物，以防止肺组织因咳嗽扩大创口，加重漏气和感染。对严重病例需及时组织抢救，如胸腔排气、少量慢速输氧等

异常情况	原因	症状	预防	处理
刺伤脑脊髓	脑脊髓是中枢神经统帅周身各种机体组织的总枢纽、总通道，而它的表层分布着督脉和华佗夹脊等一些重要腧穴，如风府、哑门、大椎、风池以及背部正中线第一腰椎以上棘突间腧穴。若针刺过深，或针刺方向、角度不当，均可伤及，造成严重后果	误伤延脑时，可出现头痛、恶心、呕吐、呼吸困难、休克和神志不清等。如刺伤脊髓，可出现触电样感觉向肢端放射，甚至引起暂时性肢体瘫痪，有时可危及生命	凡针刺督脉腧穴——12胸椎以上及华佗夹脊穴，都要认真掌握针刺深度、方向和角度。如针刺风府、哑门穴，针尖方向不可上斜，不可过深；悬枢穴以上的督脉腧穴及华佗夹脊穴，均不可深刺。上述腧穴在行针时只宜捻转手法，避免提插手法，禁用捣刺手法	当出现上述症状时，应及时出针。轻者需安静休息，经过一段时间后，可自行恢复。重者则应结合有关科室如神经外科等，及时进行抢救
刺伤内脏	施术者缺乏解剖学、腧穴学知识，对腧穴和脏器的部位不熟悉，加之针刺过深，或提插幅度过大，造成相应的内脏受损伤	刺伤肝、脾，可引起内出血，肝区或脾区疼痛，有的可向背部放射。如出血不止，腹腔聚血过多，会出现腹痛、腹肌紧张，并有压痛及反跳痛等急腹症症状。刺伤心脏时，轻者可出现强烈刺痛，重者有剧烈撕裂痛，引起心外射血，即刻导致休克等危重情况。刺伤肾脏，可出现腰痛，肾区叩击痛，血尿，严重时血压下降、休克。刺伤胆囊、膀胱、胃、肠等空腔脏器时，可引起疼痛、腹膜刺激征或急腹症等症状	术者要学好解剖学、腧穴学；掌握腧穴结构，明了腧穴下的脏器组织。针刺胸腹、腰背部的腧穴时，应控制针刺深度，行针幅度不宜过大	损伤轻者，卧床休息一段时间后，一般即可自愈。如损伤较重，或有继续出血倾向者，应加用止血药，或局部作冷敷止血处理，并加强观察；注意病情及血压变化。若损伤严重，出血较多，出现休克时，则必须迅速采取输血等急救措施
血肿	血肿是指针刺部位出现的皮下出血而引起的肿痛，常由针尖弯曲带钩，皮肉受损，或刺伤血管引发	出针后针刺部位肿胀疼痛，继则皮肤呈现青紫色	仔细检查针具，熟悉解剖部位，避开血管针刺，出针时立即用消毒干棉球揉按压迫针孔	微量的皮下出血而局部小块青紫时，不必处理；局部肿胀疼痛较剧烈，青紫面积大而影响活动时，可先冷敷止血后，再热敷或在局部轻轻按揉

手部生物全息诊病法

手部的生物全息定位诊病法，包括观察各脏腑器官、四肢孔窍在手部的全息位点气、色、形态的变化，了解身体的健康状况，和通过第二掌骨全息穴位群诊治病法，以及观察掌部静脉形色诊病法。这种诊病方法既可以判断疾病的部位，又可以帮助分析疾病的性质。

❶ 手部生物全息位点诊病法

了解全身各部位在手部的全息定位是诊病的基础。手部的全息定位方法是横分上下，竖分左右。无论左手、右手均以大拇指的方向为身体的左侧，小指的方向为身体的右侧，以中指为身体的正中分界线，手指尖方向表示身体的上部，手掌根部方向表示身体的下部。

由于每人手掌的长短，胖瘦以及形状不同，故以手掌中的四条主要掌纹线为划分部位的标志。

上面一条为"天纹"，中间一条横向下方的为"人纹"，由大鱼际向下延伸的一条线为"地纹"。由掌根中间一直竖直向上，通向中指方向的一条纹为"玉柱纹"。由中指根部中点与腕横纹中点的竖直连线做为人身体从头到会阴部的竖直平分线。一般手掌心面反映脏腑及身体前部器官的疾病，而手背部反映腰背及身体后部的疾病。全息位点定位如下：

手掌部生物全息定位

头——中指靠手掌的指节至中指根与手掌交界的手纹周围。

鼻——在中指根纹中点的略下方。

眼——头区下，鼻区左右为左右眼，左眼在头区下，向左不超过中指与食指的交缝。右眼在头区下，向右不超过中指与无名指的交缝。

口——在鼻区下，竖直平分线与"天纹"交点周围。反映牙齿、口腔、舌、咽部等疾患。

左右面颊——眼以下，鼻两侧，口区以上是左右面颊。

食道——口区以下，天纹与人纹之间沿竖直平分线为食道区的正中。其下端与胃区交界的部位为贲门。

胃——胃区在中指根纹到掌根部横纹，竖直平分线的中点及其周围。反映胃、十二指肠等疾患。

肾——胃区中点到掌根部横纹的竖直平分线的中点，此点左右为左右肾区。反映肾及肾上腺等疾患。

膀胱——中指向下的竖直平分线上，肾区水平线的下方为膀胱区的中点。反映膀胱、尿道等泌尿系统疾患。

生殖——肾区中点到掌根纹的竖直平分线的中点即生殖区的中点。反映男性的前列腺，女性的子宫、阴道、输卵管、卵巢等妇科疾患。

气管——气管区为小指与无名指缝之间竖直向下到天纹止的中线，反映气管、肺门的疾患。

左胸（肺）——气管左侧反映左胸、左侧支气管、左肺、左胸膜、左胁肋、妇女的左侧乳腺，甚至左背部的疾患。

右胸（肺）——气管右侧反映右胸、右侧支气管、右肺、右胸膜、右胁肋、右背、妇女右侧乳腺的疾患。

腰——气管竖直平分线向下至天纹的交点为腰部。交点左侧为左侧腰区，右侧为右侧腰区。反映腰部的疾患。

肝——食指与中指缝竖直向下，与人纹、地纹相交的三角区为肝区。反映肝脏的疾患。

脾——脾区在腰区下天纹与人纹之间的区域。反映脾脏的疾患。

胆——胆的手诊区有两点。肝区下端向右划与手腕横纹的平行线与人纹相交，交点上方是胆区。胆区的位置比脾区的位置低一点儿。另一手诊区为人纹中点上方，肝区下缘处。

上、中、下腹部——人纹线切线的延长线与气管区向下的延长线的交点是上腹区的中点。由此点向掌根纹方向做小鱼际的平分线，从上腹中点向掌根做小鱼际平分线的3等分线，定出上、中、下3腹区的中心点。腹部的疾患，如胰腺、腹膜、结肠、小肠、阑尾的疾患在此反映。

心脏—大拇指下的大鱼际处上部为心区。靠近拇指根部的左半边为左心区，反映左心室、左心房的疾患。其右半边为右心区，反映右心室、右心房的疾患。右心区比左心区部位大。手掌大鱼际上端，大拇指根部与人纹上端之间平行线以上的三角区域内为胸痛、胸闷、心慌、心烦的手诊区。心脏传导系统手诊区在手掌大鱼际处的左侧。冠状动脉手诊区在大拇指根部的中心区域。

风湿——大鱼际左侧的最下1/3区即是。反映风湿类疾患。

大肠——食指为大肠的手诊区。

小肠——小指为小肠的手诊区。

肛门——拇指指尖到指甲缝之间的整个曲面。

直肠——拇指指尖到拇指肚之间的整个曲面。

失眠、多梦—食指靠手掌的第三指节竖直平分3等份，右边1/3为失眠区。左侧1/3为多梦区。失眠多梦则相应区呈白色病变。

高血压——中指第三指节的左侧1/3区。高血压症此区呈白色或红色病变。

低血压——中指第三指节的右侧1/3区。低血压症此区呈片状白色病变。

晕——高血压、低血压一般都伴有头昏、头晕。故中指下第三指节的中间1/3区为晕区。

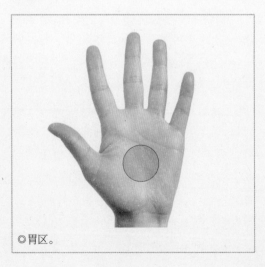

◎胃区。

疲劳困乏——食指与中指缝竖直向下与人纹相交的左侧四边形区。疲劳困乏此区呈花白色病变，如呈红色病变，反映肝火旺盛、心情急躁。

左肩臂——食指根纹中点到人纹画垂线，此垂线的左侧整个区域，反映左肩膀、左手臂的疾患。此区呈白色或有青色血管通过为肩臂痛。

右肩臂——小指根纹中点到天纹画垂线，此垂线的右侧整个区域，反映右肩膀、右手臂的疾患。

手背部生物全息定位

后头（枕骨）——拇指背侧一、二节交接处，反映后头部的病变。

脊椎——手背与中指根相连接的掌骨肌腱处。此肌腱光顺平直为正常，弯曲凹凸提示相对应部位脊椎的病变。

颈椎——中指与手背相接的关节凸起处。反映颈椎、左右肩的疾患。

胸椎——脊椎上3/5部分。反映胸椎的疾患。

腰椎——脊椎下2/5部分。反映腰、腰肌及腰骶椎的疾患。

手部生物全息定位诊病方法

手掌部全息定位诊病方法，男性以观察左手为主，参考右手；女性以观察右手为主，参考左手。首先看手部整体的气、色、形态，手掌荣润光泽，为有气；晦暗枯槁为无气。若手掌荣润光泽，提示身体精气神旺盛，气血未衰，病变较轻，其病易治。若手掌晦暗枯槁，提示病变较重，精气已伤，预后欠佳。再观察各全息位点的气色形态，参

照气色形态的含义，分析判断各脏腑器官的病位和病性。如胃区出现疏散的白点，无明显的凹凸改变，提示为虚证、炎症，无形态改变提示病程短、病位浅，诊断为慢性浅表性胃炎；胃区出现暗青、暗黄色或暗紫色，且皮肤干枯或凹陷，其色提示为虚、为瘀、为久病，其形态提示脏器萎缩，诊断为慢性萎缩性胃炎；胃区出现黄色凸起，似老茧新起，且皮肤纹理较粗乱为慢性肥厚性胃炎。

几种病症的全息手诊特点

急性炎症——手诊部位有较为浮浅的、淡白色的斑点，或红白相间的斑点，无明显的凹凸变化。

慢性炎症——手诊部位有暗黄色、暗棕色凸起的斑点。暗黄色、暗棕色凸起的斑点预示病程较长。若是慢性炎症急性发作，手诊部位在慢性炎症形态的基础上，可有白色或红白相间的斑点。

恶性肿瘤——手诊部位颜色有以下几种表现：深紫色、咖啡色、黄棕色以及暗青色。其形态特点为似硬结样凸起，边缘

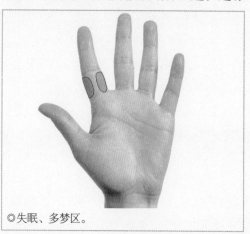

◎失眠、多梦区。

不清楚，呈锯齿状或放射状。有的恶性肿瘤患者手诊区没有恶性表征，但整个手掌色泽枯槁晦暗、无光泽。

良性肿瘤——手诊部位有白色或黄色的凸起斑点，有时呈椭圆形，边界清楚。

心脏病——心脏传导部位颜色发暗发青，或有暗青色青筋凸起，为心脏功能减弱，常可见传导不良。大拇指根部的中心区域有一个迂曲、发硬的小血管凸起为冠心病的手征。胸痛区域内呈暗红、暗青或紫色，凹凸不平为心绞痛。若此区域内呈似老茧样的黄色凸起，则预示病程较长。急性心肌梗死患者心脏手诊部位左心室区域呈灰白色。陈旧性心肌梗死患者心脏手诊部位左心室区域有一圆形或椭圆形的枯黄色斑点。

溃疡病——当有溃疡病症状时，胃、肠相应手诊部位有一个或数个圆形斑点，可协助诊断。圆形斑点中有鲜红色的小点则可能有出血，若手诊部位呈黄棕色或咖啡色，则预示溃疡已痊愈。

肝硬化——肝脏手诊部位呈较重的暗红色、暗紫色，并伴有凸起的微小血管显露。有的患者可有"肝掌"和"蜘蛛痣"。"肝掌"即手掌的小鱼际及地纹起点处呈暗红色。"蜘蛛痣"即手掌有红色的小血管凸起，呈蜘蛛形状。

胆结石——胆囊手诊部位有白色或黄色的沙砾样的斑点或凸起，凸起形态为圆形或不规则的疏散状。

脊椎骨质增生与侧弯——用手直接触摸脊椎的手诊部位，如有凸起，局部皮肤色泽加深，或有深黄色、黄褐色的斑点即

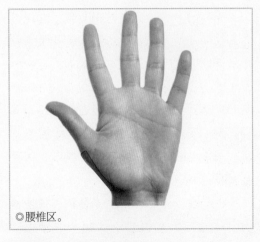

◎腰椎区。

为增生。手诊部位弯曲不正或有凹陷，即为脊椎侧弯或外伤骨折。

② 第二掌骨桡侧全息穴位群诊治病法

第二掌骨全息穴位群诊治病法，是从手部第二掌骨桡侧的反映状态，推测全身脏腑气血的病理变化，并通过对病理反映点进行按压，从而达到判断疾病和治疗疾病目的的诊治方法。这种诊病和治病方法简单易学，便于初学者在短期内掌握。

第二掌骨桡侧的穴位分布

从该分布图看出第二掌骨桡侧的穴位分布大致是整个人体的缩影。

头穴——第二掌骨的远端（靠近食指部位）。

足穴——第二掌骨的近端（靠近腕关节部位）。

胃穴——头与足穴的中点上缘。

肺心穴——头与胃穴的中点上缘。

颈与上肢——从头到肺心穴分为3等份，头穴下依次为颈穴和上肢穴。

肝穴——肺心穴与胃穴的中点。

十二指肠穴及肾、腰、下腹、腿诸穴——胃穴和足穴之间分为6等份，从胃穴端起依次5个点分别是：十二指肠穴、肾穴、腰穴、下腹穴、腿穴。

第二掌骨桡侧的穴位所主病变范围

头穴——反映眼、耳、鼻、口、牙的健康信息。

颈穴——反映颈、甲状腺、咽、气管上段、食管上段的健康信息。

上肢穴——反映肩、上肢、气管中段、食管中段的健康信息。

肺心穴——反映肺、心、胸、乳腺、气管下段、支气管、食管下段、背部的健康信息。

肝穴——反映肝、胆的健康信息。

胃穴——反映胃、脾、胰腺的健康信息。

十二指肠穴——反映十二指肠、结肠右曲的健康信息。

肾穴——反映肾、脐周、大肠、小肠的健康信息。

下腹穴——反映下腹、子宫、膀胱、直肠、阑尾、卵巢、睾丸、阴道、尿道、肛门、腰骶部的健康信息。

腰穴——反映腰、脐周、大肠、小肠的健康信息。

腿穴——反映腿、膝部的健康信息。

足穴——反映足、腰骶部的健康信息。

第二掌骨桡侧同一位点，靠近手背一侧反映腰背部、四肢的信息，靠近手掌心一侧反映胸腹部及脏腑的信息。

第二掌骨桡侧全息穴位群诊治病的方法

① 手指如握鸡蛋状，肌肉自然放松，虎口朝上，食指拇指相距3公分。

② 用另一只手拇指指尖或以细小的圆钝硬棒呈30度角倾斜，依次按压第二掌骨桡侧（大拇指一侧），可感到此处有一浅的凹槽。

③ 用同等力量均匀地依次按压各穴位，当某一穴位具有明显的疼痛、麻、胀、酸的感觉（称为压痛点）则表明该部位所代表的器官有病理改变。

④ 左右两手都要检查，相同的穴位压痛反应，哪一侧强，则表明哪一侧的器官病重。

⑤ 如果身体的某一脏腑器官有疾病时，可以揉按第二掌骨桡侧的相应穴位，具有治疗的效果。揉按的方法是用刮板边缘呈90度角垂直或用手指尖部以穴位为圆心，做顺时针或逆时针旋转揉按，要按压到骨膜上，有较强的麻、胀、痛感，每分钟旋转100次左右，每次治疗3分钟。有条件者，以针刺代替揉按效果更佳。

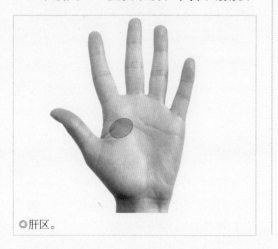

◎肝区。

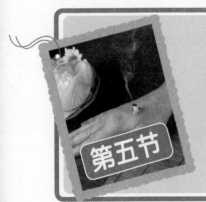

见微知著，何其快哉
——中医其他自然疗法

第五节

药酒保健法

药酒是指用蒸馏酒浸提药材而制得的澄清透明的液体制剂。药酒在我国已有数千年的历史，是祖国医药学的宝贵遗产。它既能防病治病，又可滋补身体。由于许多野生水果本身就具有药用价值，对人体健康有一定的保护和促进作用，所以药酒可以称得上是天然的"保健酒"。

酒有多种，其性味、功效大同小异。一般而论，酒性温而味辛，温者能祛寒，辛者能发散，所以酒能疏通经脉、行气活血、温阳祛寒，能疏肝解郁、宣情畅意。又因为酒为谷物酿造之精华，故还能补益肠胃。此外，酒能杀虫驱邪、辟恶逐秽。

酒与药物的结合是饮酒养生的一大进步。酒与药的结合产生了全新的酒品——保健酒。保健酒的主要特点是在酿造过程中加入了药材，主要以养生健体为主，有保健强身的作用，其用药讲究配伍，根据其功能可分为补气、补血、滋阴、补阳和气血双补等类型。

近年来，人们运用科研方法对某些药酒进行了实验研究和临床观察，证实药酒确有其独特的功效。

青海省中医院用虫草酒对健康成人血流变与微循环进行了实验研究。虫草酒是以冬虫夏草为主要原料，辅以肉苁蓉、人参、枸杞子、何首乌等名贵药材，采用青稞酒精制而成，具有益气生精、滋阴壮阳、调养血脉、振奋精神、延年益寿之功效。虫草酒具有畅通血流、消散瘀滞的功效，也为中老年的保健提供了理论依据。

酒系谷类和曲酿而成的流质，其气彪悍，质清，具有治病强身的功效，而中药一般多系天然之品，毒副作用少。酒药结合配制的药酒，介于食药之间，有病医病，无病防身。随着人们生活水平的不断提高，中药药酒的应用必将更为广泛。

值得注意的是，病情严重者、发热者，或处于功能亢奋状态的人都应避免，其中包括患有出血性疾病、发炎、肝炎、溃疡、肺结核、口腔炎、高血压、各种癌症等疾病的人，都不宜饮用。

药浴保健法

药浴在中国已有几千年的历史。我国最早的医方《五十二病方》中就有治婴儿癫痫的药浴方。《礼记》中讲"头有疮则沐，身有疡则浴"。

据记载自周朝开始，就流行香汤浴，所谓香汤，就是用中药佩兰煎的药水，其气味芬芳馥郁，有解暑祛湿、醒神爽脑的功效。

诗人屈原在《云中君》里记述："浴兰汤兮沐芳华。"

屈原弟子宋玉在《神女赋》中亦说："沐兰泽，含若芳。"

从清代开始，药浴作为一种防病治病的有效方法备受历代中医的推崇。

在中医中，药浴法是外治法之一，即

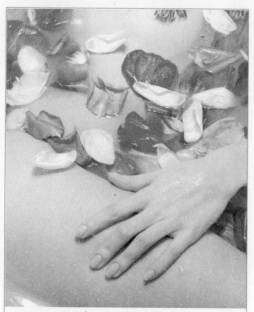

◎药浴法是外治法之一，即用药液或含有药液的水洗浴全身或局部的一种方法。

用药液或含有药液的水洗浴全身或局部的一种方法。

药浴法形式多种多样：洗全身浴称"药水澡"；局部洗浴的又有"烫洗""熏洗""坐浴""足浴"等之称，尤其烫洗最为常用。

药浴用药与内服药一样，须遵循处方原则，辨病辨证选药，即根据各自的体质、时间、地点、病情等因素，选用不同的方药，各司其属。

煎药和洗浴的具体方法也有讲究：将药物粉碎后用纱布包好（或直接把药物放在锅内加水煎取亦可），制作时，加清水适量，浸泡20分钟，然后再煮30分钟，将药液倒进盆内，待温度适度时即可洗浴。

在洗浴中，其方法有先熏后浴之熏洗法，也有边擦边浴之擦浴法。

药浴作用机理概言之，系药物作用于全身肌表、局部、患处，并经吸收，循行经络血脉，内达脏腑，由表及里，因而产生效应。

药浴洗浴，可起到疏通经络、活血化瘀、祛风散寒、清热解毒、消肿止痛、调整阴阳、协调脏腑、通行气血、濡养全身等养生功效。

现代药理也证实，药浴后能提高血液中某些免疫球蛋白的含量，增强肌肤的弹性和活力。

信息时代，紧张的工作节奏、超负

荷的脑力劳动，使很多人处于亚健康状态，每天不定时的头痛，无限疲劳、心悸、长时间失眠、肩背酸痛、脱发等，而各项医学检查指标均正常，这说明亚健康还不能归为疾病的范畴，只能作为疾病的先兆警讯，这往往会使人们忽视它的危害性。

我国卫生部对城市上班族的调查表明，上班族中处于亚健康状态的占49%。究其原因，是过于疲劳、紧张造成的。放松的综合性疗法可缓解上述症状，这是治疗亚健康的独特手段。实践证明，中药浴疗是治疗亚健康的很好的方法，它不但克服了西药给人们带来的毒副作用，还是一种轻松有效的治疗手段。

中药浴疗汤剂是采用几十种名贵中药浓缩而成的，针对不同症状施放不同种类的中药，加温后将躯体完全浸泡在中药液中，优雅的泡浴环境，幽香的中药气味，本身就可以使全身达到完全放松状态，再加之药物经皮肤的吸收，直达病灶。

合适的温度加速了血液循环，给心肌送去大量新鲜氧气，心肌血氧充足，血液循环畅通，疏通了各经络，这可以直接消除疲劳，紧张造成的脑血管痉挛性头痛也随之缓解，其他症状都可以不同程度地得到改善，亚健康状态也可以得到有效控制。

此外，有些美容药物作用于面部皮肤后，一般通过皮肤局部吸收，达到疏通经络、运行气血、除去污秽、洁净皮肤、滋润皮肤、除皱增白、祛除外邪、防御外邪侵袭的目的。

从现代医学角度分析，中药面浴能使皮肤组织得到滋润和营养，提供必要的新陈代谢环境，使面部皮肤组织细胞直接获得营养物质而达到美容目的。

值得注意的是，饭前饭后不宜进行药浴，以防低血糖休克或影响消化功能；有高血压和心血管病的病人，药浴时间不宜过长，以防昏倒；有急性传染病、妊娠和妇女月经期不宜进行；年老体弱者应有医护人员或家属协助照料，以防不测。

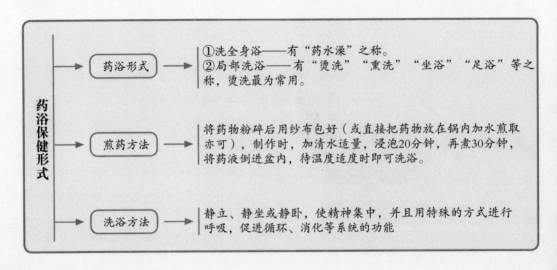

药浴保健形式

药浴形式 →
①洗全身浴——有"药水澡"之称。
②局部洗浴——有"烫洗""熏洗""坐浴""足浴"等之称，烫洗最为常用。

煎药方法 →
将药物粉碎后用纱布包好（或直接把药物放在锅内加水煎取亦可），制作时，加清水适量，浸泡20分钟，再煮30分钟，将药液倒进盆内，待温度适度时即可洗浴。

洗浴方法 →
静立、静坐或静卧，使精神集中，并且用特殊的方式进行呼吸，促进循环、消化等系统的功能

火疗保健法

火疗方法是通过高温加热，让皮肤上敷着的药物渗透到体内，可以治疗气血不活、筋骨疼痛，同时可以促进血液循环，达到止痛、恢复机体功能的目的，是传统中医火灸疗法的简称；又称灸疗、灸法。古今火灸疗法共分为14大类，共计115种，火灸疗法是我国独特的针灸医学的重要组成部分，灸疗与针刺疗法并称为针疗。

行经火疗是在传统中医"火灸疗法"的基础上，结合西方先进的手法，采用生物技术、纳米科技、经皮给药、靶向给药原理合成的名贵中药而产生的一种新型的保健健身项目。传统火灸疗法的适应证在300种以上，行经火疗科技从中挑选了一些疗效显著、针对性强、操作简便的几种进行开发研究，主要适应于：颈椎病、肩周炎、腰肌劳损、关节炎、胃痛、腹痛、月经不调、痛经；因肾亏引起的腰膝酸软、失眠多梦、盗汗等。

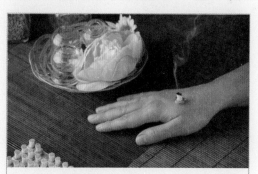

◎火疗法有温经通络、升阳举陷、行气活血、祛寒逐湿、消肿散结、回阳救逆等作用，对慢性虚弱性疾病和风、寒、湿邪为患的疾病尤为适宜，并可用于保健。

行经火疗科技比传统方法的针对性更强、过程更轻松、疗效更为显著、渗透性更强、无任何毒副作用。

火疗是通过全身燃烧大火的形式来达到减肥、局部塑身、身体五行疗养、强健体内脏器、祛病强身的一种新方法。按摩师通过点、推、揉、旋、拉等技术动作并加以药敷火疗，使体内血液加速循环，增加机体代谢，让脂肪有效转化、分解，增强体内脏器的作用。

❶ 火疗经典作用之一：风湿去痛

风湿、类风湿关节炎是一种病因尚未明了的慢性全身性疾病，属国内外多发的常见病，严重摧残人体健康，被国内外医学权威称为"不死癌症"。中医称为风、寒、湿、暑、燥、火六因致病中的三因风、寒、湿所致的疾病，即现在所谓的风湿病。风湿病的病因是无形的"寒"，在解剖刀和显微镜下无法发现。现经过大量实践证明，中药火疗能迅速通过经络把体内风、寒、湿引导归经，通过脏器调节自身免疫力，使风、寒、湿达到肌表，从而使病变经络被打通，疼痛得到康复。

❷ 火疗经典作用之二：美容

千百年来藏药都以它奇特的功效和奇妙的配方而闻名于世。藏药火疗是将十几种纯天然藏药相配伍，提取精华，取其活

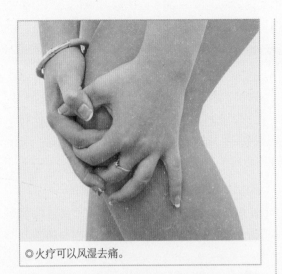

◎火疗可以风湿去痛。

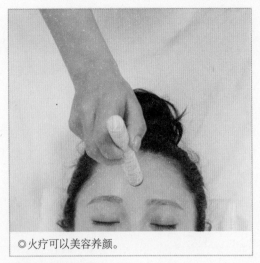

◎火疗可以美容养颜。

血、清毒、止血、滋养、美白之功，基因活力精油液充分渗透皮肤，清除表层污垢及老化角质，深层清洁；藏红花自古即为美容之佳品，为治血之品，少用养血；珍珠性味甘咸寒，可安神定惊，清热解毒；养颜雪莲精华液，缩补肌肤新陈代谢功能，使沉积在肌肤表层的黑色素细胞迅速脱落，彻底清除色斑；玫瑰花富含香茅醇、香叶醇、苯乙醇等多种挥发性香气成分，是养颜佳品，能调节内分泌平衡激素，活血散滞，将毒素排出体外，清除自由基、色素沉着，滋润皮肤，达到美容目的；薰衣草在药理上有安定精神，改善失眠，护肤养颜，消炎祛疤等功效；人参花水有肌肤的抗老化、祛疤与表皮细胞的活化再生功能，是最佳保养圣品，通过局部火疗热效应增加局部肌肤对药物的吸收，补充皮肤所需水分，使其更润泽、光滑，达到增白、美容的功效。另外，在火疗美容、增白的过程中，运用藏经轻力面部局部手法，促进新陈代谢，使人体各组织器官尤其面部神经组织系统激活，达到排毒

祛斑养颜的目的。

❸ 火疗经典作用之三：治疗头痛

引起头胀痛产生的原因很多，可归为外感和内伤两大类，与精神情绪因素有一定关系。中药火疗通过给这些受损神经细胞提供养分，改善缺血缺氧状态和代谢障碍，就可促进残存神经元的再生及发挥功能，提高神经细胞活性及对外界刺激的敏感性，使处于休眠状态的受损神经细胞重新复活，因此，也就调动了大脑潜能，从根本上祛除了头胀痛症。

值得注意的是，火疗用的是明火，对操作者而言，经验和技术至关重要，稍有疏忽就有可能烫伤皮肤。另外，火疗的方式只适合风寒性体质及阳虚的人，热证、阴虚者，因为体内火旺，做火疗的话可能会加重内热而导致上火。一般来说，常常手脚心发热、怕热的人属于阴虚，肯定是不宜做火疗的；而阳虚的人正相反，手脚发凉又怕冷，这类人可以做火疗。

敷贴保健法

❶ 敷贴疗法的含义

敷贴疗法又被称为"外敷法"，先将鲜药捣烂，或者先将干药研成细末后，用水、酒、蜂蜜、植物油等调匀，涂敷于正确的穴位。

使用敷贴疗法治疗失眠症、焦虑症、神经紧张等心理疾病非常有效，如果患者可以根据中医"上病下取、下病上取、中病旁取"的原则，并且按照人体经络走向选择穴位敷药，疗效会比较明显。

❷ 介绍几类敷贴疗法的制法

①吴茱萸、肉桂各10克，安定1片，研为细末后，用酒弄热。晚上临睡前，再用热水洗脚后，贴于申脉、照海、涌泉等穴，每晚1次，10次为1个疗程。

适用于肝肾阴虚、肝阳上亢所致的失眠症。

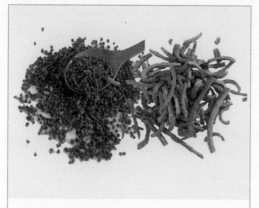

◎吴茱萸、肉桂。

②珍珠粉、朱砂粉、大黄粉、五味子粉适量拌匀，每次取3克，用鲜竹沥调成糊状，分成两份，涂于小块的医用胶布上，贴于左右涌泉穴，每晚睡前贴1次，天为1个疗程。

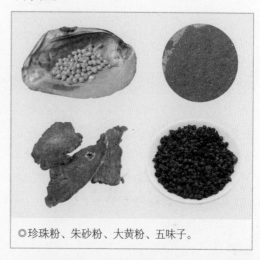

◎珍珠粉、朱砂粉、大黄粉、五味子。

③黄连15克，加热水煎汤后，再加入阿胶9克，烊化后待稍凉时，摊贴于胸部。具有滋阴降火、养心安神的功效，适用于阴虚火旺导致的失眠症。

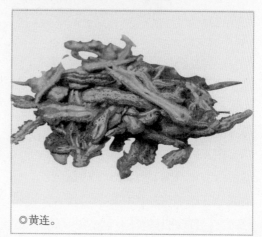

◎黄连。

药枕保健法

现代人生活节奏越来越快，有时候无暇顾及自己的健康，最缺乏的就是时间，使用药枕，可以说是最理想的方法，它不需要任何操作方法，不需要用毅力来坚持，不用依靠他人协助，更重要的是不需要花时间，只是你在睡眠时就能轻松完成，药枕恰好在人们睡眠中提供了健身的帮助。

装入药物的枕头，称为药枕。中医认为，人的头颈之处，穴位密布，久枕药枕，可使药物缓慢持久地刺激穴脉，从而达到祛病、健身、延年的功效。民间使用药枕防病健身，有着悠久的历史。现将常用的药枕制作方法与功能介绍如下。

①茶叶枕。将泡饮过的剩茶叶晒干，再掺以少量茉莉花拌匀装袋即成，具有降火、降压、清热、解毒、明目、利尿和消暑等功效。

②菊花枕。将干菊花装入布袋中做枕，适用于头痛、头晕、疮疖肿毒、风火眼赤、昏花或血压偏高等病症，具有防治功效。

③绿豆枕。将煮绿豆汤剩下的绿豆皮晒干，再掺以整个或破碎的绿豆装枕即成。因绿豆性寒，故有清热解毒、止渴防暑和利尿消肿等功效，常用来防治头痛脑热、眼赤喉痛、疮疖肿毒和心烦口渴等病症。绿豆如与菊花、决明子共做药枕，可有清心、解热毒和退目翳等功效。民间将此药枕又称为明目枕。

④五叶枕。由桑叶、竹叶、柳叶、荷叶和柿叶五种掺匀并装袋而成。因其性味苦寒，故能治疗头痛、暑热头昏、眼赤模糊、耳喉肿痛和高血压等病症。

⑤小米枕。性温平、凉热适中，尤其适用于小儿枕用，具有防病健身助发育的功效。

⑥白矾枕。白矾又叫明矾，性寒，味酸涩，故有解毒与祛湿的功效，用碎末装袋做上垫枕，有清热降火、降压醒脑和清痰祛湿毒的治疗作用。

⑦磁石枕。将磁石镶嵌到木枕上，具有增强血液循环、促进新陈代谢与抗病功效，可用来治疗高血压性头痛、头晕、头胀、两眼昏暗、视物不清和神经衰弱等病症。

此外，还可根据季节的变化，选用不同的药枕。

春枕：取蔓荆子、青葙子、菊花、薄荷、荆芥穗各等份，制作枕芯。春季万物升发，体内风热往往随之而动，故选上述疏风清热的中药，取其睡中药气随鼻而入，达到消除疲劳的效果。此枕可防感冒，尤对常患头晕头痛及高血压者为宜。

夏枕：取生大黄、荷叶、黄荆子、藿香、黄芩各等份，制作枕芯。夏日炎炎，体内湿热常聚，人会疲惫不堪。选上述清热、消暑、除湿的中药为枕，可在一定程度上消暑除湿，免致常喝清热药水而影响胃肠功能。此枕对体胖湿痰者尤为适宜。

秋枕：取瓜蒌仁、旋覆花、五味子、桔梗、射乾各等份，作枕芯。秋气肃杀，多影响肺气阻滞而发咳嗽和胸闷。选用上述降肺气、止咳喘的中药，可使肺气通达而免于咳喘。此枕对素有咳喘者尚有治疗作用，故尤为相宜。

冬枕：取干姜、麻黄、附子、木香、白芷、沉茄子各等份，制作枕芯。冬日寒气逼体，尤以伤脑常见。故选此类辛香燥火的，以祛寒增暖。据古医籍载，常用此枕可使体内阳气增加而不觉冷，对素体怕冷者尤为相宜。

日光保健法

日光疗法，也叫日光浴，其实就是晒太阳，是利用天然的太阳光，根据需要而照射身体的一部分或全部，以防治疾病的一种方法。通过日光的照射，可以调节人体的功能，促进身心健康。

日光，是天地间最精华的阳气，是一切生命的源泉，对人体生命活动有至关重要的作用。人与天地相应，天之阳气可充实人体阳气。人体背部属阳，行于背部的督脉总督一身之阳经，故为阳脉之海，主持一身之阳气，所以古人认为日光"晒背"最好，可以直补督脉阳气，影响全身，尤其对脑、髓、肾精肾阴亏损者的补阳效果最好。阳光可使人体阳气得壮，气血和畅，阴寒得除。

晒太阳还能够帮助人体获得维生素D，这也是人体维生素D的主要来源。维生素D又叫"阳光维生素"，人体皮肤中所含的维生素D3源通过获取阳光中的紫外线来制造、转换成维生素D，它可以帮助人体摄取和吸收钙、磷，使小朋友的骨骼长得健壮结实。对婴儿软骨病、佝偻病有预防作用。对大人则有防治骨质疏松、类风湿

性关节炎等功效。

阳光中的紫外线有很强的杀菌能力，能够在数小时内杀死一般细菌和某些病毒。当然，盛夏季节不宜暴晒，即使是冬季，晒太阳也不是越多越好，应选择上午10时前、下午3时后的"黄金时段"，每天坚持晒30~60分钟为宜。

晒太阳时要注意：

①晒太阳时最好穿红色服装，因为红色服装的辐射长波能迅速"吃"掉杀伤力很强的短波紫外线，不宜穿黑色服装。

②日光浴时，要戴草帽、墨镜，以防头晕，可播放优美的音乐以减少烦闷感。

③晒太阳若隔着玻璃窗，是达不到效果的。最好在户外，或宽敞的阳台上。

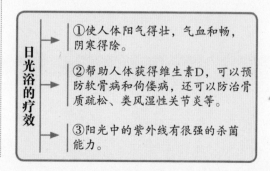

日光浴的疗效
①使人体阳气得壮，气血和畅，阴寒得除。
②帮助人体获得维生素D，可以预防软骨病和佝偻病，还可以防治骨质疏松、类风湿性关节炎等。
③阳光中的紫外线有很强的杀菌能力。